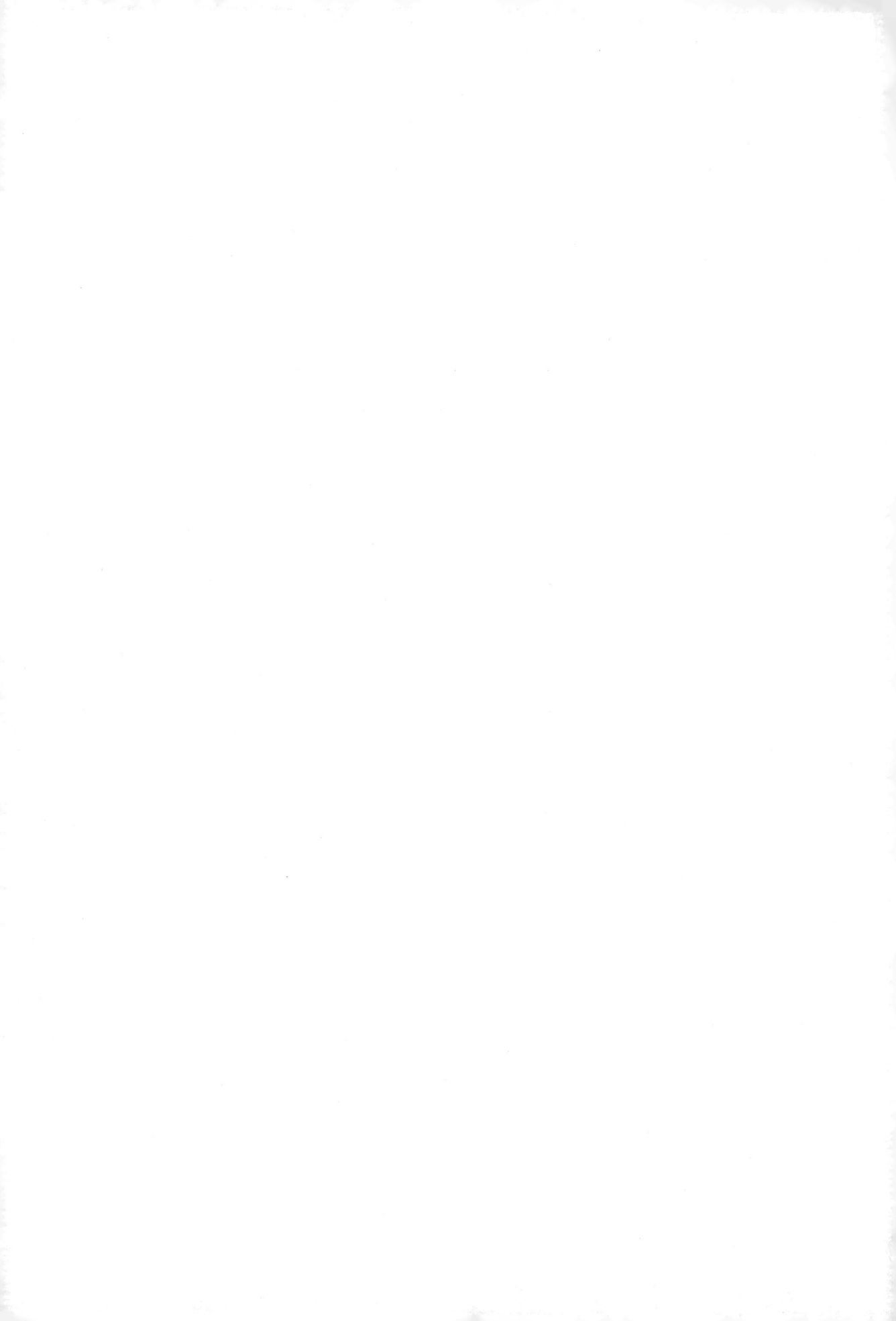

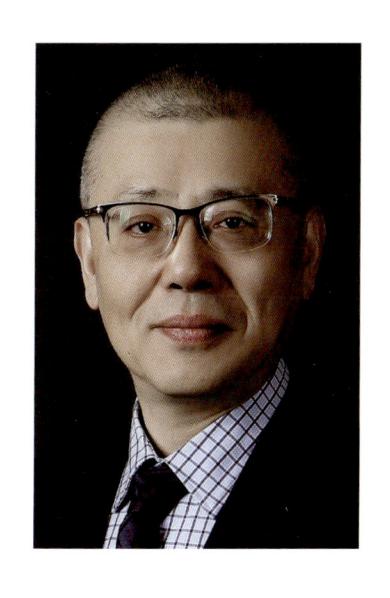

陈其昕

　　博士，浙江大学教授、博士研究生导师。浙江大学医学院附属第二医院脊柱外科主任医师。

　　学术兼职：中国康复医学会脊柱专业委员会常务委员、中国中西医结合学会脊柱医学专业委员会常务委员、中华预防医学会关节病预防与运动医学专业委员会委员、中华医学会骨科学分会微创外科学组委员、中国医师协会骨科医师分会脊柱外科学组委员、浙江省预防医学会骨与关节病预防与控制专业委员会主任委员、浙江省医师协会骨科医师分会副主任委员。《中国脊柱脊髓杂志》《中国修复重建外科杂志》《脊柱外科杂志》编委。

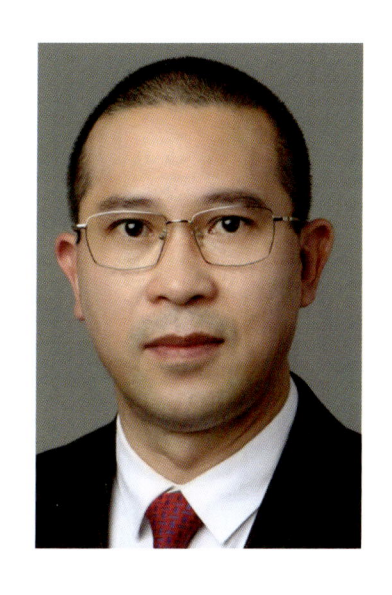

李方财

　　博士，浙江大学教授、博士研究生导师。浙江大学医学院附属第二医院骨科副主任、脊柱外科主任，主任医师。

　　学术兼职：国际矫形与创伤外科学会（Société Internationale de Chirurgie Orthopédique et de Traumatologie，SICOT）中国部常务委员、国际脊柱侧凸研究学会（Scoliosis Research Society，SRS）候选成员。中华医学会骨科学分会脊柱学组委员，中国医师协会骨科医师分会脊柱畸形学组委员、脊柱显微工作委员会委员，中国康复医学会脊柱专业委员会委员、脊柱畸形研究学组委员、脊柱微创学组委员、基础学组委员、腰椎研究学组委员，中国医药教育协会骨科专业委员会国际教育学组副主任委员、脊柱畸形学组委员、脊柱微创学组委员，浙江省康复医学会脊柱脊髓损伤专业委员会主任委员，浙江省医学会骨科学分会副主任委员。《中华骨科杂志》通讯编委、*Spine*（中文版）编委。

侧路腰椎椎间融合术治疗成人脊柱畸形：基础与临床

LATERAL LUMBAR INTERBODY FUSION IN
ADULT SPINE DEFORMITY:
Basic Science and Clinical Application

陈其昕　李方财　主编

科 学 出 版 社
北　京

内 容 简 介

本书是一本系统介绍侧路腰椎椎间融合术及其在成人脊柱畸形治疗中应用的学术专著。本书介绍了侧路腰椎椎间融合术各种术式，手术适应证、禁忌证，以及手术并发症的防控；完整解析了这些技术的术前评估、患者优化、手术策略优化、多学科团队介入等围手术期管理的全流程；通过具体病例应用分析和结果展示，逐层剖析侧路腰椎椎间融合术的各种策略在成人脊柱畸形诊治中的应用，为读者构筑了较为完整的侧路腰椎椎间融合术的临床诊疗思辨和治疗选择路线图。本书附有 200 余幅图片，便于读者理解和掌握手术技术与策略。

本书适合脊柱外科医师、从事相关研究的科研人员及医疗器械设备领域的工程师参考、阅读。

图书在版编目（CIP）数据

侧路腰椎椎间融合术治疗成人脊柱畸形：基础与临床 / 陈其昕，李方财主编 . -- 北京：科学出版社，2025. 1. -- ISBN 978-7-03-080277-4

I. R682.305

中国国家版本馆 CIP 数据核字第 20243X4C25 号

责任编辑：闵　捷 / 责任校对：谭宏宇
责任印制：黄晓鸣 / 封面设计：殷　靓

科 学 出 版 社 出版
北京东黄城根北街 16 号
邮政编码：100717
http://www.sciencep.com

上海锦佳印刷有限公司印刷
科学出版社发行　各地新华书店经销

*

2025 年 1 月第 一 版　　开本：787×1092　1/16
2025 年 1 月第一次印刷　印张：23 1/2
字数：540 000
定价：220.00 元
（如有印装质量问题，我社负责调换）

《侧路腰椎椎间融合术治疗成人脊柱畸形：基础与临床》编委会

主编 陈其昕　李方财

编委 （以姓氏拼音为序）

Jean Charles Le Huec	（法国，波尔多，北阿基坦综合诊所，脊柱研究所）
Luiz Pimenta	（巴西，圣保罗，脊柱疾病研究所）
陈　刚	（浙江大学医学院附属第二医院）
陈临炜	（浙江大学医学院附属第二医院）
陈其昕	（浙江大学医学院附属第二医院）
海　涌	（首都医科大学附属朝阳医院）
李　浩	（浙江大学医学院附属第二医院）
李　君	（浙江大学医学院附属第二医院）
李方财	（浙江大学医学院附属第二医院）
李危石	（北京大学附属第三医院）
梁　裕	（上海交通大学附属瑞金医院）
刘明岩	（拓腾实验室）
马晓生	（复旦大学附属华山医院）
任　英	（浙江大学医学院附属第二医院）
陶轶卿	（浙江大学医学院附属第二医院）
王　冰	（中南大学湘雅二医院）
王　征	（中国人民解放军总医院）
王智伟	（浙江大学医学院附属第二医院）
吴文坚	（上海交通大学附属瑞金医院）
肖宇翔	（浙江大学医学院附属第二医院）
徐正宽	（浙江大学医学院附属第二医院）
张　宁	（浙江大学医学院附属第二医院）

郑召民　　　　　　　（中山大学附属第一医院）
朱泽章　　　　　　　（南京大学医学院附属鼓楼医院）

学术秘书　韩　权　　　　　（浙江大学医学院附属第二医院）

其他参编人员

Abhishek Mannem	Emanuele Quarto	Gabriel Pokorny	Igor Barreira
Laurent Balabaud	Marcelo Yozo	Rafael Moriguchi	Rodrigo Amaral
Thibault Cloché	Wendy Thompson	陈　誉	郭芝廷
黄春能	籍剑飞	刘景伟	马宇立
马姚静	王洪立	王　华	王建儒
许国萍	余群飞	于　洋	张　帆

序

欣闻陈其昕教授、李方财教授主编的《侧路腰椎椎间融合术治疗成人脊柱畸形：基础与临床》一书出版，谨致祝贺。

成人脊柱畸形临床上并不少见，随着人口老龄化趋势，发病率逐年增加，严重威胁老年人群的身心健康。尽管后路手术能有效治疗成人脊柱畸形，但因手术风险大、并发症发生率高，手术治疗仍无法惠及多数的患者。侧路腰椎椎间融合术是近 20 年来发展起来的微创脊柱技术，因其具有创伤小，融间接减压、融合固定和畸形矫正为一体的优势，使得术后疗效好、并发症发生率低，在成人脊柱畸形治疗中发挥了越来越大的作用。

浙江大学医学院附属第二医院脊柱外科中心团队在应用侧路腰椎椎间融合术治疗成人脊柱畸形方面，做了大量的基础研究和临床工作，积累了丰富的经验，是目前国内开展该技术临床病例最多的中心。

该书由该团队的陈其昕教授、李方财教授领衔，联合国内外多个在成人脊柱畸形治疗领域的知名团队共同撰写。该书内容涵盖成人脊柱畸形的基本问题，侧路腰椎椎间融合术的应用解剖、基本技术和进阶技术，手术适应证、禁忌证，以及手术并发症与防控，重点对侧路腰椎椎间融合术在成人脊柱畸形应用中的各种手术策略和关注点进行了详细的描述，并展示了大量临床病例。无论对初学者还是脊柱外科专科医生都具有很大的参考价值。

诚然，任何外科新技术的掌握和完善都需要通过不断的实践和循证依据，从而进一步上升为理论。因此，该书不只是一本参考书，它更能为读者提供一些探索脊柱外科临床新技术、认知新事物的思路，是一部不可多得的学术精品。

我期待该书能够为正处于蓬勃发展中的中国脊柱畸形诊疗事业提供有益的帮助和指导。

仉建国
2024 年 12 月，于北京协和医院

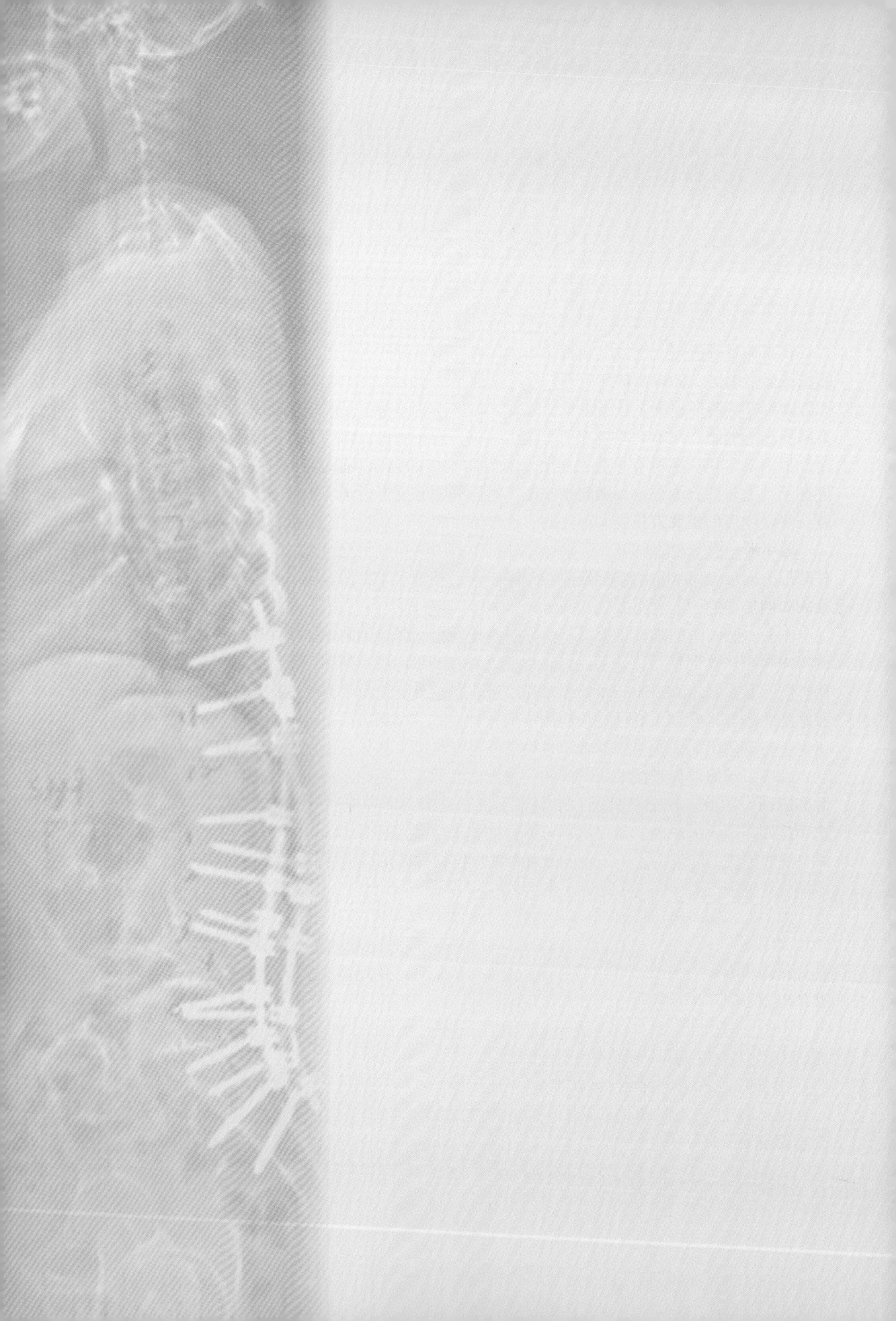

前 言

成人脊柱畸形在临床上较为常见，可导致腰痛、神经受压症状，甚至躯干失平衡，严重影响患者的生活质量。外科手术是治疗症状性成人脊柱畸形的有效方法。传统的脊柱后路手术因其创伤大，并发症发生率较高，被认为是一种高风险手术。自2006年Pimenta和Ozgur首次报道侧路腰椎椎间融合术治疗腰椎退行性疾患以来，经近20年发展，已衍生出一系列的改良手术。侧路腰椎椎间融合术作为创伤小、目标针对性强的脊柱微创手术技术，以其能够在不影响最终手术目标的前提下，最大限度地减少对无关组织及脏器的损伤，已成为治疗复杂脊柱畸形的重要方法，并形成了一整套较为完整的成人脊柱畸形治疗体系。

近年来，浙江大学医学院附属第二医院脊柱外科中心采用猫眼腰椎椎间融合术治疗成人脊柱畸形逾千例，积累了大量的经验。本书由该团队领衔，集结了国内长期从事成人脊柱畸形诊疗的知名学者，以及众多在侧路腰椎椎间融合术领域做了大量临床工作的专家，并邀请到国际上享有盛誉的该项技术创始者Le Huec教授和Pimenta教授，从相关解剖学等基础研究和侧路腰椎椎间融合术工作原理着手，介绍了包括极外侧入路、斜方入路、俯卧位外侧入路、猫眼入路、侧前方入路、前外侧入路等多种入路技术及其相应的进阶技术如骨赘松解、脊柱前柱松解和序列重建等技术；就手术技巧、适应证、禁忌证、并发症及其预防等基本问题进行了详细的讨论。本书还通过介绍这些手术在各种类型成人脊柱侧凸治疗中的成功或失败的经典病例，为读者展现了较为完整的临床治疗场景。体现了侧路腰椎椎间融合术在成人脊柱畸形治疗中的理念和体系。为脊柱外科医生就成人脊柱畸形的各种特定情况制定最佳解决方案、做出科学手术决策提供了翔实的参考。最后，针对人口老龄化，高龄脊柱畸形患者不断增加的趋势，本书还就侧路腰椎椎间融合术治疗成人脊柱畸形的手术风险评估、术前优化、多学科团队协作等围手术期管理展开深入解析，以期提高手术效率，降低手术风险。

本书编撰从基本理论、基本原理和基本技术入手，逐层剖析，为读者构筑了整幅侧路腰椎椎间融合术的临床治疗及思辨路线；本书的学术观点阐述博采众长，尽可能展示我国脊柱外科医生在成人脊柱畸形治疗领域中的新观点和新成果；书中还附有大量的临床病例、图片，以及5个手术视频，生动、简明、易懂。

希望本书为年轻医生提供更多的教学信息，为有经验的脊柱外科医生提供有益的学术参考，为我国脊柱外科事业发展添砖加瓦。

本书获国家重点研发计划"融合器精准匹配和应力终板强化、植骨界面改善研究"（项目编号：2022YFC2407202），国家卫生健康委员会科研基金项目"新型微创侧路腰椎椎间融合术的研发及其临床应用研究"（项目编号：WKJ-ZJ-1903+）资助。

2024年6月

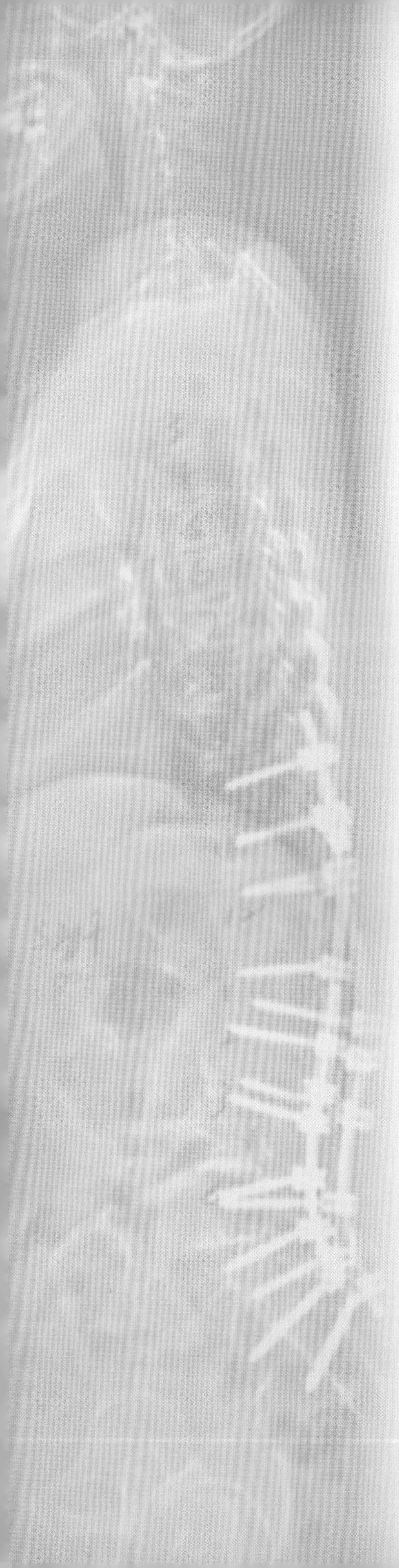

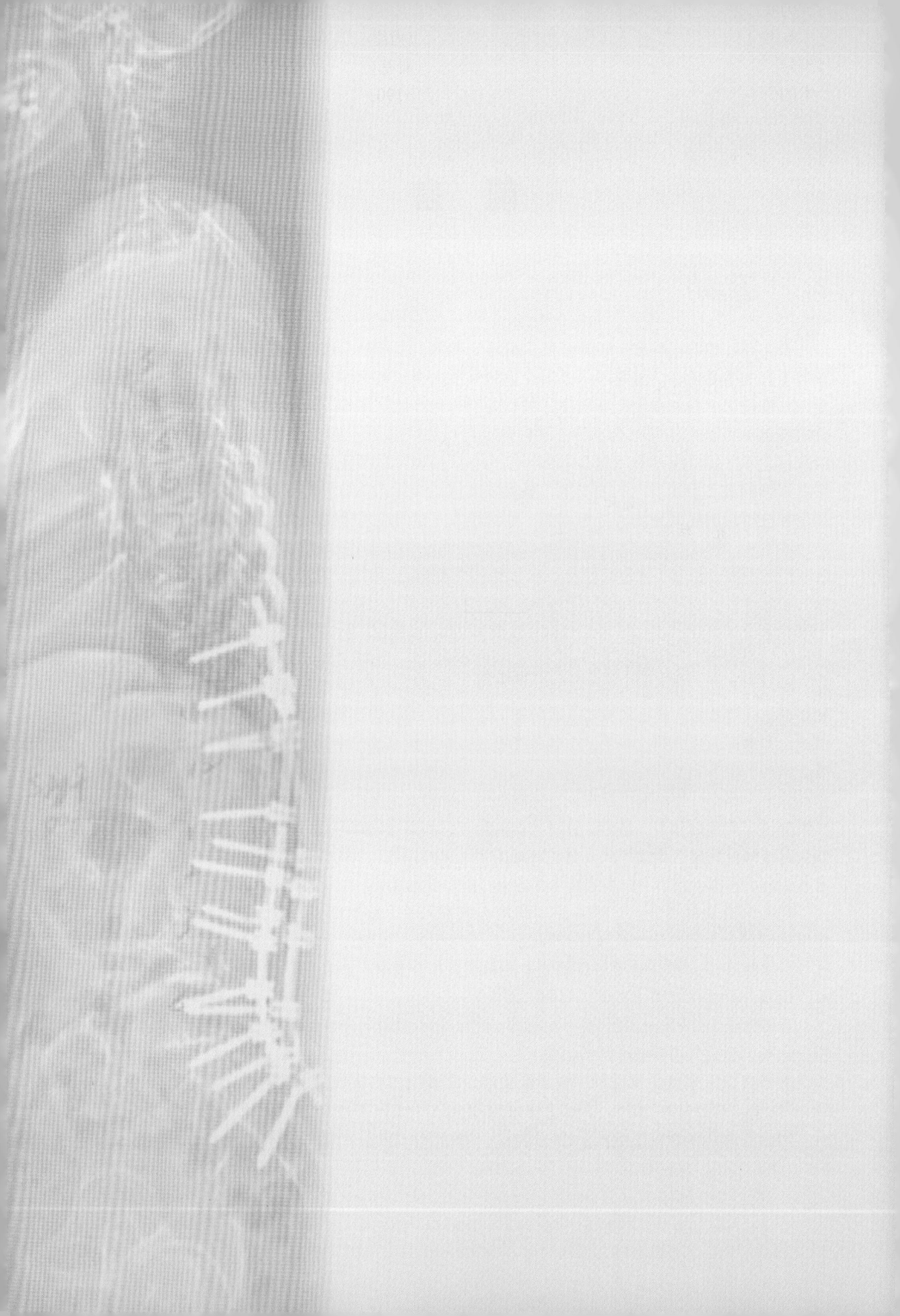

目 录

第一章　成人脊柱畸形基本概念

第一节　侧路腰椎椎间融合术在成人脊柱畸形治疗中的应用概述　001
一、脊柱融合前外侧入路的历史概述　001
二、脊柱畸形矫正中微创侧路融合术　003
三、患者的选择　003
四、术前计划和矢状面平衡评估　004
五、结合衰老过程和病理条件的矢状面平衡分析　004
六、对脊柱失平衡患者的整体评估　006
七、基于解剖学思考的手术技术　008
八、术后护理　013
九、基于文献证据的并发症　013

第二节　成人脊柱畸形的冠状面平衡　017
一、成人脊柱侧凸的冠状面平衡的定义和评估　018
二、ASD 冠状面失平衡的分型　019
三、ASD 术后冠状面失平衡的发病机制　021
四、预防术后冠状面失平衡的策略与技巧　021

第三节　成人脊柱畸形的矢状面平衡　026
一、脊柱矢状面整体平衡　027
二、脊柱矢状面局部平衡　029
三、脊柱骨盆的退变与代偿　033

第四节　成人脊柱畸形健康生活质量和临床疗效评估　039
一、生理疗效的评估　040
二、质量评估与成本效益分析　042
三、患者自我评估 / 成人脊柱畸形的 HRQOL 评估　043

第二章　侧路腰椎椎间融合术的应用解剖

第一节　侧路 / 侧前路腰椎椎间融合术相关解剖　050
一、侧腹壁解剖　050
二、组织解剖　050

第二节　腰椎侧方腰大肌形态特点及其毗邻关系的解剖研究　057
一、L4 以上区域腰大肌的解剖及毗邻分布特点　057

二、L4 以下区域腰大肌的解剖及毗邻分布特点　060
　　三、腰大肌裂隙的临床意义　061
第三节　侧路腰椎手术安全区的影像解剖学研究　064
　　一、侧方腰椎入路的手术安全区　064
　　二、工作通道对腰大肌影响的评估　066
　　三、工作通道的入射角度对血管神经损伤的潜在风险　066
　　四、影像学图像在实际应用中的限制　068
第四节　成人脊柱侧凸腰椎血管神经位置变化的影像学特点　070
　　一、成人脊柱侧凸腹腔大血管、腰丛神经和腰大肌形态学改变　070
　　二、侧方腰椎入路的手术安全区改变　072
　　三、影响手术安全区大小的因素　074
　　四、解剖知识临床应用　075

第三章　侧路腰椎椎间融合术各论

第一节　极外侧腰椎椎间融合术和俯卧位经腰大肌入路技术　078
　　一、极外侧腰椎椎间融合术　078
　　二、俯卧位经腰大肌入路技术　082
第二节　猫眼腰椎椎间融合术　089
　　一、基本器械　089
　　二、手术步骤　091
　　三、优缺点　097
第三节　斜方入路腰椎椎间融合术及其临床应用　099
　　一、适应证和禁忌证　100
　　二、手术步骤和技巧　100
　　三、临床应用　102
　　四、并发症　102
第四节　侧前路腰椎椎间融合术　109
　　一、LaLIF 拉钩系统与专用手术器械及设计特点　109
　　二、手术步骤和技巧　110
　　三、优缺点　116
　　四、初学者病例选择的方法　122
第五节　前侧路腰椎椎间融合术　125
　　一、手术步骤和技巧　126
　　二、适应证和禁忌证　128
　　三、临床应用　129
　　四、并发症　130
第六节　侧路腰椎椎间融合术相关器械研发　133
　　一、需求评估　133
　　二、C 形环漂浮式拉钩系统　134

三、椎间处理工具系统 　136
　　四、Keystone 楔石侧路椎间融合器系统 　136
　　五、Mount 侧路椎间融合内固定系统 　137
第七节　侧前路腰椎椎间融合术植骨材料的选择 　139
　　一、自体骨 　139
　　二、同种异体骨 　140
　　三、植骨替代材料 　140
　　四、新型高分子聚合材料 　142
　　五、金属或合金材料 　143

第四章　特殊侧路腰椎技术

第一节　侧路腰椎椎间骨赘松解技术 　148
　　一、适应证和禁忌证 　148
　　二、术前评估及评估流程 　151
　　三、手术步骤和技巧 　151
　　四、骨赘松解术的陷阱及潜在并发症 　155
第二节　腰椎前柱序列重建技术 　157
　　一、ACR 技术定义及分级 　158
　　二、适应证及禁忌证 　159
　　三、术前评估 　159
　　四、解剖学基础 　163
　　五、手术步骤和技巧 　163
　　六、并发症 　166
第三节　猫眼腰椎椎间融合术在 L5/S1 椎间隙中的应用 　169
　　一、CLIF 术在 L5/S1 椎间隙应用的技术要点和临床意义 　169
　　二、解剖学上的有利因素和不利因素 　170
　　三、术前评估 　173
　　四、L5/S1 椎间隙的 CLIF 术步骤和技巧 　175
第四节　侧路胸腰段脊柱显露技术 　181
　　一、胸腰段脊柱显露相关解剖学概要 　182
　　二、手术步骤和技巧 　183
　　三、手术操作注意事项 　186
　　四、适应证和禁忌证 　187
　　五、技术优势 　187
第五节　侧路腰椎钢板内固定技术 　188
　　一、生物力学研究 　189
　　二、优势和不足 　189
　　三、适应证和限制 　190
　　四、手术步骤和技巧 　190

　　　　　五、临床应用　　　　　　　　　　　　　　　　　　　　　　　　　　　| 193 |

第五章　侧路腰椎椎间融合术的临床基础

第一节　侧路腰椎椎间融合术的基本原理、适应证和禁忌证　　　| 195 |
　　　　一、侧方腰椎入路的解剖学优势　　　　　　　　　　　　　| 195 |
　　　　二、椎体终板结构特点和大尺寸椎间融合器的放置　　　　　| 197 |
　　　　三、超大尺寸椎间融合器的生物力学优势　　　　　　　　　| 198 |
　　　　四、椎间融合器置入过程中的"去稳定效应"　　　　　　　| 198 |
　　　　五、LLIF 术的基本原理　　　　　　　　　　　　　　　　　| 199 |
　　　　六、LLIF 术的适应证与禁忌证　　　　　　　　　　　　　　| 199 |
　　　　七、侧方腰椎入路的限制　　　　　　　　　　　　　　　　| 200 |
第二节　侧路腰椎椎间融合术的术前评估　　　　　　　　　　　　| 202 |
　　　　一、ASD 患者病史采集　　　　　　　　　　　　　　　　　| 202 |
　　　　二、ASD 患者基础状况评估　　　　　　　　　　　　　　　| 204 |
　　　　三、ASD 患者的体格检查　　　　　　　　　　　　　　　　| 205 |
　　　　四、影像学评估　　　　　　　　　　　　　　　　　　　　| 206 |
第三节　侧路腰椎椎间融合术术前患者优化及准备　　　　　　　　| 210 |
　　　　一、患者的术前风险评估和优化方案　　　　　　　　　　　| 210 |
　　　　二、基于风险因素评估的个性化手术优化措施　　　　　　　| 212 |
　　　　三、手术室准备　　　　　　　　　　　　　　　　　　　　| 213 |
　　　　四、术中辅助设备　　　　　　　　　　　　　　　　　　　| 213 |
第四节　侧路腰椎椎间融合术的技术要点及注意事项　　　　　　　| 216 |
　　　　一、技术要点及注意事项　　　　　　　　　　　　　　　　| 217 |
　　　　二、椎间隙操作技术要点及注意事项　　　　　　　　　　　| 219 |
第五节　侧路腰椎椎间融合术的并发症及处理、预防策略　　　　　| 222 |
　　　　一、手术入路相关并发症　　　　　　　　　　　　　　　　| 222 |
　　　　二、椎间融合器相关并发症　　　　　　　　　　　　　　　| 227 |
　　　　三、并发症处理策略　　　　　　　　　　　　　　　　　　| 234 |
　　　　四、并发症预防策略　　　　　　　　　　　　　　　　　　| 235 |
第六节　猫眼腰椎椎间融合术的术后护理和快速康复　　　　　　　| 239 |
　　　　一、指导术后腰大肌功能锻炼，促进 1 期术后腰大肌肌力减退的恢复　| 240 |
　　　　二、控制术后运动疼痛，提高患者术后运动依从性　　　　　| 240 |
　　　　三、个性化运动处方，加快适应术后新平衡　　　　　　　　| 240 |
　　　　四、多通道预防脊柱术后麻痹性肠梗阻，降低发生率　　　　| 241 |
　　　　五、术后递进式呼吸训练方案，降低术后肺部并发症　　　　| 241 |
　　　　六、医护联合宣教，降低患者焦虑　　　　　　　　　　　　| 241 |
第七节　《腰椎侧方椎间融合技术中国专家共识》解读　　　　　　| 243 |
　　　　一、共识内容　　　　　　　　　　　　　　　　　　　　　| 243 |
　　　　二、共识推荐意见　　　　　　　　　　　　　　　　　　　| 246 |

三、共识解读 | 246

第六章 侧路腰椎椎间融合术的临床策略

第一节 侧路腰椎椎间融合术治疗成人脊柱畸形的若干基本问题 | 249
一、LLIF 术的矫正原理和影响因素 | 249
二、LLIF 术治疗 ASD 的基本诊疗流程 | 250
三、个性化 ASD LLIF 术分级治疗路径 | 255
四、侧方腰椎入路凹侧或凸侧的选择 | 259
五、LLIF 术治疗 ASD 的临床疗效及影响因素 | 261

第二节 stand alone 侧路腰椎椎间融合术在成人脊柱畸形治疗中的应用价值 | 262
一、术后融合器移位 | 263
二、间接减压失败及其危险因素 | 265
三、手术策略 | 265
四、临床应用 | 266

第三节 成人脊柱畸形分期手术策略 | 269
一、ASD 分期手术策略的分类和优势 | 269
二、ASD 分期手术与 2 期评估系统 | 270
三、LLIF 术 +ACR 治疗 ASD 的技术要点的不同点 | 273
四、ASD 分期手术策略主要不足 | 273

第四节 侧路腰椎椎间融合术治疗腰椎管狭窄症 | 281
一、LLIF 术的间接减压原理和效果 | 281
二、影响间接减压疗效的因素 | 283
三、LLIF 术治疗 LSS 的手术适应证及禁忌证 | 285
四、间接减压成功的判断 | 285
五、合并 ASD 的 LLIF 术治疗策略 | 286

第五节 侧路腰椎椎间融合术治疗腰椎滑脱症 | 291
一、适应证、禁忌证和手术注意事项 | 291
二、应用策略 | 292

第六节 成人脊柱畸形矢状面矫正中的侧路腰椎椎间融合术策略 | 300
一、1 期 LLIF 术策略 | 300
二、2 期手术策略 | 302
三、LLIF 术矫正脊柱后凸疗效 | 310

第七节 成人脊柱侧凸冠状面失平衡的侧路腰椎椎间融合术策略 | 312
一、术前评估和手术规划 | 312
二、冠状面失平衡类型与 1 期手术策略 | 313
三、2 期评估及 2 期手术策略 | 319
四、术后冠状面失平衡原因和预防策略 | 322

第八节 重度成人脊柱畸形的侧路腰椎椎间融合术策略 | 327
一、重度 ASD 的治疗目标 | 327

二、1 期手术策略 ……………………………………………………………… 327
　　三、LLIF 术入路可及性评估 …………………………………………………… 329
　　四、LLIF 术操作注意事项 ……………………………………………………… 330
　　五、LLIF 术后的再评估和 2 期手术策略 ……………………………………… 330
　　六、MIS-LLIF 术在重度 ASD 矫正中的优势和限制 ………………………… 335
第九节　侧路腰椎椎间融合术治疗创伤性胸腰椎后凸畸形 ……………………… 339
　　一、创伤性脊柱后凸畸形的一般情况 ………………………………………… 339
　　二、创伤性胸腰椎后凸畸形的治疗目标 ……………………………………… 339
　　三、创伤性胸腰椎后凸畸形的手术策略：前路、后路、前后路联合 ……… 339
　　四、LLIF 术的优势 ……………………………………………………………… 340
第十节　侧路腰椎椎间融合术在高龄脊柱畸形患者中的应用价值 ……………… 345
　　一、高龄患者的术前风险评估和优化 ………………………………………… 346
　　二、高龄患者的手术优化 ……………………………………………………… 349
　　三、高龄患者的脊柱平衡特点 ………………………………………………… 354

第一章
成人脊柱畸形基本概念

第一节
侧路腰椎椎间融合术在成人脊柱畸形治疗中的应用概述

成人腰椎退行性畸形是老年人群中越来越常见的病理现象，对患者的健康相关生活质量造成了显著的影响，同时也给外科医生带来了临床挑战。约 68% 的 60 岁以上成年人具有某种程度的退行性脊柱侧凸，其定义为脊柱的冠状面弯度大于 10°[1]。可根据患者的症状、角度和畸形类型选择手术方式。在过去的 20 年里，微创的侧方腹膜后技术取得了重大的技术进步，以实现最佳的椎间融合，并避免传统的开放性后路手术的潜在风险。此外，这些侧方技术可以在没有入路外科医生的协助（without the assistance of access surgeon）下，通过一个或两个 3~4 cm 的切口安全地进行，不需要经腹腔或大血管操作，从而避免了与传统前入路开放方法相关的并发症。

一、脊柱融合前外侧入路的历史概述

脊柱融合术作为继发于脊柱结核畸形的一种手术方式，最早于 1911 年由 Hibbs 和 Albee 分别独立报道[2, 3]。历史上，椎间融合术最常见的是通过后路进行，并通过收集在减压手术中获取的骨性结构骨质进行自体移植。

20 世纪 30 年代，Burns 和 Capener 发表了早期报告，通过直接经腹腔前路融合前柱来治疗腰骶椎滑脱症，这就是后来流行的前路腰椎椎间融合（anterior lumbar interbody fusion, ALIF）术[4]。40 年代，Jaslow 和 Cloward 分别报道了在治疗退行性椎间盘突出症时使用骨性填充材料替代椎间盘切除的缺损部位[5, 6]，这种技术被描述为后路腰椎椎间融合（posterior lumbar interbody fusion, PLIF）术。1982 年，Harms 首次报道了一种改良的单侧经椎间孔腰椎椎间融合（transforaminal lumbar interbody fusion, TLIF）术。与 ALIF 术一样，侧路腰椎椎间融合术的入路起源也可以追溯到治疗脊柱结核的脊柱畸形中所采用的前外侧肋骨切除的脊柱旁入路。

1991 年，Obenchain 报道了首例腹腔镜椎间盘切除术，开启了微创前外侧腰椎入路的新时代[7]。腹腔镜脊柱显露技术通过腹膜后空间使用 CO_2 充气来创造空腔，当时被 Le Huec 称为"腹膜后腔镜技术"[8]。这是一种真正的微创技术，并能够使用椎间融合器和钢板进行椎间融合。该技术由 Le Huec 于 1995 年首次实践并发表，并于 1998 年，在《骨科及创伤外科——手术与研究》（*Orthopaedics and Traumatology: Surgery and Research*）上发表了该手术的技术说明。它的应用最终促成了侧路腰椎椎间融合（lateral lumbar interbody fusion, LLIF）术的出现。2006 年，Luiz Pimenta 和 Ozgur 报道了一种改良的小切口侧方腹膜后路技术，

后被称为侧路腰椎椎间融合术，即 LLIF 术[9]。LLIF 术采用与 Le Huec 所述相同的入路，但没有使用 CO_2 充气。这是一种微创技术，尽管要注意解剖和神经血管结构的操作，但其可以通过使用专用的牵引器通过多个小切口进行，并避免进入腹膜。这种方法是在直视下进行的，与使用 CO_2 充气的腹膜后腔镜相比，学习曲线更短。当时，他们将这种方法称为极外侧入路椎间融合术[9]。这项技术经改良并被商业推广后，被命名为 XLIF（extreme lateral interbody fusion，Nuvasive 公司）术或 DLIF（direct lateral interbody fusion，Medtronic 公司）术。由 Le Huec 首先描述的一般原则对所有这些技术都通用：通过多个小切口，使用管状软组织引导器直接侧方进入，进行经腰大肌或经腰大肌前的腰椎间盘切除术和椎间融合术。有两种技术可以暴露椎间隙，特别是在腰 4/5（L4/5）。Le Huec 提出了一种经腰大肌前的方法，通过腰大肌前方到达椎间隙；Pimenta 和 Bertagnoli 提出了一种经腰大肌的方法，包括解剖腰大肌，通过肌纤维到达椎间隙[10]。这种技术遇到的主要困难是 L4/5 水平的暴露和椎间盘切除。考虑到髂嵴的高度，很难单纯通过侧方入路暴露 L4/5，为此，建议采用斜向方法作为 L4/5 水平的替代方法。

Mayer 在 20 世纪 90 年代中期首次描述了 L5/S1（S1）的腹膜后路显露，最终演变为斜方入路腰椎椎间融合（oblique lumbar interbody fusion，OLIF）术，但这一术语直到 2012 年才被 Silvestre 在文献中使用[11, 12]。Mayer 的技术是对 ALIF 的一种微创改良，利用肌肉牵开，减少了 ALIF 术相关的并发症。OLIF 术通路在腰大肌前方的腹膜外空间进行操作，从而避免了对腰大肌及贯穿腰大肌的神经的损伤[12]。在 L4/5 水平，ALIF 术和 OLIF 术都使用经腰大肌前入路的方法（图 1-1）。经腰大肌入路做 L4/5 椎间盘暴露时，常常存在股神经损伤的风险，可能会导致 30% 的病例出现腰大肌和股四头肌的麻痹和暂时肌无力。

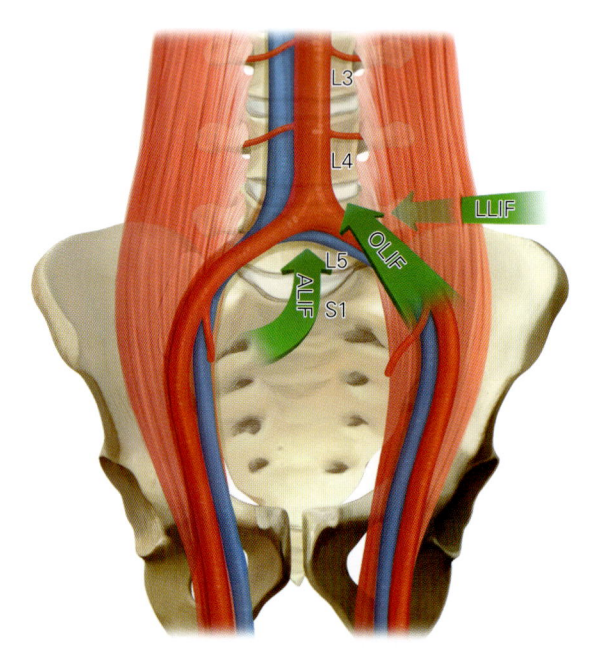

图 1-1　腹膜外各种腰椎椎间隙入路

LLIF：侧路腰椎椎间融合；OLIF：斜方入路腰椎椎间融合；ALIF：前路腰椎椎间融合

过去 20 余年是微创侧方入路的时代，因为其切口小、手术时间短、恢复快、肌肉损伤小、椎间融合好，是治疗包括畸形在内的多种脊柱病变非常实用的技术。

二、脊柱畸形矫正中微创侧路融合术

考虑到接受成人退行性脊柱侧凸手术患者的年龄和相关合并症，用传统的开放后路治疗这些畸形常具有挑战性。患者的生理储备的减少和围手术期高并发症发生率，要求外科医生采用微创手术来治疗成人脊柱畸形（adult spine deformity，ASD）。微创脊柱手术具有最小的组织损伤和失血，减少住院时间，与开放融合技术相比，减少疼痛，因此在治疗成人退行性脊柱侧凸时并发症的发生率较低。此外，据报道，接受开放手术治疗腰椎退行性脊柱侧凸的患者，其手术并发症发生率为 20%～80%。据报道，成人畸形融合和矫正开放手术的平均失血量为 1.5 L，从 360 mL 到 7 000 mL[13]。

在脊柱畸形矫正中，微创手术的主要目标包括阻止畸形的发展，恢复矢状面的平衡，解决根性症状，改善患者的功能活动，并以较少的并发症达到类似甚至更好的临床和影像学效果。Berjano 等将胸腰椎和腰椎退畸形患者的节段退变分为四大类：Ⅰ型（有限的非顶椎区的节段症状）、Ⅱ型（有限的顶椎区的节段症状）、Ⅲ型（局部小侧凸，症状在多个节段）、Ⅳ型（脊柱整体失平衡）。像 LLIF 术这样的微创融合技术可以通过选择性融合和降低手术风险治疗Ⅰ型和Ⅱ型侧凸[14]。

LLIF 可以放置一个宽足印的椎间融合器，放在椎体终板外围环形骨骺上。椎体间撑开后，可以提供相应节段的神经结构间接减压，畸形矫正，并以相对无创的手术方式实现前路椎间融合。Phillips 在 2005 年首次报道了 LLIF 术治疗成人腰椎退行性脊柱侧凸[15]。目前，LLIF 术作为微创手术策略的一部分被应用于成人脊柱侧凸的治疗，可以作为前路手术方式，与经皮后路椎弓根螺钉固定相结合，或与更广泛的后路开放手术相结合，以达到神经减压和通过多节段截骨恢复矢状面和冠状面平衡。

三、患者的选择

如何选择合适的患者进行微创手术以矫正冠状面和矢状面畸形是十分复杂的，取决于多种因素，如脊柱畸形的区域、涉及的节段数、侧凸的严重程度和柔软性、既往手术史和整体矢状面平衡。除 L5/S1 外，几乎任何节段的腰椎都可以选择侧方入路，因为 L5/S1 的髂骨翼阻碍了通过侧方进入椎间隙。在大多数情况下，LLIF 术用于解决中腰椎病变，即从 T12/L1 到 L4/5 节段。

术前仔细分析 MRI 轴位上的腰丛和腰大肌解剖结构最为重要，尤其是在 L4/5 水平，腰丛神经在脊柱外侧变得更靠前（尤其是经腰大肌入路）。有人认为，腰大肌前移并伴有腰丛神经前移可能是这种方法的禁忌证。虽然退行性病变是这种技术最常见的适应证，但在最近 20 年里这种方法才用于治疗腰部退行性脊柱侧凸。高前凸角度的椎间融合器（lordotic and hyperlordotic cages）的出现，使外科医生考虑采用微创侧入路方法来纠正矢状面失平衡和改善脊柱－骨盆平衡。腰椎退行性或成人特发性脊柱侧凸或区域性脊柱后凸的患者，当患者采用物理治疗，背痛和根性症状的药物治疗包括注射等保守治疗后仍无法缓解，可采用手术治疗，这些患者是微创畸形矫正的理想人群。根据区域畸形的严重程度，LLIF 术可辅以后方的截骨术。Ⅰ°脊柱滑脱症患者也适合采用这种方法矫正。严重脊柱滑脱症患者则不适合使用 LLIF 术进行矫正和融合。

四、术前计划和矢状面平衡评估

对脊柱外科医生来说，ASD 的治疗是一个复杂的决策过程，不仅涉及脊柱参数，还要考虑骨盆参数，以达到成功的临床效果。恢复正常矢状面排列是最重要的手术目标，以维持长期临床疗效。合适的手术计划对于实现理想的术后脊柱骨盆平衡至关重要。对于使用任何技术或方法进行畸形矫正的患者，均要通过 EOS 影像系统获得中立站立位的前后位和侧位影像或 36 英寸（1 英寸 =2.54 厘米）站立的前后位和侧位影像。除了上述长节段特发性侧凸的标准影像外，脊柱正位左右弯曲位（bending 像）在决定上、下固定节段方面也有价值，而且还可以确定曲度在侧凸中的柔韧性。如果侧凸仍有弹性，则矫正的可能性较大，在进行后路固定时，需要的后路松解就不那么重要。对于老年人群，必须进行双能 X 线骨密度仪（dual energy X-ray absorptiometry，DEXA）扫描以排除骨质疏松症。对所有退行性脊柱侧凸的患者进行术前 MRI 检查，以排除任何神经系统的压迫和椎管狭窄。对于有大的僵硬侧凸、需要在后方进行多处截骨的患者，应进行三维重建的 CT 扫描作为辅助手段。

骨盆入射角（pelvic incidence，PI）、骨盆倾斜角（pelvic tilt，PT）和骶骨斜坡角（sacrum slop，SS）是脊柱畸形矫正矢状面重建术前计划中需要考虑的三个主要骨盆参数。一旦骨骼发育成熟，PI 是一个对每个人都恒定的形态学参数[16]。PT 和 SS 是位置变量，根据代偿的需要会发生改变。Duval-Beaupere 等发现了一个描述这三个骨盆参数之间关系的几何方程式：PI=PT+SS [17]。

Le Huec 等提出，每个个体的 PI 角度都对应腰椎前凸角（lumbar lordosis，LL）和 PT 的理论值，他们提出：PT=0.44PI−11.4°，LL=0.54PI+27.6° [16]。

包括颈椎和头颅在内的全局分析参数，如齿状突－髋轴角（odontoid hip axis angle，OD-HA 或 C2-HA）、颈椎倾斜角（cervical incline angle，CIA）和矢状位垂直轴（sagittal vertical axis，SVA）也是畸形矫正术前计划中需要考虑的重要因素[18]。Glassman 等报告，与矢状面平衡正常的患者相比，矢状面平衡为正的患者（SVA >5 cm）的结果更差[19]。与患者手术史无关，矢状面正平衡或术后 OD-HA 角度异常的患者在疼痛、功能、自我形象和社会功能方面的得分更低。《健康状况调查简表 12》(Short Form 12-Item Health Survey，SF-12)、《国际脊柱侧凸研究学会 22 表》(Scoliosis Research Society-22，SRS-22) 和《Oswestry 功能障碍指数》(Oswestry Disability Index，ODI) 评分在畸形矫正后严重矢状面不平衡的患者中明显较差[18]。

虽然微创手术治疗 ASD 主要集中在矫正冠状面畸形，减少失血、住院时间和减少并发症，但在治疗合并矢状面畸形时，应提倡使用后方经皮螺钉和多种后方截骨技术（如 Ponte 截骨术）或联合其他微创手术技术。此外，如果需要显著矫正整体腰椎前凸，LLIF 术也可以辅以前脊柱前柱松解（anterior column release，ACR）或经椎弓根椎体截骨术（pedicle subtraction osteotomy，PSO）。

目前有各种手术软件程序可用于术前计划，外科医生可以利用这些软件程序模拟达到的预期效果，以期外科手术能恢复患者最为适宜的脊柱矢状面平衡。值得注意的是，应在手术过程中核查是否按照 X 线或三维重建图像系统的手术计划辅助实践。

五、结合衰老过程和病理条件的矢状面平衡分析

研究脊柱在衰老或畸形发生过程中的变化，可以显示 3 个层面的代偿机制：脊柱、骨

盆和下肢。了解这些不同层面的参数变化可以更好地规划患者的手术管理。这些参数包括全脊柱摄片中所测量的各脊柱-骨盆参数，通过整合所有这些参数，确定手术中要进行的矫正程度。这些参数的评估也使术者能够了解该类手术所涉及的并发症——交界区综合征（transitional syndromes or junctional syndromes），也称过渡区综合征。

（一）矢状面失平衡的代偿机制

为了适应脊柱形态的变化，躯体在节段、区域和整体水平上具有若干代偿机制（图1-2）[20]。这些机制并不是同时实现的，而是在不同程度上具有相关性。

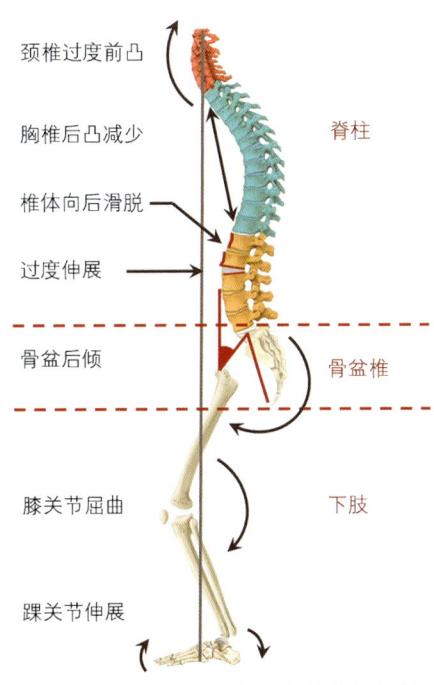

图 1-2 躯体矢状面失平衡的代偿机制

脊柱代偿的基本概念是伸展相邻的脊柱节段，以避免由于椎间盘逐渐退变和椎间盘高度的丧失而导致的重力线前移。然而，这也会造成不良影响。

（二）节段水平

腰椎相邻节段经常有过度伸展的现象：这种过度伸展可以是单节段或多节段的，其定义是单一节段前凸超过15°。这种机制引起后方应力的增加，导致后滑脱、小关节增生及对棘突的过度应力（Baastrup综合征）。这也会减少椎间孔和中央管的直径。另一种值得注意的征象是Faundez等提出的"后倾征"（leaning back sign），或称Le Huec-Faundez征，其特点是椎间盘过度伸展，在同一水平上有前滑脱：上位椎体向前滑移，过度伸展，靠在下位的椎体上（图1-3）[21]。在脊柱后凸弧的远端椎通过过度伸展和明显椎体前移，代偿前凸（图1-3A），从而在站立位置造成椎间孔狭窄（图1-3B）。

（三）区域水平

后倾是骨盆水平唯一的代偿机制。它相当于骨盆围绕股骨头向后旋转，转化为PT的增加和SS的减少。骨盆后倾转化为髋关节的伸展。一些研究表明，慢性腰痛患者的骨盆是后

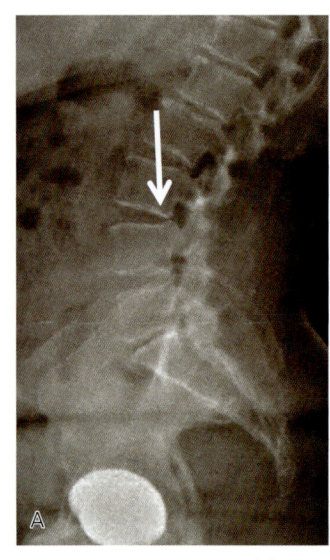

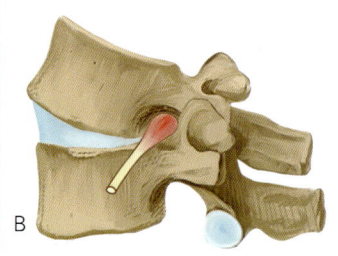

图 1-3 后倾征

腰椎过度伸展，伸展节段上位椎体前滑脱，箭头所示（A）；椎间孔狭窄（B）

倾的。PI 的数值越高，骨盆后倾的程度就会越大。这是由臀部伸肌（臀肌）的收缩引起的。在自然直立位（正常人群）和最大伸展位（骨盆后倾）之间的髋关节伸展范围可被视为"伸展储备"。功能良好的脊柱需要这种髋部伸展，使其能够协助代偿矢状面失平衡。另一个区域性代偿机制是膝关节屈曲，这通常发生在达到最大的骨盆后倾之后。

（四）胸椎和颈椎水平

胸椎后凸的减少，通常在年轻的受试者中可以观察到，这是仍然强壮和有效的竖脊肌收缩的结果。颈椎过度前凸，也是由颈椎的竖脊肌收缩造成的，最终可产生小关节过度应力、关节炎与椎间孔或椎管狭窄（脊髓病）。抬额姿势（forehead posture）是颈椎的一个重要的代偿性体位，允许保持颈椎间孔的开放，并通过枕骨-C2 节段脊柱过度前凸作为补偿，限制颈椎前凸，来保持目光水平。下肢方面，膝关节屈曲和踝关节伸展也有助于将重心向后移。膝关节屈曲已被证明与腰椎前凸的丧失相关[13]。

为了在一个新的平衡概念中整合所有这些代偿机制以完成 Dubousset 的"经济圆锥"，笔者提出新的"三椎体"概念，以便在每个层面上进行分析，对整体进行更好的分析：下部椎体包括下肢和股骨头，中部椎体包括骨盆和胸腰椎直至 T1，上部椎体包括颈椎和头部。每个椎体都可以调整其补偿机制，但总是以一种方式使头部保持在两脚支撑的基础上[22]（图 1-4）。

六、对脊柱失平衡患者的整体评估

如何在治疗这些患者之前或在脊柱手术前的手术计划中整合这些数据？笔者的方法是分两步走：①确定 PI 值，从而确定脊柱-骨盆参数的理论值；②分析从颈椎到下肢的整体矢状面平衡。

对脊柱失平衡患者必须进行全脊柱的放射学检查。笔者已经定义了几个指标以便评估整体脊柱平衡。所有这些只能通过大胶片（large cassettes）或使用 EOS 影像系统获得全脊柱 X 线片来评估。矢状面平衡的分析需要在站立和放松状态下对从 C2 到股骨头的全脊柱进行前后和侧向的放射学成像。姿势也必须是标准化的：双手松弛地放在锁骨上。这些 X 线片可以用大胶片或 EOS 影像系统获取。EOS 影像系统使术者能够获取全脊柱图像，同时大大减少辐射剂量（是标准放射科的 1/10～1/8），而且比传统成像系统快得多。

OD-HA 或 C2-HA（图 1-5）是对包括颈椎和头部在内的平衡的全面分析，应该成为平衡分析的新参考，这是指齿状突最高点连接到髋轴（双髋－股骨轴）中心的连线与经髋轴中心的垂线之间的角度。这个角度是在无症状的患者分组中研究的，它几乎没有变异，是研究整体矢状面平衡的一个好方法。它整合了颈椎和头部，即使在无症状的老年人中也保持不变。

这个角度考虑了颈椎、胸椎、腰椎和骨盆的位置，可能有利于整体分析和评估延长胸腰椎融合术后近端交界区后凸（proximal junctional kyphosis，PJK）的风险。事实上，正如 Faundez 等的研究所示，如果 OD HA 为阳性（＞+2°），高于正常值（-5°～+2°），就意味着患者失去了平衡，以及上端椎（upper instrument vertebrae，UIV）的杠杆臂增加[23]。在任何一种脊柱融合术前，都必须进行术前规划，以避免对相邻水平的过度应力。

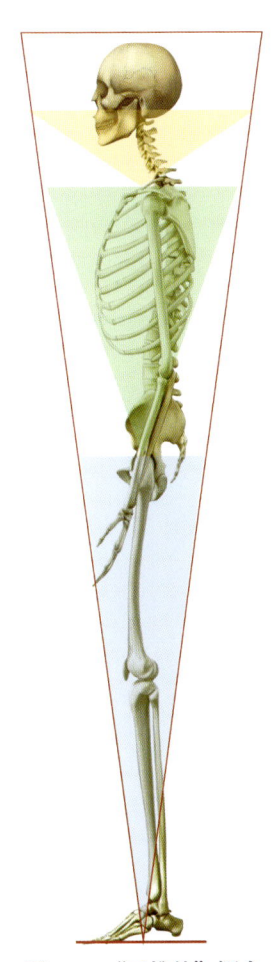

图 1-4 "三椎体"概念

整合了全身的平衡，下部椎体包括下肢和股骨头（蓝色）；中部椎体包括骨盆和胸腰椎直至 T1（绿色）；上部椎体包括颈椎和头部（黄色）

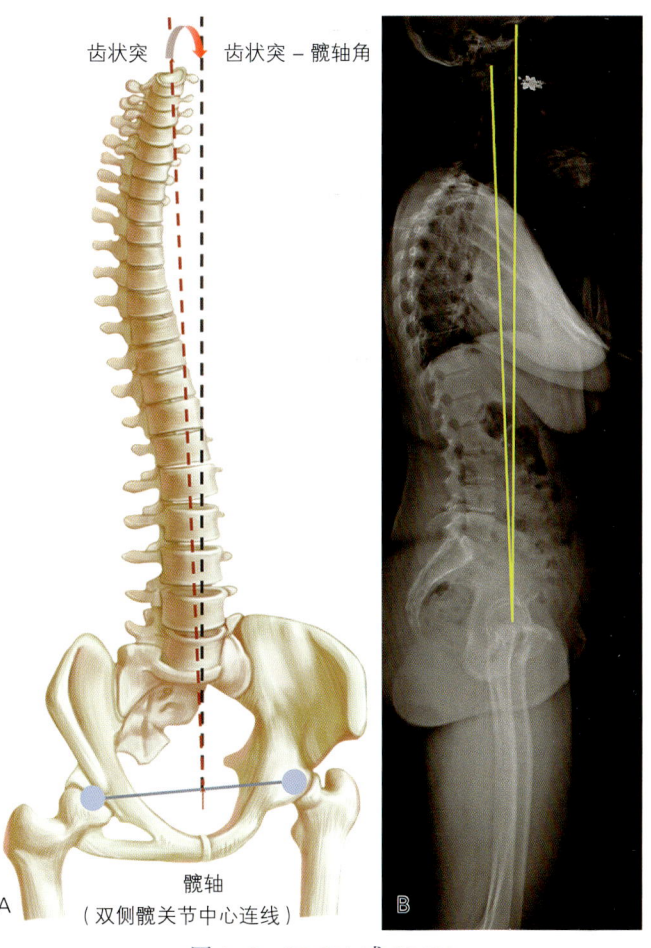

图 1-5 OD-HA 或 C2-HA

从齿状突到髋轴中心的连线与经髋轴中心的垂线之间的角度：全局视图（A）；站立 X 线测量（B）

研究病理情况下步态中的整体矢状面平衡也很重要。事实上，在静止的 X 线片上，通过补偿获得平衡的脊柱，在运动时可能变得失平衡。

不同的矢状面平衡概念可以对患者的临床状况进行分析，主要分为三种类型：平衡、代偿性平衡、失代偿即失平衡。

基于这种分析可以提出相应的治疗策略。在实践中，知道如何通过调整策略来治疗每个患者的病理状态是非常重要的，应该考虑到某些全身问题（心脏、肺部、糖尿病、肥胖症）和患者的代偿能力。对于代偿性平衡的患者，建议采用较简单的手术，而不是采用具有高并发症风险的大手术。了解矢状面平衡为手术方案的最合理选择提供了基础。矢状面平衡是一种动态现象，拥有良好的矢状面平衡且有代偿能力的脊柱比拥有良好矢状面力线但因长节段融合后失去代偿能力的脊柱要好。因此，笔者认为老年人能够容忍 PT 和 SVA 增大的理论可能是不恰当的。准备脊柱融合手术唯一理想的方法是制定术前计划，模拟长节段或短节段融合后会发生什么。在上述的所有参数中，为实现良好的整体平衡的代偿机制，建议使用 OD-HA，这是预测失败或交界区失败风险的最佳方式。肌肉功能可以通过动态屈/伸位 X 线片、站立姿势和 10 分钟步行后的步态分析进行近似评估。

七、基于解剖学思考的手术技术

对侧方入路的外科解剖学理解将有助于指导手术，以及减少与入路相关并发症的发生。就 LLIF 术而言，必须了解的两个解剖学要素是髂腰肌和腰丛神经[24]。髂腰肌可分为腰大肌、腰小肌和髂肌。在侧方入路中，笔者主要关注的是腰大肌和腰小肌，以下统称为腰肌。腰丛神经位于腰肌内，因此需要使用先进的术中神经监测系统[25]。有几项研究试图去定义进入椎间隙的"手术安全区"，他们认为 L1/2、L2/3、L3/4 椎间隙的前 3/4 和 L4/5 椎间隙的前半部分一般是没有运动神经的。其他一些研究也证明，在 L4/5 椎间盘外侧中线的大部分空间都没有运动神经[26]（图 1-6）。

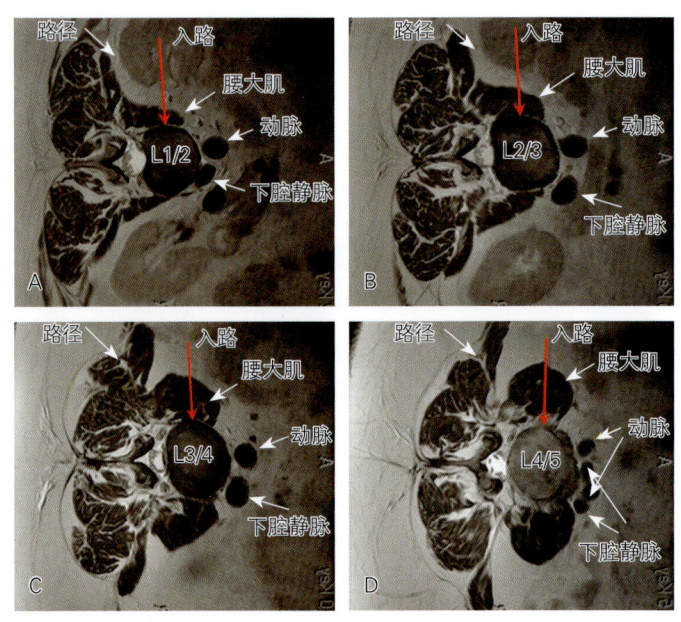

图 1-6 腰椎各间隙平面侧方入路与腰大肌、腰丛神经的关系

L1/2 平面（A）；L2/3 平面（B）；L3/4 平面（C）；L4/5 平面（D）

不同的制造商提供了几种用于微创小切口 LLIF 的器械系统。值得注意的是，这些器械系统包括 DLIF 术，XLIF 术和 LLIF 术。这些器械系统之间存在一些差异，包括推荐的切口位置（在侧方椎间隙的前部或后部）、牵引器设计、神经监测方式的整合及各种植入物设计。DLIF 术和 XLIF 术建议使用神经监测，而 LLIF 术则由手术医生决定是否使用神经监测。作者在 LLIF 术方面已积累了极为丰富的经验，本文将主要讨论 LLIF 术的手术技术。

总体而言，作者首选的微创 LLIF（minimally invasive surgery-LLIF，MIS-LLIF）术的方法是利用多个小切口（2.5～3 cm），这取决于计划手术节段的数量。本人倾向于患者位于脊柱手术台上，采取真正的 90°右侧卧位，暴露患者的左侧（图 1-7）。脊柱侧凸可以从凹面或凸面入路。许多外科医生建议从畸形的凹面入路[27]，因为这样可以通过一个切口达到多个椎间盘水平。侧凸的凹面是椎间孔狭窄、骨质压迫和软组织挛缩的部位，从理论上讲，在这里积极松解可以改善畸形矫正，同时恢复椎间孔高度和间接神经减压[27]。最后，手术台调整为折刀位使凹面凸起（breaking the table with the concavity up），将有利于术中矫正脊柱侧凸。手术台或患者应以这种方式弯曲，以增加髂嵴和肋骨之间的空间。有时，在对侧腹股沟下放置一条卷起的毛巾／硅凝胶凸起，对实现这一目标很有帮助。垂直手术台的前后位（anterior posterior，AP）图像有助于确认真正的 90°体位。用克氏针和侧方透视图像来确定目标椎间隙（图 1-8）。

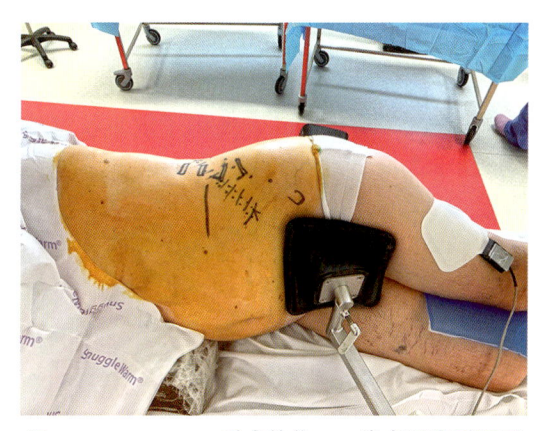

图 1-7 MIS-LLIF 手术体位——患者通常采用正侧卧位

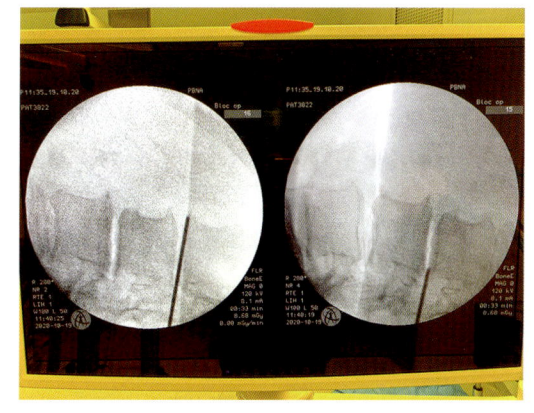

图 1-8 C 型臂透视确定目标椎间隙

应根据椎间隙的前、后缘确认真正 90°侧卧位及上下终板是否水平化

在皮肤上标记出椎体的前后界。在背侧和腹侧标记椎间隙，这有助于在通过切口放置牵开器后确定目标椎间隙（图 1-8）。做完皮肤切口后，通过腹外斜肌、腹内斜肌和腹横肌的纤维进行钝性剥离，达到腹膜后间隙。有时，在 L1/2 水平做切口时，要切除肋骨以方便进入腹膜后间隙。一旦到达腹膜后间隙，应注意避免腹膜穿孔。此外，用食指向前方分离腹膜，然后向下触摸到腰肌（图 1-9）。

在手术过程中，作者倾向于从尾端到头端进行，以实现最佳的畸形矫正。可以使用 Casper 牵引器或扩张器来牵拉腹膜和肌肉，同时通过腰肌的手术安全通道来达到目标椎间隙。通过钝性剥离轻轻分离腰肌纤维，可使用肌电图（electromyography，EMG）来评估腰丛神经。理想情况下，应在中间和前 1/3 之间进行腰肌分离，确保神经丛位于手术安全通道的后方[25, 26]。这种直接通过腰肌的侧方入路能确保大血管位于手术通路的前方，以保证血管的安全性。

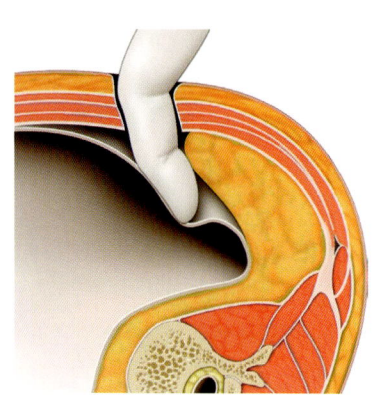

图 1-9　腹膜后间隙手指分离法

一旦到达椎间盘表面，应通过透视再次确认最终位置。在确认运动神经丛不在暴露区域内后，将 Casper 针通过牵引器片插入目标椎间盘水平上方和下方的椎体中。这时，可将牵引器连接到自持式牵开器系统，并向头-尾端扩展，以提供免持式牵开。暴露的大小是可定制的，并可在术中改变。双极电凝在控制椎间盘骨面、周围肌肉和节段性血管的出血方面非常方便。

椎间盘空间的准备从足够大纤维环的环形切口开始，以便于放置椎间融合器。在直视下，使用标准的椎间盘内器械进行彻底的椎间盘切除术。后方的纤维环保持完整，环形切口位于前半部分的中心，以容纳大型植入物。用 Cobb 剥离器切除对侧环，提供了放置长尺寸椎间融合器的机会，融合器应放置在骨骺环上。这有助于为恢复椎间盘高度、矫正冠状面和矢状面失平衡提供强有力的支持。椎间盘被完全去除，应尽可能小心地准备好终板，直到在两个终板上操作能感觉到摩擦感。这样可以避免破坏终板及增加植入物下沉的风险。在确定植入物的大小时，应仔细考虑植入物的构型和大小，以最好地纠正局部解剖结构的缺陷，并最大限度地与骨骺环接触，以减少植入物下沉的风险。整体的植入物可能会对终板造成压力，并对前纵韧带（anterior longitudinal ligament，ALL）和后纵韧带（posterior longitudinal ligament，PLL）造成牵拉。植入后的正确位置要通过前后位和侧位透视来确认。位于 ALL 和 PLL 中心的任何植入物的位置都是可以接受的，但有些外科医生更倾向于椎间融合器位于前方。

在不需要后路固定的情况下，可将单侧椎弓根螺钉平行置入在目标椎间盘水平的上下椎体上，并由适当弯曲的钛棒连接，以配合矢状面的轮廓。内固定的其他方式包括通过相同通路进行前外侧钢板固定。牵引器被缓慢移除，并确切止血。以连续缝合的方式依次缝合筋膜层，以避免术后出现腹壁疝。

以下介绍两例采用 LLIF 术和后路联合治疗 ASD 的病例。

【典型病例 1】

患者，女性，65 岁，因椎管狭窄合并退行性脊柱侧凸而导致背痛和根性疼痛（图 1-10～图 1-12）。

【典型病例 2】

患者，女性，67 岁，腰背痛多年，诊断为退行性脊柱侧凸（图 1-13、图 1-14）。

图 1-10　典型病例 1：椎管狭窄合并退行性脊柱侧凸

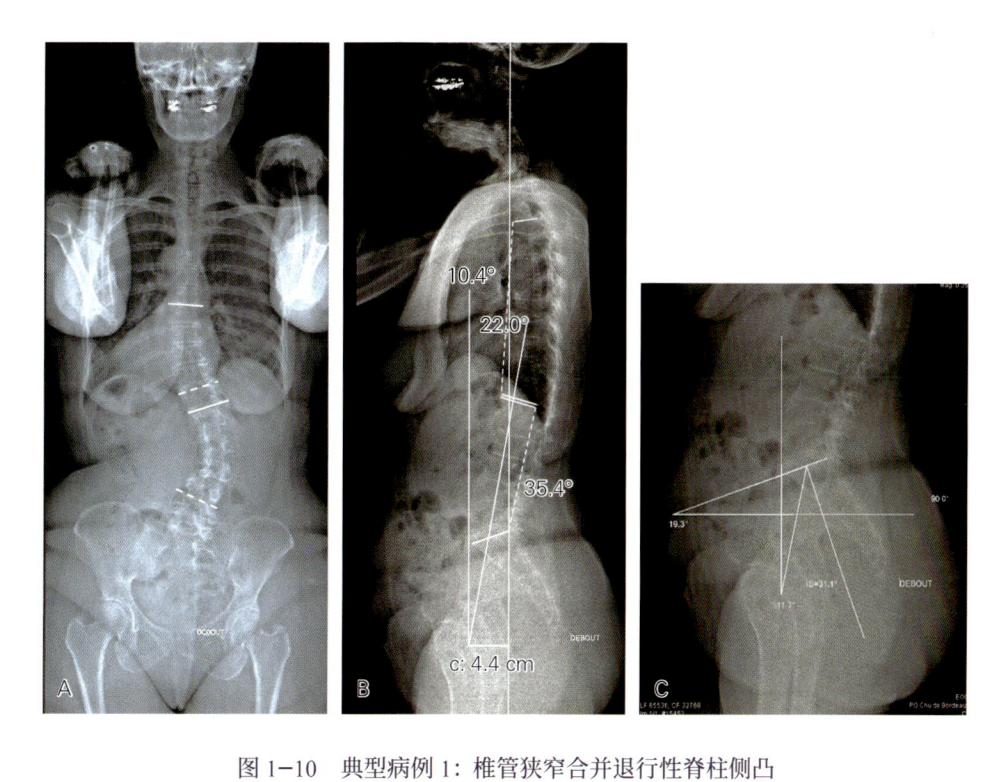

退行性脊柱侧凸伴有限旋转脱位的前后位像（A）；侧位像显示平背（B）；腰椎骨盆参数也有改变，骨盆后倾（C）

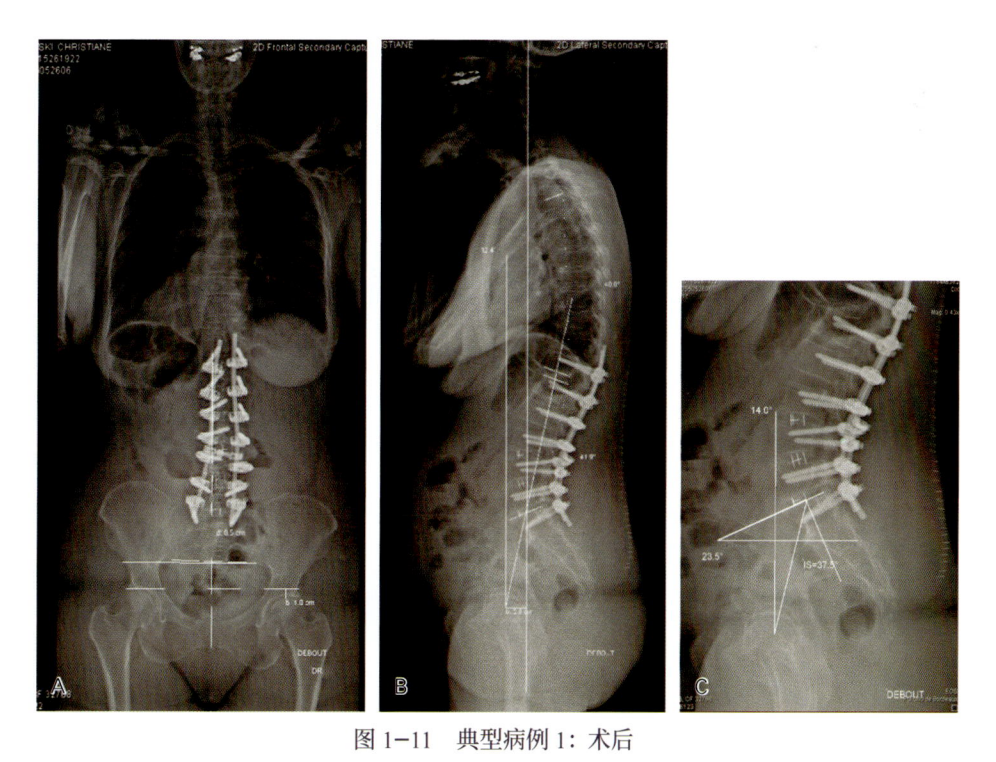

图 1-11　典型病例 1：术后

手术采用 LLIF 术，在 3 个节段置入 3 个椎间融合器，恢复了良好的脊柱力线（A、B）和更好的腰椎前凸（C）

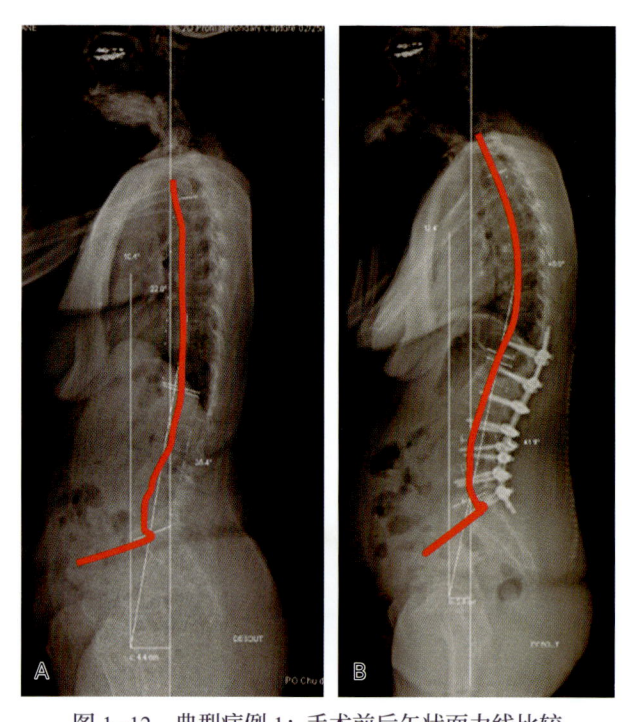

图 1-12　典型病例 1：手术前后矢状面力线比较

手术前脊柱矢状面力线，腰椎前凸减小，SVA 增大，PT 增大（A）；LLIF+ 后路固定术后，SVA 和 PT 减小，脊柱力线和谐（B）

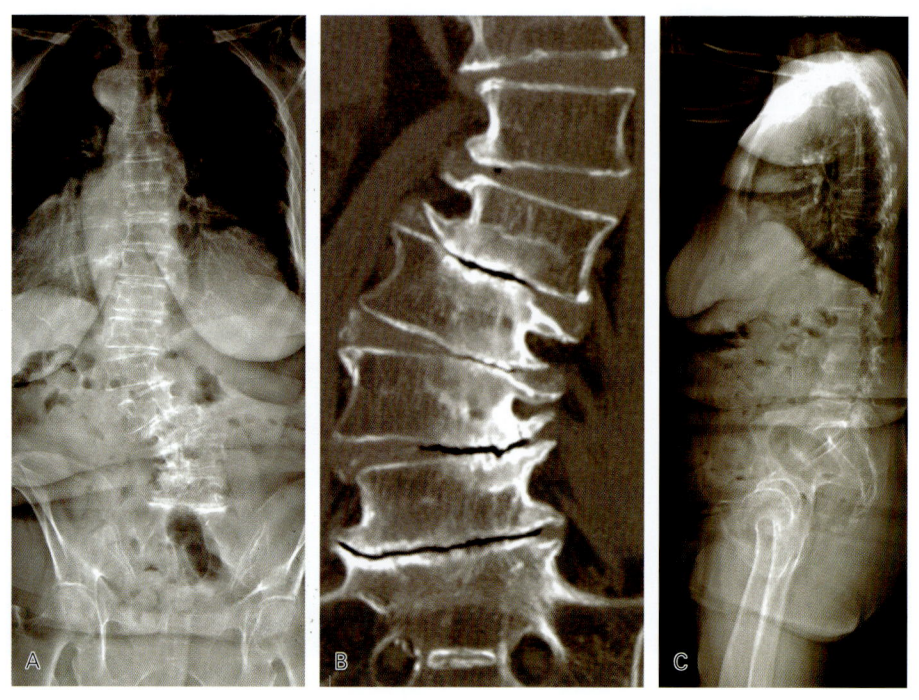

图 1-13　典型病例 2：退行性脊柱侧凸

前后位 X 线片，冠状面失平衡（A）；CT，椎间盘真空征（B）；侧位像显示脊柱前凸的丧失，矢状面失平衡（C）

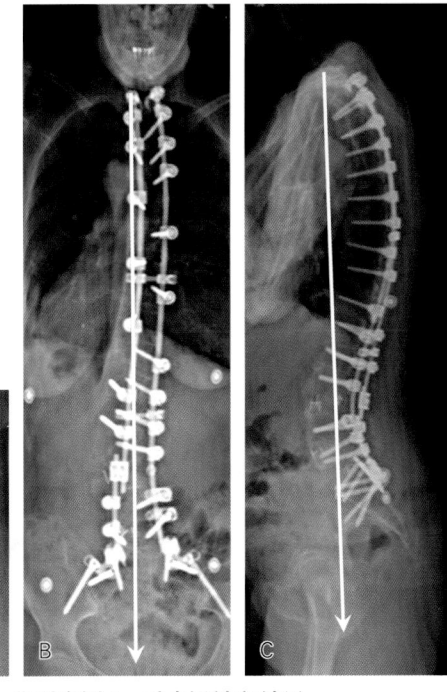

图 1-14 典型病例 2：手术设计和结果

侧方置入 3 个椎间融合器，恢复椎间盘高度，椎间孔扩大（A），减少 Cobb 角（B）；后路手术最终完成矫正，并进行胸-腰-骨盆固定（C）

八、术后护理

患者通常在术后第 1 天就可以被鼓励起来行走。遵循指南，通过长效和短效麻醉剂的组合适当地控制疼痛。术后 24 小时后停止静脉注射抗生素。通过术后前后位和侧位 X 线片以确认植入物的位置适当和实现的矫正量。除非计划进行分期后路固定手术，否则患者可以在术后 24～48 小时内出院。鼓励以步行的形式进行锻炼，但建议患者在手术后的前 6 周内避免负重或剧烈活动。

九、基于文献证据的并发症

对于任何外科手术的不幸现实是，尽管尽了最大努力，但无论使用何种方法或手术，并发症都会在某些时候发生。脊柱手术的并发症可以分为手术的一般并发症（需要输血的出血、伤口感染等）、手术相关的并发症（前外侧手术的内脏或血管损伤）、脊柱手术的特殊并发症（神经损伤，包括感觉或运动、脊髓或马尾水平、神经根或腰丛）。

在 Rodgers 等的一项研究中，对 600 名需要行 MIS-LLIF 术的患者，需要输血的比例低至 0.2%。有证据表明，前后路手术（360°手术）的输血发生率为 4.7%，后外侧融合术为 26.5%，翻修的后路融合术为 63.4%[28]。文献中报道 LLIF 术的深部伤口并发症的发生率接近 0.14%[29]。

根据作者的经验和其他许多外科医生的知识积累，已经开发了一些评估和技术，以降低 MIS-LLIF 术在治疗 ASD 中的风险。

鉴于生殖股神经的解剖走向和腰丛神经在腰肌内的分布，该方法最常见的副作用包括入路一侧的屈髋（髂腰肌）无力和大腿前部/腹股沟区的感觉变化[30,31]。屈髋无力可能是由于解剖和通过肌肉时刺激了腰肌，而感觉障碍可能是由于刺激了生殖股神经。Cummock 等报道，约 60% 的患者在 LLIF 术后出现新的大腿感觉障碍[31]。作者认为，在接受 LLIF 术之前必须告知患者，大腿上部出现轻微的、短暂的无力并不罕见，但明显或持续的无力并不常见。使用神经监测和通过腰肌的手术安全通道可以减轻这些感觉和运动并发症[30]。Rodgers 报道的包括 600 名患者的研究中，600 名患者中有 4 名（0.7%）出现了术后短暂的神经系统障碍[28]。Lykissas 等分析了 451 名患者的 919 个节段的 LLIF 术，18 个月的随访中，最后一次随访时持续的手术相关感觉和运动障碍分别为 9.6% 和 2.3%[32]。Härtl 等发表的一篇系统性综述，包括 25 项关于 LLIF 术的研究，显示总体神经并发症率为 8.9%[33]。Tohmeh 等在前瞻性多中心研究中报道了 27.5% 的患者屈髋无力，他们将此归因于腰肌解剖而非神经损伤。17.6% 的患者出现在围手术期恢复的急性大腿内侧感觉障碍[32]。Uribe 等提出有 4.5% 的患者术后出现运动障碍。他们还证实，与没有症状的患者相比，有神经麻痹症状的患者术中腰肌牵拉时间明显更长（$P=0.003$）[34]。在给患者摆放手术体位时，必须注意避免过度弯曲对侧腹部，这可能会增加与手术有关的软组织结构的张力。多位作者均报道了最初暴露腹壁时肋下神经损伤，这可能导致腹壁麻痹或腰腹隆起。Dakwar 等在 500 多名接受 MIS-LLIF 术患者的病例系列中，报道了 1.8% 的患者出现了这种特殊的并发症[35]。正确理解腹壁的运动神经支配可能有助于减少这种并发症。应少用电烧灼，首选双极电凝手术刀以避免对神经的热损伤。与肋下神经平行的切口可以降低神经受损的风险，从而防止去神经支配和随后的经侧入路的内脏疝。在进入腹膜后间隙后，应注意避免损伤髂腹下神经和髂腹股沟神经。Knight 等在 58 个患者的病例系列中报道了 2 例股神经损伤的病例[36]。Houten 等又报道了 2 例采用这种方法的股神经损伤。值得注意的是，所有这些股神经损伤的并发症都发生在 L4/5 水平的 LLIF 中[37]。在 400 多例手术（前后路和前/后路）中，畸形手术后主要神经损伤的发生率平均为 2.9%，并与处理的节段数、初次与翻修手术和手术方式有关。

MIS-LLIF 术后的内脏和血管并发症是相当罕见的。Uribe 等对 13 000 例 LLIF 术后的内脏和血管并发症的研究中报道了 0.1% 的血管损伤和 0.08% 的内脏损伤[29]。这表明 MIS-LLIF 术后血管和内脏（肠道）并发症的发生率很低，尽管不是零，腹膜后探查时也可能触及肾脏和输尿管，在探查时应加以保护。

L4/5 水平的高髂嵴使外科医生很难通过垂直于矢状面的通路接近椎间隙，从而使椎间隙的准备难以做到不过度损伤下终板。已经开发出专门的倾斜器械，以接近椎间隙，松解对侧纤维环，充分准备椎间隙，在不损伤终板的条件下追踪和递送植入物。通过确认与椎体终板平行的操作方向并垂直于操作节段的矢状面，可以减少对终板的破坏（图 1-15）。这有助于减少意外损伤终板的可能性，也有助于减少对侧椎间融合器的前移或后移的可能性。终板破坏/骨折可导致椎间融合器早期下沉，进一步导致假关节。具有更大表面积且在骨骺环上有足印的更宽的植入物倾向于抵抗下沉。作者强烈建议在终板破坏时应补充后路固定。

再手术率也可以作为并发症的标志。Knight 等提到，在 MIS-LLIF 术中这些问题占 1.7%，而后外侧融合术术后发生率为 25%，微创 TLIF（minimally invasive TLIF，MIS-TLIF）术为

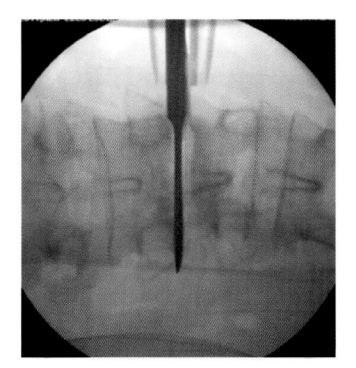

图 1-15　工作通道、工具及操作方向须与椎体终板平行

12.5%[36]。MIS-LLIF 术后的延迟并发症可能表现为有症状的假关节。假关节的诊断通过动态 X 线片和 CT 扫描，在术后 12～18 个月，融合部位缺乏实性融合和不稳定。根据作者的经验，当患者存在糖尿病、吸烟和融合度超过 3 节段融合有关的严重症状性假关节时，应考虑早期翻修手术。

【结论】

腰椎的微创侧路手术改变了退行性脊柱侧凸的治疗。使用平行的横向矩形椎间融合器可以恢复椎间盘高度和脊柱前凸，有助于神经根减压和矢状面序列的恢复。可以先进行最小的前路治疗，并结合后路的额外矫正和融合。在僵硬脊柱畸形的情况下，先用 PSO 进行后方矫正，并在第二步与前方 LLIF 术结合，以加强前部支撑。由于保留了肌肉，MIS-LLIF 术可以减少出血，缩短住院时间和恢复期。LLIF 术是一种有用的技术，必须将其整合到恢复良好序列和平衡的策略中。然而不应忘记的是，病理指导策略，而不是技术。

（Abhishek Mannem，Emanuele Quarto，Wendy Thompson，Thibault Cloché，Laurent Balabaud，Jean Charles Le Huec；陶轶卿译）

本节参考文献

1. SCHWAB F J, DUBEY A, GAMEZ L, et al. Adult scoliosis: prevalence, SF-36, and nutritional parameters in an elderly volunteer population. Spine (Phila Pa 1976), 2005, 30(9): 1082-1085.
2. HIBBS R A. An operation for progressive spinal deformities: a preliminary report of three cases from the service of the orthopaedic hospital. 1911. Clin Orthop Relat Res, 2007, 460: 17-20.
3. ALBEE F H. Transplantation of a portion of the tibia into the spine for Pott's disease: a preliminary report 1911. Clin Orthop Relat Res, 2007, 460: 14-16.
4. BURNS B H. An operation for spondylolisthesis. The Lancet, 1933, 221(5728): 1233.
5. JASLOW I A. Intercorporal bone graft in spinal fusion after disc removal. Surg Gynecol Obstet, 1946, 82: 215-218.
6. CLOWARD R B. The treatment of ruptured lumbar intervertebral discs: criteria for spinal fusion. Am J Surg, 1953, 86(2): 145-151.
7. OBENCHAIN TG. Laparoscopic lumbar discectomy: case report. J Laparoendosc Surg, 1991, 1(3): 145-149.
8. LEHUEC R B, LIQUOIS F, HUSSON J L, et al. Arthrodèse de la colonne lombaire par abord rétropéritonéal endoscopique, technique et rapport préliminaire de 10 cas. Le journal de coelio-chirurgie, 1996, 18: 35-42.
9. OZGUR B M, ARYAN H E, PIMENTA L, et al. Extreme lateral interbody fusion (xlif): a novel surgical technique for anterior lumbar interbody fusion. Spine J, 2006, 6(4): 435-443.
10. BERTAGNOLI R, VAZQUEZ R J. The Anterolateral trans psoatic approach (ALPA): a new technique for implanting prosthetic disc-nucleus devices. J Spinal Disord Tech, 2003, 16(4): 398-404.
11. MAYER H M. A new microsurgical technique for minimally invasive anterior lumbar interbody fusion. Spine (Phila Pa 1976), 1997, 22(6): 691-700.
12. SILVESTRE C, MAC-THIONG J M, HILMI R, et al. Complications and morbidities of mini-open anterior retroperitoneal lumbar interbody fusion: oblique lumbar interbody fusion in 179 patients. Asian Spine J, 2012, 6(2): 89-97.

13. BARON E M, ALBERT T J. Medical complications of surgical treatment of adult spinal deformity and how to avoid them. Spine (Phila Pa 1976), 2006, 31(19 Suppl): S106−118.
14. BERJANO P, LAMARTINA C. Classification of degenerative segment disease in adults with deformity of the lumbar or thoracolumbar spine. Eur Spine J, 2014, 23(9): 1815−1824.
15. ISAACS R E, HYDE J, GOODRICH J A, et al. A prospective, nonrandomized, multicenter evaluation of extreme lateral interbody fusion for the treatment of adult degenerative scoliosis: perioperative outcomes and complications. Spine (Phila Pa 1976), 2010, 35(26 Suppl): S322−330.
16. LE HUEC J C, THOMPSON W, MOHSINALY Y, et al. Sagittal balance of the spine. Eur Spine J, 2019, 28(9): 1889−1905.
17. DUVAL-BEAUPÈRE G, SCHMIDT C, COSSON P. A Barycentremetric study of the sagittal shape of spine and pelvis: the conditions required for an economic standing position. Ann Biomed Eng, 1992, 20(4): 451−462.
18. GLASSMAN S D, BRIDWELL K, DIMAR J R, et al. The impact of positive sagittal balance in adult spinal deformity. Spine (Phila Pa 1976), 2005, 30(18): 2024−2029.
19. GLASSMAN S D, BERVEN S, BRIDWELL K, et al. Correlation of radiographic parameters and clinical symptoms in adult scoliosis. Spine (Phila Pa 1976), 2005, 30(6): 682−688.
20. BARREY C, ROUSSOULY P, Le HUEC J C, et al. Compensatory mechanisms contributing to keep the sagittal balance of the spine. Eur Spine J, 2013, 22 Suppl 6 (Suppl 6): S834−841.
21. FAUNDEZ AA, COGNIET A, RACLOZ G, et al. Spondylolisthésis dégénératif lombaire. EMC, 2016, 12(1): 1−7.
22. SCHWAB F, LAFAGE V, PATEL A, et al. Sagittal plane considerations and the pelvis in the adult patient. Spine (Phila Pa 1976), 2009, 34(17): 1828−1833.
23. FAUNDEZ A A, RICHARDS J, MAXY P, et al. The mechanism in junctional failure of thoraco-lumbar fusions. Part II: Analysis of a series of PJK after thoraco-lumbar fusion to determine parameters allowing to predict the risk of junctional breakdown. Eur Spine J, 2018 Feb, 27(Suppl 1): 139−148.
24. BENGLIS D M, S VANNI, AD LEVI. An anatomical study of the lumbosacral plexus as related to the minimally invasive transpsoas approach to the lumbar spine. J Neurosurg Spine, 2009, 10(2): 139−144.
25. URIBE J S, VALE F L, DAKWAR E. Electromyographic monitoring and its anatomical implications in minimally invasive spine surgery. Spine (Phila Pa 1976), 2010, 35(26 Suppl): S368−374.
26. URIBE J S, ARREDONDO N, DAKWAR E, et al. Defining the safe working zones using the minimally invasive lateral retroperitoneal transpsoas approach: an anatomical study. J Neurosurg Spine, 2010, 13(2): 260−266.
27. MUNDIS G M, AKBARNIA B A, PHILLIPS F M. Adult deformity correction through minimally invasive lateral approach techniques. Spine (Phila Pa 1976), 2010, 35(26 Suppl): S312−321.
28. RODGERS W B, GERBER E J, PATTERSON J, Intraoperative and early postoperative complications in extreme lateral interbody fusion: an analysis of 600 cases. Spine (Phila Pa 1976), 2011, 36(1): 26−32.
29. URIBE J S, DEUKMEDJIAN A R. Visceral, vascular, and wound complications following over 13,000 lateral interbody fusions: a survey study and literature review. Eur Spine J, 2015, 24 Suppl 3: 386−396.
30. TOHMEH A G, RODGERS W B, PETERSON M D. Dynamically evoked, discrete-threshold electromyography in the extreme lateral interbody fusion approach. J Neurosurg Spine, 2011, 14(1): 31−37.
31. CUMMOCK M D, VANNI S, LEVI A D, et al. An analysis of postoperative thigh symptoms after minimally invasive transpsoas lumbar interbody fusion. J Neurosurg Spine, 2011, 15(1): 11−18.
32. LYKISSAS M G, AICHMAIR A, HUGHES A P, et al. Nerve injury after lateral lumbar interbody fusion: a review of 919 treated levels with identification of risk factors. Spine J, 2014, 14(5): 749−758.
33. HÄRTL R, JOERIS A, MCGUIRE R A. Comparison of the safety outcomes between two surgical approaches for anterior lumbar fusion surgery: anterior lumbar interbody fusion (ALIF) and extreme lateral interbody fusion (ELIF). Eur Spine J, 2016, 25(5): 1484−1521.

34. URIBE J S, ISAACS R E, YOUSSEF J A, et al. Can triggered electromyography monitoring throughout retraction predict postoperative symptomatic neuropraxia after XLIF? Results from a prospective multicenter trial. Eur Spine J, 2015, 24 Suppl 3: 378-385.
35. DAKWAR E, LE T V, BAAJ A A, et al. Abdominal wall paresis as a complication of minimally invasive lateral transpsoas interbody fusion. Neurosurg Focus, 2011, 31(4): E18.
36. KNIGHT R Q, SCHWAEGLER P, HANSCOM D, et al. Direct lateral lumbar interbody fusion for degenerative conditions: early complication profile. J Spinal Disord Tech, 2009, 22(1): 34-37.
37. HOUTEN J K, ALEXANDRE L C, NASSER R, et al. Nerve injury during the transpsoas approach for lumbar fusion. J Neurosurg Spine, 2011, 15(3): 280-284.

第二节
成人脊柱畸形的冠状面平衡

随着老龄化社会的来临，脊柱退行性疾病的发生率逐年升高，而脊柱退变最严重的影像学表现就是退行性脊柱侧凸，因此近年来关于退行性脊柱侧凸的临床研究也出现井喷之势。对于退行性脊柱侧凸的治疗，目前临床上分为两种流派，一种是开放手术，另一种是微创手术。开放手术强调在减压的基础上对畸形的脊柱进行彻底矫正，恢复椎体之间的正常序列（包括冠状面序列和矢状面序列）；而微创手术则倾向于从症状入手，采用微创的手段处理引起患者腰痛和下肢放射痛的责任椎间隙，帮助患者改善疼痛症状，随着微创手术的发展，目前的微创手术同时也有了一定的矫正能力[1]。这两种手术方法优缺点明显，适应证存在一定差异，但是它们存在共同的目标，即帮助患者重建良好的躯干平衡[2]。

近年来关于退行性脊柱侧凸的矢状面形态研究开展得如火如荼，而冠状面平衡的研究最近也得到了越来越多学者的关注[3]。冠状面失平衡（图1-16）与临床表现密切相关，如骨盆倾斜、坐位或站立位失平衡，以及严重的外观畸形。而且，冠状面失平衡是造成畸形进展、腰痛和功能损害的主要潜在因素之一。轴性疼痛常起源于侧凸的凸侧，导致冠状面失平衡的进一步恶化[4]。根性疼痛和神经源性跛行主要源于侧凸凹侧的压迫或者是凸侧的动态过度拉伸。这些症状在某些程度上与冠状面失平衡是一起加重的[5]。而术后并发冠状面失平衡者，发生内固定失败的概率会增加，断棒的位置通常在靠近腰骶交界区或位于截骨部位。为了解决这些问题，矫正退行性脊柱侧凸的术前冠状面失平衡，并避免术后冠状面失平衡就显得非常重要。

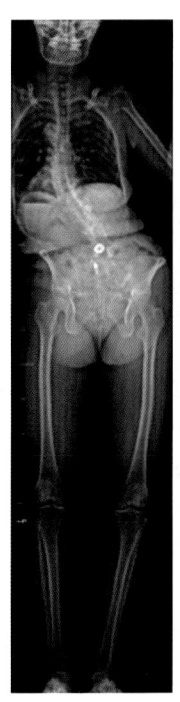

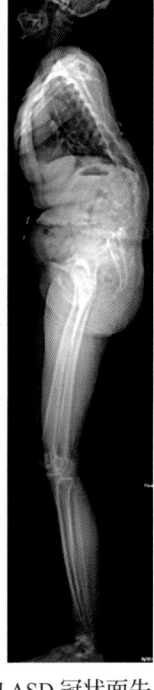

图1-16 典型的ASD冠状面失平衡患者

一、成人脊柱侧凸的冠状面平衡的定义和评估

人体站立位下的平衡判断依赖铅垂线和由冠状面、矢状面、水平面三个面构成的空间。正常人体的中心线即铅垂线是落在支撑平面中心，这便是平衡。人体在各个方向进行的平衡运动在三个平面上均围绕这一中心线[3]。躯干-脊柱平衡的评估可以从4个层面理解：单个脊椎平衡、脊柱的局部平衡、脊柱的区域平衡和整体平衡（包括头部和下肢）[4]。

1. **单个脊椎平衡**　正常单个脊椎在冠状面上完全水平，无任何倾斜，水平面上无旋转，矢状面上则随生理弧度有一定的倾斜。

2. **脊柱的局部平衡**　主要指躯干的左右对称性和骨盆水平，临床评估包括躯干与双上肢的间距左右相等和双侧髂嵴等高。在全脊柱正位X线片上，双侧胸廓垂直线对髂骨翼的分割左右对称；矢状面上满足胸椎后凸20°～40°，腰椎前凸30°～50°，在胸腰段水平，无任何后凸存在。

3. **脊柱的区域平衡**　主要指双肩等高、躯干位于骨盆中央和骨盆位于水平位。临床评估包括：双侧颈肩部对称、无肩胛骨突出、颈7铅垂线平分骶骨和双侧髂骨等高。在全脊柱正位X线片上：左右锁骨与第2肋交点的连线保持水平；颈7铅垂线应该经过骶骨中心；胸1矢状面倾斜角度<15°。

4. **整体平衡**　包括头部和骨盆及双下肢的功能与运动，具体指的是头部位于骨盆中央、视线水平、骨盆水平。临床评估包括：枕骨粗隆的铅垂线平分髂骨、枕骨粗隆——臀沟垂直铅线（颈0-骶1线）平分躯干以及双侧髂嵴等高。在全脊柱正位X线片上，枕骨粗隆铅垂线应该经过骶骨中央。

目前的研究中所说的冠状面平衡主要依靠立位全脊柱正位X线片进行评估，颈7铅垂线（C7 plumb line，C7PL）是冠状面分析时非常重要的一条线，它与骶骨中垂线（central sacral vertical line，CSVL）的位置关系用来定义冠状面是否有失平衡，当C7PL偏移CSVL左侧或右侧的垂直距离超过3cm时，即为冠状面失平衡[6]。测量方法如下：首先画出C7PL，即颈7椎体中点垂直向下的直线，然后画出CSVL，即经过S1上缘的中点垂直于水平地面方向向上的直线，CSVL与C7PL之间的水平距离被用来评估冠状面的整体平衡状态（图1-17）。

除了冠状面整体平衡之外，骨盆平衡也是ASD冠状面平衡的重要组成部分。一般来说，冠状面的骶骨终板倾斜可见于骨盆倾斜、双下肢不等长及内在的骶骨畸形，对于掌握脊柱侧凸的原因和制定手术方案具有重要作用。骶骨倾斜时，骶骨右侧抬高定义为负值，左侧抬高为正值。测量方法如下：测量骨盆倾向角（pelvicoblique angle，POA），即骨盆冠状面参考线（pelvic coronal reference line，PCRL）与水平参考线（horizontal reference line，HRL）之间的夹角，其中PCRL为两侧髂嵴最高点的连线；测量骶骨倾斜角（sacral oblique angle，SOA）：骶骨冠状面参考线（sacral coronal reference line，SCRL）与HRL

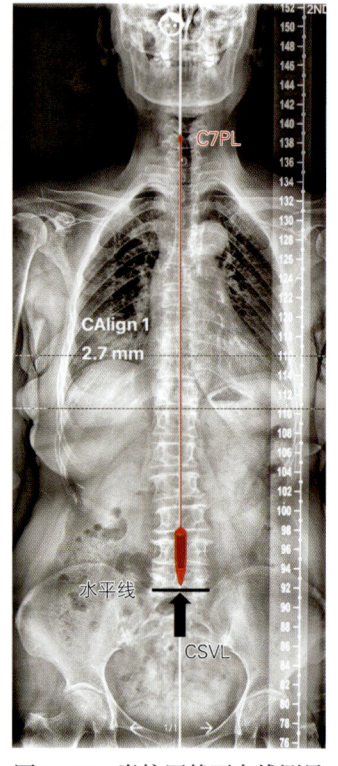

图1-17　脊柱冠状面力线测量示意图

之间的夹角，其中 SCRL 为骶骨上终板的水平线（图 1-18），在骨盆存在畸形时，可以使用此参数评估骨盆倾斜[3]。

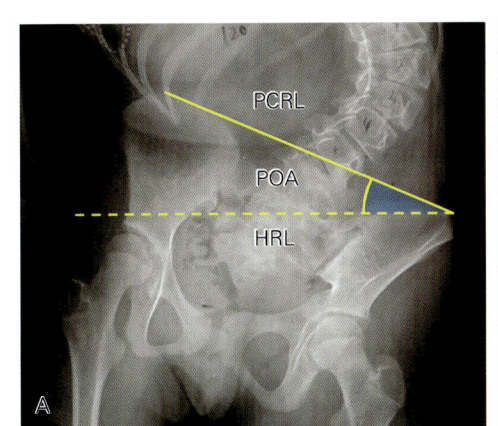

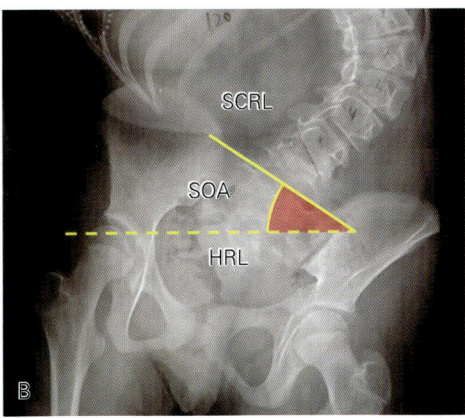

图 1-18 骨盆倾斜与骶骨倾斜的测量示意图
POA（A）；SOA（B）

二、ASD 冠状面失平衡的分型

对于退行性脊柱侧凸矫正术后的冠状面失平衡，南京大学医学院附属鼓楼医院邱勇教授团队在 10 余年前就认识到了这一点，并一直致力于对危险因素及手术策略进行分析和改进。在 2009 年，南京大学医学院附属鼓楼医院团队在《中华骨科杂志》上发表了关于退行性脊柱侧凸的冠状面失平衡分型及其临床意义的文章[7]，并在 2016 年针对冠状面失平衡的发生率、术后失平衡的危险因素及冠状面分型发表了英文文章。与矢状面单纯地需要矫正 SVA 前移不同，冠状面失平衡还需要考虑到失平衡的方向与侧凸方向之间的关系[6]。因此邱勇教授提出将退行性脊柱侧凸的冠状面失平衡分成三型：A 型是冠状面不存在失平衡（C7PL-CSVL 距离 ≤3 cm）；B 型是冠状面存在失平衡（C7PL-CSVL 距离 >3 cm），且失平衡方向位于腰椎侧凸的凹侧；C 型是冠状面存在失平衡（C7PL-CSVL 距离 >3 cm），且失平衡方向位于腰椎侧凸的凸侧（图 1-19）。研究结果显示，C 型患者在手术矫正后仍然存在冠状面失平衡的概率高于 A 型和 B 型患者，主要原因是 C 型患者由于 C7PL 偏向凸侧，在手术矫正中如果依然通过凸侧整体加压抱紧进行冠状面纠正则极易出现术后冠状面失平衡。而对于 A 型和 B 型患者来说，特别是 B 型患者，即使矫正时在凸侧进行加压，由于存在一定的矫正空间，术后并不一定出现失平衡。

一般认为，冠状面失平衡的程度和分型与侧凸 Cobb 角无明显相关性，但是在弯型上存在显著差异。B 型患者的胸腰椎主弯往往较大，而腰骶半弯（fractional curve）则较小，因此术前的冠状面失平衡的方向是胸腰椎主弯的凹侧，即较大的胸腰椎主弯没有被胸椎代偿，出现 C7 向胸腰椎主弯的凹侧偏移。对于这类患者，如果术中对腰椎主弯的矫正不彻底，则术后可能会残留 B 型。因此对于 B 型患者，在手术策略上需要强调更好地对腰弯进行矫正，必要时可以采用不对称三柱截骨等方法以保证矫正效果。而 C 型患者则不同，C 型患者往往腰椎主弯小而腰骶半弯大，有的时候甚至出现腰骶半弯 Cobb 角大于腰弯 Cobb 角的情况。因此对于 C 型患者，可以认为腰骶半弯是冠状面失平衡的主要诱因，而手术矫正的重点也因此需要放在腰骶半弯的矫正上。如果术者没有认识到这一点，仅仅对患者进行腰弯的矫正，则在仅矫正腰弯后可能出现冠状面失平衡的进一步加重。

南京大学医学院附属鼓楼医院参与的多中心研究表明，C 型患者远端较大的腰骶半弯是出现 C 型的始动因素，而在 B 型患者中，较大的胸腰弯和较小的腰骶半弯则是 B 型的关键因素[8]。研究发现 C 型患者的主弯 Cobb 角与腰骶半弯 Cobb 角之间的比值是三种分型患者之间最小的，部分患者腰骶半弯 Cobb 角甚至大于主弯 Cobb 角；与此相反，B 型患者的比值最大，而 A 型患者的比值介于另外两种分型患者之间（图 1-20）。

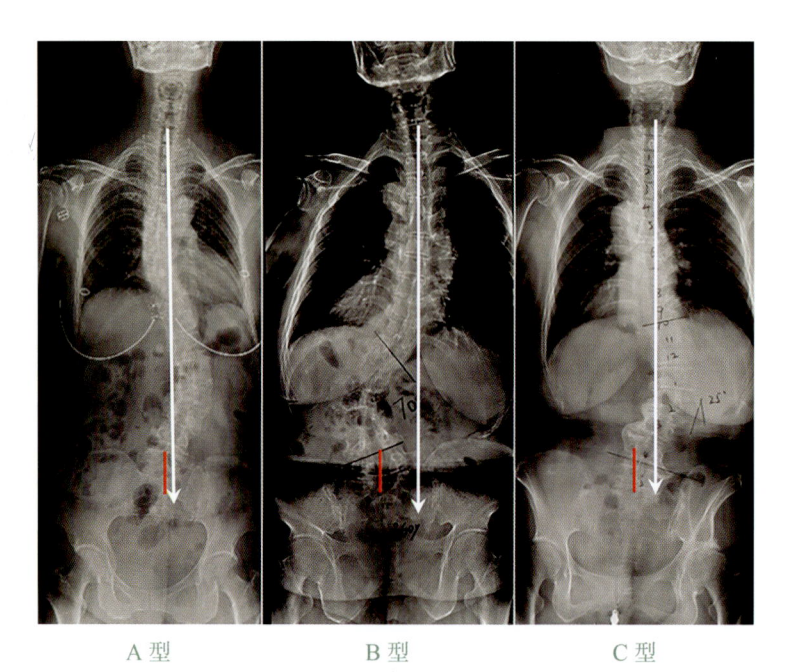

图 1-19 成人退行性脊柱侧凸冠状面失平衡的分型

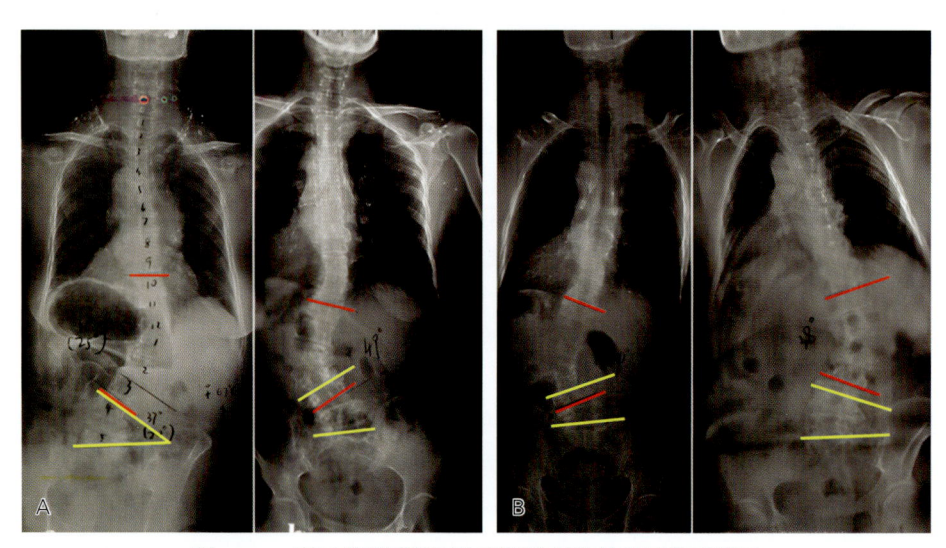

图 1-20 不同分型冠状面失平衡患者的始动因素不相同

两名 C 型患者（A）；两名 B 型患者（B）；C 型患者的主弯 Cobb 角与腰骶半弯 Cobb 角之间的比值小于 B 型患者；黄色代表腰骶半弯及其 Cobb 角；红色代表主弯及其 Cobb 角

三、ASD 术后冠状面失平衡的发病机制

冠状面失平衡 A 型患者在术后新发冠状面失平衡的概率较 B 型和 C 型患者低，但并不罕见。A 型患者在术后较多向原有主弯的凸侧倾斜（图 1-21），其主要原因可能与主弯矫正不足、下腰椎（L4 或 L5）的水平化不足有关。尤其是术前主弯为胸腰弯时，在行后柱截骨术（posterior column osteotomy，PCO）或三柱截骨术（3 column osteotomy，3CO）后均需进行凸侧局部加压抱紧，该过程一方面矫正矢状面的后凸畸形，另一方面其产生的横向力在矫正侧凸的同时具有诱导躯干向凸侧进一步倾斜的趋势。

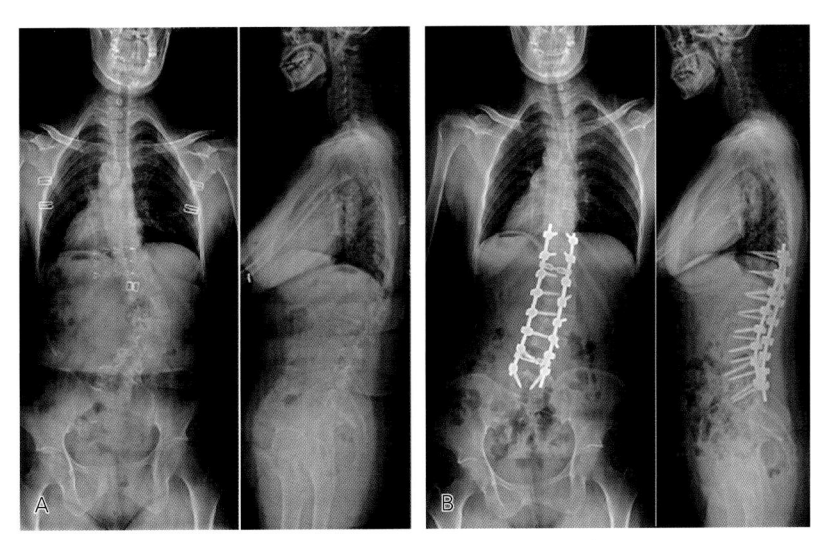

图 1-21 A 型患者术后冠状面失平衡

患者术前分型为 A 型（A），行后路多节段 SPO 后出现躯干倾斜，且向原主弯的凸侧倾斜（B）

B 型患者在术后出现的失平衡多以 B 型为主，其主要原因是手术中存在冠状面平衡矫正不足，进而残留 B 型。术中对于 L4 或 L5 水平化不足同样也可能导致 B 型。此外，B 型患者术后冠状面失平衡还与近、远端相应节段不能有效代偿有关，由于 B 型患者以胸腰段畸形为主，其近端为相对较僵硬的胸椎，如果近端融合节段延长，进入上胸椎，则主弯矫正不足时未被融合的部分胸椎（上固定椎的近端）对融合区域可能难以进行代偿。

C 型患者更容易出现术后冠状面失平衡，且一般术后失平衡仍然为 C 型。其机制主要有两点。第一，前文提到出现 C 型的使动因素是腰骶半弯较大且僵硬，反映在 X 线片上就是 L4 上终板倾斜严重，因此对于这类患者来说，即使矫正了胸腰段的畸形，但是如果 L4 上终板没有很好地进行水平化，那么胸腰段畸形矫正得越直，术后失平衡越严重，因为胸腰段脊柱的"地基"是倾斜的（图 1-22）。第二，如果 C 型患者胸腰弯较大，需要在顶椎区进行不对称 PSO，则为了达到矫正目的，需要在侧凸的凸侧进行截骨面的闭合、加压抱紧，此时可能导致躯干进一步倾斜偏向凸侧。

四、预防术后冠状面失平衡的策略与技巧

针对术前特有的影像学征象，相应的手术设计需要尽可能地完善，同时在术中关注矫正后的冠状面形态，从而尽可能避免术后冠状面失平衡。南京鼓楼医院团队的研究显示，对于 C

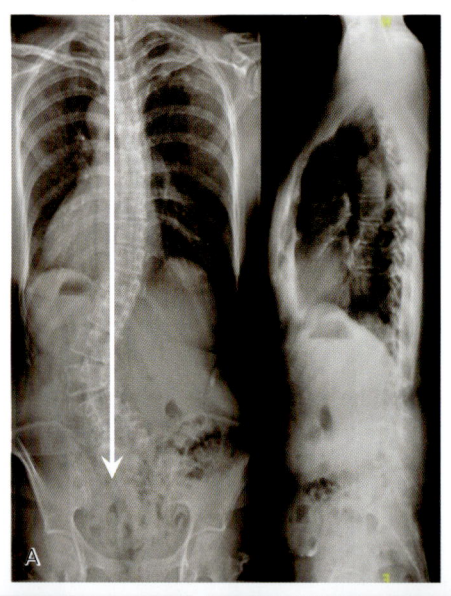

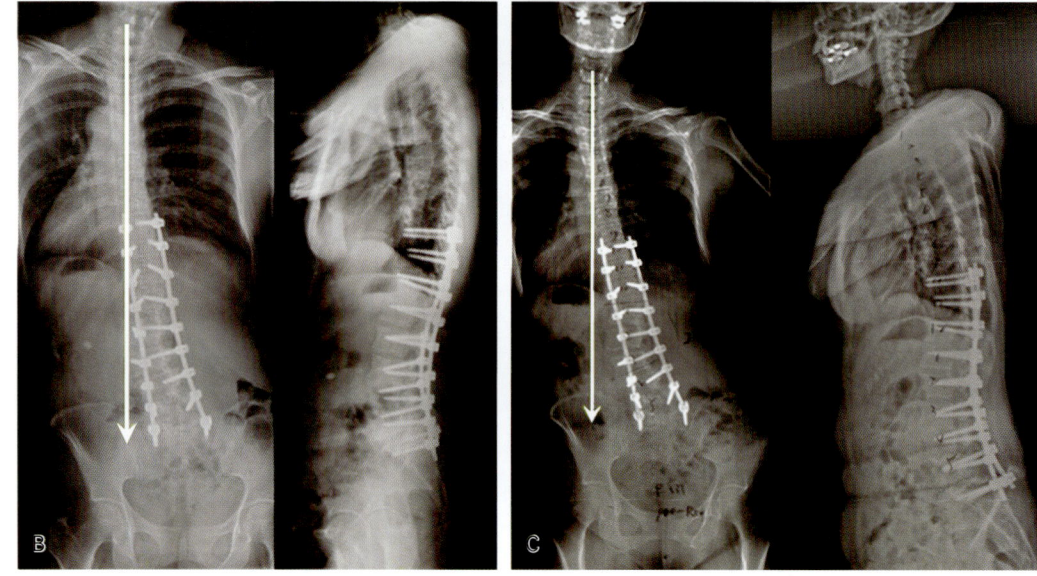

图 1-22　术前冠状面失平衡患者更易出现术后冠状面失平衡

患者，女，52 岁，退行性脊柱侧凸冠状面失平衡 C 型 (A)；外院行 T10-S1 矫正术及多节段 SPO，未处理腰骶弯，术后即出现冠状面失平衡的加重 (B)；随访 2 个月继续加重 (C)

型失平衡的患者，手术时可以通过在 L5/S1 节段甚至 L4/5 和 L5/S1 两个节段进行 TLIF 术来尽可能地实现根基的水平化，从而降低术后失平衡的概率。研究显示骶骨可以看作脊柱的基石，如果基石存在倾斜，那么上方的脊柱越笔直，失平衡程度越大。而腰骶部 TLIF 术的主要目的为通过腰骶部代偿弯凸侧入路，充分松解凸侧直至凹侧，达到腰骶部结构性代偿弯松解。椎间融合器从凸侧植入，尽可能置于凹侧，以椎间融合器作为支点对腰骶弯凸侧棒加压抱紧，以达到腰骶部水平化的维持；同时通过 360°融合，为冠状面矫正提供平坦、稳固的基底部，在此基础上矫正胸腰椎顶椎区。如患者有后凸畸形，需要在此之后在顶椎另行截骨。即对于 C 型的最佳手术策略应从腰骶部代偿弯开始矫正，然后使起初的失平衡分型转变为 A 型。也就是说，对于术前冠状面失平衡 C 型的患者，术中需要针对腰骶半弯进行处理，通过 TLIF 术矫正腰骶半弯，并将 L5 及骶骨水平化（图 1-23），这样才能尽可能地避免术后冠状面失平衡的出现。

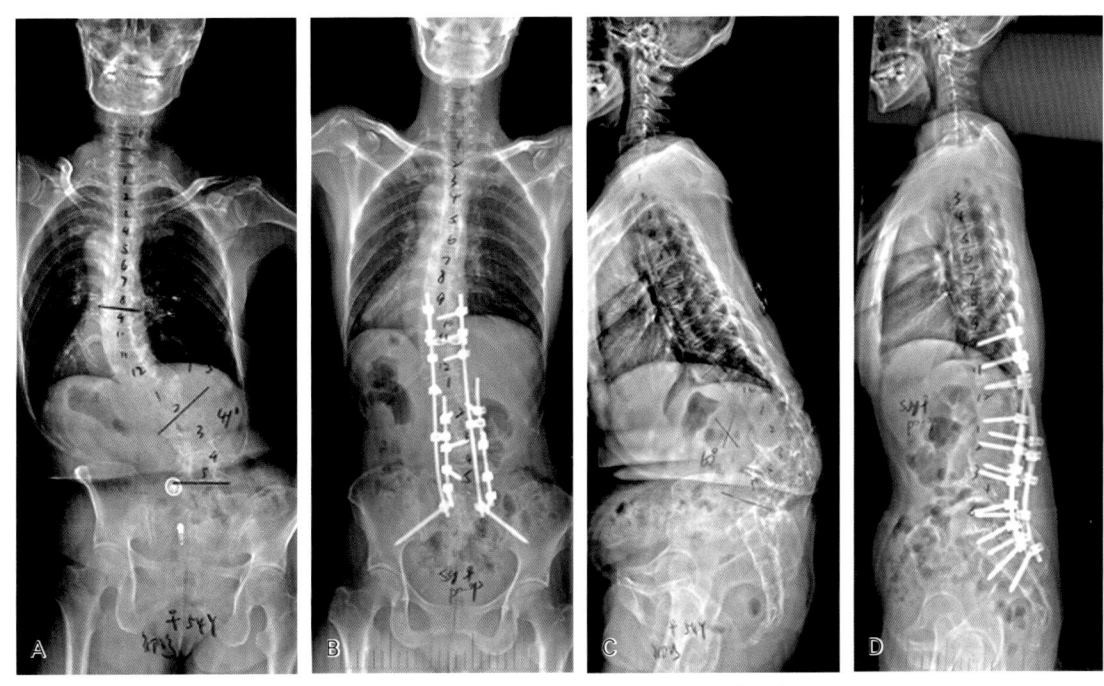

图 1-23　腰骶椎水平化预防术后冠状面失平衡

患者，女，54 岁，脊柱畸形合并冠矢状面失平衡，术前冠状面失平衡分型为 C 型（A、C），考虑到矢状面后凸严重，行 L4 PSO，术后 L4 上终板水平化良好，冠矢状面平衡均得到较好的纠正（B、D）

对于 A 型患者，凸侧与凹侧的撑开、加压操作应尽可能均等，以防止脊柱一侧短缩、另一侧延长导致躯干偏移失平衡。对于 B 型患者，需要强调主弯的矫正，如果术中认为主弯较为僵硬，应该果断行不对称 PSO 截骨矫正以更好地矫正主弯。

此外，在对退行性脊柱侧凸患者进行术前评估时，还需要注意一些细节，如旋转半脱位是否存在，旋转半脱位的方向与冠状面失平衡的方向是否一致，是否术前就存在骨盆倾斜或骶骨倾斜等，将这些细节纳入手术规划中，才能更好地重建患者的冠状面的平衡。

在临床中还发现，有些长节段内固定的患者在术后即刻并无冠状面失平衡，但是在随访中逐渐出现了失平衡，对这类患者进行研究，发现大部分患者在进行腰骶固定时仅使用了 S1 螺钉，而并未进行骨盆固定，因此可以认为退行性脊柱侧凸患者如果仅仅固定至骶骨，没有进行骨盆固定，可能会导致随访中的冠状面失平衡。此外，部分仅固定至骶骨的患者在随访中容易出现腰骶部的内固定失败（L5/S1 处断棒或 S1 螺钉断裂），此时患者也会出现冠状面失平衡。因此，为了避免随访中的失平衡以及避免翻修手术，对于退行性脊柱侧凸需固定到骶，同时患者均推荐进行骨盆固定 [髂骨钉或 S2 髂骨螺钉（S2 alar iliac screw，S2AI screw）]。

在矫正时，笔者使用原创的序贯矫正技术进行矫正以避免退行性脊柱侧凸术后冠状面失平衡（图 1-24）[9]。序贯矫正的思路是让短棒和长棒各司其职，短棒进行局部矫正及维持，长棒负责整体平衡的调整。南京大学医学院附属鼓楼医院团队研发的双头连接器可以很好地解决长短棒整体化的问题，是实现序贯矫正的基础。在 C 型患者中，可以在完成 TLIF 术操作后先使用短棒对于腰骶半弯进行矫正，使骶骨更好地水平化，使用短棒矫正腰弯以及恢复腰椎前凸，接着再使用长棒对整体平衡进行微调。在 B 型患者中，术中操作顺序为置钉、矫正胸腰段畸形（先行 3CO 或 PCO，然后使用一根短棒闭合截骨面或加压抱紧）、必要时行腰骶部 TLIF 术，使用另一根短棒在腰骶弯的凸侧抱紧以矫正腰骶半弯，水平化 L4 或 L5 椎体的上终板，最后使用两根长棒调整患者的整体平衡并使用双头连接器将四根棒连接成整体。这样短棒和长棒同时存在，避免了既往使用单棒矫正时局部过度撑开或抱紧的问题，可以更加自如地调整患者的冠状面平衡。

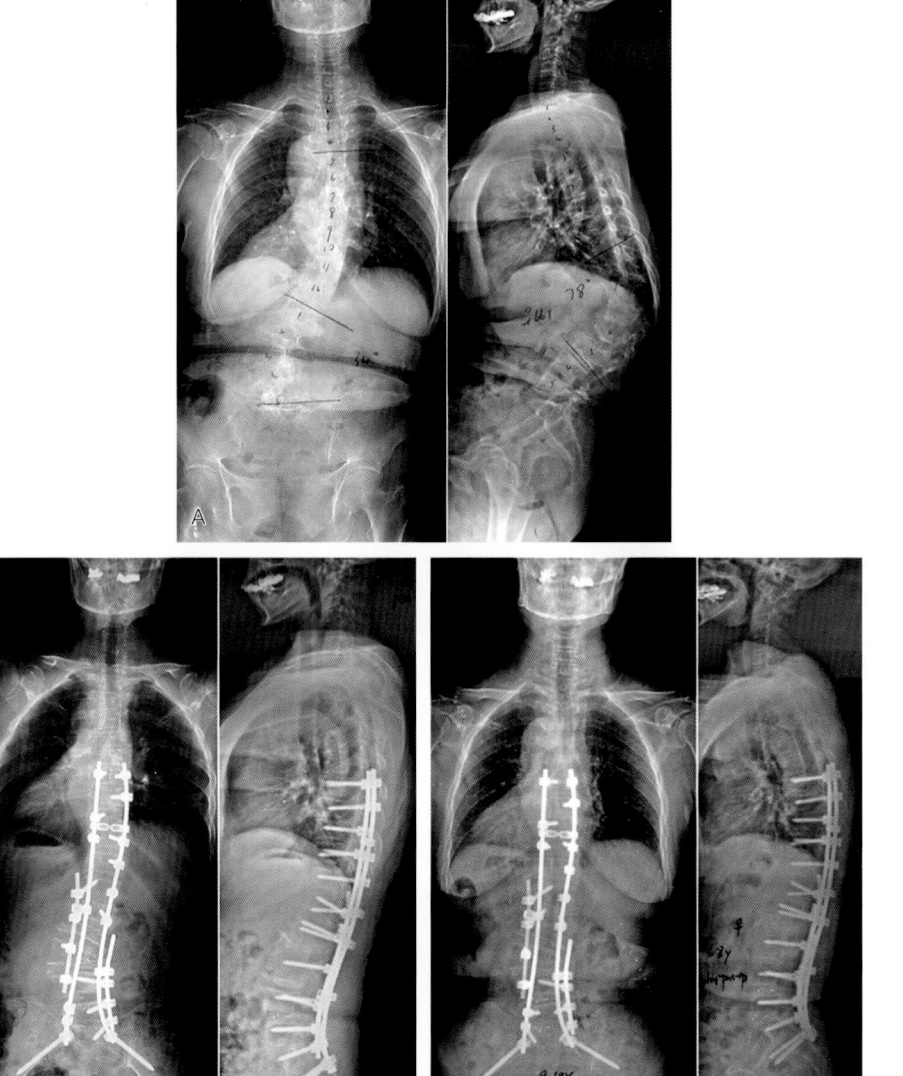

图 1-24 序贯矫正技术治疗冠状面失平衡

患者，女，66 岁，退行性脊柱侧后凸畸形冠状面失平衡 B 型，X 线片示冠状面倾斜严重，矢状面严重后凸畸形（顶椎在 L1-L2）(A)，行 L2 PSO，使用序贯矫正技术重建冠矢状面平衡：在冠状面截骨区使用短棒闭合截骨面、腰骶半弯行 L4/5、L5/S1 TLIF 后在凹侧使用短棒水平化 L4 上终板 (B)，术后 1 年随访冠状面平衡维持良好 (C)

序贯矫正的优点首先在于分工明确，由于有 3~4 根棒的存在，可以使每根棒各司其职，将复杂的矫正简化为几个简单的步骤，每个步骤实现一个目的。而在传统的矫正操作中，这些目的统统由同一根或两根棒实现，既要局部抱紧又要在上方适当撑开，很难达到类似于序贯矫正的效果。其次，由于复杂畸形的多平面性，即使使用万向钉，有时仅使用两根棒也会出现装棒困难，而序贯矫正相比之下就更具有灵活性，可以根据情况决定是否需要将这两个螺钉连接在同一根棒上，简化装棒操作的同时还可以减少钉棒之间的应力，降低螺帽松动、矫正丢失的风险。比如，在进行骨盆固定时，由于 S1 钉和 S2AI 钉的进钉点通常不在一条线上，既往的解决方案是在 S1、S2 之间进行弯棒，但是强行装棒可能会导致应力增加。采用序贯矫正后，可以将 S1 螺钉和 S2AI 螺钉分别连接到两根棒上，这样既简化了装棒，又在腰骶交界区增加了锚点，使得双侧可以有四根棒跨越腰骶交界区，减少断棒的概率。最后，对于已经出现术后冠矢状面失平衡需要翻修的患者，序贯矫正技术则可以大大降低翻修手术的难度，原有的内固定不需要完全拆除即可进行翻修。

为了避免腰骶部应力过大造成的断棒，推荐使用三根棒或四根棒跨过腰骶交界区，即 S2AI 螺钉和 S1 螺钉分别连接于不同的棒上，使 L5/S1 节段存在三根或四根棒分担应力。最后矫正完成，使用南京大学医学院附属鼓楼医院团队研发的术中平衡仪，结合 C 型臂 X 线透视进一步确定平衡重建情况。

（朱泽章）

本节参考文献

1. MANWARING J C, BACH K, AHMADIAN A A, et al. Management of sagittal balance in adult spinal deformity with minimally invasive anterolateral lumbar interbody fusion: a preliminary radiographic study. J Neurosurg Spine, 2014, 20(5): 515−522.
2. SMITH J S, SHAFFREY C I, LAFAGE V, et al. Comparison of best versus worst clinical outcomes for adult spinal deformity surgery: a retrospective review of a prospectively collected, multicenter database with 2-year follow-up. J Neurosurg Spine, 2015, 1−11.
3. LAFAGE V, SCHWAB F, PATEL A, et al. Pelvic tilt and truncal inclination: two key radiographic parameters in the setting of adults with spinal deformity. Spine (Phila Pa 1976), 2009, 34(17): E599−606.
4. SCHWAB F J, UNGAR B, BLONDEL B, et al. Scoliosis Research Society-Schwab adult spinal deformity classification: a vali dation study. Spine (Phila Pa 1976), 2012, 37(12): 1077−1082.
5. LAFAGE R, SCHWAB F, CHALLIER V, et al. Defining spino-pelvic alignment thresholds. Spine (Phila Pa 1976), 2016, 41(1): 62−68.
6. BAO H, YAN P, QIU Y, et al. Coronal imbalance in degenerative lumbar scoliosis: prevalence and influence on surgical decision-making for spinal osteotomy. Bone Joint J, 2016, 98-B: 1227−1233.
7. 邱勇, 王斌, 朱锋, 等. 退变性腰椎侧凸的冠状面失衡分型及对截骨矫正术式选择的意义. 中华骨科杂志, 2009, 29(5): 418−423.
8. 刘臻, 赵志慧, 胡宗杉, 等. 术中腰骶部水平化改善退变性腰椎侧凸术后冠状面平衡. 中华骨科杂志, 2017, 37(4): 193−200.
9. SHI B, LIU D, ZHU Z, et al. Sequential correction technique in degenerative scoliosis with type C coronal imbalance: a comparison with traditional 2-rod technique. J Neurosurg Spine, 2021, 36(6): 1005−1011.

第三节
成人脊柱畸形的矢状面平衡

人类是唯一能够进行直立行走的哺乳类动物。双足站立能够解放双手来完成其他复杂的劳动，但相较于四足站立，平衡的稳定性会相对降低。因此，人类的脊柱序列与四足动物存在很大区别。四足动物脊柱表现为后凸，呈现单一的胸腰椎弯曲。与四足动物不同，人类在婴儿期，脊柱出现胸段生理性后凸。进入直立状态后相继出现颈、腰椎生理性前凸，逐渐形成正常的脊柱矢状面序列，保持脊柱矢状面平衡。矢状面平衡是指脊柱在矢状面上对线良好，头颅处于骨盆或双侧髋关节的中心线上，重心应落在两脚之间。在这种情况下人体处于稳定状态，且耗能最低。

Dubousset 在此基础上提出"经济圆锥"概念[1]。经济圆锥是一种范围性的概念，圆锥底部（位于头部水平）的直径越大，肌肉为保持身体直立所需的力量就越大。内部较小的圆锥，即经济平衡圆锥，主体保持放松的直立姿势。外部较大的圆锥代表受试者必须募集更多肌肉来参与保持直立位置（相对平衡）。当患者处于相对平衡区域时，横向弯曲力的增加可能会导致失平衡状态（图1-25）。

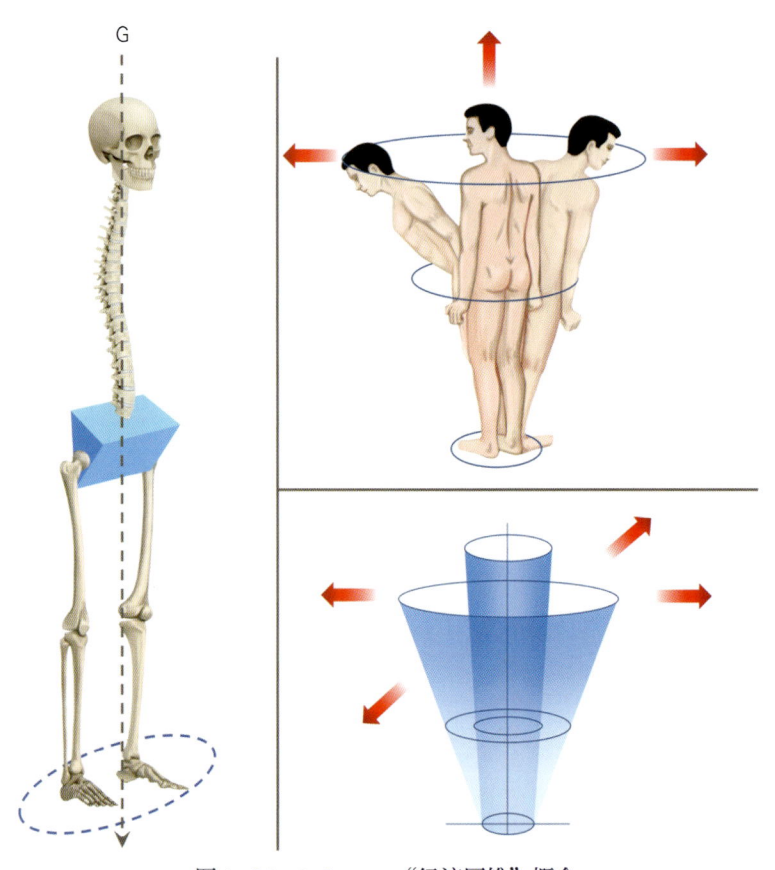

图1-25 Dubousset"经济圆锥"概念

对于 ASD 患者，往往存在脊柱整体平衡的改变，尤其是脊柱矢状位序列的变化。因此，实现并保持适当的矢状面平衡是治疗的重点之一。平衡的脊柱姿势可以减少行走时的能量需求，缓解疼痛，降低疲劳，并减少相关并发症。

常规影像学检查（如 MRI 或 CT）并不能很好地分析患者的平衡状态，因为此时患者正处于平躺状态。站立位全脊柱 X 线片是评估患者平衡状态的重要检查。

除此之外，为了能够将下肢代偿和头部活动纳入评估范围，需要 EOS 影像系统进行支持。EOS 影像系统由 Charpak 开发。它基于平面传感成像原理，能够获取站立姿势下全身骨骼从头到脚的正侧位影像学的 2D 或 3D 数据。EOS 影像系统可以将脊柱骨盆下肢整体化测量，还具有射线量低的优势。为了获得可重复的图像，对患者的站姿有严格的要求。如果患者不存在矢状面失平衡，则要求膝关节伸直，双手放在脸颊而不是锁骨上，这样可以更好地观察颈胸交界区。如果躯干前方失平衡，可以将患者自然位置与矫正位置进行比较，处于自然站立位置时，膝关节屈曲使躯干向后移位并纠正前部不平衡；处于"校正"位置时，膝关节伸直，可以评估真正的前方失平衡。使用 EOS 影像系统摄片时，需要在患者前方安装镜子以便调整头部的位置。但是，EOS 影像系统设备昂贵，这是其目前还难以普及的一个重要原因。

为了能够更好地评估 ASD 患者的矢状面平衡情况，需要引入一些量化指标——矢状位脊柱-骨盆参数。矢状位脊柱-骨盆参数是评估脊柱矢状面平衡和脊柱矢状位序列的重要量化指标。由于躯体的平衡是脊柱功能单位节段性对线的结果，也是颈椎、胸椎、腰椎各节段区域性对线的结果。因此，本节将从整体平衡和局部平衡的角度分别进行介绍。

一、脊柱矢状面整体平衡

（一）脊柱矢状位垂直轴

想要更好地理解矢状面平衡，需要先了解人体的重心和重力线变化。在矢状位上，重力线是一条垂直于地面的线。由于个体差异，现有的成像设备很难准确地反映重力线变化。因此，有必要寻找一种简单可靠的间接测量矢状面平衡的参数。

1994 年，Jackson 等最早提出矢状位垂直轴（SVA）的概念[2]。而后 Lafage 和 Schwab 等分别证实了 SVA 与 ASD 患者生活质量密切相关[3, 4]。SVA 是指由 C7 椎体中心引出的一条铅垂线与 S1 椎体后上缘的水平距离，是目前最常用的评价脊柱矢状面整体平衡的影像学参数。在站立位全脊柱 X 线片的侧位影像上，C7PL 应通过骶骨，若为负值则表示其位于骶骨岬后方。正常成年人的 SVA 正常值为 ±5 cm。随着研究的进展，李危石等发现中国老年群体通常能耐受轻度的矢状面失平衡，所以对于老年 ASD 患者，SVA 临界值可能更高（图 1-26）[5]。

（二）胸 1 脊柱骨盆倾斜角和胸 1 骨盆角

2009 年，Lafage 等提出胸 1 脊柱骨盆倾斜角（T1 spino-pelvic inclination，T1SPI）的概念[3]。T1SPI 是指双侧股骨头连线中点与 T1 连线的垂直角。T1SPI 反映了 T1 相对于骨盆的偏移。与 SVA 不同，它反映了 T1 与股骨头的关系，而非骶骨后上角。该参数的优点在于其为角度参数，因此可以避免在非校准 X 线片测量中出现的长度误差（图 1-27）。

2014 年，Protopsaltis 等在 T1SPI 的基础上提出反映脊柱整体平衡的参数——胸 1 骨盆角（T1 pelvic Angle，TPA）[6]。TPA 是指胸 1 椎体中心和股骨头中心连线与股骨头中心和骶骨上终板中点连线形成的夹角。从几何学关系可知，TPA=T1SPI+PT，正常值约为 11.9°。

图 1-26　脊柱 SVA

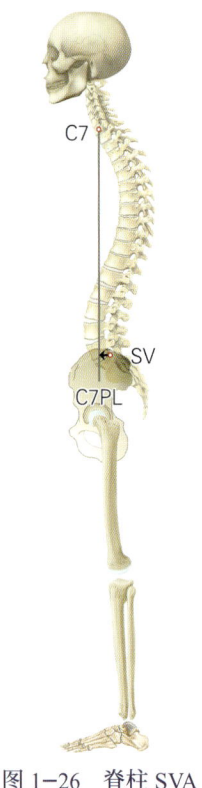

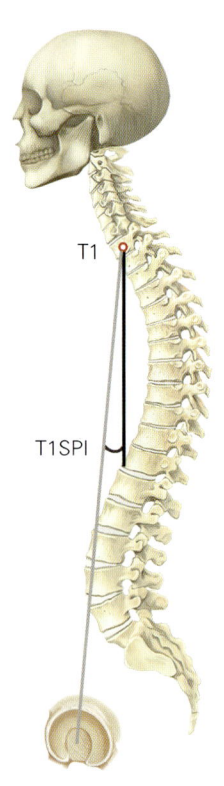

图 1-27　T1SPI

TPA 综合了躯干倾斜和骨盆旋转两方面的信息，将骨盆代偿纳入矢状面平衡的评估中。因此，TPA 能够更好地筛选并评估因严重骨盆代偿能保持良好 SVA 的患者。TPA 是角度参数，不受测量长度误差的影响，能够避免图像校准偏差，受站立时的调节机制（如骨盆旋转、膝关节弯曲等）影响较小，测量可靠性较高。有研究表明 TPA 与 ASD 患者健康相关生活质量（health related quality of life，HRQOL）相关性高于 SVA，并且与年龄、性别及种族存在相关性[7]。部分学者认为，脊柱外科矫正手术应当控制 TPA 到 14°以内[6]，但并未得到进一步论证。目前尚未公认适用于指导矫正手术的 TPA 值，并且 TPA 在矫正术中不易控制（图 1-28）。

（三）整体矢状轴

在严重的矢状位脊柱畸形中，膝关节屈曲是影响矢状面平衡的另一种代偿机制，当膝关节屈曲后，头部回到臀部和双足上方。为了消除这种代偿对测量的影响，有研究人员建议患者应在膝关节伸直的情况下拍摄站立位全脊柱 X 线片。但对于严重畸形的患者来说，很难持续保持这一姿势。因此，传统意义上的 SVA 与 TPA，无法消除下肢代偿对整体平衡的影响。2016 年，Diebo 等提出整体矢状轴（global sagittal axis，GSA）[8]。整体矢状轴定义为从 C7 椎体中心到股骨髁中点连线与股骨髁中点到骶 1 上终板中点连线的夹角，其能反映脊柱、骨盆以及下肢代偿三方面信息。GSA 适用于评估：①严重脊柱畸形，骨盆后旋代偿达到极限，需要启动下肢代偿者；②骨盆后旋代偿机制障碍者。作为一个新参数，GSA 对于脊柱矢状面平衡的评估以及矫正手术的指导作用仍需要进一步研究。除此之外，由于获得 GSA 需要 EOS 影像系统进行支持，故尚未在国内普及（图 1-29）。

图 1-28　TPA

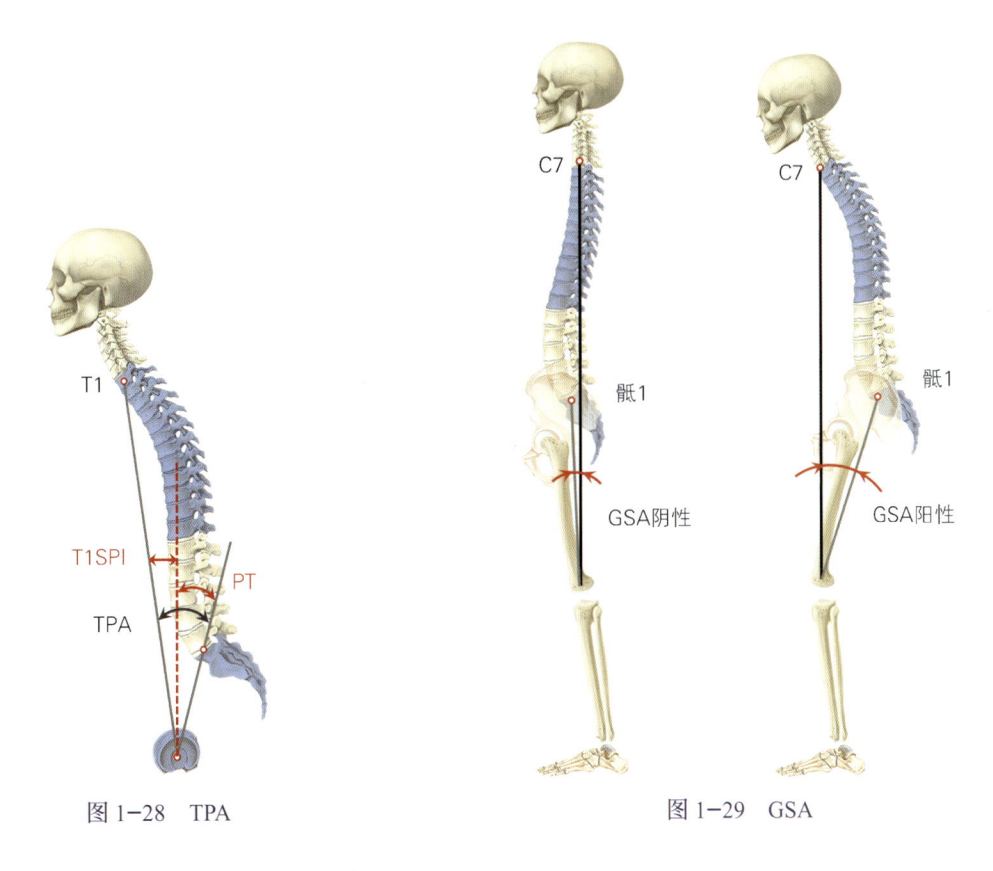

图 1-29　GSA

二、脊柱矢状面局部平衡

除了脊柱矢状面整体平衡，脊柱骨盆各个部位的良好序列对与人体平衡也至关重要。接下来将从颈、胸、腰、骨盆四个方面对于局部矢状位序列进行阐述。

（一）颈椎

颈椎的形状可以是前凸、后凸或者曲度变直，这取决于 C7 倾斜角的大小[9]。颈 7 倾斜角是指 C7 椎体上缘和水平线的夹角，是反映颈椎序列的重要参数，平均值为 20°。当 C7 倾斜角大于 20°时，表现为颈椎前凸。当 C7 倾斜角小于 20°时，颈椎曲度可能变直或出现颈椎后凸（图 1-30）。

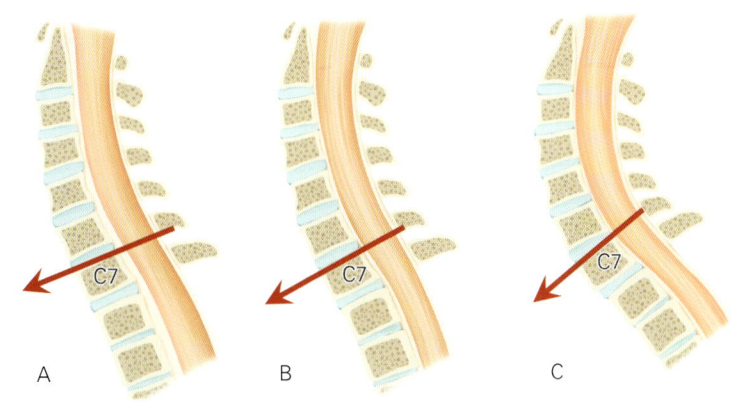

图 1-30　C7 倾斜角对于颈椎前凸的影响

C7 倾斜角小，颈椎曲度小（A）；随着 C7 倾斜角增大，颈椎曲度增大（B，C）。红色箭头，C7 倾斜角

颈部可分为两个部分：上颈椎和下颈椎[9]。上颈椎角（枕骨至C2）：麦格雷戈线 [连接硬腭后缘至枕骨大孔后唇的线被称作麦格雷戈（McGregor）线] 和C2下终板之间的角度。该角度的平均值为15.81°（±7.15°），始终为前凸。下颈椎角（C2至C7）：C2上终板和C7下终板之间的角度，可能是前凸或后凸。值得注意的是，上颈椎角和下颈椎角的变化是相反的。当其中一个角度增加，另一个角度减少（图1-31）。

由于颈椎负责保持平视，因此在评估颈椎参数时，将头部偏移量纳入考量非常重要。头部重心位于蝶鞍的后角，因此，蝶鞍是分析头部定位的良好标志。2015年，Le Huec引入了棘颅角（spino-cranial angle，SCA），定义为蝶鞍中心到C7终板的连线与C7上终板之间的角度[9]。该角度在正常人群中是恒定的，平均值为（83±9)°。SCA与颈椎前凸高度相关（图1-32）。

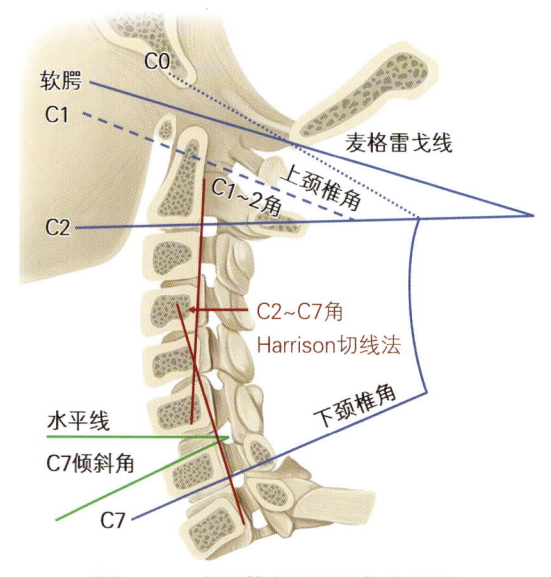

图1-31 上颈椎角和下颈椎角测量

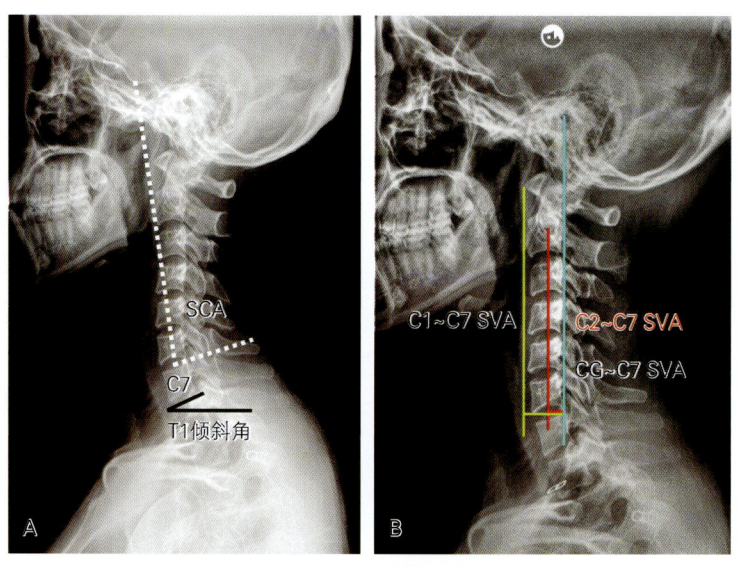

图1-32 棘颅角和颈椎矢状轴测量

棘颅角（SCA）（A）；颈椎SVA（cSVA）（B）

颈椎矢状轴（cervical sagittal vertical axis，cSVA）是决定颈椎矢状面对齐的重要参数。cSVA 代表颈椎的偏移，是指 C7 后上角到 C2 中心铅垂线的距离。cSVA ＞40 mm 时，提示患者生活质量较差。理论上，cSVA 应当＜40 mm（平均值 20 mm）。

（二）胸椎

一般来说，正常人群胸椎在矢状面上呈现的是后凸的形状，其中胸椎后凸角（thoracic kyphosis，TK）有两种测量方式，一种为 T1 上终板到 T12 下终板之间的角度；另一种为 T4 上终板到 T12 下终板之间的角度（图 1-33），这种更为常用。这样可以有效避免肱骨头重叠导致的影像学测量困难。但有研究指出，T1-T4 的后凸角度占整个胸椎后凸中的 8°～10°。因此，忽略上胸椎角度可能对手术治疗的选择存在影响[10]。

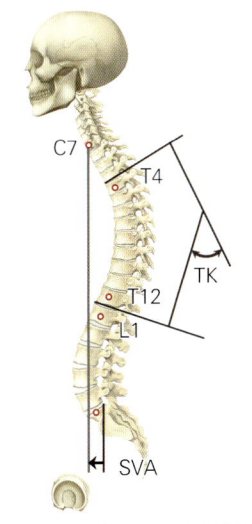

图 1-33 胸椎矢状面参数测量

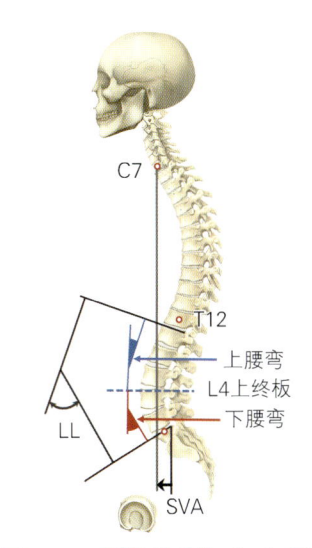

图 1-34 腰椎前凸角（LL）测量

（三）腰椎

LL 是骶骨上终板和 L1 上终板之间的夹角，正常人的 LL 范围为（49±11）°。以过腰椎前凸顶点的水平线为界，可将 LL 分为上腰弯（upper arc of total lumbar lordosis，UALL）和下腰弯（lower arc of total lumbar lordosis，LALL）（图 1-34）。上腰弯多不受脊柱形态的影响，下腰弯占腰椎前凸的 2/3[11]。LL 是反映腰椎局部平衡的一个重要参数，也是与矢状位整体平衡密切相关的重要参数。很多脊柱外科疾病都伴随着 LL 的丢失。因此，手术重建合适的 LL 能够提高患者生活质量，降低相邻节段退变和交界性后凸的发生率，是手术恢复矢状面平衡的关键步骤。

（四）骨盆

Dubousset 认为，骨盆可以被视为"骨盆椎"或脊柱的第一椎骨，类似于帆船的桅杆的基座[1]。这个基座的位置决定了腰椎的形状，从而决定了整个脊柱的形状。骨盆不仅是承载脊柱的基座，也是其与下肢连接的桥梁，在整体矢状面平衡的调节中起重要的作用。因此，以 PI 为核心的骨盆参数系统对于脊柱矢状面平衡的评估尤为重要，包括 PI、PT 和 SS 等（图 1-35）。

20 世纪 90 年代，Legaye 和 Duval-beaupère 首次描述了 PI[11, 12]。PI 是指经骶骨上终板中点与上终板垂直的直线与经骶骨上终板中点与双侧股骨头中点连线的夹角。PI 是一个形态学参数，具有个体差异[12]。骶髂关节的活动性被认为可以忽略不计，因此，在骨骼成熟后一般不再变化。有研究认为，由于年龄增长，PI 可能存在一定程度的变化[13]。该角可认为是腰椎前凸的"起飞角"，该角越大，腰前凸越大。成人 PI 正常值为 (52±10)°。PI 是脊柱矫正手术中最重要的参数依据。PI 决定了矢状位脊柱－骨盆平衡的适应性。低 PI 意味着代偿矢状平衡的能力降低。另外，PI 参与了某些脊柱疾病的发病机制，高 PI 与峡部裂性腰椎滑脱症、青少年特发性脊柱侧凸相关，而低 PI 则与慢性腰痛相关[14]。

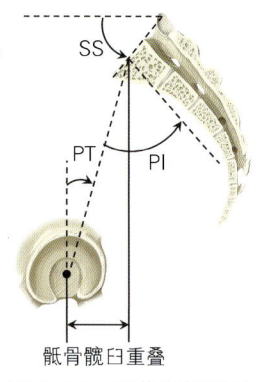

图 1-35 骨盆参数测量

PT 是经过骶骨上终板的垂线与骶骨上终板中点和股骨头中点连线之间的夹角，正常为 (13±6)°。与 PI 不同，PT 的值随骨盆位置的变化而变化，是一个位置参数。PT 角度越大，说明骨盆向后旋转；反之，PT 越小，骨盆向前旋转。

SS 是骶骨上终板和水平线之间的角度，正常的 SS 是 (42±8.5)°。根据几何关系可知，存在 PI=SS+PT，并且无论骨盆位置如何都保持恒定。由于 PI 恒定，当 SS 增加，PT 减小，反之亦然。当 ASD 患者发生骨盆代偿矢状面平衡时，PT 增大，骨盆后旋，同时 SS 减小，骨盆水平化改变（图 1-36）。

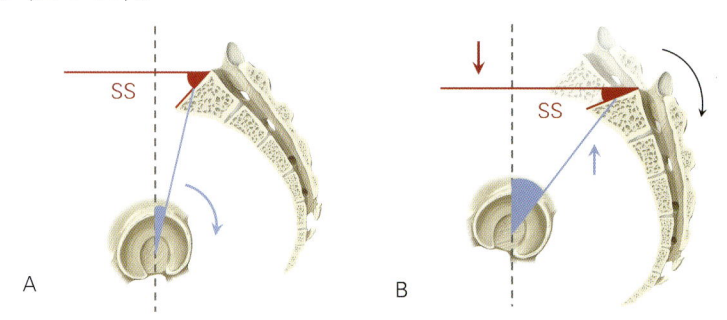

图 1-36 骨盆后旋时骨盆参数的变化

正常骨盆（A）；骨盆后旋，SS 减小，PT 增大（B）

（五）脊柱－骨盆参数之间的关系

SS 决定了腰椎前凸的曲度，而 PI 和骶骨斜坡存在几何关系。这很好地解释了腰椎前凸和 PI 之间的相关性。Legaye 等最先发现了 PI 和 LL 之间的联系，受限于研究本身的局限性，并未得到广泛应用[11]。Schwab 等提出将 PI-LL=±9° 作为脊柱矫正手术目标，这也是目前使用最广泛的矫正目标[13]。Roussouly 等通过大样本数据研究提出 LL(L1-S1)=0.54×PI+27.6，是目前预测 LL 的最具说服力的公式[15]。

但对于不同 PI 的人群，PI 和 LL 关系存在差异。所以根据公式对 PI 较大 ASD 患者进行截骨矫正往往容易过度矫正。并且骨盆 - 脊柱矢状位序列受到种族因素影响，中西方人群的 PI 大小及拟合关系并不相同，国外学者基于西方人群的手术目标并不适用于我国人群。李危石等提出，对于中国老年人群，可以将此值适当放宽[5]。

利用骶骨形态在成人骨骼发育成熟后几乎不会再发生变化这一特点。王征等使用骶骨形态参数——骶骨后凸角（sacral kyphosis，SK）对骨盆脊柱序列进行评估及预测[16]。骶骨后凸角是指 S1～S2 倾斜线与 S5 尾骨倾斜线夹角（图 1-37）。骶骨形态的发生与直立姿态及脊柱 - 骨盆矢状位序列密切相关，得出 LL≈SK。使用 SK 角对 LL 进行预测简单准确。对于恢复腰椎正常前凸，指导手术操作具有重要意义。

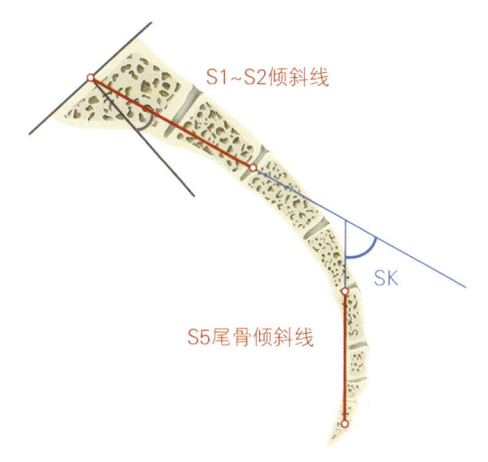

图 1-37 骶骨后凸角测量

（六）下肢角度

Mangione 等使用股骨骨盆角来评估重度前方失平衡时髋关节的伸展程度，它是由股骨长骨轴和股骨头中心与骶骨终板中点的连线所构成[17]。Kamata 等引入股骨胫骨角来评估膝关节屈曲程度，由股骨的长骨轴和胫骨的长骨轴构成[18]。当膝关节屈曲的时候是正值。

三、脊柱骨盆的退变与代偿

（一）退变

随着年龄的增长，脊柱逐渐发生退变，基因和机械性因素可能会加速退变过程。人类的椎间盘在 18 岁时开始脱水变性，此时生理性腰椎前凸减小。腰椎退变的顺序是从下往上，这由腰椎和骨盆的位置关系决定。在正常情况下，L4-S1 两个节段贡献了 2/3 的腰椎前凸，并且 L5-S1 处于一个铰链的位置，因此 L4-S1 脊柱前凸减少更为明显。这种情况同样存在于颈椎，颈椎椎间盘高度的丢失同样始于下位椎间盘。

除此之外，随着年龄的增长，椎旁肌也会发生退变。椎旁肌的退变以 1 型肌肉纤维和 2 型肌肉纤维数量丢失为特征。2 型肌肉纤维（又被称作快速抽动纤维）萎缩影响最大。腰椎和胸腰椎的受累肌肉发生严重的退变时，2 型肌肉纤维几乎完全消失，并伴随着肌肉脂肪化。肌肉脂肪化过程是一种肌肉自然老化的现象，脊柱后方肌群脂肪化会经历三个时期[19]：①Ⅰ期，受累肌肉横断面脂肪变面积 < 50%；②Ⅱ期：脂肪变面积达 50%；③Ⅲ期：脂肪变面积 > 50%。肌肉脂肪化的过程是从深部到表面，与体力活动（工作和运动）相关性不大，但与体重指数（body mass index，BMI）具有相关性。多裂肌是第一个受影响的肌肉，从远端向近端进展。L5/S1 多裂肌的退变程度显著高于 L1/2 节段。年龄增长、腰椎前凸丢失和椎旁肌脂肪化程度三者之间具有直接联系。

（二）代偿

在 ASD 患者中，腰椎前凸的改变与退变现象直接相关，其他脊柱-骨盆参数的改变则与代偿机制有关。随着年龄的增长，脊柱退变逐渐影响椎间盘、小关节、韧带和肌肉，导致了腰前凸进行性的丢失和脊柱前方失平衡。对于 ASD 患者而言，这种情况可能导致站立和行走能力的下降，使得其不得不进行代偿。代偿的目的是以最小的肌肉力量保持直立姿势，以使头部在骨盆上方，并保持平视。为了适应脊柱的形态变化，从局部到整体存在多种代偿机制，包括颈椎前凸增加、胸后凸增加、骨盆后倾、髋关节伸直、膝关节屈曲等。这些平衡代偿机制导致 ASD 患者脊柱矢状面平衡进一步发生变化。代偿主要通过三部分进行，分别是脊柱、骨盆、下肢。这些代偿机制可能不会同时发生，但是关系密切。

1. 脊柱　　当部分腰椎椎间盘发生退变并导致椎间盘高度丢失后，最先开始发生的是相邻节段的代偿，以防止重心向前移动。此时，可能出现整体腰前凸不变，局部腰前凸变大，局部后方结构应力增加。这样容易导致脊柱不稳和小关节增生。与此同时，中央椎管和椎间孔的直径减少，可能引起神经症状。当腰椎代偿达到极限时，腰椎前凸开始逐渐减小，胸椎后凸逐渐增大，重心向前移位。此时为了保持平视功能，颈部伸肌收缩，颈椎过度后伸。颈部后方关节压力增加，可能并发颈椎管狭窄。

2. 骨盆和下肢　　当脊柱不足以代偿重心前移，骨盆开始参与代偿。骨盆的代偿机制表现为骨盆后倾，即骨盆围绕着股骨头向后旋转，此时 PT 增大，SS 减小。骨盆后倾代偿能力与 PI 大小有关。自然直立位（正常人群）和最大伸展位（骨盆后倾）之间的髋关节伸展范围可被视为髋关节代偿潜能。髋关节代偿潜能是骨盆代偿能力的重要部分。

当髋关节伸展达到极限后，下肢开始参与代偿，主要表现为膝关节开始屈曲代偿，踝关节伸展是骨盆进一步后旋进行代偿。髋关节与下肢代偿都是骨盆代偿的组成部分，其最终目的是使重心位置后移，保持平衡。值得注意的是，所有的代偿都是有限的，尤其对于肌肉力量薄弱的老年人，当所有代偿机制到达极限后，脊柱出现矢状面失平衡（图 1-38）。

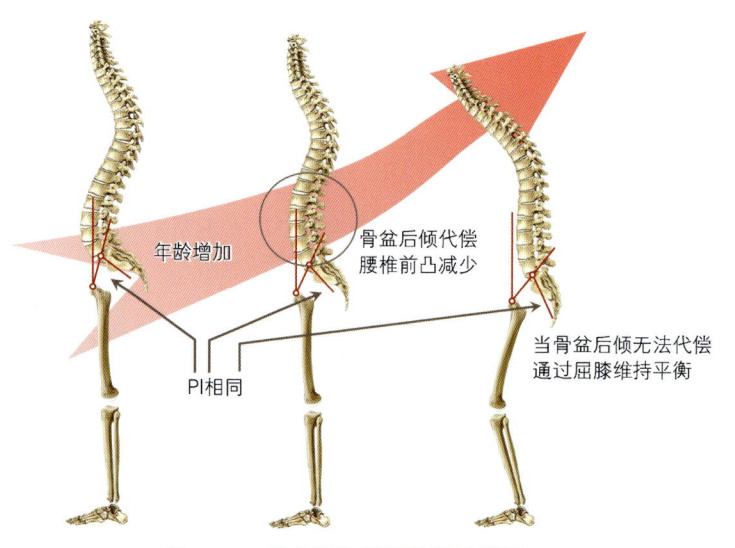

图 1-38　脊柱骨盆下肢代偿示意图

3. Roussouly 分型 随着对矢状面平衡研究的不断深入，研究人员发现对于不同的人群，代偿方式存在差异。因此，对于不同人群的脊柱矢状位代偿应该分开进行讨论。其中 Roussouly 分型是目前最常用的脊柱矢状位分型系统。

Roussouly 于 2005 年建立了正常人脊柱矢状位的分型[15]，并于 2018 年更新了该分型[20]。在 Roussouly 分型中，根据脊柱矢状位序列不同分为五种类型（图 1-39）。

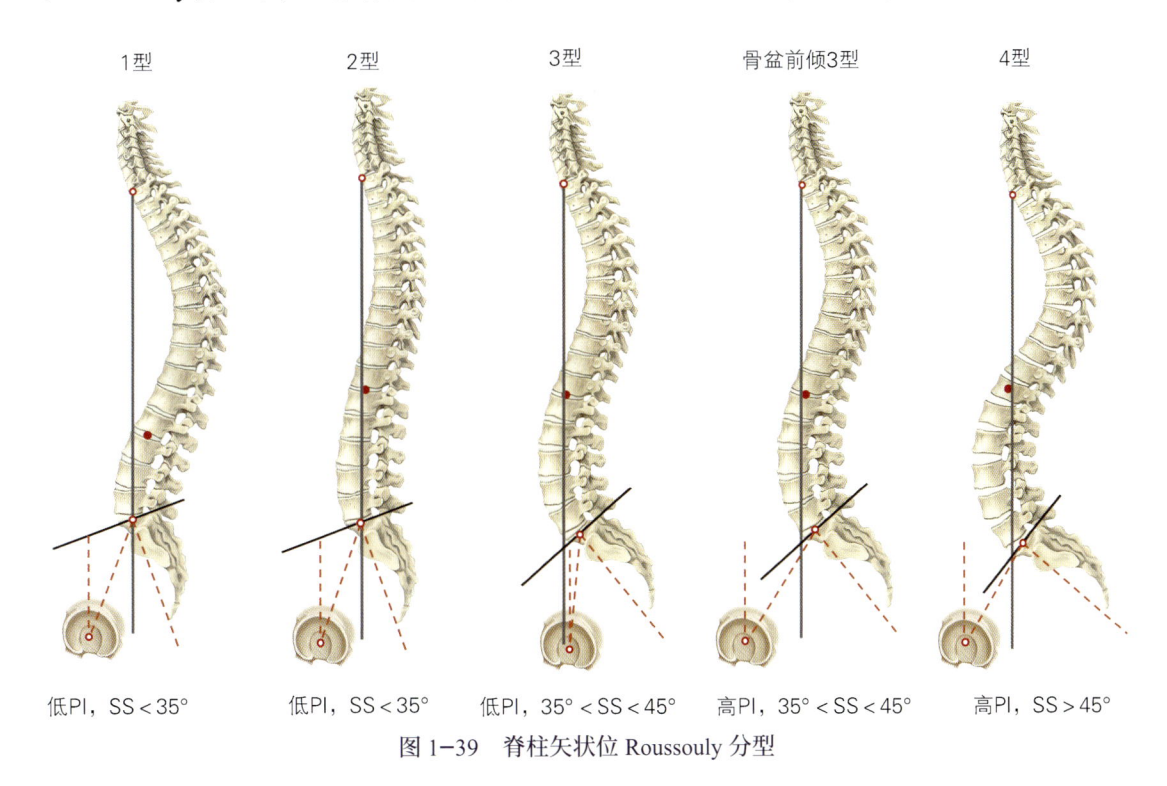

1型	2型	3型	骨盆前倾3型	4型
低PI，SS<35°	低PI，SS<35°	低PI，35°<SS<45°	高PI，35°<SS<45°	高PI，SS>45°

图 1-39 脊柱矢状位 Roussouly 分型

（1）1 型 低 PI，SS＜35°，LL 较小，腰前凸集中于下腰椎，胸腰椎后凸较长。这种类型的脊柱在胸腰椎交界处出现一个压缩应力增加的区域和远端腰过伸。低 PI 患者无法通过骨盆后倾来进行代偿。这种安排可以减少下腰椎间盘受力，但会对远端小关节施加压力。这种类型的脊柱易发生 L5 椎体滑脱伴峡部裂、胸腰段椎间盘突出症和退行性腰椎滑脱症。

（2）2 型 低 PI，SS＜35°，LL 较小，腰前凸和胸后凸减小，平背表现。这种类型的脊柱椎间盘相对水平。L5/S1 椎间盘的应力增加，导致其易发生早期退变。骨盆后倾明显，矫正手术规划不宜使腰前凸过小。

（3）3 型 高 PI，35°＜SS＜45°，平均 3 个椎体参与腰前凸，腰前凸和胸后凸几乎等长，不易发生退变。

（4）骨盆前倾 3 型 低 PI，35°＜SS＜45°，PT≤5°，这种类型的 PI 较小，但 SS 明显高于预期，以致出现类似于 3 型的腰前凸和胸后凸。

（5）4 型 高 PI，SS＞45°，PI 较大，腰前凸较长，胸后凸较短。应力集中在腰椎的后方附件上。这种类型的背部易发生峡部裂性腰椎滑脱症和关节突关节炎引起的腰椎管狭窄症。由于 PI 较大，这类脊柱前凸的丢失能够得到代偿，从而增加了骨盆后倾的能力。

Roussouly 分型能够阐明每一种类型脊柱患者的代偿机制，以及脊柱矢状面平衡的演化和转归。

(1) 1 型演化　　当 1 型人群脊柱后凸发生时，会出现局限性腰前凸增大进行代偿。若由于退变而无法进行有效代偿，腰前凸消失，最终出现脊柱整体后凸（图 1-40）。

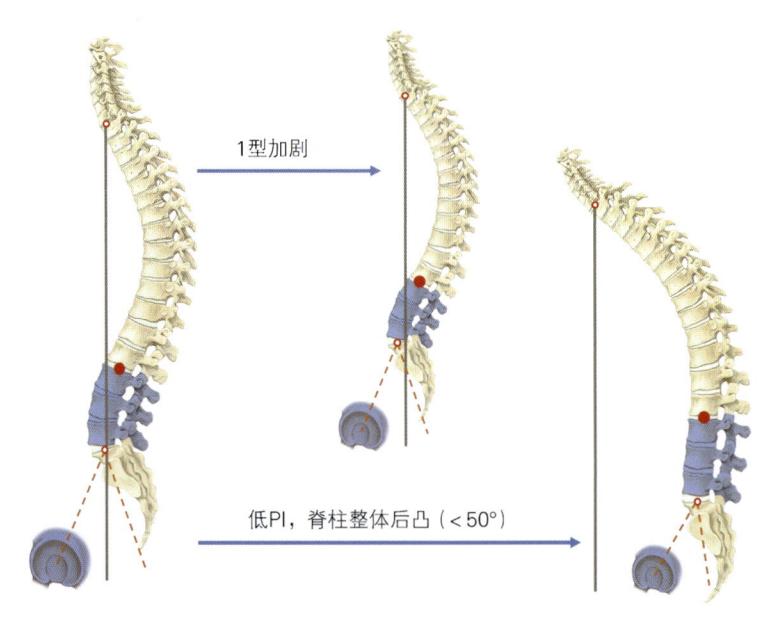

图 1-40　Roussouly 1 型（SS＜35°，短腰椎前凸）的演化

(2) 2 型演化　　2 型人群代偿能力差，当 2 型人群脊柱后凸增加时，会出现 3 种演化方向（图 1-41）：①胸腰段后凸和局限性腰前凸增大，向 1 型演变；②腰椎前凸减小乃至后凸，胸椎整体进行代偿；③脊柱整体后凸。

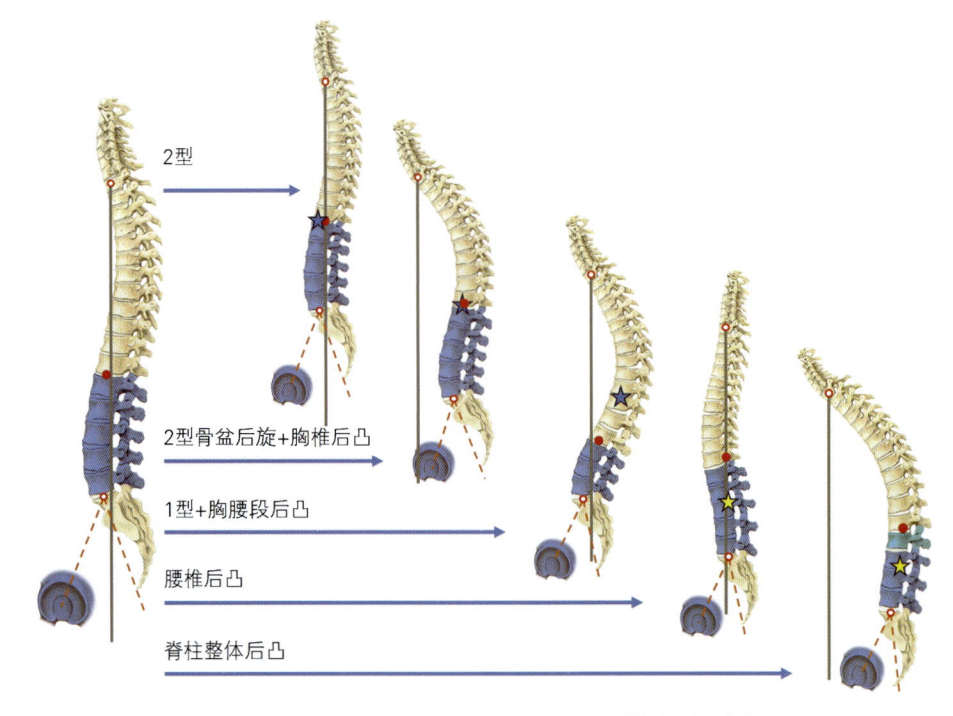

图 1-41　Roussouly 2 型（SS＜35°，长腰椎前凸）演化

(3) 3型演化　3型人群出现腰椎前凸减小时，胸后凸随之减小，脊柱曲度变直，并发生骨盆代偿——SS减小，出现假2型。当胸椎活动能力不足时，胸椎后凸增大，导致后凸性假2型，此时唯一的代偿机制是胸椎后凸。3型人群最终演变为骨盆后倾状态下的整体后凸（图1-42）。

(4) 4型演化　4型人群脊柱前凸的减少演变为骨盆后倾的3型，即伪3型。后续演化与3型人群基本类似（图1-43）。

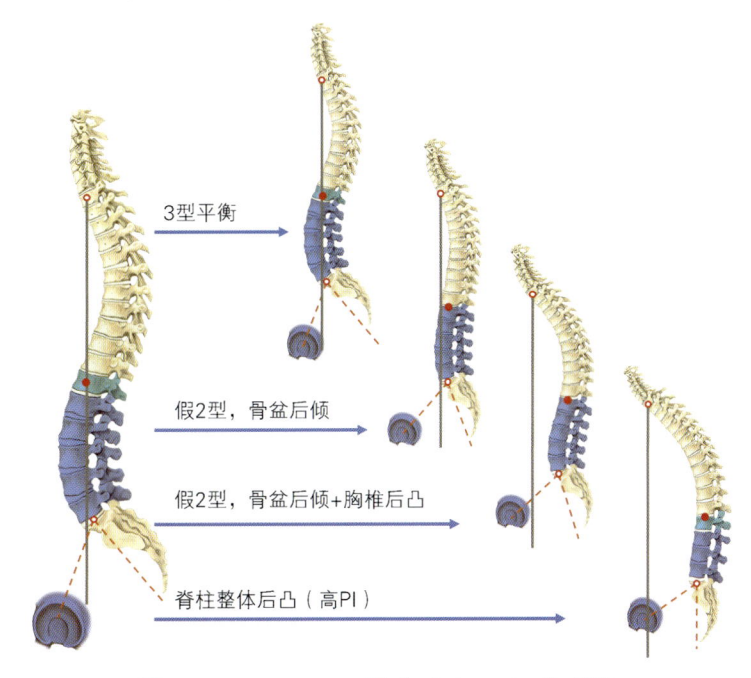

图1-42　Roussouly 3型（35°＜SS＜45°）演化

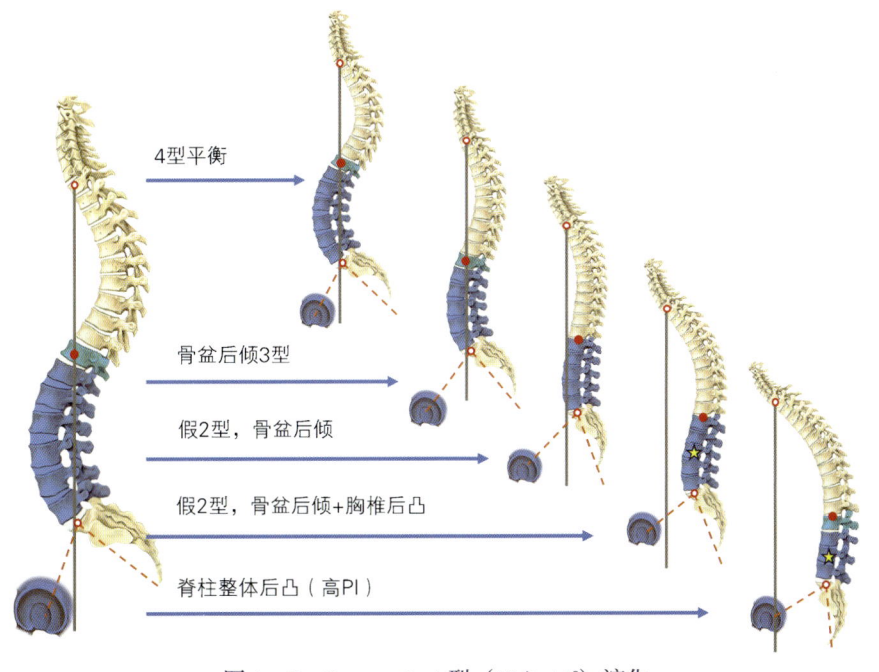

图1-43　Roussouly 4型（SS＞45°）演化

Roussouly 分型最终的目的是用于指导手术治疗。在面对一个脊柱整体后凸畸形的患者时，可以根据其 PI 的大小对其进行分类，进而回溯其正常时的脊柱形态，从而制订个体化手术方案。目前，Roussouly 分型对脊柱矢状位平衡及代偿提供了最为全面的阐述，也是受认可度最高的矢状位分型系统。但这可能仍然不是脊柱矢状面平衡及代偿的最终答案。对于矢状面平衡的认识和研究还有很长的路要走。

4. 动态平衡　　在步态过程中，由于受到单足支撑的影响，需要通过肌肉运动来补偿，这种肌肉运动往往通过短暂的不稳定阶段来重建平衡。因此，脊柱矢状面平衡不仅限于静态分析，也需要考虑步行过程中出现的代偿现象。静态的全脊柱影像学评估并不能体现运动时遇到的问题。例如，平背患者的前方失平衡在步行时比静止时更明显。一个可能的解释是，由于臀大肌肌肉减少，在行走时难以支撑骨盆极度后倾位。

对运动中的脊柱进行动态分析是非常困难和复杂的。它涉及通过运动分析来测量各部分在空间中的位置，该运动分析需要与对躯干肌（竖脊肌和腹肌）和臀肌（主要是臀大肌）的活动分析相结合。

研究人员通过光感成像进行动态光学捕捉。在受试者骨骼表面的对应位置放置传感器（设置标记点）来实施运动分析。这些位置由一系列红外摄像机永久记录，并通过专用的软件进行分析，在三维空间上精确地描述脊柱的位置，分析动态矢状面平衡。除此之外，研究者还可以对步态周期进行研究，从一侧脚跟接触地面开始，以对侧脚跟接触结束。寻找步态参数如步速、宽度、长度、频率的规律性。研究人员还可以通过表面肌电图对肌肉进行分析，将传感器与运动分析传感器耦合，以分析运动和肌肉活动之间的联系。

矫正手术对于 ASD 患者步态的改善有很大帮助。然而，手术后 ASD 患者的步态与健康受试者仍存在差异。在因矢状面失平衡而接受翻修手术的患者中，步行功能的恶化更为严重。因此，对于矫正手术前后步态参数的比较对于评估动态矢状面平衡尤为重要，是静态影像学评估的重要补充[21]。

（王征　于洋）

本节参考文献

1. HASEGAWA K, DUBOUSSET J F. Cone of Economy with the Chain of Balance-Historical Perspective and Proof of Concept. Spine Surg Relat Res, 2022, 6(4): 337−349.
2. JACKSON R P, MCMANUS A C. Radiographic analysis of sagittal plane alignment and balance in standing volunteers and patients with low back pain matched for age, sex, and size. A prospective controlled clinical study. Spine, 1994, 19: 1611−1618.
3. LAFAGE V, SCHWAB F, PATEL A, et al. Pelvic tilt and truncal inclination: two key radiographic parameters in the setting of adults with spinal deformity. Spine (Phila Pa 1976), 2009, 34(17): E599−606.
4. SCHWAB F J, BLONDEL B, BESS S, et al. Radiographical spinopelvic parameters and disability in the setting of adult spinal deformity: a prospective multicenter analysis. Spine (Phila Pa 1976), 2013, 38(13): E803−812.
5. 马清伟，李危石，孙卓然，等. 中老年人群脊柱－骨盆矢状位参数及其序列拟合关系. 中国脊柱脊髓杂志，2016, 26(2): 146−150.

6. PROTOPSALTIS T, SCHWAB F, BRONSARD N, et al. The T1 pelvic angle, a novel radiographic measure of global sagittal deformity, accounts for both spinal inclination and pelvic tilt and correlates with health-related quality of life. J Bone Joint Surg Am, 2014, 96: 1631-1640.
7. LI W, ZHOU S Y, ZOU D, et al. Which global sagittal parameter could most effectively predict the surgical outcome for patients with adult degenerative scoliosis? Global Spine J, 2023, 13(6): 1612-1621.
8. DIEBO B G, OREN J H, CHALLIE V, et al. Global sagittal axis: a step toward full-body assessment of sagittal plane deformity in the human body. J Neurosurg Spine, 2016, 25(4): 494-499.
9. LE HUEC J C, DEMEZON H, AUNOBLE S. Sagittal parameters of global cervical balance using EOS imaging: normative values from a prospective cohort of asymptomatic volunteers. Eur Spine J, 2015, 24(1): 63-71.
10. LE HUEC J C, HASEGAWA K. Normative values for the spine shape parameters using 3D standing analysis from a database of 268 asymptomatic Caucasian and Japanese subjects. Eur Spine J, 2016, 25: 3630-3637.
11. LEGAYE J, DUVAL-BEAUPÈRE G, HECQUET J, et al. Pelvic incidence: a fundamental pelvic parameter for three-dimensional regulation of spinal sagittal curves. Eur Spine J, 1998, 7(2): 99-103.
12. DUVAL-BEAUPÈRE G, SCHMIDT C, COSSON P. A barycentremetric study of the sagittal shape of spine and pelvis: the conditions required for an economic standing position. Ann Biomed Eng, 1992, 20: 451-462.
13. SCHWAB F, LAFAGE V, PATEL A, et al. Sagittal plane considerations and the pelvis in the adult patient. Spine, 2009, 34: 1828-1833.
14. BARREY C, JUND J, NOSEDA O, et al. Sagittal balance of the pelvis-spine complex and lumbar degenerative diseases. A comparative study about 85 cases. Eur Spine J, 2007, 16: 1459-1467.
15. ROUSSOULY P, GOLLOGLY S, BERTHONNAUD E, et al. Classification of the normal variation in the sagittal alignment of the human lumbar spine and pelvis in the standing position. Spine, 2005, 30: 346-353.
16. 李博，宋凯，吴兵，等．未成年人骶骨参数与脊柱－骨盆矢状位参数的相关性研究．中国脊柱脊髓杂志，2021, 31(3): 193-199.
17. MANGIONE P, SÉNÉGAS J. Sagittal balance of the spine. Rev Chir Orthop Reparatrice Appar Mot, 1997, 83(1): 22-32.
18. KAMATA K, OZAWA H, SEKIGUCHI Y, et al. Spino-pelvic lower extremity balance during walking in elderly patients with spinal kyphosis. J Orthop Sci, 2019, 24(5): 793-797.
19. HADAR H, GADOTH N, HEIFETZ M. Fatty replacement of lower paraspinal muscles: normal and neuromuscular disorders. Am J Neuro Radiol, 1989; 141: 895-898.
20. LAOUISSAT F, SEBAALY A, GEHRCHEN M, et al. Classification of normal sagittal spine alignment: refounding the Roussouly classification. Eur Spine J, 2018, 27(8): 2002-2011.
21. LE HUEC J C, THOMPSON W, MOHSINALY Y, et al. Sagittal balance of the spine. Euro Spine J, 2019, 28: 1889-1905.

第四节
成人脊柱畸形健康生活质量和临床疗效评估

患者的健康生活质量和临床疗效评估是评价医疗质量和卫生保健价值的重要部分，也是临床医师的重要职责。临床疗效是医疗的最终结局，但对临床疗效的评估是涉及包括患者、医生、医院管理者及保险公司及医保部门等多个维度的复杂过程。临床疗效的评估涉及生理疗效的客观评估、患者自我评估和成本效益分析等各个方面。疗效文献中关于临床疗效的定义各有不同，也包括不同的评估方法。本节将从生理疗效客观评估、患者自我评估及质量评估与成本效益分析等方面讨论 ASD 临床疗效的评估方法，同时重点回顾文献中有关 ASD 患者及治疗后的 HRQOL 分析结果。

一、生理疗效的评估

生理疗效的评估需遵循客观性原则。ASD 的生理疗效评估包括影像学评估、内植物植入成功率及融合率评估等。

（一）影像学准确评估

ASD 的影像学准确评估需要对脊柱和骨盆进行全面的评估，包括同时评估颈椎、胸椎和腰椎，以及股骨头和骨盆。冠状位影像学评估包括侧凸 Cobb 角、顶椎偏移（apical vertebral translation，AVT）、顶椎侧凸旋转度、最大侧方滑移距离、冠状面平衡（coronal vertical alignment，CVA）等。矢状位影像学测量应评估局部序列包括：LL、UALL、LALL、TK、C2-C7 前凸角；整体序列包括：SVA、C2-C7SVA、TPA 和躯干整体倾斜（global tilt，GT），以及测量骨盆代偿和形态包括：PT、SS、PI、胸 1 倾斜角（T1 slope，T1S）和 C2- 骨盆倾斜角（C2-pelvic tilt，C2PT）。这些影像学参数共同提供了关于 ASD 患者如何保持直立姿势，以及与患者疼痛和残疾相关的重要信息[1]。ASD 的手术计划必须结合局部序列、脊柱整体序列和盆腔代偿/形态学参数，以充分纠正畸形，从而减轻疼痛并改善功能。这些参数对于患者术后的评估和功能影响也至关重要。

前人根据 ASD 的影像学测量结果提出了各种影像学分型，这些分型对于患者的手术指导及临床效果评估具有一定的指导意义。Schwab 等[2] 在 2005 年回顾分析了 98 名成人脊椎侧凸患者，认为患者的腰椎骨盆参数与临床症状密切相关，最初发现冠状面 L3 椎体倾斜和矢状面腰椎前凸两个参数，与 ASD 患者的疼痛和功能障碍有联系，并据此将腰椎畸形分为 3 种类型，分型的级别越高则患者的临床症状越严重。与此同时，Glassman 等[3] 证明随着矢状面进行性失平衡，症状的严重程度呈线性增加，从此将 ASD 带入矢状面平衡的时代。

2006 年，Schwab 等[4] 在前述腰椎分型的基础上提出新的 ASD 分型，根据冠状面侧凸，矢状面腰椎前凸和侧方滑移三个方面进行分级。同年，美国脊柱侧凸协会（Scoliosis Research Society，SRS）用德尔菲法建立 ASD 分型系统[5]，从冠状面侧凸、矢状面后凸、椎间盘退变/侧方滑移/腰骶弯大小、整体冠状面/矢状面平衡四个方面进行评估。该分型系统将单纯矢状面失平衡正式纳入 ASD 分型系统中，兼顾了当时对 ASD 研究的各个方面，形成一个庞大的分级体系，但是由于该分型过于烦琐，临床上很难适用。2007 年，Schwab 等[6] 进一步完善了自己之前提出的分型系统，增加了局部后凸畸形和矢状面失平衡两个评估项目。2012 年，Schwab 等[7] 将原有的 SRS ASD 分型系统简化，提出了全新的 SRS-Schwab ASD 分型系统，引入骨盆参数中 PI 和 PT 的理念，用于确定手术指征，决定手术方式和预测临床结果，该分型的建立是基于影像学参数与 HRQOL 的联系，当矢状面参数的分级达到"+"时，患者可能会出现较严重的疼痛和功能障碍（ODI＞40）。根据 SRS-Schwab ASD 分型[7, 8]，矫正手术达到良好的脊柱序列和临床结局的标准是：PI-LL=±9°，PT＜20°，SVA＜5 cm。SRS-Schwab ASD 分型的截断值是根据与 HRQOL 评分的关系确定的，而不是根据机械并发症来确定的，迄今尚不清楚达到 Schwab 标准机械性并发症的风险。

Yilgor 等[9]于 2017 年提出了脊柱整体（矢状面）序列及比例评分（global alignment and proportion score，GAP Score）。GAP 评分能够较全面地评估全脊柱－骨盆在矢状面的平衡情况，也能有效地预测矫正术后机械性并发症的发生。其中阈值主要由机械性并发症的风险决定。GAP 评分含 5 个维度：①相对骶骨倾斜，指实际 SS 与理想 SS 之差；②相对腰椎前凸，指实际 LL 与理想 LL 之差；③腰椎前凸分布比率，指 L4-S1 腰椎前凸角占 L1-S1 腰椎前凸角的比例；④相对躯干倾斜，指实际 GT 与理想 GT 之差；⑤年龄。其中影像学参数有 4 个，最佳矢状面序列是基于这 4 个参数与理想参数之间的差距，并且这些参数与 PI 成比例相关。与 SRS-Schwab ASD 分型不同之处在于，GAP 评分更加注重脊柱矢状面参数实际与理想的差值，并将各参数进行赋值整合，获得脊柱矢状面序列 GAP 得分。该评分系统不仅能够全面地评估脊柱矢状面平衡情况，同时可以有效地预测矫正术后机械性并发症的发生风险。Jacobs 等[10]对比了 GAP 评分和 SRS-Schwab ASD 分型对于术后机械性并发症的预测，结果表明，两种分类系统均能预测术后机械性并发症的发生，但是 GAP 评分具有更好的效果。

成人矢状面序列维持的代偿机制已成为临床结果的关键预测因素。但是 GAP 评分中 4 个关于矢状位参数的理想值是根据大样本无症状西方成人志愿者总结得出，并且这 4 个参数和 PI 是线性相关的。我国学者[11]已经报道国人健康人群的 PI（46.4±9.6°）要小于西方人群（51.7°～55.0°）。Yilgor 等[9]使用的各参数理想值的拟合公式：理想 SS=0.59PI+19（R^2=0.65，$P<0.001$），理想 LL=0.62PI+29（R^2=0.39，$P<0.001$），理想 GT=0.48 PI-15（R^2=0.41，$P<0.001$）。现在尚无在大样本健康国人基础上建立上述 3 个参数与 PI 的线性关系，不过国内关于 LL 和 PI 的关系有多个报道。孙卓然等[12]对 171 例正常青年志愿者（23.0±1.8 岁）行全脊柱正侧位 X 线片检查，得出国人 LL 以 PI 为自变量的简单线性回归方程 LL=0.623PI+20.611，并且提出在西方人群中得到的 LL=PI+9 结果并不适用于国人 LL 的估计。由于脊柱形态会随着年龄的退变而向前弯曲，年轻人的拟合关系并不一定适合老年人群，该课题组于 2016 年对 106 例中老年志愿者（平均 62.4±5.2 岁）进行研究，发现中老年人群中 LL 与其他相关脊柱－骨盆各参数之间存在显著相关性，我国中老年人群 LL 的理想预测值为 LL=0.6PI+0.4TK+10°；TK、UALL、PT、SVA 显著大于青年人群[13]。南京鼓楼医院对 296 名无症状的成人进行了回顾性研究，建立了 LL=0.508PI-0.088×年龄+28.6 关系，与国外学者 Legaye 等[14]提出的 L=[1.087×(0.5481PI+12.7)+21.61]，Schwab 等[15]提出的 LL=PI+9，Vialle 等[16]提出的 LL=[1.06×(0.63PI+7.3)+16]，以及韩国 Lee 等[17]提出的 LL=[0.96×(0.74PI+0.8)+17.42]相比，发现采用 LL=0.508PI-0.088×年龄+28.6 计算的理想 LL 值和实际测量的 LL 值之间平均相差为 3.9±2.1°，显著低于上述 4 个公式。

脊柱的矢状位和冠状位整体平衡情况与术后疗效具有相关性。李危石等提出对于国人退行性腰椎侧凸（degenerative lumbar scoliosis，DLS）患者按照 PI-LL=15°～28°的对应关系矫正腰椎前凸可获得较好的疗效[18]，对于老年 DLS 患者而言，将 SVA=80 mm 作为矢状位失平衡的评估标准可能更加准确。笔者进一步发现，冠状面失平衡、SVA>80 mm、近端交界区后凸（PJK）和远端交界性问题（distal junctional problems，DJP）的存在是患者术后未到达 SRS-22 最小临床重要差异（minimal clinical important difference，MCID）阈值的危险因素[19]。

已有很多有关脊柱序列的研究，但是脊柱序列和脊柱平衡的维持是不同的。脊柱平衡是脊柱在各种体位及运动状态的一种动态过程，而脊柱随着年龄增加的正常退变，椎旁肌肉的退变，下肢关节的影响，本体感觉、视听觉等神经系统的退变等都参与了脊柱平衡过程。但是目前尚无一种完美的方式评估脊柱动态平衡，这是未来脊柱外科医师应该关注的。

（二）内植物植入成功率及融合率

严重的 ASD 常常需要手术治疗，重建患者的躯干平衡，改善心肺功能，挽救神经损害。椎弓根螺钉内固定技术因能提供脊柱三柱固定，是 ASD 手术中重要的技术，随着脊柱生物力学的研究及内固定材料的发展，椎弓根螺钉内固定技术取得了非常显著的进步。然而，由于脊柱畸形患者的椎体往往有发育异常，常会伴有椎节发育畸形如半椎体、蝴蝶椎等，椎弓根细小、不规则，椎管畸形如脊柱裂、椎管内骨脊，先天性肋骨融合，椎板融合，严重椎体旋转等情况，椎管内的神经结构也可随之出现结构、形状和位置的改变，这就使手术治疗的难度大大增加，风险也随之加大。其中的风险之一就是椎弓根螺钉的植入困难。据报道，在脊柱侧凸手术中，腰椎椎弓根螺钉误置率达 5%～41%，胸椎达 3%～51%[20]。螺钉位置不良可能会引起诸多并发症，包括血管神经损伤、椎弓根骨折、内固定失败、术后疼痛等，产生严重后果[21, 22]。

结合术后 CT 可对椎弓根螺钉的位置进行准确评估，根据 Mobbs-Raley 等提出的简易分级标准判断椎弓根螺钉位置，将椎弓根螺钉位置分为 4 级[23]：①0 级，螺钉完全位于椎弓根皮质内；②Ⅰ级，螺钉穿出椎弓根皮质但≤2 mm，无神经、血管损伤与置钉相关并发症；③Ⅱ级，螺钉穿出椎弓根皮质＞2 mm，无神经、血管损伤与置钉相关并发症；④Ⅲ级，出现螺钉相关并发症（椎弓根骨折、突破椎体前壁压迫血管、神经、突破椎弓根内/外壁出现神经并发症）。评判为Ⅲ级者可能因并发症需要翻修。而 Gertzbein 等将椎弓根螺钉精度分为四级[24]：①0 级，螺钉完全在椎弓根内；②A 级，螺钉突破椎弓根管壁小于 2 mm；③B 级，螺钉突破椎弓根管壁 2～4 mm；④C 级，螺钉突破椎弓根管壁 4 mm 以上。对于主要和次要结果，0 级或 A 级的螺钉被认为位于"手术安全区"，因此位置良好，而 B 级或 C 级的螺钉被认为位置不当。

徒手置钉技术仍然是现在应用最广泛的置钉方法，多项研究显示徒手置钉存在不同程度的穿透率，但螺钉相关并发症发生率较低（0%～1.7%）[25]。为了减少螺钉误置的发生，置钉技术在不断进步，包括影像学导航技术、导向模板技术等。导航技术及定制导向模板导航技术提升了椎弓根螺钉的置入准确率，但同时也有增加手术时间、放射剂量增加、增加手术治疗费用等缺点[20, 22]。

随着 ASD 手术的增多，脊柱外科医生面临着内植物不融合的挑战。其表现可能有所不同，可从无症状到严重下肢瘫痪、二便失禁，或经常伴有躯干不平衡的慢性疼痛。对于出现神经症状的内植物不融合，往往需要翻修手术。

二、质量评估与成本效益分析

（一）质量评估

传统的质量评估包括手术时间、住院时间、并发症发生率、再手术率等。

Soroceanu 等在多中心前瞻性地回顾了 245 名 ASD 手术患者，评估影像学和内植物相关并发症（radiographical and implant-related complications，RIC）的发生率、危险因素和对健康相关生活质量评分的影响[26]。结果发现 79 例患者发生了 RIC，其发生率为 31.7%，这其中的 52.6% 患者需要翻修手术；16 例（6.53%）患者发生了断棒；2 例（0.82%）患者发生了螺钉松动；24 例（9.80%）患者发生了 PJK，5 名（2.05%）患者发生了远端交界性后凸（distal junctional kyphosis，DJK）。在内植物相关并发症中，有 47% 是断棒，近端交界性后凸占影像学并发症的 54.5%。既往文献报道 PJK 的发病率在 6%～41%[27]，近期国内学者[28] 报道了 62 例 50 岁以上 ASD 患者，术后随访至少 2 年，有 26 名患者（41.9%）出现了 PJK。笔者前期对 DLS 患者术后随访研究发现 PJK 的发生率约为 20%[29, 30]。文献报道 PJF 发生率为 1.4%～35%[31]。国外报道[32, 33] 断棒的发生率较高，在 30% 以上，是翻修手术的重要原因。国内北京协和医院报道断棒的发生率为 14.3%[34]。螺钉松动的发生率报道差异较大，在非骨质疏松症患者中，失败率从低于 1% 至 15% 不等，在骨质疏松症患者中松动率甚至超过 60%[35]。由于 ASD 多直接固定到骶骨，研究 ASD 患者 DJK 的报道多为个案报道，而青少年特发性脊柱侧凸（adolescent idiopathic scoliosis，AIS）和休门氏后凸畸形的 DJK 报道较多见。AIS 术后 DJK 的发病率变化很大，为 0.2%～15% 不等[36]，休门氏后凸畸形术后 DJK 的发病率为 15% 远端交界性失败（distal junctionel failure，DJF）的发病率则更低[37]。

（二）成本效益分析

在卫生经济学中，成本和效益分析至关重要。ASD 的复杂性和异质性使进行高质量、完整的经济学分析非常困难。但是，正因如此，这些研究对临床医生和卫生政策专家非常有价值。ASD 的手术成本高、风险大、并发症发病率高，但患者对这些手术的满意度很高，这表明 ASD 手术的风险/成本支持这些昂贵和高风险的干预措施。但是，成本效益分析在 ASD 领域的应用是最近才得到重视的，因此成本效益分析的数据有限。McCarthy 等[38] 发现不同类型 ASD 的手术治疗费用存在显著差异，原发性成人退行性脊柱侧凸（adult degenerative scoliosis，ADS）的手术治疗费用最高，其次依次为原发性矢状面畸形、原发性特发性脊柱侧凸和翻修手术。他们还发现，随着年龄、住院时间、融合节段的增加及融合到骨盆，直接成本会更高。

HRQOL 是评估干预措施的价值及其对质量调整寿命年（quality-adjusted life year，QALY）的影响的一个重要工具。QALY 是一种调整的期望寿命，用于评估和比较健康干预。QALY 是一个质量评估的标准化参数，可以用于不同领域之间的比较。McCarthy[39] 等发表了一份关于 ASD 长期成本分析的报告。作者报告了 484 名接受手术治疗的 ASD 患者，平均随访时间近 5 年，住院总费用平均为 120 394 美元，其中包括首次手术每名患者住院的平均费用为 103 143 美元，术后 1 年花费增至 111 807 美元，术后 4 年增至 126 323 美元。再入院总费用为 67 262 美元（n=130 占所有患者的 27%）。Terran 等[40] 发表了关于 ASD 手术治疗 5 年的预计成本效益分析，临床结果包括术前、术后 1 年和 2 年的 SRS 和 ODI。在这 541 名 ASD 患者的回顾中，基于 2 年的费用和 *HRQOL* 数据，预计 5 年的平均花费为 120 311 美元/QALY。迄今对于 ASD 患者 QALY 分配适当的值，还没有明确的标准。国外文献中普遍接受的是对于 ASD 患者，每获得 1 个 QALY 需花费 10 万美元[41]。关于国人 ASD 的经济效益分析的仍需进一步研究。

三、患者自我评估/成人脊柱畸形的 HRQOL 评估

笔者认为，如只强调传统质量评估与成本效益分析会忽略干预策略对患者临床疗效的影响，故还应重视患者的自我评估。

（一）HRQOL 评估常用方法

HRQOL 是衡量个体在一段时间内感知的身体和心理健康状况的指标，HRQOL 评估一般包括总体健康、特定部位、特异性疾病和疼痛 4 大类，通过使用标准化的量表和评分来进行。通常需根据不同疾患，分别采用不同的量表和评分。本节介绍 ASD 诊治中 HRQOL

评估的常用量表和评分。其中，总体健康量表包括：《健康状况调查简表36》(*Short Form 36 Item Health Survey*，SF-36)、《6维简表》(*Short Form Six Dimension*，SF-6D)、《欧洲生命质量五维问卷量表》(*EuroQol Five Dimensions Questionnaire*，EQ-5D)；身体特定部位包括：ODI；特异性疾病包括SRS-22、日本骨科协会评估治疗分数 (*Japanese Orthopaedic Association Scores*，JOA Scores)，也称为JOA评分；疼痛量表包括：《视觉模拟量表/评分》(*Visual Analogue Scale/Score*，VAS)、《疼痛数字评估量表》(*Numerical Rating Scale*，NRS)。

1. SF-36 和 SF-6D　　SF-36是美国医学局研究组开发的一种生命质量普适性测定量表，也是目前使用最多的普适性生命质量量表之一，可较为客观地反映患者的生命质量状况，并具有较好的信度、效度及反应度。然而该量表并不是专门针对脊柱畸形患者而设计的，未包括一些特殊条目（如反映手术效果、疾病症状的条目等），不能全面反映这类患者的生命质量。SF-36共8个量表，包括36个问题，包括4个生理健康维度量表 (phyisical component summary scale，PCS)：生理机能 (physical functional，PF)、生理职能 (role-physical，RP)、躯体疼痛 (bodily pain，BP)、一般健康状况 (general health，GH)；4个精神健康维度量表 (mental component summary scale，MCS)：精神健康 (mental health，MH)、精力 (vitality，VT)、社会功能 (social functioning，SF)、情感职能 (role-emotional，RE)[42]。SF-6D是SF-36的缩减版，包括六个维度量表：身体功能、躯体疼痛、情绪状态、社会功能、精神健康和活动限制。SF-6D是一种具有偏向性的健康状态分级系统，可将SF-36的健康状态转换为一个单一的健康状态指数，以转化为效用评分[43]。

2. EQ-5D　　与SF-36相比，EQ-5D是一个相对较新的量表。EQ-5D由欧洲生命质量学会 (EuroQol) 开发，可以提供一个简单、通用的健康测量方法。EQ-5D由问卷和效用值换算表两部分构成。问卷结果可以用来描述人群的健康状况和活动评分，使用效用值换算表则可进一步获得EQ-5D指数得分。问卷主要由两部分组成：描述系统 (descriptive system) 和《EQ-5D视觉模拟量表》(*EQ visual analogue scale*，EQ-VAS)。在描述系统中，会以5个维度来描述健康状态，这5个维度分别为：行动能力 (mobility)、自我照顾能力 (self-care)、日常活动能力 (usual activities)、疼痛/不适 (pain/discomfort)、焦虑/抑郁 (anxiety/depression)。问卷要求受访者根据自己的健康状态，在每个维度中选择最适合自己的选项。EQ-VAS用来评估其总体健康状况。EQ-VAS是在一条垂直的标尺上，记录受访者的自评健康状态。标尺的刻度是0～100，0表示"您想象中最差的健康状态"，100表示"您想象中最好的健康状态"。方便、简明易懂是EQ-5D主要优点。EQ-5D覆盖了肌肉骨骼相关疾病最重要的内容与健康相关的生活质量维度。但与SF-36相比，EQ-5D在国内应用较少，现在使用EQ-5D的频率正在逐步增加[44]。

3. ODI　　ODI的作用是评估腰痛对患者健康生活质量评分。ODI通过分析10项内容（疼痛强度、生活自理、坐位、站立、行走、提物、睡眠、性生活、社交和旅行）给患者的疾病情况打分，每个问题6个选项，每个问题的最高得分为5分，选择第一个选项得分为0分，依次选择最后一个选项得分为5分，如果有10个问题都做了问答，记分方法是：实际得分/50（最高可能得分）×100%，如果有一个问题没有回答，则记分方法是：实际得分/45（最高可能得分）×100%，打分越高说明疾病越严重。ODI具有良好的效度、信度和灵敏度。

4. SRS-22　　SRS-22的作用是评估脊柱畸形对患者健康相关生活质量的影响，涉及功能状况/活动能力（问题5、9、12、15、18）、疼痛（问题1、2、8、11、17）、自我形象（问题4、6、10、14、19）、心理状况（问题3、7、13、16、20）和治疗满意度（问题21、22）

共 5 个维度，其中治疗满意度仅在随访时评估。SRS 共有 SRS-22、SRS-24、SRS-29 和 SRS-30 四个版本，其中 SRS-22 是目前经过认证且应用最为广泛的版本。SRS-22 在 ASD 中被认为具有较高的内部一致性、可重复性和辨别性[45]。

5. JOA 评分　　JOA 评分包括主观症状、临床体征、日常活动限制情况 3 大方面。JOA 评分最高为 29 分，最低 0 分。分数越低表明功能障碍越明显。改善分数 = 治疗后评分 - 治疗前评分，治疗后评分改善率 =[(治疗后评分 - 治疗前评分)/29- 治疗前评分]×100%。通过改善指数可反映患者治疗前后腰椎功能的改善情况，通过治疗后评分改善率可了解临床治疗效果。治疗后评分改善率还可对应于通常采用的疗效判定标准：治疗后评分改善率为 100% 时为治愈；大于 60% 为显效；25% ～ 60% 为有效；小于 25% 为无效。

6. VAS　　VAS 最早在心理学上用于情绪的量化，也是一种常用的急性和慢性疼痛的量化评估方法，该法比较灵敏，有可比性。在纸上面画一条 10 cm 的横线，横线的一端为 0，表示无痛；另一端为 10，表示剧痛；中间部分表示不同程度的疼痛。患者在代表自身疼痛强度的点上做标记。使用尺子测量无疼痛点（0）与患者标记之间的距离来确定评分。其得分可采用厘米（cm）作为计量单位，使用 0 ～ 10 分来表示；也可以采用毫米（mm）作为计量单位，使用 0 ～ 100 分来表示。虽然 VAS 是一种简单、有效的评估疼痛的方法，但其在实际使用过程中也存在一定的困难，尤其是在老年人和弱势人群中，部分受试者难以理解及使用 VAS 来评估疼痛强度。另外，VAS 只能评估疼痛的强度，每个个体对疼痛的敏感性、耐受性有很大的差异，所以当观察个体内部的动态变化时，其最有价值。而当比较一组个体在某个时间点的变化时，其价值就相对较低。

7. NRS　　NRS 由 0 ～ 10 共 11 个数字组成。测量时医务人员或研究者向患者提供一张包含数字 0 到 10 的评分表，要求患者选择与其当前疼痛程度相对应的数字，描述疼痛强度，数字越大疼痛程度越来越严重：0 无痛；1 ～ 3 轻度疼痛（疼痛不影响睡眠）；4 ～ 6 中度疼痛；7 ～ 9 重度疼痛（不能入睡或者睡眠中痛醒）；10 剧痛[46]。通过询问患者疼痛的程度作出标记或者让患者自己画出一个最能代表自身疼痛程度的数字。NRS 具有较高信度与效度，易于记录。由于疼痛程度转换为数字较难理解，NRS 适用于文化程度相对较高的患者。

（二）HRQOL 评分的最小临床差异值概念及在 ASD 中的应用

ASD 会导致严重的残疾，降低患者整体生活质量，并导致严重的社会疾病负担。与保守治疗相比，手术治疗 ASD 在患者的 HRQOL 评估改善方面具有更大优势。尽管 ASD 手术后出现并发症和再手术的情况较常见，但是患者满意度仍较高[47]。既往对于患者术后的效果评估多用 HRQOL 评估提高的绝对数值来反映，但是 HRQOL 评估的提高不一定意味着患者经历了临床显著更好的恢复过程，单纯评分数值的改变缺乏直接意义或临床重要性。仅根据治疗前后得分差异的假设检验 P 值来判断疗效是不科学的，P 值有统计学意义不代表有临床意义。因此，一些学者提出最小临床重要差异值（minimal clinical important difference，MCID）的概念。MCID 被认为是指 HRQOL 评估中被认为是被患者认可的最小绝对变化值，即衡量治疗效果的临界阈值[48]。临床研究中，如果治疗前后的 HRQOL 评估假设检验 $P < 0.05$，并且差异大于 MCID，那么既有统计学差异，又有临床差异。

末次随访时各维度得分减去术前相应得分得到评分变化值，计算各维度得分达 MCID 的百分比可用于评估手术疗效。但是不同类型术后患者的 MCID 有差异。一项纳入 454 例腰椎手术患者的研究发现 HRQOL 评估各维度得分的 MCID 分别为：VAS 腰痛 1.2 分；VAS 腿疼 1.6 分，

ODI 12.8 分，PCS 4.9 分[49]；文献报道日本人群 ASD 的 SRS-22 的 MCID 阈值为：自我形象 1.05，功能状况/活动能力 0.90，疼痛 0.85，心理状况 0.70，亚组分数 1.05[50]。而 SRS-22 在 DLS 术后患者各个维度的 MCID 阈值分别为：自我形象 1.17，功能状况/活动能力 0.40，疼痛 0.60，心理状况 0.42，亚组分数 0.53，总分 0.77；SF-36-PCS7.83；SF-36-MCS 5.14[51-54]。笔者前期对 123 例退行性脊柱侧凸患者随访至少 2 年研究发现，随访时 HRQOL 评估得分较术前均显著改善，77.2%、72.4%、76.4% 和 89.4% 患者分别在 SRS-22 疼痛、功能、外观和心理领域达到 MCID 阈值[19]。而近期一项对于 167 名 ASD 患者术后随访至少 2 年研究提示，SRS-22 各项 MCID 阈值达到率：功能为 36.5%，疼痛为 46.1%，亚组分数为 44.3%[50]。近期也有研究对比了北美人和日本人群的 ASD 患者发现，尽管从基线到术后 2 年 SRS-22 各项评分有类似的改善，但北美患者组 ASD 术后在功能、疼痛和亚组分数方面达到 SRS-22 MCID 阈值的患者比例高于日本组。这可能意味着北美和日本的患者对观察到的临床状态变化的价值可能不同。这说明不同人种、不同生活方式可能对于 MCID 的阈值也是有影响的[55]。

(李危石)

本节参考文献

1. BESS S, PROTOPSALTIS T S, LAFAGE V, et al. Clinical and radiographic evaluation of adult spinal deformity. Clin Spine Surg, 2016, 29(1): 6−16.
2. SCHWAB F, EL-FEGOUN A B, GAMEZ L, et al. A lumbar classification of scoliosis in the adult patient: preliminary approach. Spine (Phila Pa 1976), 2005, 30(14): 1670−1673.
3. GLASSMAN S D, BRIDWELL K, DIMAR J R, et al. The impact of positive sagittal balance in adult spinal deformity. Spine (Phila Pa 1976), 2005, 30(18): 2024−2029.
4. SCHWAB F, FARCY J P, BRIDWELL K, et al. A clinical impact classification of scoliosis in the adult. Spine (Phila Pa 1976), 2006, 31(18): 2109−2114.
5. LOWE T, BERVEN S H, SCHWAB F J, et al. The SRS classification for adult spinal deformity: building on the King/Moe and Lenke classification systems. Spine (Phila Pa 1976), 2006, 31 (19 Suppl): S119−125.
6. SCHWAB F, LAFAGE V, FARCY J P, et al. Surgical rates and operative outcome analysis in thoracolumbar and lumbar major adult scoliosis: application of the new adult deformity classification. Spine (Phila Pa 1976), 2007, 32(24): 2723−2730.
7. SCHWAB F, UNGAR B, BLONDEL B, et al. Scoliosis Research Society-Schwab adult spinal deformity classification: a validation study. Spine (Phila Pa 1976), 2012, 37(12): 1077−1082.
8. SCHWAB F J, BLONDEL B, BESS S, et al. Radiographical spinopelvic parameters and disability in the setting of adult spinal deformity: a prospective multicenter analysis. Spine (Phila Pa 1976), 2013, 38(13): E803−1812.
9. YILGOR C, SOGUNMEZ N, BOISSIERE L, et al. Global alignment and proportion (GAP) score: development and validation of a new method of analyzing spinopelvic alignment to predict mechanical complications after adult spinal deformity surgery. J Bone Joint Surg Am, 2017, 99(19): 1661−1672.
10. JACOBS E, VAN ROYEN B J, VAN KUIJK S M J, et al. Prediction of mechanical complications in adult spinal deformity surgery-the GAP score versus the Schwab classification. Spine J, 2019, 19(5): 781−788.
11. HU P, YU M, SUN Z, et al. Analysis of global sagittal postural patterns in asymptomatic Chinese adults. Asian Spine J, 2016, 10(2): 282−288.

12. 孙卓然，李危石，陈仲强，等．正常国人脊柱－骨盆矢状位序列拟合关系研究．中国脊柱脊髓杂志，2015，25(01)：1-5．
13. 马清伟，李危石，孙卓然，等．中老年人群脊柱－骨盆矢状位参数及其序列拟合关系．中国脊柱脊髓杂志，2016，26(02)：146-150．
14. LEGAYE J, DUVAL-BEAUPERE G. Sagittal plane alignment of the spine and gravity: a radiological and clinical evaluation. Acta Orthop Belg, 2005, 71(2): 213-220.
15. SCHWAB F, LAFAGE V, PATEL A, et al. Sagittal plane considerations and the pelvis in the adult patient. Spine (Phila Pa 1976), 2009, 34(17): 1828-1833.
16. VIALLE R, LEVASSOR N, RILLARDON L, et al. Radiographic analysis of the sagittal alignment and balance of the spine in asymptomatic subjects. J Bone Joint Surg Am, 2005, 87(2): 260-267.
17. LEE C S, CHUNG S S, PARK S J, et al. Simple prediction method of lumbar lordosis for planning of lumbar corrective surgery: radiological analysis in a Korean population. Eur Spine J, 2014, 23(1): 192-197.
18. 李危石，费晗，陈仲强，等．退变性腰椎侧凸患者腰椎前凸矫正程度与疗效的关系．中国脊柱脊髓杂志，2016，26(10)：912-918．
19. YUAN L, ZENG Y, CHEN Z, et al. Risk Factors associated with failure to reach minimal clinically important difference after correction surgery in patients with degenerative lumbar scoliosis. Spine (Phila Pa 1976), 2020, 45(24): E1669-1676.
20. CECCHINATO R, BERJANO P, ZERBI A, et al. Pedicle screw insertion with patient-specific 3D-printed guides based on low-dose CT scan is more accurate than free-hand technique in spine deformity patients: a prospective, randomized clinical trial. Eur Spine J, 2019, 28(7): 1712-1723.
21. RAJASEKARAN S, VIDYADHARA S, RAMESH P, et al. Randomized clinical study to compare the accuracy of navigated and non-navigated thoracic pedicle screws in deformity correction surgeries. Spine (Phila Pa 1976), 2007, 32(2): E56-64.
22. CHEN P C, CHANG C C, CHEN H T, et al. The accuracy of 3D printing assistance in the spinal deformity surgery. Biomed Res Int, 2019, 2019: 7196528.
23. RALEY D A, MOBBS R J. Retrospective computed tomography scan analysis of percutaneously inserted pedicle screws for posterior transpedicular stabilization of the thoracic and lumbar spine: accuracy and complication rates. Spine (Phila Pa 1976), 2012, 37(12): 1092-1100.
24. GERTZBEIN S D, ROBBINS S E. Accuracy of pedicular screw placement in vivo. Spine (Phila Pa 1976), 1990, 15(1): 11-14.
25. 董骐源，曾岩，陈仲强．脊柱侧凸手术中椎弓根螺钉置钉技术的研究进展．中国脊柱脊髓杂志，2019，29(11)：1023-1027．
26. SOROCEANU A, DIEBO B G, BURTON D, et al. Radiographical and implant-related complications in adult spinal deformity surgery: incidence, patient risk factors, and impact on health-related quality of life. Spine (Phila Pa 1976), 2015, 40(18): 1414-1421.
27. LEE J, PARK Y S. Proximal junctional kyphosis: diagnosis, pathogenesis, and treatment. Asian Spine J, 2016, 10(3): 593-600.
28. ZHAO J, YANG M, YANG Y, et al. Proximal junctional kyphosis in adult spinal deformity: a novel predictive index. Eur Spine J, 2018, 27(9): 2303-2311.
29. 袁磊，陈萧霖，曾岩，等．退变性腰椎侧凸患者椎旁肌退变与术后近端交界性后凸的相关性研究．中国脊柱脊髓杂志，2018，28(05)：425-433．
30. 陈萧霖，曾岩，陈仲强，等．退变性腰椎侧凸后路长节段固定融合术后近端交界性后凸的危险因素分析．中国脊柱脊髓杂志，2017，(07)：612-621．
31. HART R A, MCCARTHY I, AMES C P, et al. Proximal junctional kyphosis and proximal junctional failure. Neurosurg Clin N Am, 2013, 24(2): 213-218.

32. PASSIAS P G, KLINEBERG E O, JALAI C M, et al. Hospital readmission within 2 years following adult thoracolumbar spinal deformity surgery: prevalence, predictors, and effect on patient-derived outcome measures. Spine (Phila Pa 1976), 2016, 41(17): 1355−1364.
33. SMITH J S, SHAFFREY C I, KLINEBERG E, et al. Complication rates associated with 3-column osteotomy in 82 adult spinal deformity patients: retrospective review of a prospectively collected multicenter consecutive series with 2-year follow-up. J Neurosurg Spine, 2017, 27(4): 444−457.
34. WANG H, GUO J, WANG S, et al. Instrumentation failure after posterior vertebral column resection in adult spinal deformity. Spine (Phila Pa 1976), 2017, 42(7): 471−478.
35. GALBUSERA F, VOLKHEIMER D, REITMAIER S, et al. Pedicle screw loosening: a clinically relevant complication? Eur Spine J, 2015, 24(5): 1005−1016.
36. TROBISCH P D, DUCOFFE A R, LONNER B S, et al. Choosing fusion levels in adolescent idiopathic scoliosis. J Am Academy Orthop Surg, 2013, 21(9): 519−528.
37. GHASEMI A, STUBIG T, A NASTO L, et al. Distal junctional kyphosis in patients with Scheuermann's disease: a retrospective radiographic analysis. Euro Spine J, 2017, 26(3): 913−920.
38. MCCARTHY I M, HOSTIN R A, O'BRIEN M F, et al. Analysis of the direct cost of surgery for four diagnostic categories of adult spinal deformity. Spine J, 2013, 13(12): 1843−1848.
39. MCCARTHY I M, HOSTIN R A, AMES C P, et al. Total hospital costs of surgical treatment for adult spinal deformity: an extended follow-up study. Spine J, 2014, 14(10): 2326−2333.
40. TERRAN J, MCHUGH B J, FISCHER C R, Et al. Surgical treatment for adult spinal deformity: projected cost effectiveness at 5-year follow-up. Ochsner J, 2014, 14(1): 14−22.
41. ARUTYUNYAN G G, ANGEVINE P D, BERVEN S. Cost-Effectiveness in Adult Spinal Deformity Surgery. Neurosurg, 2018, 83(4): 597−601.
42. LAM C L, TSE E Y, GANDEK B, et al. The SF-36 summary scales were valid, reliable, and equivalent in a Chinese population. J Clin Epidemiol, 2005, 58(8): 815−822.
43. YERAMANENI S, AMES C P, BESS S, et al. Center variation in episode-of-care costs for adult spinal deformity surgery: results from a prospective, multicenter database. Spine J, 2018, 18(10): 1829−1836.
44. WANG H, KINDIG D A, MULLAHY J. Variation in Chinese population health related quality of life: results from a EuroQol study in Beijing, China. Qual Life Res, 2005, 14(1): 119−132.
45. PIERCE K E, PASSIAS P G, ALAS H, et al. Does Patient Frailty Status Influence Recovery Following Spinal Fusion for Adult Spinal Deformity: An Analysis of Patients With 3-Year Follow-up. Spine (Phila Pa 1976), 2020, 45(7): E397−405.
46. WILLIAMSON A, HOGGART B. Pain: a review of three commonly used pain rating scales. J Clin Nurs, 2005, 14(7): 798−804.
47. SOROCEANU A, BURTON D C, OREN J H, et al. Medical complications after adult spinal deformity surgery: incidence, risk factors, and clinical impact. Spine (Phila Pa 1976), 2016, 41(22): 1718−1723.
48. CRAWFORD C H, 3RD, GLASSMAN S D, BRIDWELL K H, et al. The minimum clinically important difference in SRS-22R total score, appearance, activity and pain domains after surgical treatment of adult spinal deformity. Spine, 2015, 40(6): 377−381.
49. COPAY A G, GLASSMAN S D, SUBACH B R, et al. Minimum clinically important difference in lumbar spine surgery patients: a choice of methods using the Oswestry Disability Index, Medical Outcomes Study Questionnaire Short Form 36, and pain scales. Spine J, 2008, 8(6): 968−974.
50. ARIMA H, HASEGAWA T, YAMATO Y, et al. Factors Associated with improved quality of life outcomes in patients undergoing surgery for adult spinal deformity. Spine (Phila Pa 1976), 2021, 46(6): E384−391.
51. CARREON L Y, KELLY M P, CRAWFORD C H, et al. SRS-22R minimum clinically important difference and substantial clinical benefit after adult lumbar scoliosis surgery. Spine Deformity, 2018, 6(1): 79−83.

52. CRAWFORD C H, GLASSMAN S D, BRIDWELL K H, et al. Minimum clinically important difference (MCID) in SRS-22R appearance, activity and pain domains after surgical treatment of adult spinal deformity. The Spine J, 2014, 14 (11, Supplement): S19.

53. YUKSEL S, AYHAN S, NABIYEV V, et al. Minimum clinically important difference of the health-related quality of life scales in adult spinal deformity calculated by latent class analysis: is it appropriate to use the same values for surgical and nonsurgical patients? Spine J, 2019, 19(1): 71-78.

54. BIN ABD RAZAK H R, DHOKE P, TAY K-S, et al. Single-Level Minimally invasive transforaminal lumbar interbody fusion provides sustained improvements in clinical and radiological outcomes up to 5 years postoperatively in patients with neurogenic symptoms secondary to spondylolisthesis. Asian spine J, 2017, 11(2): 204-212.

55. ARIMA H, CARREON L Y, GLASSMAN S D, et al. Cultural variations in the minimum clinically important difference thresholds for srs-22r after surgery for adult spinal deformity. Spine Deform, 2019, 7(4): 627-632.

第二章
侧路腰椎椎间融合术的应用解剖

第一节
侧路 / 侧前路腰椎椎间融合术相关解剖

侧路 / 侧前路腰椎椎间融合术可经腰大肌或利用腰大肌前方和大血管的间隙进入并暴露椎体及椎间盘侧方区域进行椎间融合操作。根据外科医生的偏好，患者手术体位可选择右侧或左侧卧位，但为了避免激惹下腔静脉，取右侧卧位、左侧入路是首选[1]。熟悉解剖结构对掌握手术技术，减少入路相关并发症具有重要的价值。

一、侧腹壁解剖

侧腹壁的入路层次包括：皮肤、皮下脂肪、腹外斜肌、腹内斜肌、腹横肌、腹横筋膜，到达腹膜后间隙。在这些层次结构中，腹横筋膜和腹膜是比较容易混淆的两个结构，两者鉴别要点在于：腹横筋膜表面极少有脂肪存在，而腹膜表面可见大量脂肪组织。

术者可由腹膜后间隙直接进入，腹膜内容物会由于体位关系前移。钝性分离触摸到腰大肌后放置通道逐级扩张。腰大肌被轻轻推开后会向后收缩（也有术者腰大肌前 1/3 区域劈分暴露术野）[1]，大血管和（或）其分支则略向前下方移动，形成 LLIF 术的操作"安全窗"，到达椎体及椎间盘侧方区域，术者在各节段可触及具有不同曲率的椎体侧面[2]。值得注意的是，由于腰大肌自身的形态特点和分布差异，若选择腰大肌前方和大血管的间隙进行融合操作，上腰椎的"安全窗"会显著小于下腰椎，并且在右侧卧位下，实际的操作空间会比平卧位进一步减小[3]；考虑到国人的"安全窗"小于欧美人群的客观事实，术者在术前评估中应全面评估"安全窗"大小的影响因素包括：BMI、体位、手术节段等，尽可能降低医源性血管神经及软组织损伤的发生率[4]。

二、组织解剖

（一）腹膜后间隙

腹膜后间隙位于沿后腹壁的腹膜和横膈膜至骨盆边缘的腹横筋膜之间。腹膜后间隙实际上由三个不同的空间组成：肾旁前间隙、肾周间隙和肾旁后间隙。Kanemura 等[5]较为详细地描述了这一解剖结构，并简要总结如下：肾旁前间隙以腹膜后壁筋膜、前肾筋膜和侧肾筋膜为界，该间隙内存在升结肠和降结肠、十二指肠环和胰腺；肾周间隙以肾前筋膜和肾后筋膜为界，该间隙主要有肾脏、肾血管、肾上腺、肾盂和近端输尿管；肾旁后间隙以肾后筋膜、圆锥外侧筋膜、腹横筋膜、腰肌筋膜、膈下层为界，开口位于骨盆下方，该间隙内主要是腹膜后脂肪组织填充。在确定腰大肌位置之前，术者钝性分离腹膜后组织先触及横突和腰方肌，以此来确保入路位于肾旁后间隙内[6]。

（二）腰丛

LLIF 术相关的腰丛神经损伤发生率在 1.6%～28%，被认为是该类手术的最主要并发症[7]。腰丛由 L1-L4 根的腹侧支和 T12 腹侧支的一部分组成，大部分分支在腰大肌内穿行或交会，而通道对腰大肌的直接损伤和过度牵拉是引起腰丛神经损伤的主要原因[8]，因此，熟悉腰丛神经在腰椎侧方区域的解剖特点极为重要。一般而言，腰椎间盘侧方Ⅰ～Ⅱ区（22～31 mm）无神经主干走行，腰丛神经主要位于后方的Ⅲ～Ⅳ区，从头端向尾端逐渐向椎体腹侧延伸，特别是 L4/5 节段腰丛神经延伸显著增加，大多进入Ⅲ区或更偏前方，术中损伤风险最大[9-11]（图 2-1）。基于该解剖学基础，李方财等通过神经电生理监测和术前的影像学评估，选择在腰大肌前 1/3 部分进行劈分操作，提出了一种改良的 LLIF 术，又称猫眼腰椎椎间融合（crenel lumbar interbody fusion，CLIF）术，能有效避免腰丛神经损伤的发生[12]。值得提出的是，在腰椎畸形（侧凸、后凸等）患者中，正常的腰丛神经解剖学位置会出现改变：根据复旦大学附属华山医院脊柱外科中心的评估结论[13]，腰椎侧凸患者的侧凸方向及椎体旋转程度会显著影响腰大肌及大血管的相对位置，提示术者应将侧入路融合术的操作窗向腹侧或者背侧调整，尽量避免腰大肌的过分牵拉和腰丛神经的术中损伤。

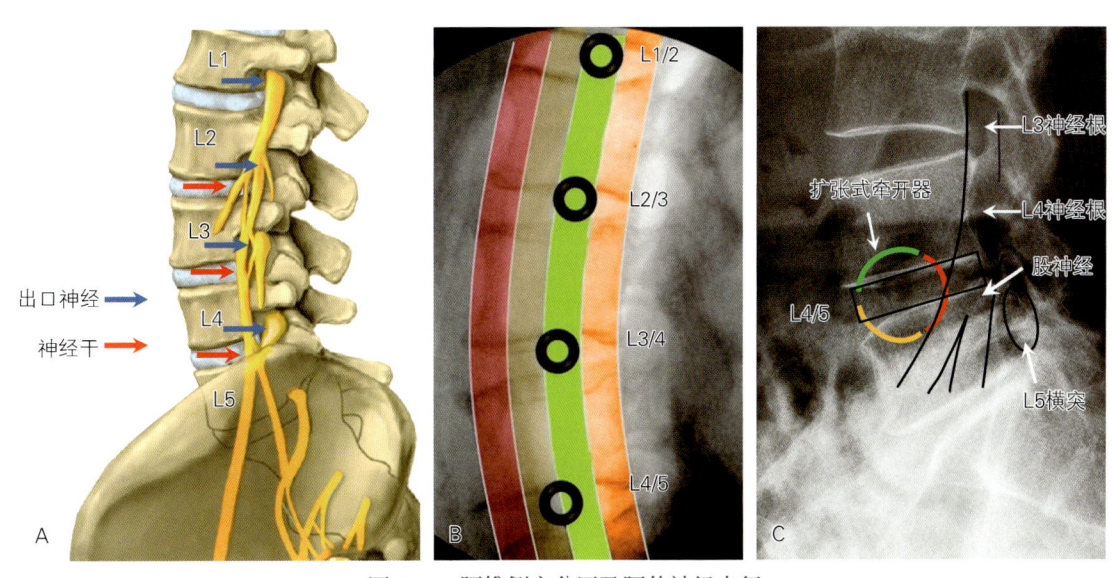

图 2-1 腰椎侧方分区及腰丛神经走行

腰椎侧方腰丛神经分布（A）；腰椎侧方分区：红色为血管风险区，橙色为神经风险区，黄色为中风险区，绿色为低风险区（B）；圆形（三色弧组成）可扩展通道在内下侧缘置入时，其中橙色弧和红色弧可能对神经干造成损伤或压迫，红色弧的神经损伤风险最大（C）

在诸多腰丛神经中，主要的运动神经（股神经、闭孔神经）及感觉神经（生殖股神经）解剖学位置须引起术者的特别重视（图 2-2）。

1. 股神经 股神经损伤是最为严重的神经损伤并发症，常常严重影响膝关节活动，且功能恢复较为困难[14]。股神经起始于 L2、L3 和 L4 腹支，它是腰丛最大的分支。股神经沿外侧和下方向斜行穿过腰大肌，沿腰大肌深面下行，约在腹股沟韧带上方 4 cm 处穿出腰大肌筋膜[15]。股神经通常在 L3-L4 的后方区域走行，并在 L4/5 椎间盘中点附近转向前方。Davis 等[16] 对 18 具尸体进行了研究，发现其中 10 具尸体的股神经走行于椎间隙的后方，

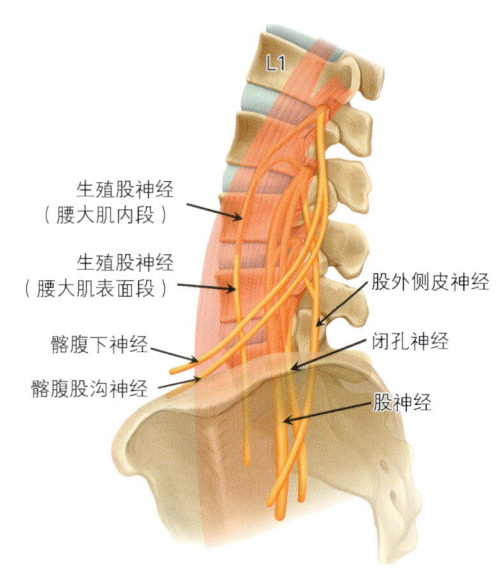

图 2-2 股神经、闭孔神经及生殖股神经的解剖学位置

5 具尸体发自 L2 和 L3 神经，在穿过椎间隙的后方，与 L4 神经合并在 L4/5 椎间盘远端汇成股神经，另有 3 具尸体的股神经位于 L4/5 椎间隙的中点。

2. 闭孔神经　　闭孔神经损伤相对少见，据报道发生率约为 2.6%[17]。闭孔神经由 L2-L4 腹侧支形成，文献中提示它的走行存在着较大的变异性。通常情况下，它在骨盆边缘沿着腰大肌内侧壁，走行在腰大肌后方或内部，并从椎间隙正外侧向下走行[18-20]。一项对 10 具尸体的 20 条闭孔神经的研究发现，在所有标本中，闭孔神经都位于腰大肌的深处，而没有穿过骨盆后内侧的肌肉[19]。

3. 生殖股神经　　生殖股神经损伤常导致大腿内侧及腹股沟处的麻木和疼痛[14]，其发自于腰大肌内，由 L1 和 L2 的神经纤维组成。它在腰大肌内斜向走行，在 L3-L4 水平由腰大肌前方穿出。随后，继续沿腰大肌筋膜斜向下走行，并在腹股沟韧带之前分为生殖支和股支[21]。生殖股神经及其走行都存在着一定的变异。尸体研究表明，约 50% 的生殖股神经在腹股沟韧带之前作为一个主干分为生殖支和股支，30% 作为一个主干在腹股沟韧带之前不分开，另外的 20% 作为两个单独的分支在腰大肌内已经分开，并沿着腰大肌前方走行[22]。

（三）交感神经链

通过腰大肌前方和大血管的间隙进行融合操作所导致的交感神经链损伤发生率为 1.7%～9.9%，高居神经损伤并发症第 2 位，甚至高于 XLIF、DLIF 等经腰大肌入路术式[7, 23, 24]，需引起术者的高度重视。根据复旦大学附属华山医院骨科的解剖学研究数据[25, 26]，腰椎交感神经链（lumbar sympathetic trunk，LST）通常位于椎体前 1/3 处，且始终位于腰大肌内侧边缘或其附近[25, 27]，通过致密组织附着于 L2/3、L3/4、L4/5 椎间盘上，并沿椎体前方向前、向远端走行，顶点常常位于 L3-L4 水平（图 2-3）。基于该解剖学特点，主动脉和交感神经链之间的安全工作窗口大小在各节段水平具有较大的差异：从 L2/3 处的 1.3 cm 减小到 L4/5 处的 0.9 cm，而腰大肌和交感神经链之间的距离在 L2-L5 节段始终小于 0.3 cm[25]。腰椎交感神经链的解剖学位置决定了手术节段越靠尾端，交感神经链受伤的风险越高，也提示术者在椎体前外侧区域谨慎钝性分离的重要性。值得指出的是，腰椎的畸形也会导致交感神经链的相对位置发生变异，在术中须引起足够的重视[13]。

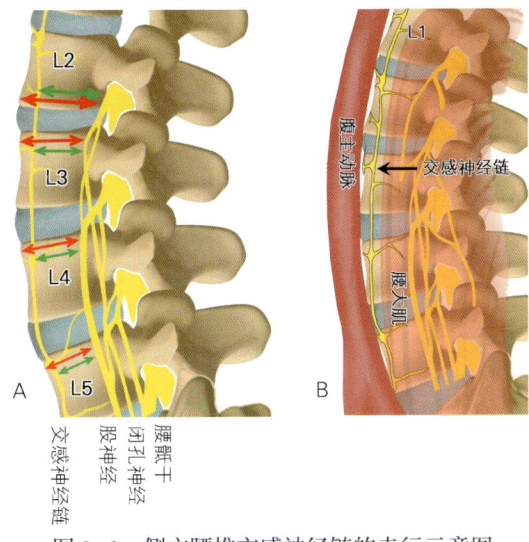

图 2-3 侧方腰椎交感神经链的走行示意图

交感神经链与腰丛神经的关系，红色箭头所示为腰丛神经至椎体前缘距离，绿色箭头所示为交感神经链与腰丛神经的距离（A）；交感神经链（黑色箭头）与大血管、腰大肌的关系（B）

（四）腰椎侧方动静脉

LLIF 术导致的血管损伤并发症较少，值得关注的主要动静脉损伤为腰椎节段动脉、腰升静脉和髂腰静脉[24]。

1. 腰椎节段动脉　　腰椎节段动脉起自腹主动脉后壁，紧贴椎体侧方凹面向后外侧走行，自椎间孔前缘发出 3 个主要分支，脊前支、横突前支和背侧支，形成椎管内、外两组血管网。加拿大学者 Beverdge 等纳入 21 例尸体标本、41 例志愿者 CT 血管造影（CT angiography，CTA），共 483 根腰椎节段动脉进行研究后发现，96.5% 的腰椎节段动脉为左右成对分布，并且在 233 对腰椎节段动脉中，有 37 对（16%）由同一主动脉分支发出；相邻两对节段动脉之间的平均距离沿腹主动脉大致相等[28]。值得指出的是，上腰椎的节段动脉分布稳定且对称，下腰椎的节段动脉却存在较多变异：日本学者 Tezuka 等分析了 323 例志愿者的腰椎 CTA 影像后发现，L5 的节段动脉无论左右侧，存在率均远远低于 L1-L4，仅为 4.6%（右侧）和 8.7%（左侧），且由于 L5 节段动脉往往缺如，L5 节段后方的血供来源多变，上关节突血供多来自 L4 椎体节段动脉，下关节突血供多来自髂腰动脉[29]。

在国内，复旦大学附属华山医院骨科通过影像学检查，对 102 名志愿者共 404 根腰椎节段动脉开展了较为系统的研究，并为将来符合国人解剖学特点的侧入路手术器械设计提供了理论依据[18, 30]，结果表明（图 2-4）：8.8% 的患者存在 L4 节段血管缺如，95.1% 的患者存在 L5 节段动脉缺如；在 L4 节段血管缺如的患者中，88.9% 存在 L3 节段血管跨越 L3/4 椎间盘的情况，而在 L5 节段血管缺如的患者中，有 25.8% 的患者存在 L4 节段血管跨越 L4/5 椎间盘的情况；L1 到 L4 节段动脉的发出角度（与腹主动脉长轴的夹角）存在显著差异，在椎体前半部分，L1 及 L2 腰椎节段动脉较 L3 及 L4 腰椎节段动脉更靠近椎体下壁，而在椎体后壁处，L3 及 L4 腰椎节段动脉较 L1 及 L2 腰椎节段动脉更靠近椎体下壁。该研究结果提示，术者在处理 L1/2 及 L2/3 腰椎间盘前半部分时可能损伤接近 L1 及 L2 下壁的节段动脉，在处理 L3/4 椎间盘前半部分时可能损伤接近 L4 上壁的节段动脉，当操作涉及 L3/4 或 L4/5 后半部分椎间盘时应注意防止损伤接近 L3 或 L4 下壁的节段动脉。

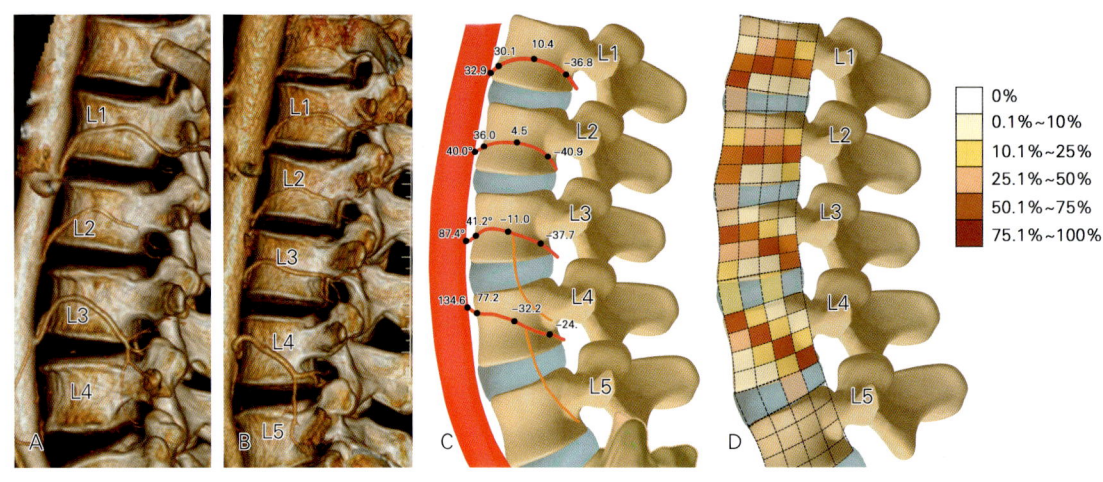

图 2-4　腰椎节段血管解剖

L4 节段血管缺如（A）；L5 节段血管缺如（B）；腰椎节段动脉走行（黄线为可能存在的血管分支）（C）；腰椎节段动脉分布频率图（D）

2. 腰升静脉和髂腰静脉　腰升静脉多起自髂总静脉，也可起自髂腰静脉，位于椎体侧方，无静脉瓣，损伤后可引起严重的出血。腰升静脉沿腰大肌内侧缘、毗邻腰交感神经链上行，沿途与腰节段静脉相交通，在 L4/5 水平椎间盘腹侧易被发现；而髂腰静脉相当于 L5 节段静脉，也无静脉瓣，常位于 L4/5 椎间盘水平侧方，走行于椎体和髂总静脉之间（图 2-5）[31]。

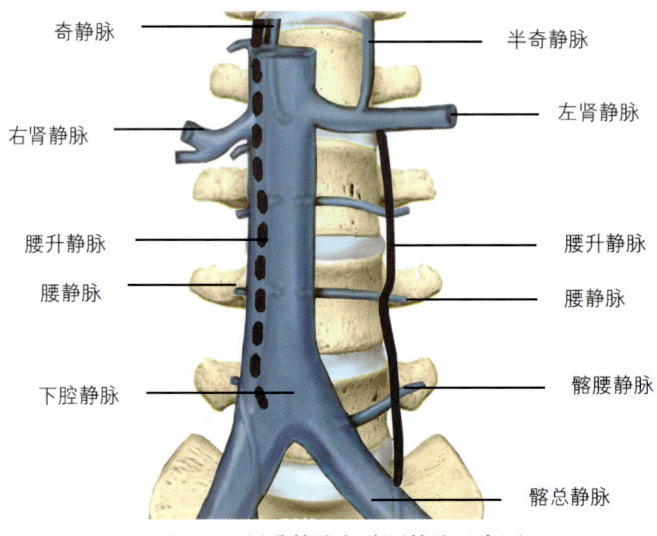

图 2-5　腰升静脉和髂腰静脉示意图

（五）输尿管

肾或输尿管损伤相关的并发症在经腰大肌（0.0%）和腰大肌前（1.1%）入路中较为罕见[32]。输尿管长 25 ～ 30 cm，从起始部开始沿着腰大肌的前部或前外侧走行。研究表明，输尿管和腰大肌在进入骨盆的过程中有着密切的关系：输尿管开始走行于腰大肌头端前外侧方，而尾端则走行至骨盆内的腰大肌前方和内侧；在 L2、L3 和 L4 水平，输尿管后方距离椎体前方的平均长度为 2.5 cm、3 cm 和 1 cm，一般情况下输尿管继续向下走行于 L5 椎体前缘；侧卧位时，输尿管位于上腰椎椎体后 1/3 处，L3 椎体中 1/3 处，L4/5 椎体前 1/3 处[33]。Fujibayashi 等通过对 27 例患者增强 CT 图像分析，综合观察到 L2/3、L3/4、L4/5 水平的 125 处输尿管的走行统计，根据研究者判断，得出其中 113 处（90.4%）输尿管都距侧入路手术操作窗较近，存在损伤风险[34]，在这之中，XLIF 术中输尿管更容易出现在手术区域内，损伤风险较大[35]。

（陈誉　张帆　王洪立　马晓生）

本节参考文献

1. CRUTCHER C, ZHANG H, BROWN C. Relevant anatomy for lateral access surgery. Seminars in Spine Surgery, 2022, 34(2): 100940.
2. HUANG W, WANG H, ZHOU P, et al. Analysis of the curvature and morphologic features of the lumbar vertebral endplates through the transverse section: a radioanatomical study. World Neurosurg, 2021, 150: E500-510.
3. ZHANG F, XU H, YIN B, et al. Does right lateral decubitus position change retroperitoneal oblique corridor? A radiographic evaluation from l1 to l5. Eur Spine J, 2017, 26(3): 646-650.
4. 张帆，马晓生，夏新雷，等. 体位改变对腰椎前斜入路通道影响的影像学分析. 中国脊柱脊髓杂志, 2016, 26(4): 310-315.
5. KANEMURA T, SATAKE K, NAKASHIMA H, et al. Understanding Retroperitoneal Anatomy for Lateral Approach Spine Surgery. Spine Surg Relat Res, 2017, 1(3): 107-120.
6. OZGUR B M, ARYAN H E, PIMENTA L, et al. Extreme lateral interbody fusion (XLIF): a novel surgical technique for anterior lumbar interbody fusion. Spine J, 2006, 6(4): 435-443.
7. SILVESTRE C, MAC-THIONG J M, HILMI R, et al. Complications and morbidities of mini-open anterior retroperitoneal lumbar interbody fusion: oblique lumbar interbody fusion in 179 patients. Asian Spine J, 2012, 6(2): 89-97.
8. REGEV G J, CHEN L, DHAWAN M, et al. Morphometric analysis of the ventral nerve roots and retroperitoneal vessels with respect to the minimally invasive lateral approach in normal and deformed spines. Spine (Phila Pa 1976), 2009, 34(12): 1330-1335.
9. KEPLER C K, BOGNER E A, HERZOG R J, et al. Anatomy of the psoas muscle and lumbar plexus with respect to the surgical approach for lateral transpsoas interbody fusion. Eur Spine J, 2011, 20(4): 550-556.
10. URIBE J S, ARREDONDO N, DAKWAR E, et al. Defining the safe working zones using the minimally invasive lateral retroperitoneal transpsoas approach: an anatomical study. J Neurosurg Spine, 2010, 13(2): 260-266.
11. PARK D K, LEE M J, LIN E L, et al. The relationship of intrapsoas nerves during a transpsoas approach to the lumbar spine: anatomic study. J Spinal Disord Tech, 2010, 23(4): 223-228.
12. 李方财，陈其昕，陈维善. 改良侧方入路腰椎椎间融合术及其临床应用. 中华骨科杂志, 2018, 38(4): 212-219.
13. 王洪立，张宇轩，马晓生，等. 腰椎退变性侧凸方向对斜外侧腰椎椎间融合术的影响. 中华骨科杂志, 2020, 40(12): 769-777.
14. LE T V, BURKETT C J, DEUKMEDJIAN A R, et al. Postoperative lumbar plexus injury after lumbar retroperitoneal transpsoas minimally invasive lateral interbody fusion. Spine (Phila Pa 1976), 2013, 38(1): E13-20.
15. Tubbs MLR S, Hanna A, Osouian R. Femoral nerve//PETER O. Surgical anatomy of the lumbar plexus. New York: Thieme, 2018: 27-32.

16. DAVIS T T, BAE H W, MOK J M, et al. Lumbar plexus anatomy within the psoas muscle: implications for the transpsoas lateral approach to the L4-L5 disc. J Bone Joint Surg Am, 2011, 93(16): 1482−1487.
17. ABEL N A, JANUSZEWSKI J, VIVAS A C, et al. Femoral nerve and lumbar plexus injury after minimally invasive lateral retroperitoneal transpsoas approach: electrodiagnostic prognostic indicators and a roadmap to recovery. Neurosurg Rev, 2018, 41(2): 457−464.
18. TUBBS R I, GABEL B, JEYAMOHAN S, et al. Relationship of the lumbar plexus branches to the lumbar spine: anatomical study with application to lateral approaches. Spine J, 2017, 17(7): 1012−1016.
19. IWANAGA J, WARNER T, SCULLEN T A, et al. Relationship of the Obturator Nerve and Psoas Major: Anatomic Study with Application to Avoiding Iatrogenic Injuries. World Neurosurg, 2020, 136: E365−370.
20. Tubbs S, Hanna A, Osouian R. Obturator nerve// MONTALBANO M. Surgical anatomy of the lumbar plexus. New York: Thieme, 2018: 33−37.
21. Tubbs S, Hanna A, Osouian R. Genitofemoral nerve// COX M. Surgical anatomy of the lumbar plexus. New York: Thieme, 2018: 23−26.
22. GEH N, SCHULTZ M, YANG L, et al. Retroperitoneal course of iliohypogastric, ilioinguinal, and genitofemoral nerves: A study to improve identification and excision during triple neurectomy. Clin Anat, 2015, 28(7): 903−909.
23. LI J X, PHAN K, MOBBS R. Oblique lumbar interbody fusion: technical aspects, operative outcomes and complications. World Neurosurg, 2017, 98: 113−123.
24. YOUSSEF J A, MCAFEE P C, PATTY C A, et al. Minimally invasive surgery: lateral approach interbody fusion: results and review. Spine (Phila Pa 1976), 2010, 35(26 Suppl): S302−311.
25. WANG H, ZHANG Y, MA X, et al. Radiographic study of lumbar sympathetic trunk in oblique lateral interbody fusion surgery. World Neurosurg, 2018, 116: E380−385.
26. 王洪立, 张宇轩, 马晓生, 等. 斜外侧腰椎椎间融合术中交感神经损伤风险的解剖学评估. 中华骨科杂志, 2017, 37(16): 1014−1020.
27. FEIGL G C, KASTNER M, ULZ H, et al. Topography of the lumbar sympathetic trunk in normal lumbar spines and spines with spondylophytes. Br J Anaesth, 2011, 106(2): 260−265.
28. BEVERIDGE T S, POWER A, JOHNSON M, et al. The lumbar arteries and veins: Quantification of variable anatomical positioning with application to retroperitoneal surgery. Clin Anat, 2015, 28(5): 649−660.
29. TEZUKA F, SAKAI T, NISHISHO T, et al. Variations in arterial supply to the lower lumbar spine. European Spine Journal, 2016, 25(12): 4181−4187.
30. HUANG W, ZHOU P, XIE L, et al. The trajectory characteristics and clinical significance of the left-sided lumbar segmental artery: a prospective cross-sectional radio-anatomical study. Quant Imaging Med Surg, 2022, 12(3): 1977−1987.
31. JASANI V, JAFFRAY D. The anatomy of the iliolumbar vein. A cadaver study. J Bone Joint Surg Br, 2002, 84(7): 1046−1049.
32. WALKER C T, FARBER S H, COLE T S, et al. Complications for minimally invasive lateral interbody arthrodesis: a systematic review and meta-analysis comparing prepsoas and transpsoas approaches. J Neurosurg Spine, 2019, 30(4): 1−15.
33. VOIN V, KIRKPATRICK C, ALONSO F, et al. Lateral Transpsoas Approach to the Lumbar Spine and Relationship of the Ureter: Anatomic Study with Application to Minimizing Complications. World Neurosurg, 2017, 104: 674−678.
34. FUJIBAYASHI S, OTSUKI B, KIMURA H, et al. Preoperative assessment of the ureter with dual-phase contrast-enhanced computed tomography for lateral lumbar interbody fusion procedures. J Orthop Sci, 2017, 22(3): 420−424.
35. LEE HJ, KIM JS, RYU KS, et al. Ureter Injury as a Complication of Oblique Lumbar Interbody Fusion. World Neurosurg, 2017, 102: 693. e7−693. e14.

第二节
腰椎侧方腰大肌形态特点及其毗邻关系的解剖研究

在 LLIF 术的术野下，腰大肌覆盖了绝大部分腰椎侧方的解剖结构。腰大肌解剖附着特点能够部分解释 L4/5 节段 LLIF 术并发症高企的原因，明确腰大肌下被覆盖的解剖结构与腰大肌的比邻关系对于 LLIF 术的指导意义重大。

一、L4 以上区域腰大肌的解剖及毗邻分布特点

Bogduk[1] 通过解剖学研究发现：在 L1-L4 的腰大肌前部通过一系列相互重叠的肌束附着于腰椎体的侧方，将腰椎侧方的前、后区域分隔，由于腰大肌附着的阻隔，腰大肌深部前、后区域之间的解剖联系主要通过位于腰大肌深面的椎体节段血管束的穿行隧道。然而，腰大肌束几乎不附着于 L5 椎体表面，这使 L5 及其以远的侧方区域的解剖特点与其他腰椎侧方区域显著不同。由于缺乏腰大肌的附着，在 L5 及其以远的侧方区域，实际上形成了一个潜在的裂隙，髂血管、腰升静脉、髂腰静脉、闭孔神经和腰丛等解剖结构分布其中，结构复杂（图 2-6）。

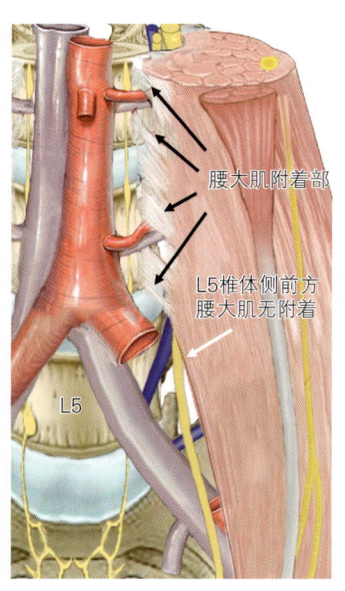

图 2-6　腰椎侧前方腰大肌附着及毗邻示意图

1. L1-L4 椎体侧壁腰大肌附着特点　　腰大肌分为前、后两部分，前部起自 T12-L4 椎体侧壁，后部起自 L1-L5 横突腹侧，并分别于椎体侧壁及横突上形成牢固的附着区，称之为腰大肌"足印"。研究发现，椎体侧壁腰大肌的"足印"并非均匀附着，而是呈现为沿"足印"前部的椎体边缘形成牢固的腱索，但"足印"的后部及椎间盘部分则相对疏松。因此，腰大肌在椎体的前部边缘形成类似"回旋镖"形的牢固附着区，节段血管自椎体侧方中上部横穿，在腰大肌底部形成一条裂孔（可称之为节段血管裂孔），从而使椎体侧壁腰大肌"足印"呈现孤岛样（图 2-7)[2]。

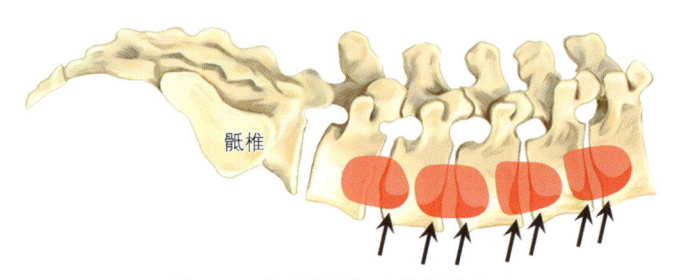

图 2-7 椎体侧壁腰大肌附着特点

椎体侧壁腰大肌的附着并不均匀，椎体的前部边缘，腰大肌附着明显牢固，形似"回旋镖"（深红色区域）。在 L5 椎体侧壁无"回旋镖"结构存在

2. **腰大肌与大血管、交感神经链的毗邻关系** 大血管紧贴椎体前缘平行于腰大肌下行，由于腰大肌腱索的阻挡，在 L1-L4 椎体水平，大血管一般不进入腰大肌的深面，因此，在两者之间形成了一条天然间沟[3,4]。交感神经链走行于大血管/腰大肌间沟底部，除发出交通支沿节段血管裂隙进入腰大肌后方外，主干未进入腰大肌深面[5,6]。

3. **腰大肌与腰椎节段血管的毗邻关系** 节段血管一般自大血管腹侧垂直发出，并横穿腰大肌深面[7]。节段血管发出及进入腰大肌的位置一般位于椎体前部中上区域，但具有一定的变异性[8]。在笔者团队 100 例影像研究中，有 3 例节段血管发出位置接近椎间盘水平进入节段血管裂隙，提示该变异有较高节段血管损伤的风险（图 2-8）。

节段血管进入腰大肌深面后，在椎体的前 1/3 分布较为恒定，近乎平行于椎体终板走行，但在椎体中、后部分布变异较大，并出现分叉，分别走向横突的上、下方，与相邻节段血管汇合形成腰升静脉的主干，并纵行跨过椎间盘的后部（图 2-9）。应注意的是即便在同一水平，左、右侧的节段血管分布可能并不相同。

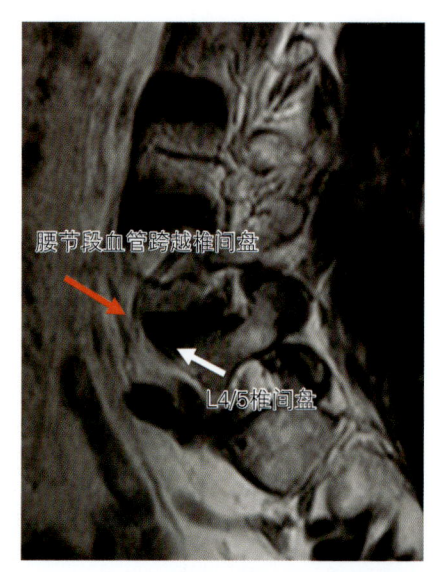

图 2-8 节段血管进入腰大肌前的解剖变异

L4 的节段血管（黄色箭头）发出位置接近椎间盘水平（红色箭头）

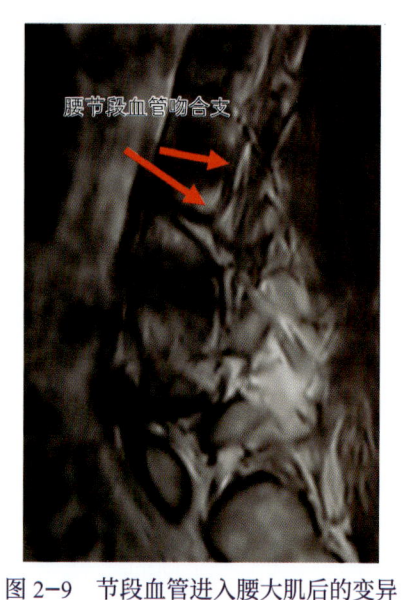

图 2-9 节段血管进入腰大肌后的变异

节段血管在椎体中、后部分布变异较大，并出现分叉，分别走向横突的上、下方，与相邻节段血管汇合形成所谓的"吻合支"，并纵行跨过椎间盘的后部（黄色箭头）

通过影像重叠透视的方法,可以发现腰大肌前区、相邻节段血管之间的区域,几乎没有重要解剖结构分布,是相对的手术安全区,其在解剖上与腰大肌在椎体侧方"足印"的前部相对应,而该区域的中央部分恰好是椎间盘的前部,可以作为侧方腰椎手术的目标操作窗。因其类似于古代城墙的垛口,故称之为腰大肌的"垛口安全区"(图2-10)。

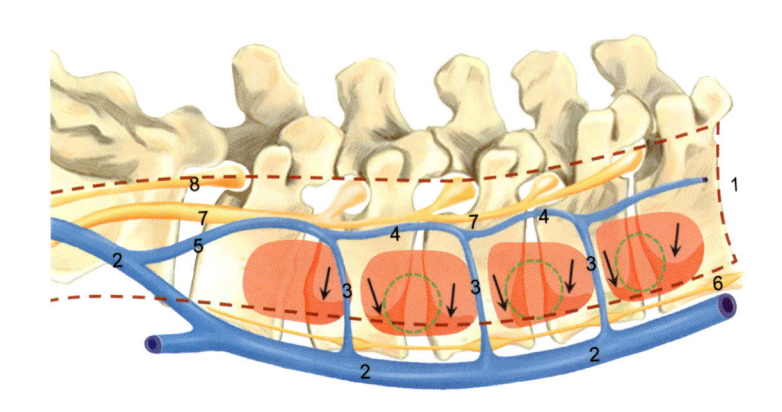

图2-10 "垛口安全区"示意图

腰大肌前缘(红色虚线)牢固附着于椎体并形成腱索将大血管及交感神经隔绝在前方;腰大肌在椎体侧壁、椎间盘上下形成回旋镖样牢固附着(黑色箭头,深红色区);节段血管穿过椎体中上部,但不进入腰大肌附着区;且极少见有重要神经血管进入,称之为"垛口安全区"(浅红色椭圆区)

1.腰大肌(红色虚线内);2.大血管(静脉);3.节段血管(静脉);4.腰升静脉;5.腰升静脉下段;6.交感神经链;7.腰丛神经;8.L5神经根

4.腰大肌与腰丛神经的关系 腰丛神经由髂腹下神经、髂腹股沟神经、股外侧皮神经、生殖股神经、股神经和闭孔神经组成(表2-1)[9]。在L4以上的区域,腰丛神经一般位于腰大肌后方深部,一个由横突-椎体-腰大肌围成的鞘室中,从L2到L5,其逐渐从背侧向腹侧迁移[10];其间会分出肌支进入并支配相应部位的腰大肌,并在不同平面的腰大肌后外侧,腰方肌的前方穿出至腹膜外间隙,其中生殖股神经在L3/4水平以上位于腰大肌内,在此平面以下,转至腰大肌外侧表面下行。在腰大肌深层分布的腰丛神经前后位置有较大的个体差异,尤其在L4/5水平,有时可出现在椎间盘的侧方中线处[11, 12]。

表2-1 腰椎不同平面腰大肌与腰丛神经的关系

神经	神经起源	腰椎间隙水平			
		L1/2	L3/4	L4/5	L5/S1
肋下神经	T12神经根	外侧腹壁肌层、皮下组织	皮下组织	—	—
髂腹下神经	T12、L1神经根	腰方肌表面	腹壁肌层	皮下组织	皮下组织
髂腹股沟神经	T12、L1神经根	腰方肌表面	腹壁肌层	皮下组织	皮下组织
生殖股神经	L1、2神经根	腰大肌内	腰大肌内	腰大肌外侧表面	腰大肌外侧表面
股外侧皮神经	L2/3神经根	—	腰大肌后缘	腰大肌后外缘或腹膜后间隙	髂腰肌前的腹膜后间隙
股神经	L2-L4神经根		腰大肌后缘	腰大肌后缘内侧	腰大肌内侧
闭孔神经	L2-L4神经根		腰大肌后缘	腰大肌后缘内侧	腰大肌内侧

二、L4以下区域腰大肌的解剖及毗邻分布特点

1. 腰大肌裂隙区的解剖特点　　L5椎体侧壁没有腰大肌附着，由于失去了腰大肌"足印"的阻隔，一些重要的解剖结构如大血管、腰升静脉、髂腰血管、闭孔神经、股神经等可以进入腰大肌的深面，形成一个潜在的腔隙。我们将这一充满神经、血管结构的疏松纤维组织的潜在腔隙称为腰大肌裂隙（cleft of psoas major，CPM）（图2-11）。腰大肌裂隙的上边界为L4椎体的下缘腰大肌附着腱索；在从身体前方向背侧的观察视角下，L4/5椎间盘、L5椎体侧壁、L5/S1椎间盘和骶骨上部，及与其相对应的腰大肌的深面，分别构成了腰大肌裂隙的内侧壁和外侧壁；腰大肌裂孔后方被横突、横突间的韧带及附着于其上的腰大肌腱索及腰方肌所封闭，上述结构共同组成了腰大肌裂隙的后壁；而腰大肌裂隙的前方是开放的，生理状态下，其被腹膜覆盖，我们将腰大肌的前缘定义为腰大肌裂隙的前边界；腰大肌裂隙没有明显的远端解剖边界，从形态上看，腰大肌裂隙是一个呈反U形的开放裂隙，由于，骶骨逐渐趋向扁平及腰大肌走向前下方，实际上，在骶骨中部腰大肌裂隙已经消失，因此，可以将骶骨翼作为腰大肌裂隙的下界。

2. 腰大肌裂隙区内的解剖分布及毗邻关系　　腰大肌裂隙区有许多重要的解剖结构分布，且变异较大、毗邻关系立体、复杂（图2-12）。

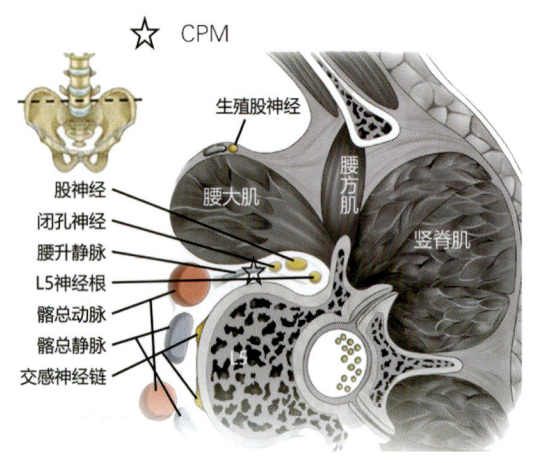

图2-11　腰大肌裂隙的横断面观（L5椎体平面）

腰大肌组成腰大肌裂隙的顶部，腰椎侧壁为其底部，横突及横突间韧带组成其后壁；其前方是开放的。腰大肌裂隙内由疏松结缔组织填充，重要的神经、血管结构分布其中

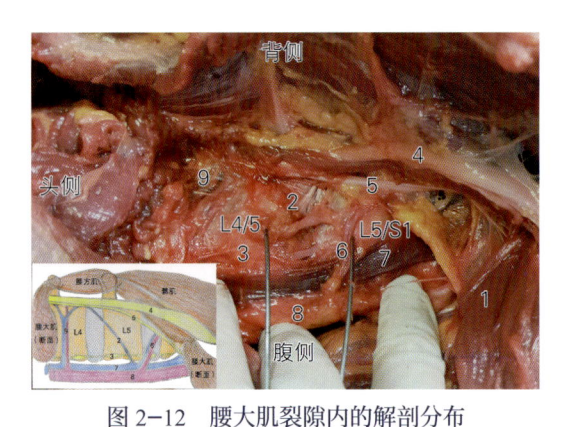

图2-12　腰大肌裂隙内的解剖分布

1. 腰大肌；2. 腰升静脉；3. 交感神经链；4. 股神经；5. 闭孔神经；6. 髂腰血管；7. 髂外静脉；8. 髂外动脉；9. 节段血管

（1）交感神经链　　在腰大肌裂隙区，紧贴椎体侧壁前部，分布于腰大肌裂隙的内侧壁。随着大血管的向外、后方移动，其逐渐被位于大血管的深面[13]。

（2）大血管　　大血管在腰大肌裂隙区，均已分叉为髂总血管。随着其向远端的走行，大血管逐渐外、后移，与在L4以下逐渐走行向外、前方的腰大肌形成交叉。此后，大血管逐渐走向腰大肌的深面，并被腰大肌不同程度地覆盖，越向远端，覆盖区越大。大血管被腰大肌覆盖的程度与腰大肌的肥厚程度、骨盆前倾的程度、大血管分叉的位置高低等有关。

(3) 腰升静脉（ascending lumbar veins，ALV） 腰升静脉在腰大肌裂隙区，约于L5椎体中下部水平自髂外静脉分出后，斜向后上方穿过腰大肌裂孔，并在L4椎体后下部与近端的腰升静脉主干相汇合，途中横跨L4/5椎间盘，且变异极大[14]。由于其解剖分布毗邻L4/5节段的手术窗，具有较高损伤风险，是侧路腰椎手术不可忽视的重要因素。笔者团队[2]对腰大肌裂孔内的腰升静脉进行了详细的观察和测量。在所有6例尸体标本中，5例发现了腰升静脉，出现率为83.3%，平均直径4.27 mm。5例腰升静脉中，4例按照常规走行，于L5椎体前下部水平汇入髂外静脉，1例几乎垂直下行，于L5/S1椎间盘中部汇入髂腰静脉。本组中，腰升静脉跨越L4/5椎间盘的位置亦有极大变异，其中，1例自L4/5椎间盘的中部横跨，其余4例，均在L4/5椎间盘的后部横跨。腰升静脉跨越L4/5椎间盘的位置与其汇入髂外静脉的位置极度相关。

(4) 髂腰血管（iliolumbar vessels，ILV） 是腰大肌裂隙中的重要结构。该血管一般于L5/S1椎间盘下部至骶骨上部自髂外血管发出，为一组伴行动静脉[15, 16]。髂腰动脉直径平均为2.33 mm，静脉的直径平均约3.2 mm。髂腰静脉可在L5/S1椎间盘中部与腰升静脉汇合，此时髂腰静脉明显增粗。

(5) 闭孔神经 闭孔神经是另一个穿越腰大肌裂隙的重要解剖结构，自L4/5椎间孔前方的椎体后部进入腰大肌裂孔，并斜向前下方走行，约于L5/S1椎间盘前方传出腰大肌裂孔。闭孔神经位置相对恒定，变异不大。闭孔神经一般横跨L4/5椎间盘的中、后部[17]。

(6) 股神经 股神经位于闭孔神经后方，向远端走行，逐渐向前移行。一般横跨L4/5椎间盘后部，至L5/S1节段时，可出现在椎间盘的中部[18]。

三、腰大肌裂隙的临床意义

1. 新型网格系统在腰大肌裂孔区的应用 既往的研究多为神经血管结构与椎体及椎间盘的对应关系，椎体或椎间盘通常被视为识别"手术安全区"的标志。但在临床实践中，这些标志物常常被腰大肌所掩盖。通过术中影像透视方法的间接引导，无法真正确定大血管、腰丛及其分支的位置；同时，由于解剖的差异和变异，使所谓"手术安全区"的实用价值大大下降。分析被腰大肌覆盖的腰丛和血管在腰大肌裂隙中的位置，评估手术操作的风险更符合侧方腰椎手术操作实际，具有更好的临床适用性（图2-13）。笔者团队[2]发现除L4/5椎间盘水平的Ⅰ/Ⅱ网格区外，腰大肌裂隙中没有绝对手术安全区。尤其，在L5/S1椎间盘水平进行侧方腰椎手术，将面临巨大的风险。神经、血管结构分布在此区内的显著变异是可能的原因。

2. 侧路腰椎手术方法的改进 根据腰大肌垛口样附着和腰大肌裂孔这些解剖特点，可以改进侧方腰椎显露椎间盘的方法。具体为采用花生米棉球在腰大肌前1/3处纵向钝性分离腰大肌，保留前方小片腰大肌，这样既隔开了前方的大血管和交感神经，又远离了后方的腰丛神经；而在生殖股神经的前方进入，避免该神经的牵拉损伤；同时又最大限度减少了腰大肌的损伤。在分离腰大肌过程中，可采用的另一项技术是渐进式腰大肌劈开技术，即腰大肌分离后，显露腰大肌裂隙，裂隙内结构辨认、分离后，再显露椎间盘（图2-14）。这样就能最大限度地避免损伤在腰大肌深层裂隙中行走的血管、神经。第三项技术是板式拉钩旋转牵开法，有利于牵开过程中的直视化，同时也减少了肌肉的损伤；分离和牵开腰大肌的方向应掌握顺头尾方向操作，避免前后方向牵拉，尤其是向后方牵拉，避免腰丛神经在拉钩和椎体横突间受挤压，导致神经损伤（图2-15）。

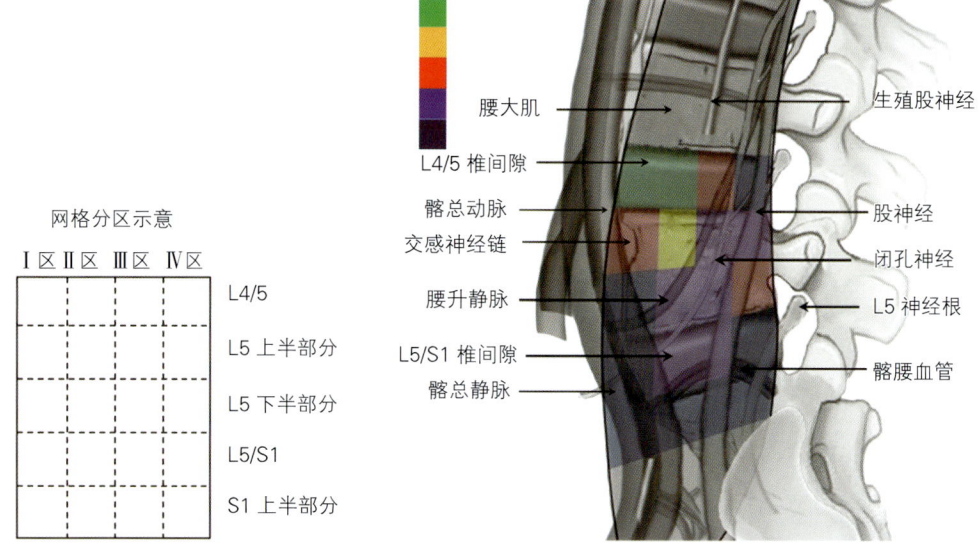

图 2-13　腰大肌裂隙内的风险分布图

利用新型网格系统，腰大肌裂隙内不同网格区的风险程度可以用出现在该区域内的解剖结构的频率表现出来。使用不同的颜色标记各网格区的风险程度，绿色代表安全，颜色越深风险程度越高

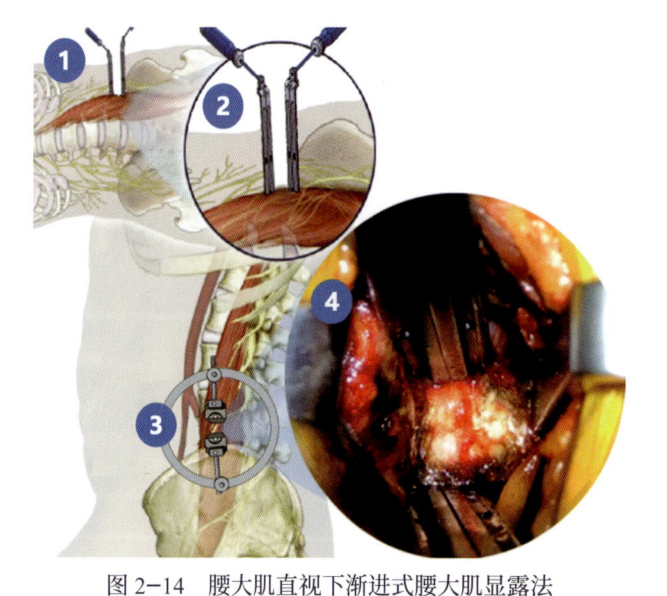

图 2-14　腰大肌直视下渐进式腰大肌显露法

1. 腰大肌表面显露；2. 腰大肌分离、显露腰大肌裂隙；3. 腰大肌裂隙内结构辨认、分离、牵开神经；4. 显露椎间盘

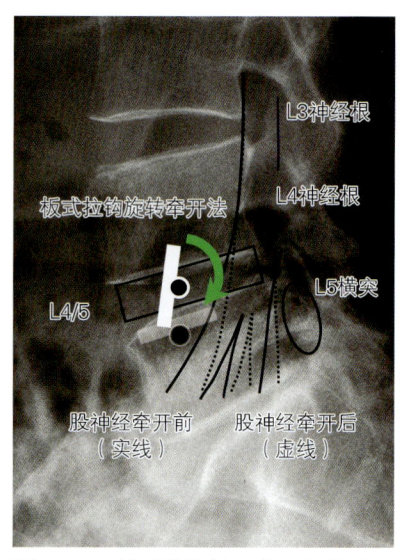

图 2-15　板式拉钩旋转牵开腰丛神经

【结论】

　　腰大肌覆盖了侧方腰椎手术区的部分重要的血管神经结构。L4 以上区域，椎体侧壁腰大肌附着部存在一个"垛口安全区"，以其为基础的 LLIF 术是安全有效的。L4 以下区域，存在腰大肌裂隙（CPM），可利用这一解剖特点，采用渐进式腰大肌劈开技术显露椎间隙。使用基于腰大肌的新型网格系统能够有效预警并降低腰大肌裂隙区内的 LLIF 术风险。

（籍剑飞　陈其昕）

本节参考文献

1. BOGDUK N, PEARCY M J, HADFIELD G. Anatomy and biomechanics of psoas major. Clin Biomech, 1992, 7: 109-119.
2. JI J F, LI F C, CHEN Q X. A Crucial but neglected anatomical factor underneath psoas muscle and its clinical value in lateral lumbar interbody fusion—the cleft of psoas major (CPM). Orthopaedic Surgery, 2022, 4(2): 323-330.
3. MAYER M H. A new microsurgical technique for minimally invasive anterior lumbar interbody fusion. Spine, 1997, 22: 691-699.
4. QUILLO-OLVERA J, LIN G X, JO H J, et al. Complications on minimally invasive oblique lumbar interbody fusion at L2-L5 levels: a review of the literature and surgical strategies. Ann Transl Med, 2018. 6(6): 101-116.
5. DAVIS M, JENKINS S, BORDES S, et al. Iliolumbar vein: anatomy and surgical importance during lateral transpsoas and oblique approaches to lumbar spine. World Neurosurg, 2019, 128: E768-772.
6. SAKAI T, TEZUKA F, WADA K, et al. Risk management for avoidance of major vascular injury due to lateral transpsoas approach. Spine, 2016, 41(5): 450-453.
7. ALKADHIM M, ZOCCALI C, ABBASIFARD S, et al. The surgical vascular anatomy of the minimally invasive lateral lumbar interbody approach: a cadaveric and radiographic analysis. Eur Spine J, 2015, 24 (Suppl 7): S906-911.
8. WU T, XIAO L, LIU C, et al. Anatomical study of the lumbar segmental arteries in relation to the oblique lateral interbody fusion approach. World Neurosurg, 2020, 138: E778-786.
9. FARNY J, DMLET P, GIRARD M. Anatomy of the posterior approach to the lumbar plexus block. Can J Anaesth, 1994, 41(6): 480-485.
10. BENGLIS D M, VANNI S, LEVI A D. An anatomical study of the lumbosacral plexus as related to the minimally invasive transpsoas approach to the lumbar spine. J Neurosurg Spine, 2009, 10: 139-144.
11. GRUNERT P, DRAZIN D, IWANAGA J, et al. Injury to the lumbar plexus and its branches after lateral fusion procedures: a cadaver study. World Neurosurg, 2017, 105: 519-525.
12. BANAGAN K, GELB D, POELSTRA K, et al. Anatomic mapping of lumbar nerve roots during a direct lateral transpsoas approach to the spine: a cadaveric study. Spine, 2011, 36: E687-691.
13. RUTTER G, PHAN K, SMITH A, et al. Morphometric anatomy of the lumbar sympathetic trunk with respect to the anterolateral approach to lumbar interbody fusion: a cadaver study. J Spine Surg, 2017, 3(3): 419-425.
14. LOLIS E, PANAGOULI E, VENIERATOS D. Study of the ascending lumbar and iliolumbar veins: surgical anatomy, clinical implications and review of the literature. Ann Anat, 2011, 193: 516-529.
15. JASANI V, JAFFRAY D. The anatomy of the iliolumbar vein: a cadaver study. J Bone Joint Surg Br, 2002, 84: 1046-1049.
16. LU S, XU Y Q, DING Z H, et al. Clinical anatomic study of the lower lumbar anterolateral vein: with respect to retroperitoneal endoscopic surgery. Chin J Traumatol, 2008 Apr, 11(2): 110-113.
17. MORO T, KIKUCHI S, KONNO S, et al. An anatomic study of the lumbar plexus with respect to retroperitoneal endoscopic surgery. Spine, 2003, 28: 423-428.
18. URIBE J S, ARREDONDO N, DAKWAR E, et al. Defifining the safe working zones using the minimally invasive lateral retroperitoneal transpsoas approach: an anatomical study. J Neurosurg Spine, 2010, 13: 260-266.

第三节
侧路腰椎手术安全区的影像解剖学研究

影像学解剖学研究能为无法通过解剖学研究的案例提供更大的样本量、更多维度的数据[1]；并可以模拟手术、为个体化的术前预警可能的并发症提供参考[2]。通过深入分析影像解剖学资料，可以达成下列目标：①确定人群侧方腰椎手术安全区大小[3]；②探究工作通道与腰大肌、腹主动脉、左右神经根、生殖股神经，以及椎管之间的位置关系[4, 5]；③测量在不同入射角度下的 LLIF 术手术安全通道的长度，并分析在不同的入射角度下发生血管神经并发症的风险，以减小对侧神经血管损伤的风险[6]。

一、侧方腰椎入路的手术安全区

根据覆盖在侧前方椎间盘表面的组织不同，可以将腰椎侧方分为 4 部分：血管区、裸区、腰大肌区及神经区。血管区为椎间盘纵径至主动脉或左髂总动脉左缘的距离；裸区为主动脉或左髂总动脉与腰大肌之间的距离；腰大肌区为腰大肌前缘与椎间盘横径的距离加上椎间盘横径与腰丛神经的距离；神经区则为出现腰丛神经和神经根的区域（图 2-16）。

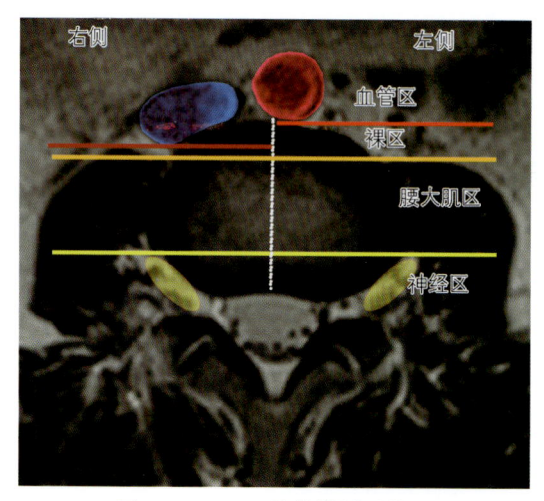

图 2-16　L3/4 节段横断面分区

依次为：血管区、裸区、腰大肌区和神经区。如图所示，裸区左侧明显大于右侧，腰大肌区双侧基本相等，提示经裸区入路手术安全性左侧高于右侧，经腰大肌区入路手术安全性双侧差异较小

腰丛神经与大血管之间的区域称为手术安全区。在该区域有工作通道进入和足够的手术操作空间[7]。研究发现该区在 L1/2 间隙向 L4/5 间隙呈现逐渐减小的趋势，提示安全性随着椎间隙不同而不同，在 L4/5 间隙最小。说明在 L4 节段行 LLIF 术更容易引发神经并发症。文献报道高加索人的手术安全区在 L1/2 为 32.8 mm，L2/3 为 30.3 mm，L3/4 为 29.0 mm，L4/5 为 21.1 mm[5]。比较笔者团队研究发现，国人的 LLIF 术的手术安全区要比西方人略小，尤其是在 L1/2 至 L3/4 节段[3]。

侧路腰椎手术安全区根据腰大肌的附着分为裸区和腰大肌区。其中裸区为斜入路(oblique lumbar interbody fusion，OLIF)的工作通道进入区，腰大肌区为X/DLIF通道进入区。影像学上，裸区内无重要神经血管结构，也没有肌肉的阻隔。因此，如果能在该区域进行手术将降低手术难度及手术并发症的发生率。但是笔者团队的研究结果显示，多数国人的裸区小于14 mm，且左右不一致，右侧明显小于左侧。在这样狭小的空间内无法做到椎间盘的切除及植入大尺寸的椎间融合器，因此需要进行肌肉牵拉术以扩大裸区的范围。一项尸体解剖学研究显示，进行轻微的腰大肌牵拉可以使L2/3的裸区扩大59.60%至25.5 mm，L3/4扩大43.96%至27.05 mm，L4/5扩大58.97%至24.45 mm。但是文献中描述的"轻微牵拉"是一项非常模糊的描述，且因为尸体长期浸泡在福尔马林中，组织的大小形态可能也与人体有所不同，相对应的裸区大小也有区别[4]。此外，解剖学研究显示该裸区部位仍有交感神经链及其分支广泛分布，且有腰椎节段血管及其分支的穿越和变异，因此裸区并非真正的"手术安全区"（图2-17）。

此外，血管和神经的个体差异和变异，如大血管分叉、位置变异等，应予以关注（图2-18）。其他重要器官位置和变异，如肾脏、输尿管、肠道等在术前影像学安全性评估中也不应遗漏。

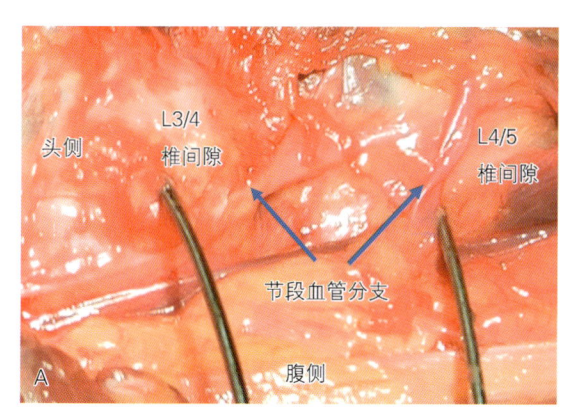

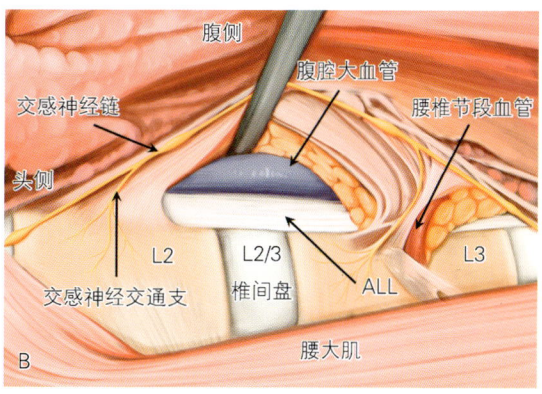

图2-17 腰椎的裸区并不安全

腰椎腰大肌前方"裸区"内，节段血管穿越和变异（A），交感神经分支分布（B）

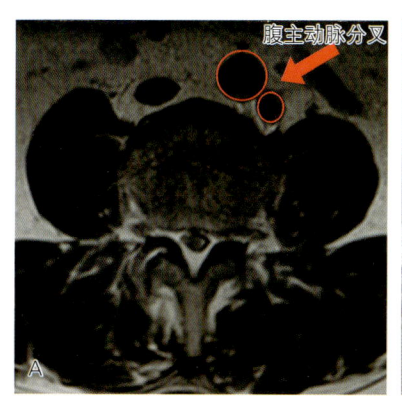

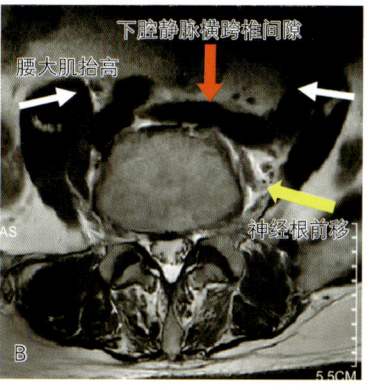

图2-18 血管、神经、肌肉解剖变异

腹主动脉分叉（A）；下腔静脉跨越椎体前方，腰大肌升高征，腰丛神经（B）
红色箭头为血管；白色箭头为腰大肌；黄色箭头为腰丛神经

二、工作通道对腰大肌影响的评估

在 LLIF 术中，腰大肌损伤非常常见，会导致患者术后疼痛及大腿无力，延长患者恢复时间[2]。腰大肌损伤采用横断面面积方法（cross-sectional area，CSA）进行评估。这种方法的可靠性已经在之前的研究中得到证实。测量受影响的腰大肌面积（influenced psoas major CSA，iCSA），即腰大肌与工作通道重叠的面积，显示不同工作通道宽度、安装角度及安装位置对 iCSA 的大小有明显的影响（图 2-19）。

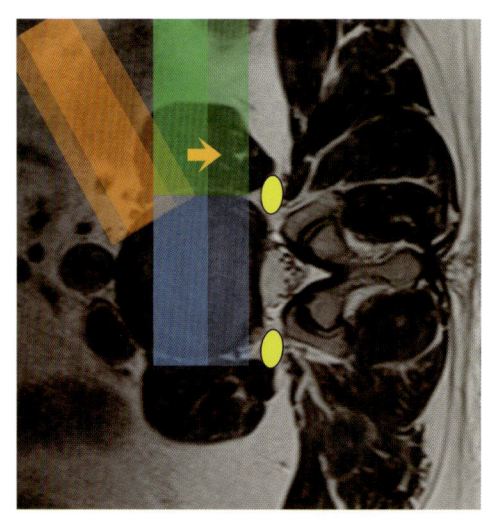

图 2-19　工作通道对腰大肌损伤程度影响示意图

斜方工作通道在椎间盘表面操作时（橙色色块），能减少腰大肌的损伤；但在椎间盘内操作时（蓝色色块），由于需牵开腰大肌（黄色箭头示意腰大肌牵开方向），对腰大肌的影响与正侧方 90°工作通道相似（绿色色块）；当工作通道宽度减小，则对腰大肌损伤减少（深橙色和深绿色色块），但在椎间盘内操作的空间也随之减小（深蓝色色块），在腰大肌前 1/3 区的正侧方 90°工作通道对腰大肌和腰丛神经的影响明显减小

当工作通道的宽度和角度增大时会导致腰大肌损伤可能性增加。如果以 26 mm 的通道宽度，正侧方 90°的通道角度进行手术，将有 50% 的腰大肌组织受到损伤。因此为了保护腰大肌组织，需要减小工作通道宽度、角度，防止腰大肌过分牵拉。此外，笔者也发现通道位置对保护腰大肌至关重要。如果通道与腰丛的距离从 0 mm 增加至 4 mm 时，腰大肌损伤的比例可以减小 10%。提示通过将工作通道适当前移，可以更有效地减少腰大肌损伤概率。

部分患者的某些节段腰大肌解剖位置改变，可出现所谓的"腰大肌升高征"（psoas rising sign），此时腰大肌可显著遮挡大血管，且腰丛神经位置也会同时升高，使安全工作通道减小，侧路腰椎手术的风险会大幅度增加。可以根据腰大肌的横截面积、位置、裸区大小等对斜入路腰大肌牵开难易度进行分型，可分为普通型、困难型和极难型（图 2-20）。

三、工作通道的入射角度对血管神经损伤的潜在风险

通过模拟不同入射角度下工作通道，分析其与血管神经结构的相对位置关系。笔者发现不同入射角度下血管神经损伤风险有如下规律[6]：①当入射角度变化时，工作通道可能会影响到同侧血管神经结构，还可能对对侧神经根甚至椎管造成损伤；②血管神经在不同入射角

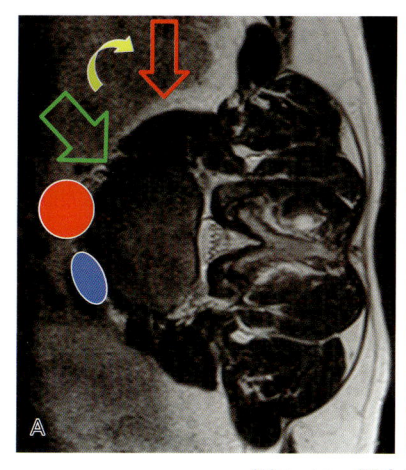

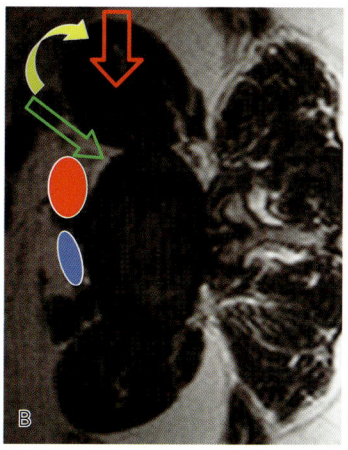

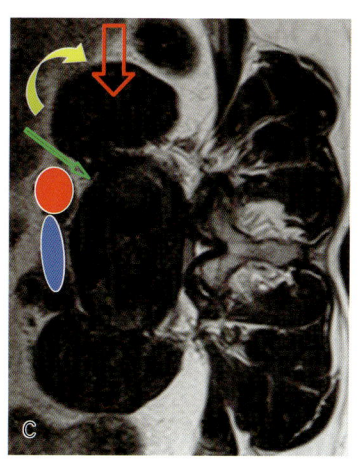

图 2-20 腰大肌形态和位置对斜入路腰大肌牵开难易度分型
普通型（A）；困难型（B）；极难型（C）

度下的损伤风险也不相同。同侧神经根在小角度时损伤的可能性大，而大血管及对侧神经损伤在大角度时风险更大；③工作通道的长度和宽度在不同角度下对操作安全性的影响也不相同，为达到置入最长椎间融合器的目标，需减小工作通道的宽度，相反，为增加置入椎间融合器的宽度，需减小工作通道的长度；④从对大血管和腰丛神经损伤影响的角度看，正侧方入路可获得最宽、最长的椎间融合器（图 2-21）。

因此，除了关注工作通道的尺寸外，手术医生还应选择合适的入射角度以减小入路相关并发症。笔者的研究显示，入射角在 5°至 15°时，同侧神经根及主动脉损伤率较低。因此在该角度范围内行 LLIF 术较为安全。在入射角度小于 5°时，手术医生应该避免对同侧神经根的损伤；而当角度大于 15°时，则应更加关注同侧大血管牵拉损伤及对侧椎管和神经根的损伤。

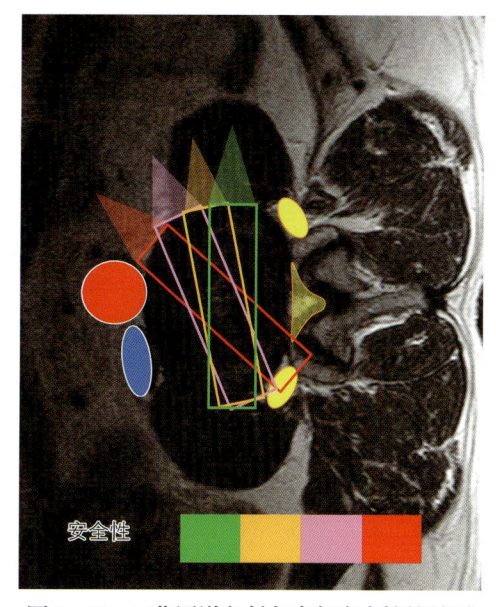

图 2-21 工作通道入射角度与安全性的关系
红色表示极不安全；粉色表示有预警；橙色表示相对安全；绿色表示安全

生殖股神经是 LLIF 术中另一重要结构。它来源于 L1 和 L2 神经根，走行于腰大肌内，并在 L3/4 水平穿出腰大肌筋膜并走行于腰大肌表面。因为生殖股神经位于大血管和腰丛神经之间，恰好处于手术经过的区域，因而在手术过程中极易损伤生殖股神经。有文献报道术后大腿前区皮肤麻木的发生率到达了 60.7%。笔者的影像学分析结果显示，当入射角度为 10°～30°时，工作通道有极大的概率会与生殖股神经重叠，提示该神经损伤的风险大大增加。这个结果也被之前的尸体解剖学研究所证实。因此对于 L2/3 及 L3/4 节段，在牵拉时应轻柔小心；而对于 L4/5 节段，直视下视化操作可能是避免生殖股神经损伤的一个有效的方法。Hu 及其团队分析了生殖股神经的走行，认为工作通道应建立在生殖股神经之前，因为向后牵拉时可以使神经处于松弛状态，减小损伤[1]。

实际手术中若椎间融合器或者工作通道过长，甚至超过椎间盘边缘，就有可能损伤对侧神经根甚至椎管内神经。在 L4/5 节段上，以 15°、30°及 45°的入射角进行手术，对侧神经根损伤风险分别为 17.4%，52.3% 及 74.4%。此外，在 45°时，椎管发生损伤的风险也达到了 30.2%。这说明入射角度是对侧神经结构的损伤发生的一个重要因素。为了避免这种并发症的产生，这就需要手术医生根据入射角度的不同来调整工作通道的长度。当入射角增大时，工作通道长度需要减小。此外，通道宽度增大时也需要缩短工作通道。

四、影像学图像在实际应用中的限制

CT 和 MRI 各剖面的图像可显示各个平面腰椎的腰椎血管、神经根和腰大肌等形态，并了解这些结构的相互关系，为个体化的术前准备提供基本的解剖学依据（图 2-22）。但常规的影像学检查仍存在着不少的限制。

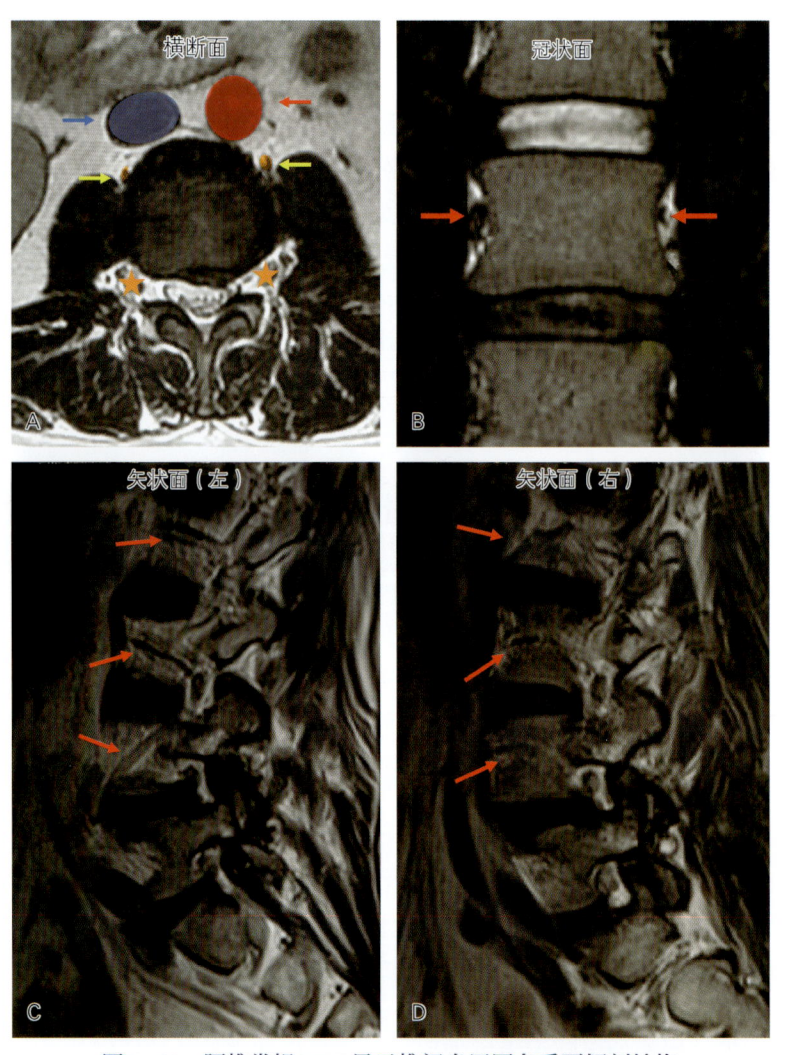

图 2-22 腰椎常规 MRI 显示椎间盘周围各重要解剖结构

横断面 (A)，冠状面 (B)，左侧矢状面 (C)，右侧矢状面 (D)
红色箭头：动脉；蓝色箭头：静脉；黄色箭头：交感神经；白色箭头：椎间盘；☆：腰丛神经和神经根

在常规影像学图像中并非所有的结构均能清晰显示[8]。约10%的交感神经链无法显示,有些神经因直径太细仍无法显示如:髂腹下神经和髂腹股沟神经无法清晰显示;同样,生殖股神经可以分为腰大肌内段和腰大肌表面段,由于其较为细小,且走行较为多变,在MRI上显示不清晰,因此通过影像学检查进行识别较为困难,临床实际应用作用有限。尽管部分解剖结构需通过特殊的成像技术显示,如磁共振弥散张量成像(diffusion tensor imaging, MRI-DTI)技术和磁共振神经成像(MR neurography, MRN)技术等显示神经结构,但目前的各种方法仅供研究所用,临床实际应用报道较少[9-11]。

体位改变是影响这些参数的重要因素[12-14]。在卧位、侧位、屈髋或伸髋等体位改变后这些参数会发生一些改变,因此,单纯通过术前仰卧位的影像学资料只能获取相应的趋势,而无法直接指导手术。在具体手术操作中仍须贯彻个性化、直视下的操作模式。

【结论】

侧路腰椎手术安全区在L4/5节段上明显减小。其中,女性患者的手术安全区显著小于男性患者。国人的手术安全区大体上小于西方人群。因此手术医生应注意人种间的脊柱参数的差异,并选择合适的手术方式进行治疗。手术的工作通道入射角度的改变不仅会影响同侧血管神经,还会导致对侧神经结构的损伤。小角度时同侧神经根损伤风险较大;而在大角度下,主动脉及对侧神经根损伤的可能性明显升高。

(黄春能 陈其昕)

本节参考文献

1. HU W K, HE S S, ZHANG S C, et al. An MRI study of psoas major and abdominal large vessels with respect to the X/DLIF approach. Eur Spine J, 2011, 20(4): 557−562.
2. HIJJI F Y, NARAIN A S, BOHL D D, et al. Lateral lumbar interbody fusion: a systematic review of complication rates. Spine J, 2017, 17(10): 1412−1419.
3. TAO Y, HUANG C, CHEN Q. Magnetic resonance imaging study of oblique corridor and trajectory to L1-L5 intervertebral disks in lateral position. World Neurosurg, 2020, 134: E616−623.
4. DAVIS T T, HYNES R A, FUNG D A, et al. Retroperitoneal oblique corridor to the L2-S1 intervertebral discs in the lateral position: an anatomic study. J Neurosurg Spine, 2014, 21(5): 785−793.
5. GUERIN P, OBEID I, GILLE O, et al. Safe working zones using the minimally invasive lateral retroperitoneal transpsoas approach: a morphometric study. Surg Radiol Anat, 2011, 33(8): 665−671.
6. HUANG C, XU Z, LI F, et al. Does the Access Angle Change the Risk of Approach-Related Complications in Minimally Invasive Lateral Lumbar Interbody Fusion? An MRI Study. Korean Neurosurg Soc, 2018, 61(6): 707−715.
7. URIBE J S, ARREDONDO N, DAKWAR E, et al. Defining the safe working zones using the minimally invasive lateral retroperitoneal transpsoas approach: an anatomical study. J Neurosurg Spine, 2010, 13(2): 260−266.
8. FEIGG C, KASTNER M, ULZ H, et al. The lumbar sympathetic trunk: its visibility and distance to two anatomical landmarks. Surg Radiol Anat, 2013, 35: 99−106.
9. TANIDA S, FUJIBAYASHI S, OTSUKI B, et al. Influence of spinopelvic alignment and morphology on deviation in the course of the psoas major muscle. J Orthop Sci, 2017, 22: 1001−1008.

10. SOLDATOS T, ANDREISEK G, THAWAIT GK, et al. High resolution 3-T MR neurography of the lumbosacral plexus. Radiographics, 2013, 33(4): 967-987.
11. MOLLER D J, SLIMACKl N P, ACOSTA F L Jr, et al. Minimally invasive lateral lumbar interbody fusion and transpsoas approach-related morbidity. Neurosurg Focus, 2011, 31(4): E4.
12. Buckland A J, Beaubrun B M, Isaacs E, et al. Psoas morphology differs between supine and sitting magnetic resonance imaging lumbar spine: implications for lateral lumbar interbody fusion. Asian Spine J, 2018, 12: 29-36.
13. O'Brien J, Haines C, Dooley Z A, et al. Femoral nerve strain at L4-L5 is minimized by hip flexion and increased by table break when performing lateral interbody fusion. Spine, 2014, 39: 33-38.
14. ZHANG F, XU H, YIN B, et al. Does right lateral decubitus position change retroperitoneal oblique corridor? A radiographic evaluation from L1 to L5. Eur Spine J, 2017, 26(3): 646-650.

第四节
成人脊柱侧凸腰椎血管神经位置变化的影像学特点

MIS-LLIF 已应用于临床治疗 ASD 中。由于脊柱畸形患者存在脊柱的三维排列紊乱。脊柱弯曲、躯体前倾及椎体旋转等都会影响血管神经位置，使这些重要结构旋转到侧方腰椎手术路径中，增加了手术的风险[1, 2]。Tormenti 的研究发现 5 名脊柱侧凸患者（共纳入 8 人）在 X/DLIF 术后出现了持续性的感觉异常，其中 1 例合并有持续性的运动功能损伤[3]。Kueper 的研究表明 LLIF 手术血管并发症的发生率为 0.056%[4]。曾有研究报道了多例 LLIF 引起的大血管损伤，其中还包括 1 例死亡病例[5]。

一、成人脊柱侧凸腹腔大血管、腰丛神经和腰大肌形态学改变

脊柱畸形存在脊柱冠状面、矢状面以及横断面的排列异常，可以出现椎体相互间位置的前后移位以及侧向移位，并伴随相应血管神经的位移。Milbrandt 和 Sucato 均证实在 AIS 患者中存在胸腔大血管向后外方移位，左、右侧凸血管移位的方向并不一致。其中右侧凸患者的胸主动脉向弯曲的左侧移位，并移向椎体的左侧和向后移位，相反，在左侧凸患者中，胸主动脉移向椎体的右侧和前方[6]。Liljenqvist 等及 Sevastik 等的研究则显示大血管主要是向侧方移位，而向前后方向的移位较小[7, 8]。Liang 等的研究显示 ASD 的大血管位移程度明显小于 AIS，并呈现不同的特点[9]。右侧凸患者的腹主动脉与椎体中心距离明显减小，血管-椎体重叠率可达 19.8%；而左侧凸患者则呈现下腔静脉与椎体中心距离显著减小，血管-椎体的重叠率可达 43.9%；这种改变在顶椎及其相邻区尤为明显（图 2-23）[10]。

ASD 患者腰丛神经走行改变较为复杂。由于解剖结构本身的个体差异较大，随着畸形类型不同、严重程度不同，这种差异性就会更大。各项研究结果也各不相同。一般认为以椎间盘横轴为参照时，腰丛神经前移，其中凹侧较凸侧前移更为明显（图 2-24）[11]；且凹侧的神经行走距离有所延长，神经的解剖位置这些改变在顶椎和相邻节段最为明显（图 2-25）。Nakarai 等的研究也证实了 ASD 患者顶椎区神经根延长，这种延长在脊柱矢状面畸形更为明显；延长程度与顶椎位置，畸形严重程度有关[12]。

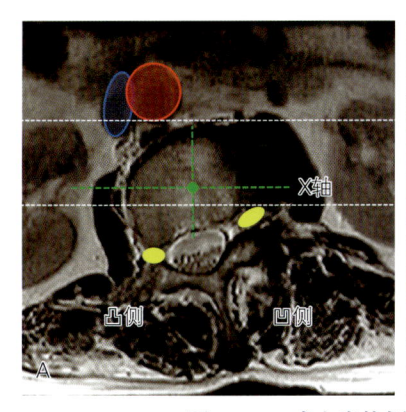

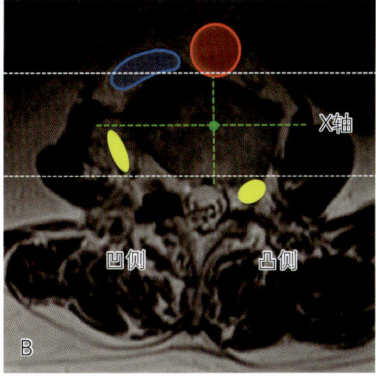

图 2-23 成人脊柱侧凸血管、神经根移位

右侧凸 (A) 腹主动脉与椎体中心距离减小；左侧凸 (B) 下腔动静脉均与椎体重叠
红色标记，动脉；蓝色标记，静脉；黄色标记，神经根

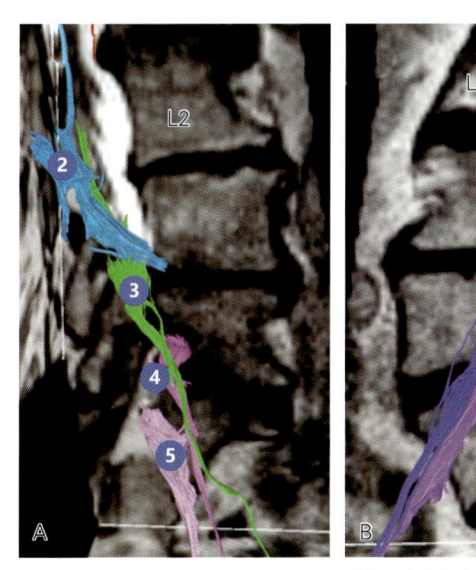

图 2-24 ASD 神经根前移

采用腰丛神经磁共振弥散张量束成像 (MRI-DTI) 技术显示 ASD 凸侧 (A) 和凹侧 (B) 神经根向前位移程度并不一致；凹侧远大于凸侧。数字显示为各节段出口神经根

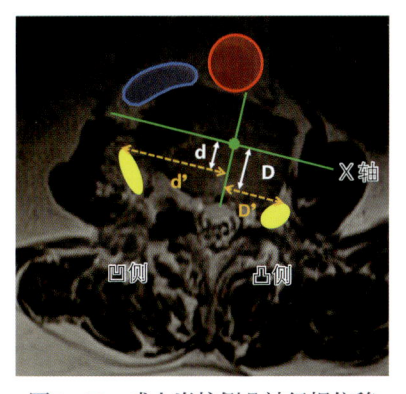

图 2-25 成人脊柱侧凸神经根位移

红色标记，动脉；蓝色标记，静脉；黄色标记，神经根；D，凸侧神经根至椎间盘横轴距离；D'，凸侧神经根至椎间盘纵轴距离；d，凹侧神经根至椎间盘横轴距离；d'，凹侧神经根至椎间盘纵轴距离

腰大肌分为浅层和深层两个部分。浅层腰大肌通常起源于 T12 和 L1 以及邻近的椎间盘。深腰大肌起源于 L1 的横突。腰大肌束向下外方走行，分为 2 束，一束止于耻骨下支，另一束与髂肌共同止于股骨小转子。在一些患者中，腰大肌在 L4/5 椎间盘水平处横向或向前上升，并远离 L4/5 椎间盘，称为腰大肌升高征或"米老鼠征"（mickey mouse sign）。腰椎后凸畸形患者腰大肌升高征发生率较高，且为双侧腰大肌升高；ASD 患者则常为单侧腰大肌升高（图 2-26）[13]。

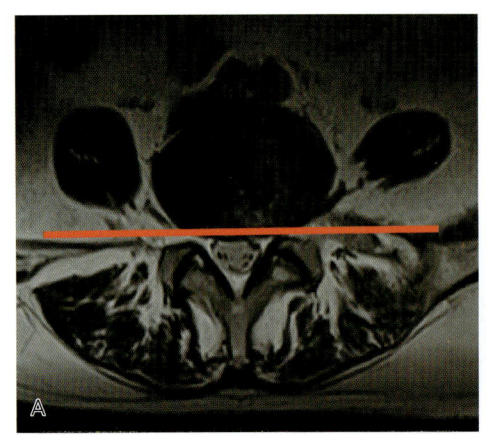

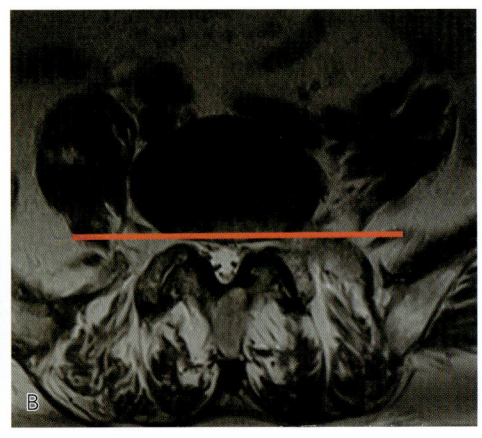

图 2-26 ASD 的腰大肌升高征

腰椎后凸畸形常见为双侧腰大肌升高（A）；ASD 常见为单侧腰大肌升高（B）

Eguchi 等的研究显示 ASD 患者腰大肌可发生不对称性的形态改变。根据腰大肌前后径与横径比值将腰大肌形态分型，当该比值大于 2 时为扁薄型腰大肌，而小于此值则为常态型腰大肌。一般来说，腰椎侧凸的凹侧为扁薄型腰大肌，而凸侧为常态型腰大肌。顶椎的位置也会影响腰大肌形态，当顶椎在 L2 及以上水平时，顶椎区的凹侧表现为扁薄状，而当顶椎在 L3 及以下水平时，则凸侧呈现扁薄状。L4/5 节段的腰大肌升高征、腰椎各个节段的扁薄型腰大肌常常伴有腰丛神经前移[11]。

二、侧方腰椎入路的手术安全区改变

ASD 患者侧方腰椎入路的手术安全区与对照组比较有以下几个特点：①与对照组比较，脊柱侧凸患者的腰椎血管、神经手术安全区有不同程度的改变；②凸侧手术安全区有所增加或无改变，而凹侧的安全区则均有不同程度减小；③手术安全区范围的改变以侧凸顶椎区及其相邻节段最为显著；④L4/5 节段的左右双侧的手术安全区均较对照组减小，但在统计学上未见显著性差异，且与侧凸的左右侧别无明显关系；⑤左侧凸的手术安全区变化与右侧凸变化在趋势上相同，但在量级上略有不同，左侧凸变化比右侧凸得更为显著。这与既往的结果基本一致。上述解剖学特点提示对侧凸患者行侧路腰椎手术时，凸侧的入路能提供更为宽敞的椎间操作窗，尤其是在侧凸的顶椎区（图 2-27）。该结论也在 Shin 等和 Mai 等的研究中得到证实[14, 15]。然而，笔者团队的结果显示在右侧凸的下腰椎，这一凸侧入路解剖学上的优势似乎并不存在，尤其在右侧凸的 L4/5 节段，双侧的手术安全区均有缩小（图 2-28）。

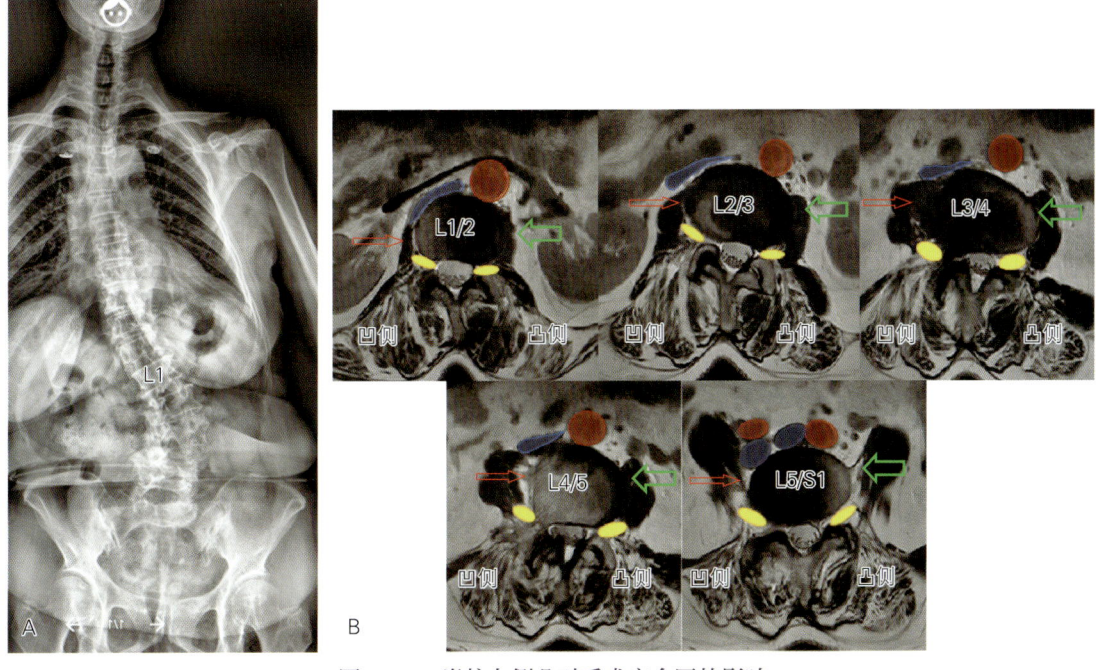

图 2-27 脊柱左侧凸对手术安全区的影响

左侧凸患者（A），脊椎向左侧旋转（顺时针）导致右侧神经根位置相对前移，右侧血管位置相对后移，凹侧安全距离减小；左侧血管后移，同时左侧神经根后移，使凸侧的安全距离变化较小（B）；顶椎区位于L2/3椎间，该变化明显，非顶椎区变化较小

绿色箭头表示手术安全区较大，红色箭头表示手术安全区小

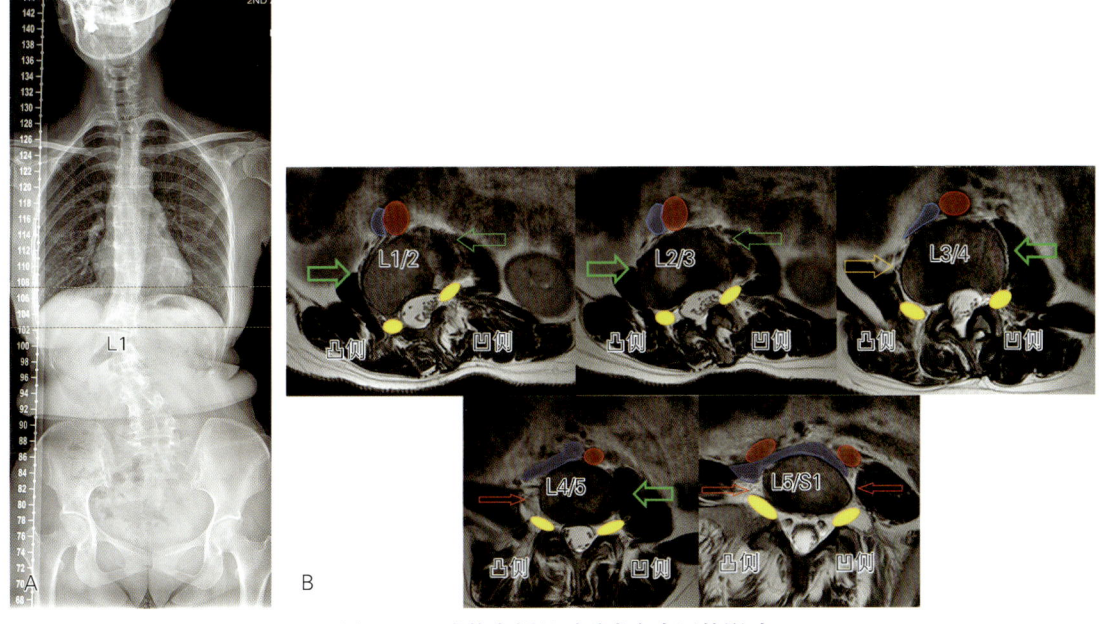

图 2-28 脊柱右侧凸对手术安全区的影响

右侧凸患者（A），脊椎向右侧旋转（逆时针）导致右侧神经根位置相对后移，右侧血管（下腔静脉）位置相对后移较小，凸侧安全距离变化较小；左侧血管后移向对侧位移，大于左侧神经根前移，使凹侧的安全距离也变化较小（B）；顶椎区在L1，该变化明显，非顶椎区变化较小

绿色箭头表示手术安全区较大，橙色箭头表示存在中等大小的手术安全区，红色箭头表示手术安全区小

三、影响手术安全区大小的因素

椎体旋转与血管、神经和腰大肌解剖及位置改变关系密切。在脊柱左侧凸患者中这一影响尤为明显，而在右侧凸中则并不显著。这可能是右侧凸纳入人数较少以及个体差异较大造成的。Shin 的研究结果显示血管与椎间盘的重叠区域在 ASD 会显著增加，且与脊柱侧凸的方向有关[14]，Makanji 的研究表明下腔静脉在左侧凸患者中位置更为靠后[16]。Patel 等的研究表明大血管的解剖结构受椎体旋转的影响似乎要小于腰大肌/腰丛的解剖结构。Shin 的研究显示与非侧凸患者相比较，凸侧患者的神经无显著变化[14]；Regev 等的研究发现与椎体旋转程度相比较，神经根的位移程度显得较少一点[10]；这种神经根相对于椎体中心的位置改变对侧方腰椎入路可能具有重要的价值。Petal 等在调整旋转轴后的测量结果显示凹侧和凸侧的安全距离并未明显减小；提示相对于凸侧，从凹侧入路并未大幅度增加神经并发症的风险。从凹侧入路仍可作为手术选项[1]。

不同的测量方法由于其坐标体系的不同，测得的手术安全区结果会大相径庭。目前常用坐标系方法：椎体中心参考法、椎体旋转矫正法。不同坐标系所测定的数据完全不同，基本无可比性，在临床工作中，应注意文献中的相关数据来自何种坐标体系；在进行临床手术设计时，应关注旋转角度校准后的安全工作窗、左右神经根及主动脉和腔静脉相对于椎体中心的距离能够反映椎体与血管、腰丛神经及神经根的解剖相互位置关系（图 2-29）。

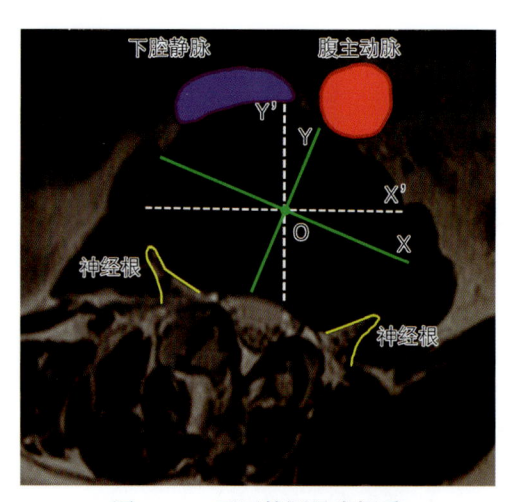

图 2-29 不同的测量坐标系

X'-Y' 轴为水平坐标系；X-Y 轴为旋转调整后的坐标系；二者测量的血管、神经与椎体的关系并不相同

血管、神经位置与脊柱参数的相关性分析表明脊柱 SVA 与血管、神经位置具有显著相关性，提示脊柱的前倾是血管神经位置改变的影响因素之一。此外，笔者团队的研究显示腰椎的生理曲度与下腔静脉的位置具有显著相关性。这一现象可能与侧凸患者合并脊柱后凸，而大血管并未随之后移有关。一般认为血管、神经与椎体相对位置变化与侧凸的 Cobb 角和椎体的侧向滑移相关性不大[13]。

腰椎侧凸的凹、凸侧别具有不同的手术安全区。Regev 等的研究显示脊柱侧凸患者会出现腔静脉或主动脉在椎体上重叠现象明显多于对照组，其中左侧凸患者的凹侧，这种重叠会更为显著，增加了手术中大血管损伤的风险；相邻腰椎的神经根间距离及节段血管间的距离在凹侧明显短于凸侧,当腰椎节段的 Cobb 角大于 14.5°时,这一差异会十分明显,由此增加牵开器对节段血管损伤的概率(图 2-30)[10]。

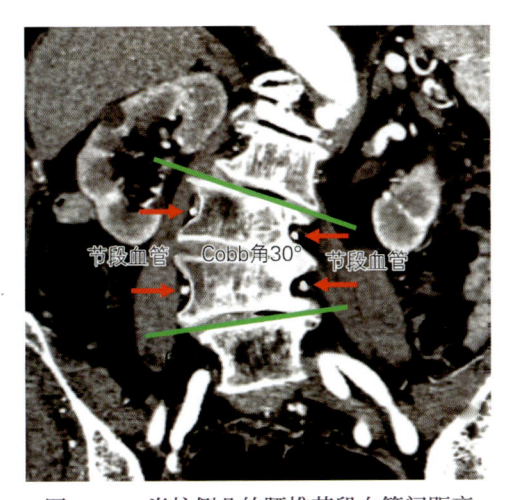

图 2-30　脊柱侧凸的腰椎节段血管间距离
凹侧节段血管距离明显小于凸侧,导致手术操作空间减小

体位改变是影响成人脊柱侧凸大血管和神经移位的另一因素,对大血管位置的影响尤为明显。术中体位改变会导致血管和神经位置发生变化,从仰卧位翻身至侧卧位,腹腔大血管的位置可向卧侧移位。因此,所谓的手术安全区并不安全,我们更提倡直视下手术,减少相关并发症的发生。

四、解剖知识临床应用

1. 术前规划的价值　　术前应认真评估腰椎施术各节段的 MRI 资料,对血管、神经和腰大肌形态和位置进行仔细分析。在手术安全区的评估中,应该注意不同的测量方法会导致不同的测量结果。建议采用根据椎体旋转矫正法坐标系的测量方法,能够获得最理想的安全性和椎间融合器长度。但需注意在实际临床操作过程中,患者采用的是正侧卧位,应安放患者体位并固定后,采用 C 型臂 X 线透视调整法来确定各个椎体的旋转角度。根据椎体旋转情况,校正实际的操作角度,安全建立手术通道。事实上,在实际操作中,这种准确的校正仍是十分困难的,强烈推荐在直视下操作。

2. 入路的选择　　凹侧和凸侧入路各有优缺点,应根据 ASD 手术安全区的解剖特点,遵循可及性和安全性的原则选择手术入路的侧别。凹侧入路术野较深,显露较难,其优势为受阻挡因素较凸侧少,多数施术节段可及性好,且仅用一个小切口就能显露多个节段;凸侧入路术野浅,显露较容易,但对多节段需施术时,就要较大的切口或多个切口才能显露。

操作侧和对侧的手术安全区同样重要。在选择凹侧入路时,应注意操作侧血管、神经的损伤,尤其对左侧凸患者。由于 ASD 患者需行对侧椎间盘松解和椎间融合器的跨骶环放置,因此必须考虑对侧的手术安全区。在选择凸侧入路时,尤其应注意对侧血管、神经的损伤。

3. 椎间融合器尺寸的选择　　根据单侧的手术安全区大小确定椎间融合器尺寸是有偏差的。应根据手术安全区最小值预测的原则,选择合适尺寸的椎间融合器,并将椎间融合器放置的角度平行于椎间盘的横径，以保证最大尺寸椎间融合器跨骺环置入，并避免对侧神经根或椎管的骚扰（图 2-31）。

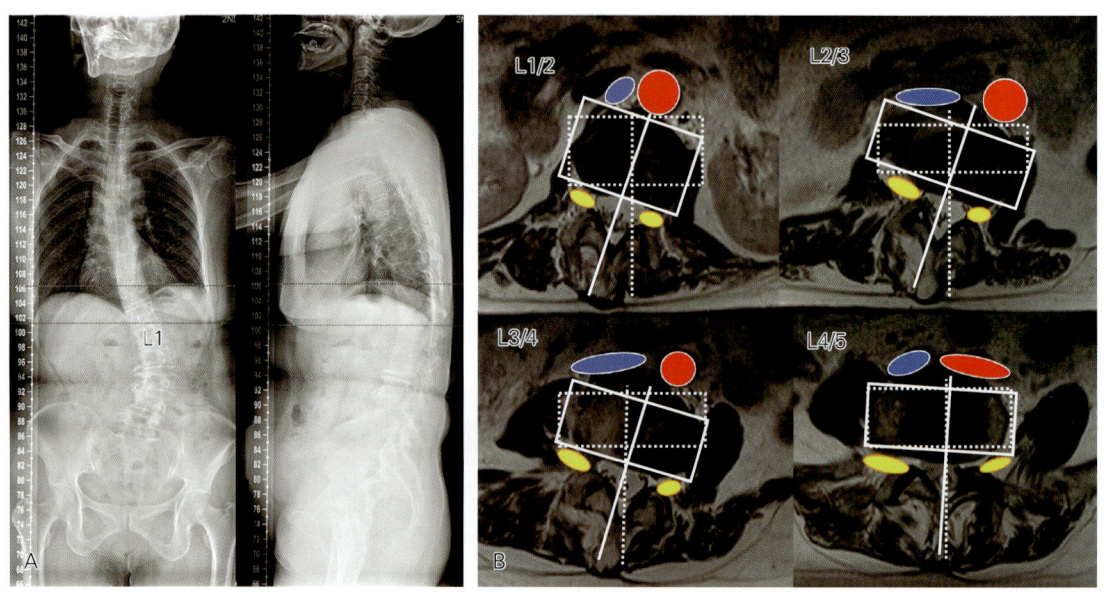

图 2-31　成人脊柱侧凸解剖特点在个性化手术设计中的应用

患者，女，63 岁，症状性退行性腰椎侧凸症，左侧凸，顶椎位于 L2。L1/2、L2/3、L3/4、L4/5 各水平，右侧手术安全区小于左侧，旋转角调整后的模拟椎间融合器（白色实线）大于未调整的模拟椎间融合器（白色虚线）

【结论】

在成人脊柱侧凸中，腹腔大血管、腰丛神经和神经根解剖位置均会发生改变，导致其与相应椎体的相互关系发生了变化。这些变化与腰椎曲度改变、椎体旋转、侧凸 Cobb 角大小有关，患者的体位改变会影响这些重要结构的位置。这些重要解剖结构的位置改变直接影响侧路腰椎手术安全区的改变。尽管临床研究显示了这些变化的趋势，但个体间仍存在极大的差异，简单依赖解剖学改变的趋势进行手术风险极大；我们建议 ASD 的手术设计应基于个体化的解剖变化，术中则需采用椎体旋转调整后的手术安全区范围，直视下进行手术，以降低血管神经损伤并发症的发生率。

（陈其昕）

本节参考文献

1. PATEL A, OH J, LEVEN D, et al. Anatomical modifications during the lateral transpsoas approach to the lumbar spine. the impact of vertebral rotation. Int Journal of Spine Surg, 2018, 12(1): 8-14.
2. ISAACS R E, HYDE J, GOODRICH J A, et al. A prospective, nonrandomized, multicenter evaluation of extreme lateral interbody fusion for the treatment of adult degenerative scoliosis: perioperative outcomes and complications. Spine (Phila Pa 1976), 2010, 35 (26 Suppl): S322-330.

3. TORMENTI M J, MASERATI M B, BONFIELD C M, et al. Complications and radiographic correction in adult scoliosis following combined transpsoas extreme lateral interbody fusion and posterior pedicle screw instrumentation. Neurosurg Focus, 2010, 28(3): E7.
4. KUEPER J, FANTINI G A, WALKER B R, et al. Incidence of vascular complications during lateral lumbar interbody fusion: an examination of the mini-open access technique. Eur Spine J, 2015, 24(4): 800-809.
5. ASSINA R, MAJMUNDAR N J, HERSCHMAN Y, et al. First report of major vascular injury due to lateral transpsoas approach leading to fatality. J Neurosurg Spine, 2014, 21(5): 794-798.
6. MIBRANDT TA, SUCATO DJ. The position of the aorta relative to the spine in patients with left thoracic scoliosis: a comparison with normal patients. Spine (Phila Pa 1976). 2007, 32(12): E348-353.
7. LILJENQVIST UR, ALLKEMPER T, HACKENBERG L, et al. Analysis of vertebral morphology in idiopathic scoliosis with use of magnetic resonance imaging and multiplanar reconstruction. J Bone Joint Surg Am. 2002, 84 (3): 359-368.
8. SEVASTIK B, XIONG B, HEDLUND R, et al. The position of the aorta in relation to the vertebra in patients with idiopathic thoracic scoliosis. Surg Radiol Anat, 1996; 18(1): 51-56.
9. LIANG Y, XU S, ZHAO Y, et al. The position of the aorta relative to the spine in patients with adult degenerative scoliosis. J Orthop Sci. 2020 Feb 24; 15(1): 73.
10. REGEV G J, CHEN L, DHAWAN M, et al. Morphometric analysis of the ventral nerve roots and retroperitoneal vessels with respect to the minimally invasive lateral approach in normal and deformed spines. Spine (Phila Pa 1976), 2009, 34(12): 1330-1335.
11. EGUCHI Y, NORIMOTO M, SUZUKI M, et al. Diffusion tensor tractography of the lumbar nerves before a direct lateral transpsoas approach to treat degenerative lumbar scoliosis. J Neurosurg Spine 2019, 30: 461-469.
12. NAKARAI H, LOVECCHIO F C, KIM D N, et al. The association of lumbar plexus lengthening with neurologic deficit after adult spinal deformity surgery. Spine (Phila Pa 1976), 2024, 49(14): 990-996.
13. TANIDA S, FUJIBAYASHI S, OTSUKI B, et al. Influence of spinopelvic alignment and morphology on deviation in the course of the psoas major muscle. J Orthop Sci, 2017 Nov; 22(6): 1001-1008.
14. SHIN M H, RYU K S. MRI-based determination of convex or concave surgical approach for lateral lumbar interbody fusion in lumbar degenerative scoliosis: a retrospective radiographic comparative analysis. J Neurosurg Sci, 2017, 61(6): 579-588.
15. Mai H T, Schneider A D, Alvarez A P, et al. Anatomic considerations in the lateral transpsoas interbody fusion: the impact of age, sex, BMI, and scoliosis. Clin Spine Surg, 2019, 32(5): 215-221.
16. MAKANJI H S, LE H, WOOD K B, et al. Morphometric analysis of the petroperitoneal vessels with respect to lateral access surgery in adult scoliosis. Clin Spine Surg, 2017, 30(7): E1010-1014.

第三章
侧路腰椎椎间融合术各论

第一节
极外侧腰椎椎间融合术和俯卧位经腰大肌入路技术

ASD 是一个越来越受到临床重视和关注的问题。它包括一系列脊柱序列异常，可能导致疼痛、神经功能障碍和身体严重畸形。为了更好地理解这种复杂的病理变化，Schwab 等在 2012 年对 ASD 患者界定为：年龄≥18 岁、冠状面 Cobb 角＞20°、SVA＞5 cm，和（或）PT＞20°[1]。

既往，外科医生认为需要开放手术治疗成人矢状面畸形，基于后路的截骨术已成为矫正矢状面畸形最常用的手段。后柱截骨术（PCO）包括 Smith Peterson 截骨术（Smith Peterson osteotomy，SPO），适用于轻度畸形或特定病理的病例，如强直性脊柱炎。三柱截骨术（3CO）包括经椎弓根椎体截骨术（PSO）和全脊椎切除术（vertebral column resection，VCR），一直是矫正更严重的僵硬性脊柱畸形的主要手段。这些技术尽管为外科医生提供了强大的矫正能力，但也与大量围手术期并发症相关，使得这些手术对老年或体弱的患者来说风险更大[2]。如今，微创技术作为 ASD 手术治疗的替代和（或）辅助方法已获得越来越多的关注，旨在减少手术通路相关发病率和围手术期并发症[3]。

一、极外侧腰椎椎间融合术

自 Luiz Pimenta 博士开发并于 2006 年首次公开发表以来，LLIF 术已引起脊柱外科界的关注[4]。LLIF 术凭借其前所未有的间接减压[5]、融合[6]和脊柱前凸矫正的能力[7]，很快被外科医生用于脊柱畸形的矫正[8]。LLIF 术对 ASD 的应用可分为两大类：成人退行性脊柱侧凸（ADS）的矫正和矢状面畸形的矫正。

（一）XLIF 术治疗 ADS

1. 疗效　当用于治疗 ADS 时，XLIF 术可以达到极具诱惑的目的：脊柱前凸矫正、椎体旋转减少、冠状面矫正及间接减压，同时能避免许多与传统后入路相关的潜在并发症[9]。自此，XLIF 术经常采用单独（stand alone）椎间融合器和（或）与前后方内固定相联合应用，用于治疗退行性腰椎侧凸[10]（图 3-1）。

Philips 等在 2013 年发表的第一例使用 LLIF 术治疗 ADS 的报告分析了 XLIF 术在 ADS 手术治疗中的应用，经过 24 个月随访，显著改善了疾病特异性和生活质量结果，以及观测和维持的影像学参数[8]。报道了腰椎前凸平均从 27.7°增加到 33.6°，在辅以双侧椎弓根螺钉的患者中观察到的 Cobb 角平均值从 20.9°矫正到 15.2°。同样，Castro 等在 2012 年的一项研究显示，使用 XLIF 术治疗 ADS 病例的结果令人鼓舞，腰椎前凸从 33°改善到 41°，冠状面

Cobb 角从 21°改善到 12°，并且显著改善患者 VAS 和 ODI[10]。

2. 选择凸侧与凹侧入路的比较　　在进行 ADS 矫正的侧入路手术时，术者可能会面对选择侧凸的哪一侧入路的问题。当侧凸的凹侧作为入路时，术者通常会采用单个较大的手术切口，使得切口数量减少并且更容易接近侧凸的半弯区，但是由于 ADS 的患者通常具有的椎体旋转，术者可能需要通过更偏前的入路，而且骨赘往往出现在凹侧。另一方面，当选择侧凸的凸侧时，术者通常面临较少的骨赘形成，也可以进行更好的椎间盘撑开；然而，进入侧凸远端的节段具有潜在的困难，在某些情况下，L4/5 椎间盘由于其与髂嵴的位置关系，在凸侧入路时可能无法进入该节段（图 3-2）。

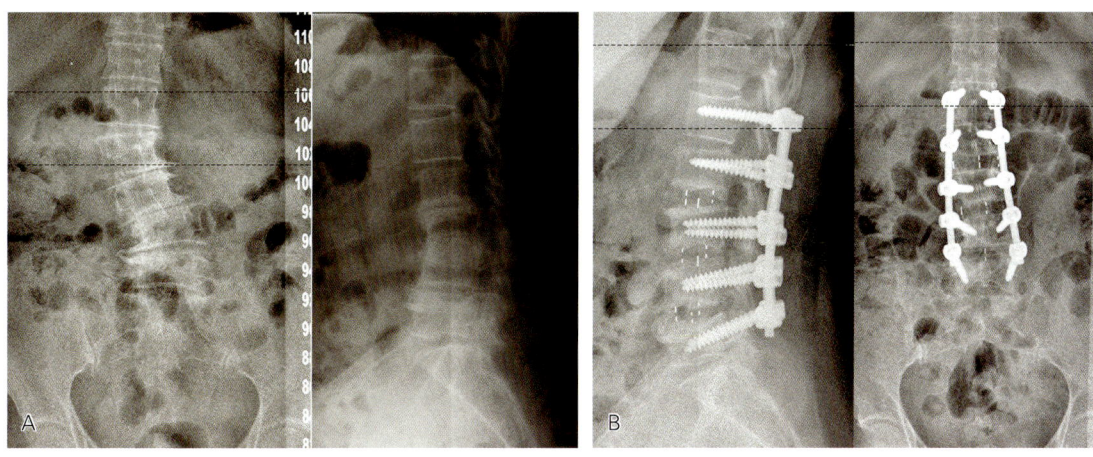

图 3-1　XLIF 术治疗腰椎侧凸

X 线片显示退行性腰椎侧凸（A）；XLIF 术联合后路椎弓根螺钉固定，术后腰椎侧凸矫正（B）

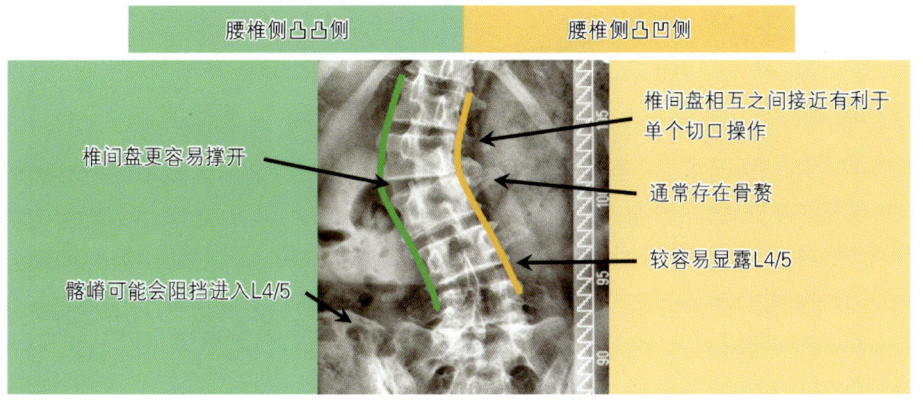

图 3-2　XLIF 术选择凸侧入路或凹侧入路的优缺点

在一项对 107 名患者进行的前瞻性研究中，Isaacs 等发现，只有 12% 的患者在手术后出现不良事件，低于大多数开放手术的并发症发生率[11]。

（二）LLIF 术用于矢状面畸形矫正

几项研究已经证明了微创联合手术方法在改善冠状面和矢状面平衡及脊柱骨盆序列方面的有效性[12, 13]。Anand 等报道了在涉及多节段 LLIF 术联合后路经皮内固定的环形微创手术（circumferential minimally invasive surgery，cMIS）技术中冠状面 Cobb 角的改善有统计学意义[14]。

许多学者也证实 LLIF 术是改善节段性和区域性 LL 的有效手段[15]。

使用多节段 LLIF 术可以很好地矫正矢状面参数,通常用于治疗重度畸形。术者经常采用 ACR 技术。与后路 3CO 相比,ACR 技术包括侧路腰椎间盘切除 / 骨赘切除、ALL 松解,以及前凸 20°或 30°的超大前凸角度椎间融合器的置入[16](图 3-3)。

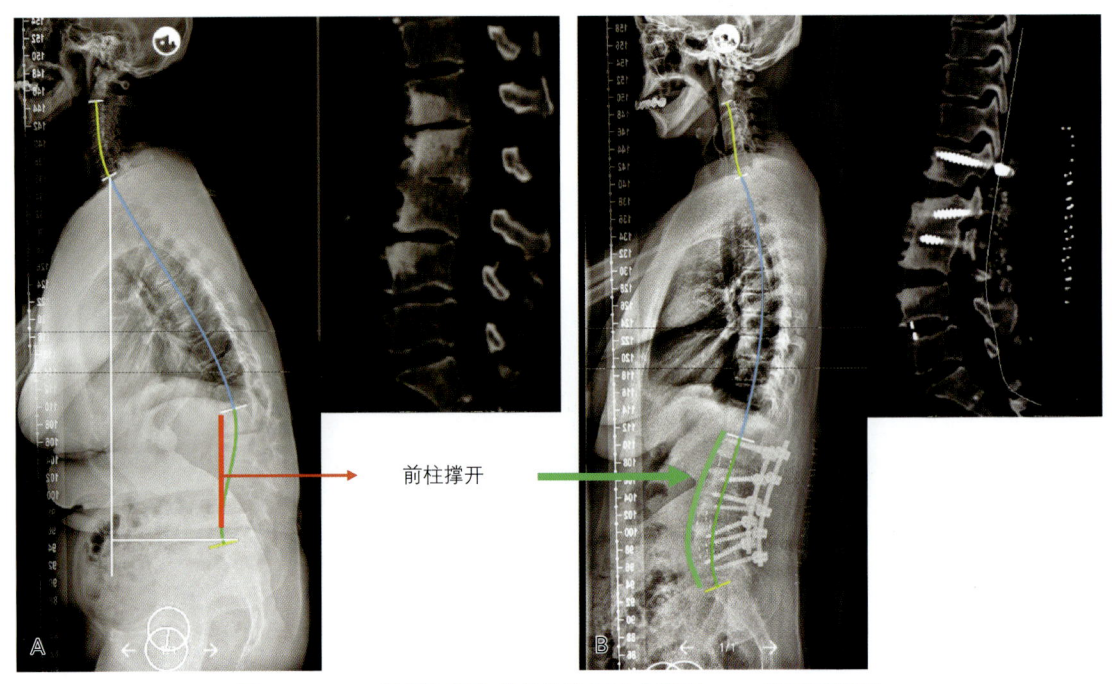

图 3-3 ALL 松解和超大前凸角椎间融合器对 ASD 的矫正效果

ASD,腰椎后凸畸形,术前腰椎前凸减少(A);在 L1/2、L3/4、L4/5 间隙实施 XLIF 术联合 ALL 松解技术,并置入超大前凸角椎间融合器;进行 ACR,脊柱前方张开(anterior elongation),后路短节段椎弓根螺钉固定矫正患者的矢状面后凸畸形(B)

使用 ACR 技术的主要优势是显著减少失血和术后并发症,这使得该技术即使对身体虚弱的患者也可适用,从而扩大了接受手术矫正矢状面畸形的可能人选范围,同时能够达到令人满意的影像学参数的矫正效果。

Akbarnia 等和 Berjano 等的研究证实,ACR 技术可有效矫正矢状面畸形。他们的结果表明,ACR 技术可以恢复大约 30.8°的 LL 和减少 10.8°的 PT[17, 18]。此外,Mundis 等的研究表明,ACR 技术与 PSO 获得的矫正效果类似[19]。对于轻度至中度畸形(LL 不匹配<10.8°,SVA <5 cm),目前的文献表明 LLIF 术能有效改善 LL 和 SVA,特别是在联合前纵韧带松解和过度前凸椎间融合器的情况下。对于更严重的畸形,可以考虑 3CO 的同时联合 LLIF 术[20]。

(三)ACR 技术的提示和技巧

1)可联合后方小关节面切除术或 Smith Peterson 截骨术(SPO)以增强脊柱前凸矫正潜力。

2)置入保护螺钉以确保椎间融合器不会前移。

3)执行详细的患者基础情况检查,以制定明确的术前计划:①全脊柱 X 线片(评估矢状面序列);② MRI(评估神经压迫);③ CT(评估融合节段、后外侧融合)。

（四）L4/5 椎间盘操作的提示和手术技巧

LLIF 入路最复杂的问题之一是 L4/5 椎间盘的进入。由于腰大肌和股神经的前移，以及髂嵴阻挡使得进入变得较为困难，在这个水平进行手术有风险。在此，提供一些安全、容易地进入 L4/5 椎间盘的技巧。

以下是有关如何解决此节段的一些提示。

1. 术前评估腰大肌形态和位置提示
通过术前 MRI 和 X 线检查进行术前规划。

（1）MRI　确认腰大肌形态（"泪滴状"腰大肌）（图 3-4）。

（2）侧位 X 线片　确认髂嵴与 L4/5 椎间盘的位置关系。高髂嵴可能需要使用有角度的器械和旋转手术台来实行 LLIF 术（图 3-5）。

（3）正位 X 线片　检查过渡椎。

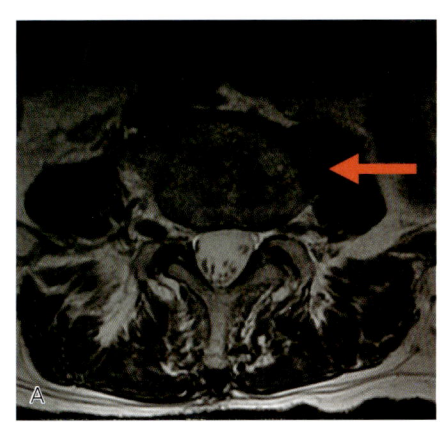

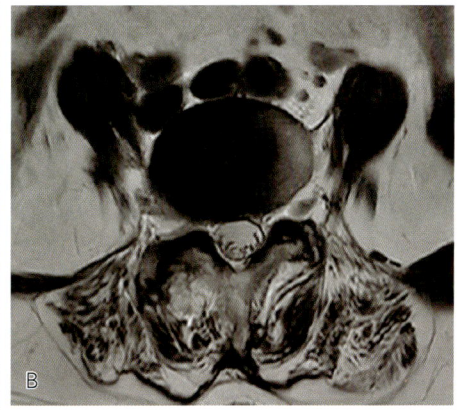

图 3-4　术前 MRI 评估腰大肌形态

入路可行（A）；腰大肌呈米老鼠征，则入路不可行（B）

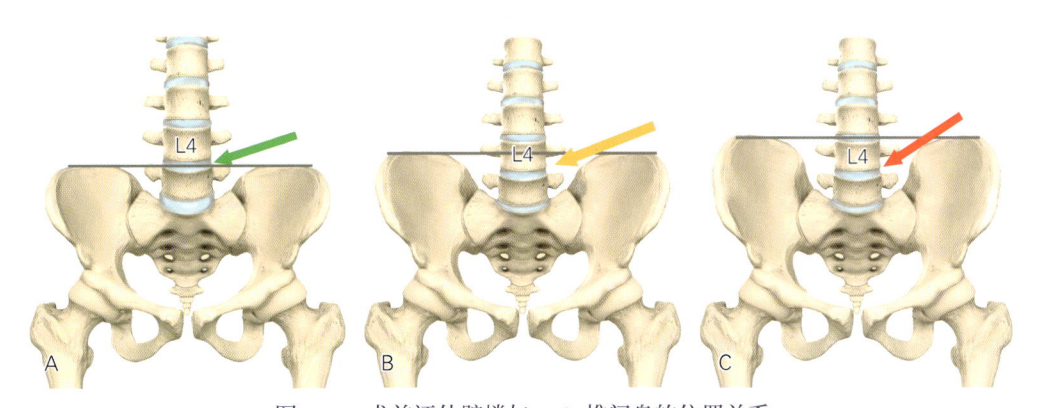

图 3-5　术前评估髂嵴与 L4/5 椎间盘的位置关系

根据髂嵴位置与 L4/5 椎间盘的关系可分为：可进入型（A）；通过手术台调整可进入型（B）；不可进入型（C）

2. 手术技巧（图 3-6）

1）避免后方锚定，以免扩张器可能放置在腰丛神经附近。

2）简单的前方锚定无法进行良好的椎间盘切除术（间接减压的关键步骤）。

3）提示：前方锚定联合 15°～20° 旋转手术台可使术者进行良好的椎间盘切除术并避免损伤腰丛神经。

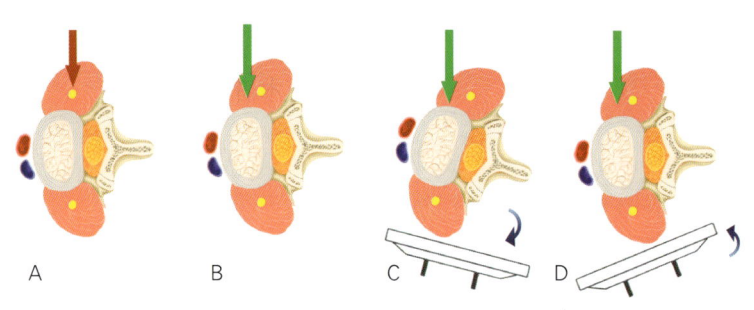

图 3-6　进入 L4/5 水平避免前移腰丛神经损伤技巧

当腰丛神经前移，常规经腰大肌进入点会导致神经损伤（A）；腰大肌进入点前移，在腰丛神经前方进行分离，可提供较好的安全性（B）；予以手术台旋转 15°～20°，手术通道远离腰丛神经，并可提高提高椎间盘的清除效果（C）；脊柱侧凸时，手术台旋转，使椎体去旋转，提供更好的入路可进入性和安全性（D）

二、俯卧位经腰大肌入路技术

Pimenta 和 Taylor 博士于 2020 年在文献中首次报道了俯卧位经腰大肌入路（prone transpsoas approach，PTPa）技术[21]。PTPa 技术的一个关键改变是该技术在髋关节伸展的俯卧位进行，但仍遵循经典侧入路技术的基本原则。该技术的另一个关键改变是开发了一些特殊的硬件系统，使外科医生能够顺利地进行手术操作，如定制的牵开器固定系统能对抗牵开器因重力而发生意外的移位、俯卧位躯干侧方弯曲支架等。

（一）PTPa 技术步骤和技巧

1. 手术体位　患者俯卧在杰克逊手术台上，使腹部前方松弛。此外，患者由两个支撑垫固定，一个在胸部区域，一个在臀部；另在患者髋部下方放置一个支撑垫以增强臀部的伸展（图 3-7）。

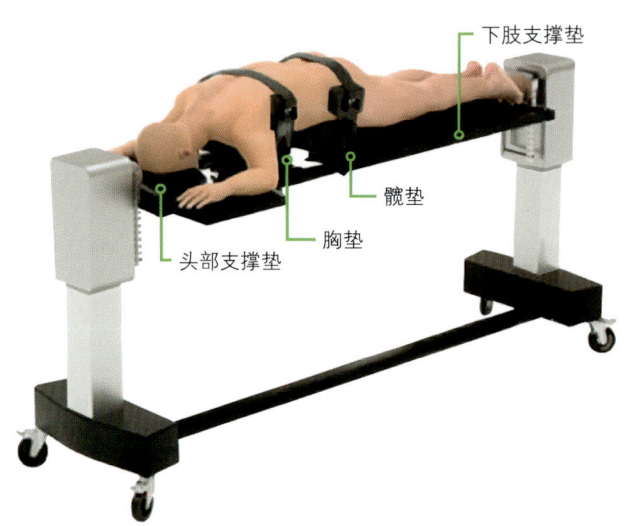

图 3-7　PTPa 技术：患者手术体位关键支撑点

头部支撑、胸部固定、骨盆固定、下肢支撑

为了提高本术式的可重复性，笔者开发了一种定制的支撑系统（商品名"ATEC Spine"）连接到床架上，使得在胸部和腹股沟处有静态支撑力量；并通过胸部和臀部侧垫的环绕捆扎，在胸部和臀部获得侧方支撑力，以对抗侧向应力；以及当需要髂嵴远端偏移才能进入

L4/5 椎间隙时，可局部施压、使腰骶段发生冠状面弯曲的功能。患者的手术铺巾应便于侧路和后路 2 个切口同时实施（图 3-8）。

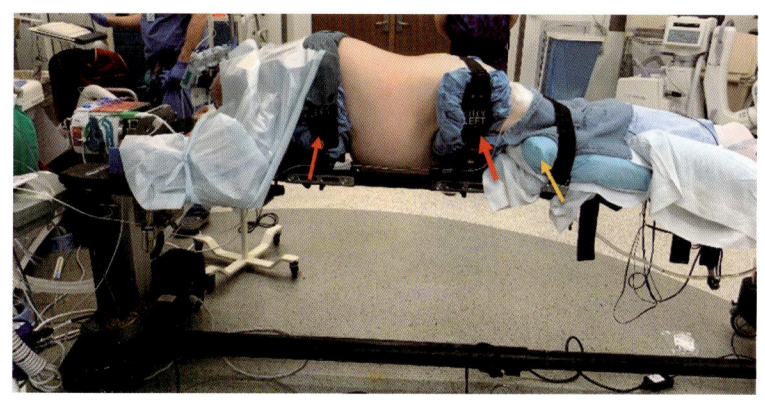

图 3-8　PTPa 技术：定制支撑系统

红色箭头所指为胸部和臀部支撑垫，黄色箭头为髋垫

2. C 型臂下确认手术间隙　在进行任何皮肤切口之前，请注意获取实时的侧位和正位 X 线片（图 3-9A）。然后使用侧位透视来识别目标椎间隙以进行皮肤切口规划。画出椎体的前后缘、椎间孔的后缘和椎间隙的后 1/3（侧方入路目标）（图 3-9B）。

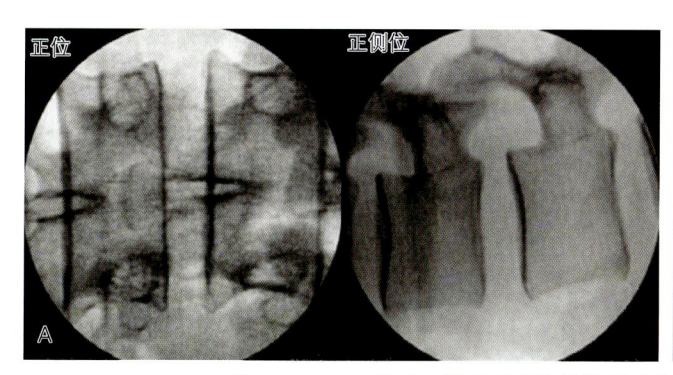

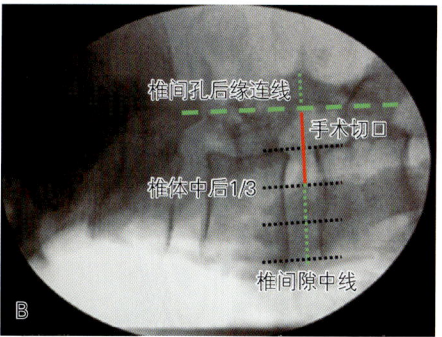

图 3-9　PTPa 技术：患者手术体位放置后的透视获取实时脊柱位置

实时的侧位和正位 X 线片（A）；图像显示如何使用透视指导切口（B）

3. 逐层显露　在椎间孔的后缘和椎间盘间隙的后 1/3 之间行横向皮肤切口。这比通常在侧卧位中所做的切口稍微靠后，可以补偿导致侧方牵开器前移的重力。为了减少重力对牵开器的影响，可以将连接牵开器的固定架变形为 A 字形连接到手术台的侧面。A 字形固定臂越靠近牵开器位置，固定就越稳定（图 3-10）。

皮肤切开后，用食指将初始扩张器引导至腰大肌表面。然后通过腰大肌插入连续扩张器以扩张进入椎间盘水平的路径。确保将扩张器插入椎间盘的中、后 1/3 之间（图 3-11）。

在此步骤实施中，尤其应关注腰丛神经损伤的预防。为此 PTPa 技术团队开发了一种特殊的监测方法，使用躯体感觉诱发电位（somatosensory evoked potentials，SSEPs）来几乎实时跟踪隐神经电信号的变化（股神经的直接延续），优化了股神经监测。为此，术者利用 SafeOp 刺激夹的使用触发肌电图（triggered electromyogram，trEMG）来识别腰丛神经的位置。

一旦使用神经监测探头确定了位置的安全性，就可在此位置放入牵开器，并将其固定在患者身上。

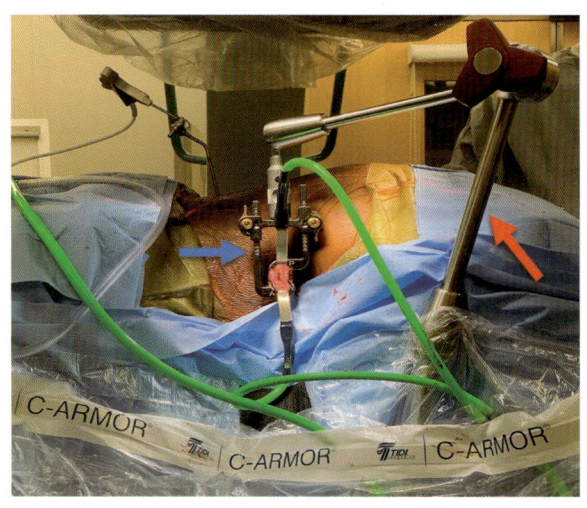

图 3-10　PTPa 技术：术野牵开器的固定方法

A 字形固定臂（红色箭头）和牵开器（蓝色箭头）

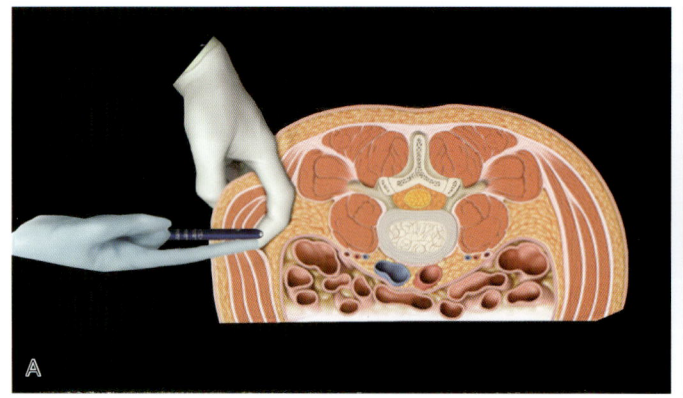

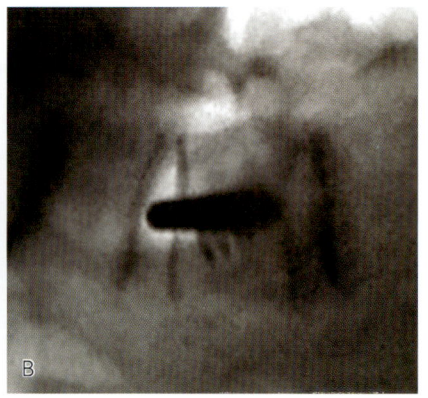

图 3-11　PTPa 技术：手术扩张通道放置和确定放置位置

扩张器插入（A）；C 型臂 X 线机透视验证通道位置（B）

4. 放置和打开牵开器　在打开牵开器之前，应确保后片和前片已关闭，此时牵开器显示牵开值为 0（图 3-12A）。在正位 C 型臂 X 线机透视中验证牵开器的位置（两个点必须尽可能对齐）（图 3-12B）。确定位置后，将牵开器连接到 A 字形固定臂上，并将牵开器置于所需位置，然后进行侧位 C 型臂 X 线机透视以验证牵开器是否与椎间隙正交（术者可使用小三角形来帮助识别正交位置）（图 3-12C）。

特制的牵开器略微打开，以便使用刺激探头检查暴露范围内的神经组织。应将牵开器放置在与目标椎间隙相垂直的位置，并将牵开器牢固地固定在手术台和目标椎间隙上，而手术台可以调整（升高和旋转/平移）以适应术者需要的视野。

通过沿牵开器叶片上的射灯来提供直接照明。然后打开牵开器，优先从后方向前扩张，从而进行椎体间准备和内植物置入（图 3-13）。其余按照标准的 LLIF 术进行。

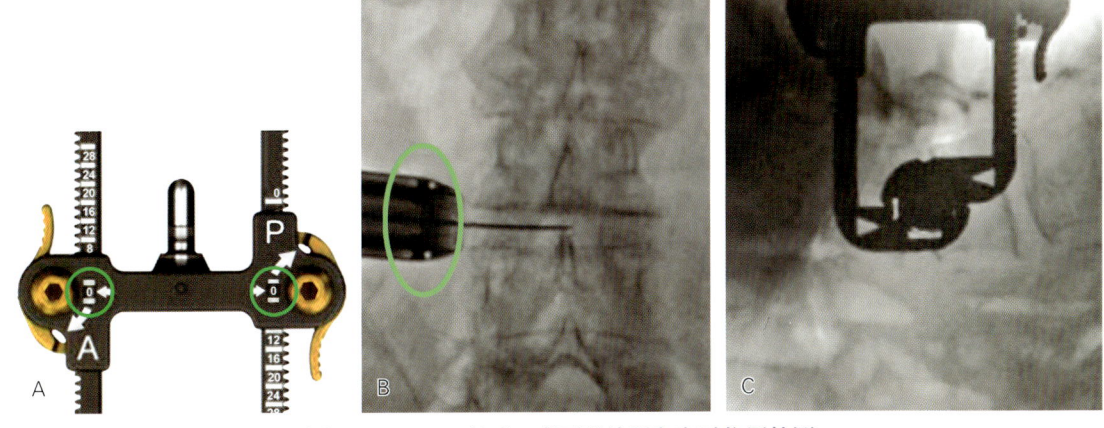

图 3-12 PTPa 技术：牵开器放置和实时位置检测

绿圈内显示牵开器的牵开值为 0，提示牵开器前后片处于完全闭合状态 (A)；牵开器的实时侧位轮廓 (B)；牵开器的实时正位轮廓 (C)

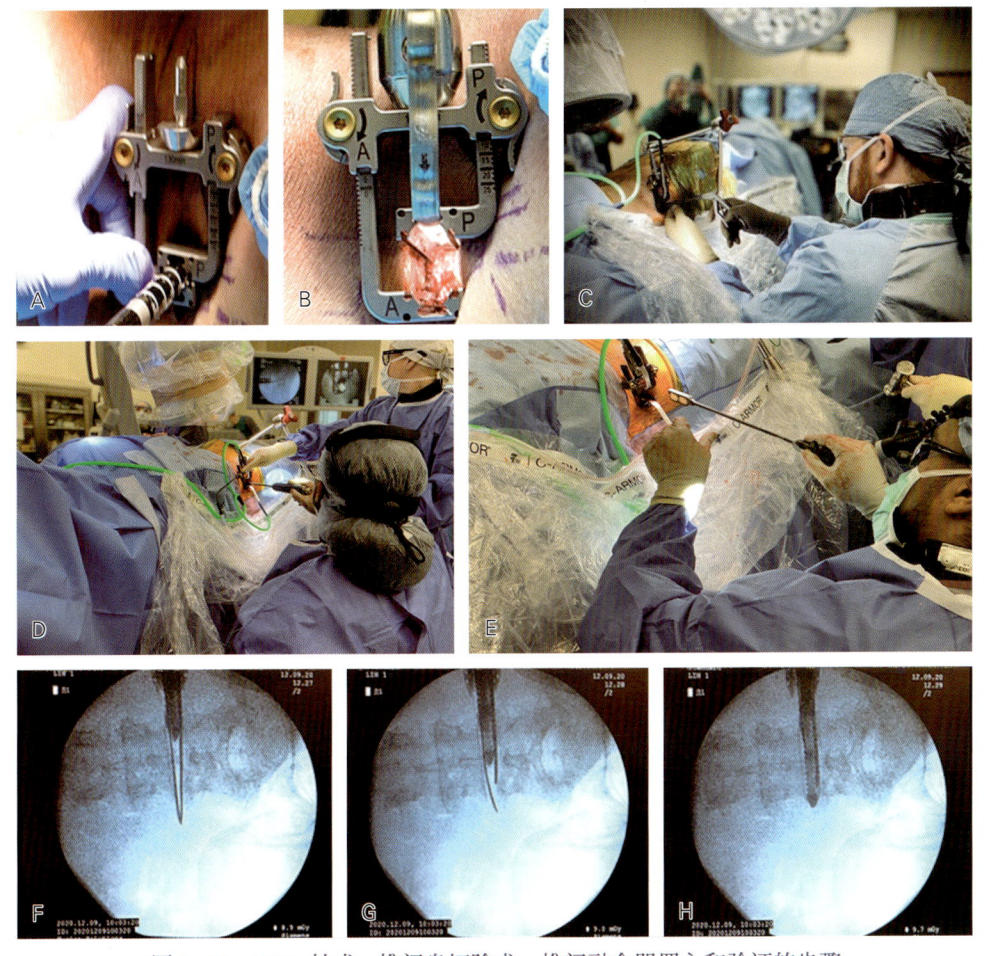

图 3-13 PTPa 技术：椎间盘切除术、椎间融合器置入和验证的步骤

放置牵开器 (A)；打开牵开器、显露椎间隙 (B)；椎间盘切除 (注意术者的姿态)，处理终板 (C)；术中透视观察在椎间隙内的操作深度 (D)；椎间融合器置入 (E)；置入椎间融合器保护套，C 型臂 X 线透视确定椎间融合器保护套位置和深度 (F)；逐步置入椎间融合器 (G)；验证椎间融合器位置 (H)

5. 同期同一体位下后路手术　　由于患者处于俯卧位，因此后路手术，例如，后路直接减压、L5/S1 的 TLIF 术或椎弓根螺钉固定，可以在患者处于相同体位下进行。

（二）PTPa 技术的文献

最近发表的文章阐明了 PTPa 技术如何增强传统的 LLIF 术处理脊柱畸形的能力。首先，PTPa 技术允许术者进行复杂的后路手术，如截骨术或后路椎板切除术。这些技术如果试图在单纯侧入路体位进行将十分困难。此外，其他研究表明，仅通过患者俯卧位就可以显著增强腰椎前凸（图 3-14）[22]。

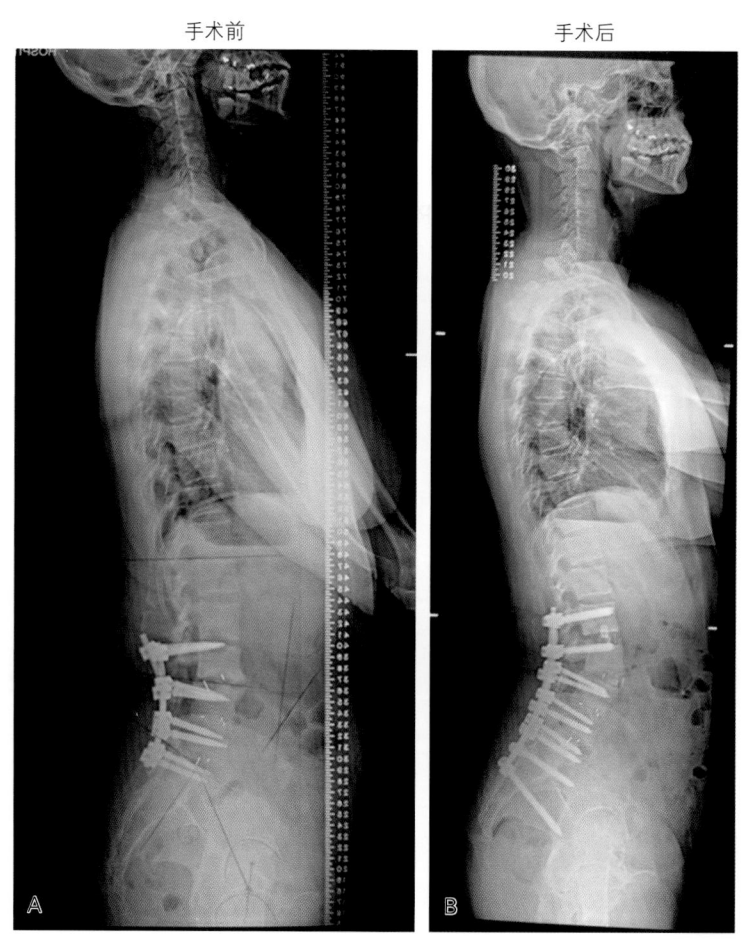

图 3-14　PTPa 技术治疗邻椎病

PLIF 术后邻椎病（A）；PTPa 技术获得的矢状面矫正（B）

进一步报道显示，俯卧位所致的前凸增强在手术后得以保留。Pimenta 等 2020 年的研究显示，在 32 名接受 PTPa 技术的患者中，腰椎前凸、骨盆倾斜、骨盆不匹配得到显著矫正，节段性前凸平均矫正 6.1°[23]。此外，2021 年发表的一项研究表明，与接受 LLIF 术的对照患者相比，PTPa 技术显示出更高的脊柱前凸矫正能力。作者报道了接受 PTPa 技术的患者显著增加了骨盆不匹配矫正和腰椎前凸[24]。

（三）PTPa 技术关注点

1）注意不要将臀垫放置得太低，以免导致腰椎过度伸展，诱发神经损伤。

2）手术台向对侧旋转，以便清晰地进入L4/5椎间盘。

3）注意各个支撑点位置，避免影响切口操作。

4）对于ADS患者，如果手术台允许，需轻微弯曲手术台以减少侧凸曲度。

5）在椎间融合器置入后需进行透视评估，如果您认为椎间融合器未能提供足够的撑开力，未能使韧带结构充分伸展，导致该节段不能间接减压时，应在该节段施行直接减压。

6）PTPa技术允许术者在患者处于相同位置时实行复杂的后路手术，如截骨术或后路椎板切除术。

【结论】

XLIF术凭借其前所未有的间接减压、融合和脊柱前凸矫正的能力，用于帮助矫正脊柱畸形。正确掌握手术技巧，能提高手术疗效、减少并发症的发生。PTPa技术能一期完成LLIF和后路椎弓根螺钉固定，并具有更强大的矫正能力，可用于严重ASD的治疗。

(Luiz Pimenta，Rodrigo Amaral，Rafael Moriguchi，Gabriel Pokorny，Igor Barreira，Marcelo Yozo；陶轶卿译)

本节参考文献

1. TERRAN J, SCHWAB F, SHAFFREY CI, et al. The SRS-schwab adult spinal deformity classification: assessment and clinical correlations based on a prospective operative and nonoperative cohort. Neurosurgery, 2013, 73(4): 559-568.
2. BOURGHLI A, BOISSIERE L, CHEVILLOTTE T, et al. Radiographic outcomes and complications after L4 or L5 pedicle subtraction osteotomy for fixed sagittal malalignment in 102 adult spinal deformity patients with a minimum 2-year follow-up. Eur Spine J, 2022, 31(1): 104-111.
3. URIBE J S, BECKMAN J, MUMMANENI P V, et al. Does mis surgery allow for shorter constructs in the surgical treatment of adult spinal deformity? Neurosurgery, 2017, 80(3): 489-497.
4. OZGUR B M, ARYAN H E, PIMENTA L, et al. Extreme lateral interbody fusion (XLIF): a novel surgical technique for anterior lumbar interbody fusion. Spine J, 2006, 6(4): 435-443.
5. OLIVEIRA L, MARCHI L, COUTINHO E, et al. A radiographic assessment of the ability of the extreme lateral interbody fusion procedure to indirectly decompress the neural elements. Spine (Phila Pa 1976), 2010, 35(26 Suppl): S331-337.
6. ROSA F, POKORNY G H D, RODRIGUES R, et al. Evaluation of interbody fusion two years after llif procedure. Coluna/Columna, 2020, 19: 194-196.
7. KEPLER C K, HUANG R C, SHARMA A K, et al. Factors influencing segmental lumbar lordosis after lateral transpsoas interbody fusion. Orthop Surg, 2012, 4(2): 71-75.
8. PHILLIPS F M, ISAACS R E, RODGERS W B, et al. Adult degenerative scoliosis treated with XLIF: clinical and radiographical results of a prospective multicenter study with 24-month follow-up. Spine (Phila Pa 1976), 2013, 38(21): 1853-1861.
9. LAK A M, LAMBA N, POMPILUS F, et al. Minimally invasive versus open surgery for the correction of adult degenerative scoliosis: a systematic review. Neurosurg Rev, 2021, 44(2): 659-668.
10. CASTRO C, OLIVEIRA L, AMARAL R, et al. Is the lateral transpsoas approach feasible for the treatment of adult degenerative scoliosis? Clin Orthop Relat Res, 2014, 472(6): 1776-1783.

11. ISAACS R E, HYDE J, GOODRICH J A, et al. A prospective, nonrandomized, multicenter evaluation of extreme lateral interbody fusion for the treatment of adult degenerative scoliosis: perioperative outcomes and complications. Spine (Phila Pa 1976), 2010, 35(26 Suppl): S322-330.
12. COSTANZO G, ZOCCALI C, MAYKOWSKI P, et al. The role of minimally invasive lateral lumbar interbody fusion in sagittal balance correction and spinal deformity. Eur Spine J, 2014, 23 (Suppl 6): 699-704.
13. PHAN K, RAO P J, SCHERMAN D B, et al. Lateral lumbar interbody fusion for sagittal balance correction and spinal deformity. J Clin Neurosci, 2015, 22(11): 1714-1721.
14. ANAND N, Baron EM, THAIYANANTHAN G, et al. Minimally invasive multilevel percutaneous correction and fusion for adult lumbar degenerative scoliosis: a technique and feasibility study. J Spinal Disord Tech, 2008, 21(7): 459-467.
15. ACOSTA F L, LIU J, SLIMACK N, et al. Changes in coronal and sagittal plane alignment following minimally invasive direct lateral interbody fusion for the treatment of degenerative lumbar disease in adults: a radiographic study. J Neurosurg Spine, 2011, 15(1): 92-96.
16. MARCHI L, OLIVEIRA L, AMARAL R, et al. Anterior elongation as a minimally invasive alternative for sagittal imbalance-a case series. HSS J, 2012, 8(2): 122-127.
17. AKBARNIA B A, MUNDIS G J, MOAZZAZ P, et al. Anterior column realignment (ACR) for focal kyphotic spinal deformity using a lateral transpsoas approach and all release. J Spinal Disord Tech, 2014, 27(1): 29-39.
18. BERJANO P, CECCHINATO R, SINIGAGLIA A, et al. Anterior column realignment from a lateral approach for the treatment of severe sagittal imbalance: a retrospective radiographic study. Eur Spine J, 2015, 24 (Suppl 3): 433-438.
19. MUNDIS G J, TURNER J D, KABIRIAN N, et al. Anterior column realignment has similar results to pedicle subtraction osteotomy in treating adults with sagittal plane deformity. World Neurosurg, 2017, 105: 249-256.
20. GODZIK J, HLUBEK R J, de ANDRADA P B, et al. Combined lateral transpsoas anterior column realignment with pedicle subtraction osteotomy to treat severe sagittal plane deformity: cadaveric feasibility study and early clinical experience. World Neurosurg, 2019, 121: E589-595.
21. PIMENTA L, TAYLOR W R, STONE L E, et al. Prone transpsoas technique for simultaneous single-position access to the anterior and posterior lumbar spine. Oper Neurosurg (Hagerstown), 2020, 20(1): E5-12.
22. SMITH T G, POLLINA J, JOSEPH S J, et al. Effects of surgical positioning on L4-L5 accessibility and lumbar lordosis in lateral transpsoas lumbar interbody fusion: a comparison of prone and lateral decubitus in asymptomatic adults. World Neurosurg, 2021, 149: E705-713.
23. PIMENTA L, AMARAL R, TAYLOR W, et al. The prone transpsoas technique: preliminary radiographic results of a multicenter experience. Eur Spine J, 2021, 30(1): 108-113.
24. SOLIMAN M, KHAN A, POLLINA J. Comparison of prone transpsoas and standard lateral lumbar interbody fusion surgery for degenerative lumbar spine disease: a retrospective radiographic propensity score-matched analysis. World Neurosurg, 2022, 157: E11-21.

第二节
猫眼腰椎椎间融合术

鉴于传统 LLIF 术的缺陷[1-4]，浙江大学医学院附属第二医院脊柱外科中心于 2015 年开始对 LLIF 术的入路相关解剖进行深入的研究，并于 2016 年形成了一套全新的 LLIF 术系统：猫眼腰椎椎间融合（CLIF）术[5-7]，同年应用于临床。CLIF 术通过直视下操作、改进经腰大肌入路、具有弹性的 C 形圆环工作通道三个技术要点，实现了既保留 LLIF 术的优点，又有效减少了传统 LLIF 术的入路相关并发症。至 2024 年 3 月 1 日，浙江大学医学院附属第二医院脊柱外科中心已完成 1 934 例 4 074 个节段 CLIF 术。本节将介绍 CLIF 术的基本器械、操作步骤及优缺点。

一、基本器械

1. **定位导针及套筒** 用于定位椎间隙及安全区（图 3-15）。

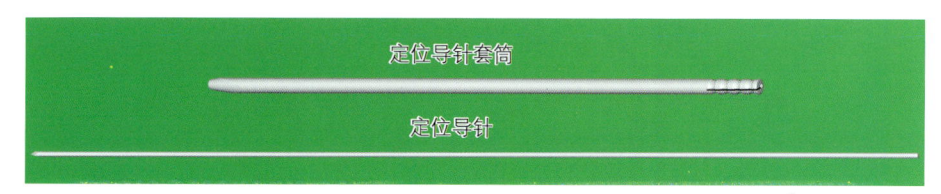

图 3-15 定位导针及套筒

2. **Cobb 剥离器** 长、短各一把（图 3-16），主要用途为分离腰大肌肌纤维及剥离术侧纤维环表面软组织；对于椎间隙极其狭窄患者，也可用 Cobb 剥离器探查椎间隙方向（图 3-17）。

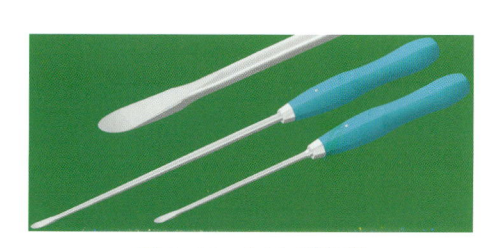

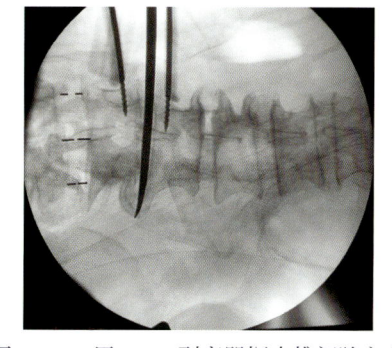

图 3-16 Cobb 剥离器　　　　图 3-17 用 Cobb 剥离器探查椎间隙方向

3. **微型拉钩及椎体固定针** 微型拉钩呈"L"形，宽度分别有 15 mm 和 18 mm，长度分别为 12 cm、14 cm、16 cm，共有六种型号（图 3-18A）；每个型号拉钩配有相应长度的椎体固定针，椎体固定针直径 2.7 mm（图 3-18B）；椎体固定针将微型拉钩固定于椎体上，由于椎体固定针直径小，微型拉钩固定后仍具有一定的活动度（图 3-19）。

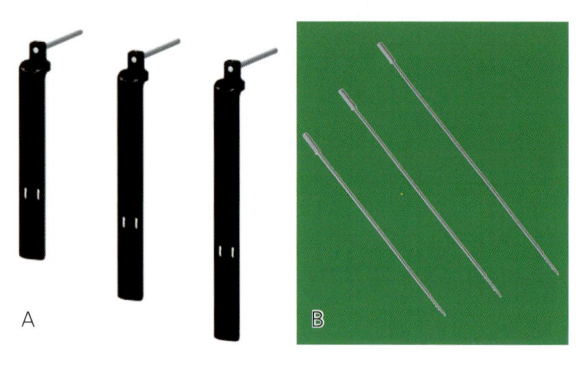

图 3-18　15 mm 宽度不同长度的微型拉钩和椎体固定针
三种长度的微型拉钩（A）与拉钩匹配的椎体固定针（B）

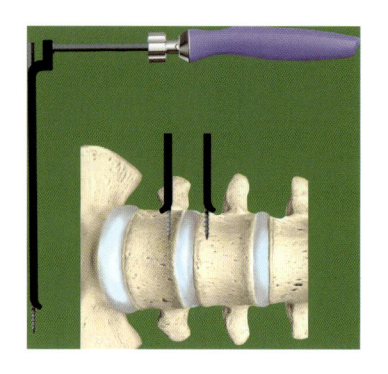

图 3-19　相应长度椎体固定针将微型拉钩固定于椎体上的示意图

4. C 形圆环及连接头　C 形圆环大小各一只，连接头 4 个或以上，通过连接头将微型拉钩固定于环上，形成一漂浮式工作通道（图 3-20）。该通道对周围组织的干扰少，同时由于通道具有一定的弹性，增加了椎间隙操作的灵活性。

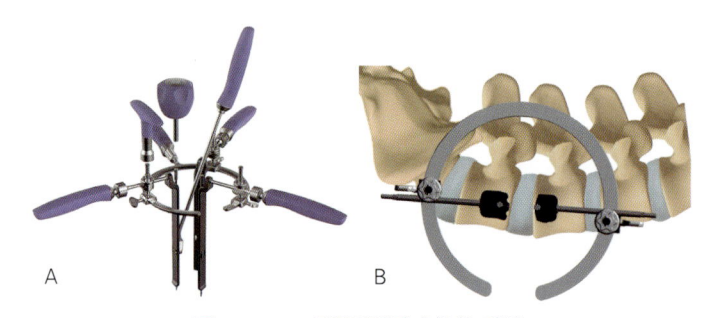

图 3-20　C 形环漂浮式拉钩系统
漂浮式工作通道的安装（A）；环漂浮式工作通道示意图（B）

5. 终板处理特殊工具　由于 CLIF 术骨性终板保护至关重要，因此，除了常规处理椎间盘器械外，浙江大学医学院附属第二医院脊柱外科中心设计了一系列特殊工具来处理终板，包括三角终板刮刀、圆形终板刮刀和终板锉。三角终板刮刀头部为中空三角形、底部平坦（图 3-21）。圆形终板刮刀头部呈中空圆形，直型、带角度各一把（图 3-22），带角度圆形终板刮刀便于刮除终板凹陷严重患者的软骨终板。终板锉大、小各一，宽度分别为 10 mm、8.5 mm（图 3-23）。

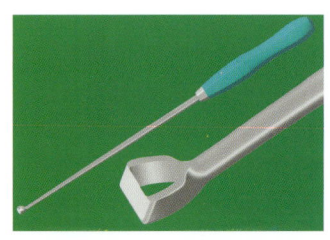

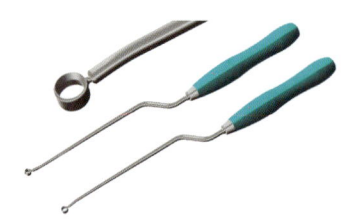

图 3-21　三角终板刮刀　　图 3-22　圆形终板刮刀　　图 3-23　终板锉

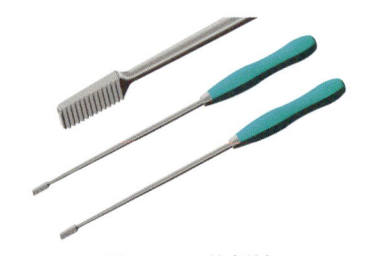

6. 椎体间撑开器　椎体间撑开器高度 7～15 mm，每 1 mm 规格各一把；椎体间撑开器头部长度 60 mm，以保证椎体间撑开器跨过双侧骶环进行椎体间逐级撑开（图 3-24）。

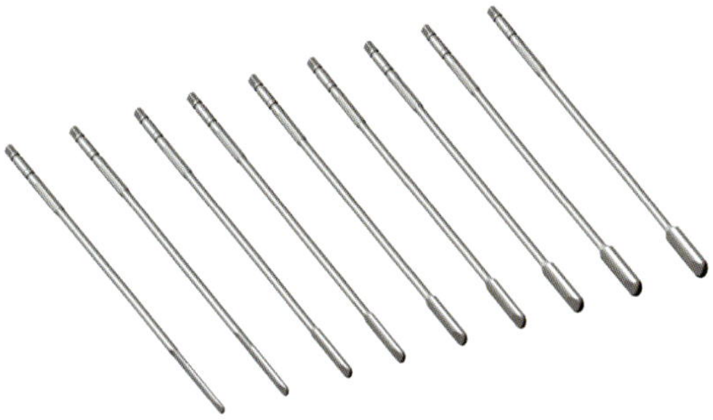

图 3-24 椎体间撑开器

7. 椎间融合器试模　椎间融合器试模 8°、12° 两种规格四把试模，各有四种高度，分别为 10 mm、12 mm、14 mm、15 mm，椎间融合器试模长度 45 mm（图 3-25）。

8. Keystone 楔石侧路椎间融合器持取器　用于把持椎间融合器植入椎间隙（图 3-26）。

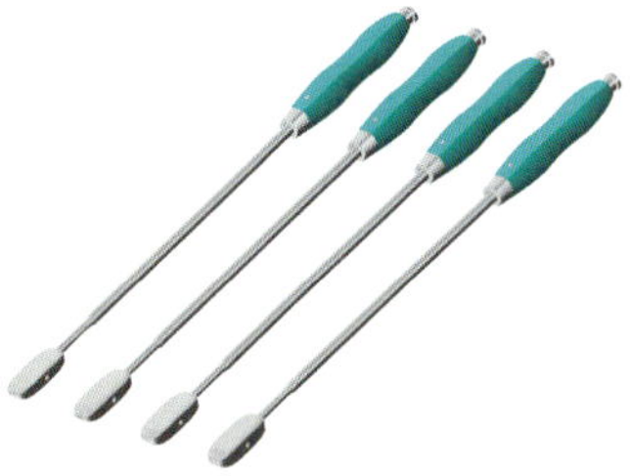

图 3-25　4 种高度 8° 椎间融合器试模 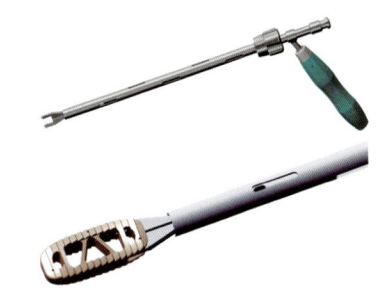　　图 3-26　Keystone 楔石侧路椎间融合器持取器

二、手术步骤

1. 手术体位　患者取侧卧位，根据局部血管与腰大肌解剖、手术目的及术者习惯，左、右侧卧均可。腋下垫一软枕以预防臂丛神经损伤；髋关节、膝关节屈曲，使腰大肌松弛，便于术中分离、牵拉腰大肌，减少腰大肌损伤。手术台屈曲 20°～30°，增加肋弓与髂嵴之间的距离，以利于 L4/5、L1/2 椎间隙的操作（图 3-27）。需要强调的是，手术台屈曲角度过大（＞40°），可能导致术侧和对侧的腹壁肌肉、腰丛分支损伤[8]。

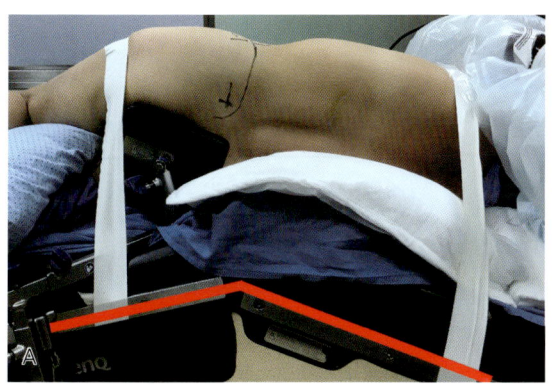

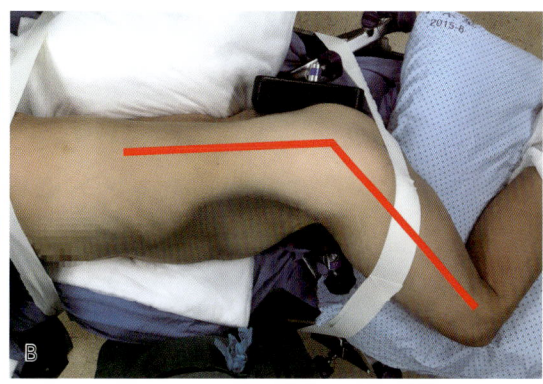

图 3-27　CLIF 术：患者手术体位

手术台屈曲 20°～30°（A）；髋关节屈曲（B）

患者体位用骨盆固定架或宽胶布固定均可（图3-28），体位固定务必确切，避免术中体位改变导致椎间隙操作时出现工具或植入椎间融合器发生角度变化，损伤前方的大血管、内脏或后方的硬膜囊、神经根。

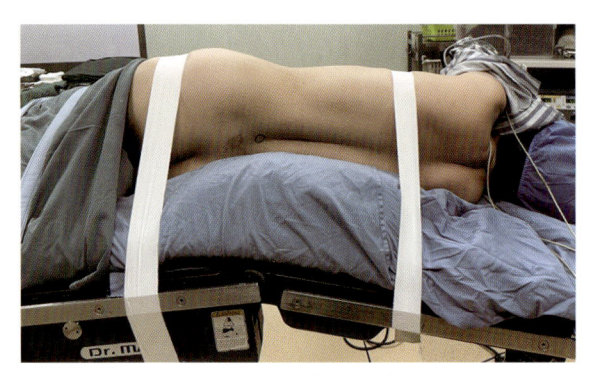

图 3-28 CLIF 术：患者手术体位固定

胸廓、骨盆各用一宽胶布固定体位

2. 腰椎侧位体表定位法 采用体表定位工具，C 型臂 X 线机与地面垂直，对无脊柱畸形患者，腰椎侧位，调整手术台的角度，使目标椎间隙上下椎体的终板、后缘及双侧椎弓根完全重叠，最后标记目标椎间隙及上下椎体（图3-29）。对于脊柱畸形需行多间隙操作的患者，尽量将 L4/5 椎间隙调整至上述标准（图3-30），其他间隙的操作方向以 L4/5 间隙作为参照、根据术前影像进行调整。调整手术台各个方向的倾斜度至 L4/5 椎间隙完全侧位，此时，其余椎间隙非完全侧位，操作时以 L4/5 间隙为参照进行适当调整。

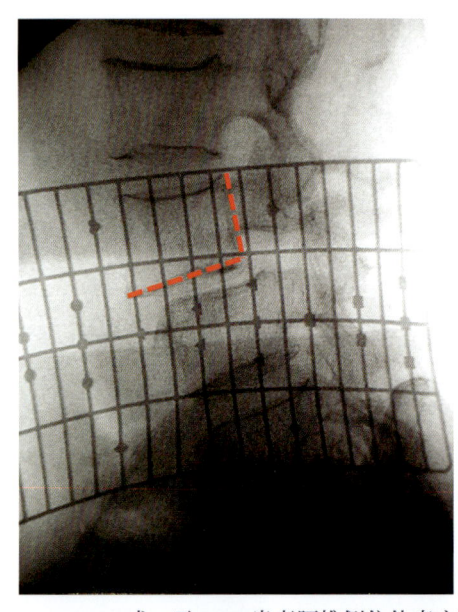

图 3-29 CLIF 术：无 ASD 患者腰椎侧位体表定位法   图 3-30 CLIF 术：ASD 患者腰椎侧位体表定位法

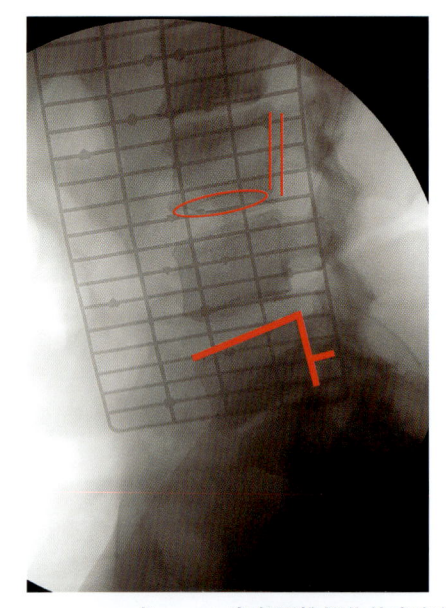

3. 切口设计 对于行 1~2 个节段 LLIF 者，以目标椎间隙或目标椎体为中心，取长 3~5 cm 横切口。对于需行 3~4 个节段 LLIF 者，横、纵切口均可，浙江大学医学院附属

第二医院脊柱外科中心的经验是纵切口更有优势，需长 5～8 cm；纵切口方便于向近端延长及必要时切除第 12 肋骨，以利于更好地显露 L1/2 椎间隙（图 3-31）。由于腹壁软组织移动度大，实际操作中并不需要严格按照上述切口设计。

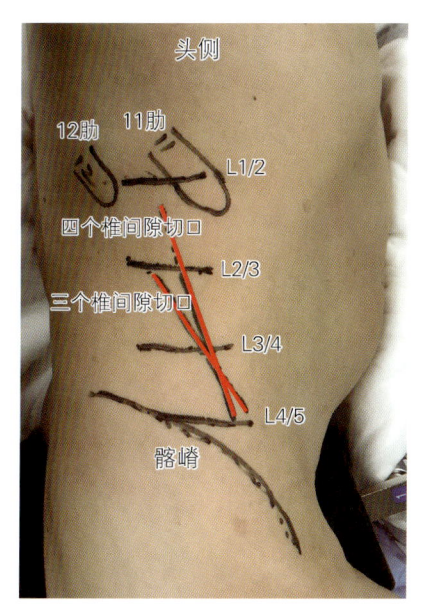

图 3-31　CLIF 术：椎间隙体表定位及切口设计

<u>4. 腹壁切口及腰大肌显露</u>　　根据术者习惯，在患者腹侧、背侧操作均可。切开皮肤、浅筋膜及腹外斜肌筋膜，分别沿肌纤维方向钝性分离腹外斜肌、腹内斜肌及腹横肌，钝性分离腹横筋膜显露腹膜外脂肪；对于体形较瘦患者，腹膜外脂肪很薄，需小心保护腹膜。将腹膜外脂肪推向腹侧，显露腰大肌表面。由于本技术是经腰大肌入路，因此只要显露至腰大肌前缘即可，无须显露腰大肌前方的重要解剖结构。研究表明，70% 的患者生殖股神经在 L3 或 L3/4 水平穿出腰大肌，由后上至前下方向在腰大肌表面下行，在终末端分为生殖支与股支[9, 10]。因此，部分患者在腰大肌表面可见生殖股神经走行，浙江大学医学院附属第二医院脊柱外科中心的经验是仅 50% 患者可见（图 3-32）。

<u>5. 经腰大肌安全工作区域的确定</u>　　根据术前 MRI 横断面图像，规划经腰大肌安全工作区域（前方避开大血管、后方避开神经根），确定劈开腰大肌的位置，由于微型拉钩的宽度为 15 mm，因此在距离神经根 1 cm 以上劈开腰大肌是安全的（图 3-33）。在拟劈开腰大肌的位置插入导针，并经 X 线证实（图 3-34）。

<u>6. 顺肌纤维方向劈开腰大肌</u>　　用 Cobb 剥离器于导针处顺肌纤维方向分离腰大肌。由于生殖股神经自后上向前下走行，在生殖股神经后方进行操作将增加它的张力，因此，尽量在生殖股神经前方劈开腰大肌，必要时将生殖股神经向后牵开再劈开腰大肌（图 3-35）。此外，在分离腰大肌过程中需谨慎操作，以免损伤在腰大肌内走行的生殖股神经分支。

<u>7. CLIF 术工作通道的建立</u>　　分离腰大肌直达术侧纤维环，其表面残留软组织用双极电凝止血。将微型拉钩平行置入腰大肌肌纤维间隙，然后旋转 90°，使微型拉钩与终板平行，即拉钩旋转技术（图 3-36），并紧邻终板放置于肌纤维间隙，然后用椎体固定针将微型拉钩固定于椎体上，同法放置另一端微型拉钩。两只微型拉钩纵向放置于腰大肌肌纤维间隙，其

目的为避免前、后横向牵拉腰大肌所带来的对腰大肌及其周围腰丛神经的损伤。最后安装 C 形环,将微型拉钩固定于 C 形环上(图 3-37)。为扩大术者与助手的术野,前方腹膜外组织、后方腹壁可各用一微型拉钩拉开,注意不能牵拉腰大肌(图 3-38)。

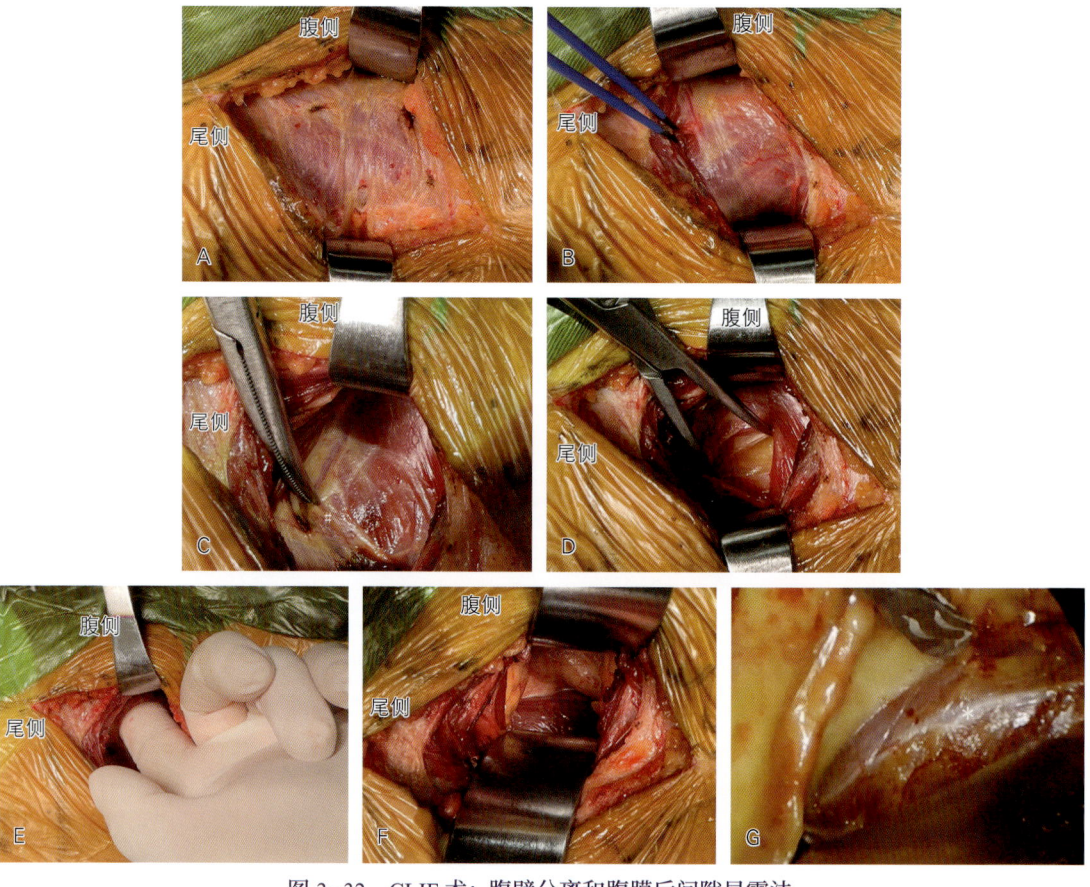

图 3-32 CLIF 术:腹壁分离和腹膜后间隙显露法

锐性切开腹外斜肌筋膜,然后顺肌纤维方向分离腹外斜肌(A);腹内斜肌顺肌纤维方向分离(B);腹横肌顺肌纤维方向分离,注意腹横肌在 L3/4 平面可有髂腹下神经穿出(白色#号符),分离时应予以保护(C);钝性分离腹横筋膜即可见腹膜外脂肪(D);用手指腹膜外脂肪推向腹侧(E);牵开腹膜外脂肪,显露腰大肌表面(F);部分患者腰大肌表面可见生殖股神经走行(白色*号符)(G)

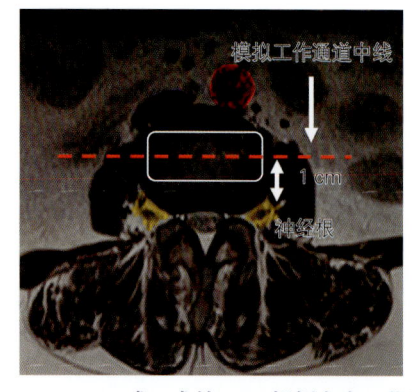

图 3-33 CLIF 术:术前 MRI 规划安全工作区域

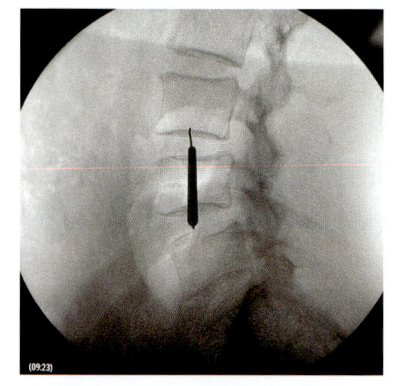

图 3-34 CLIF 术:X 线证实拟劈开腰大肌的手术安全区

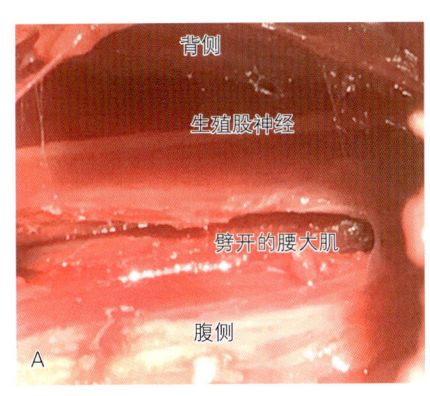

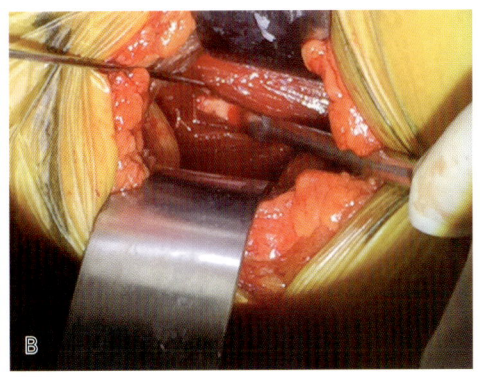

图 3-35　CLIF 术：在生殖股神经前方顺肌纤维方向劈开腰大肌

腰大肌劈开（A）；显露椎间盘（B）

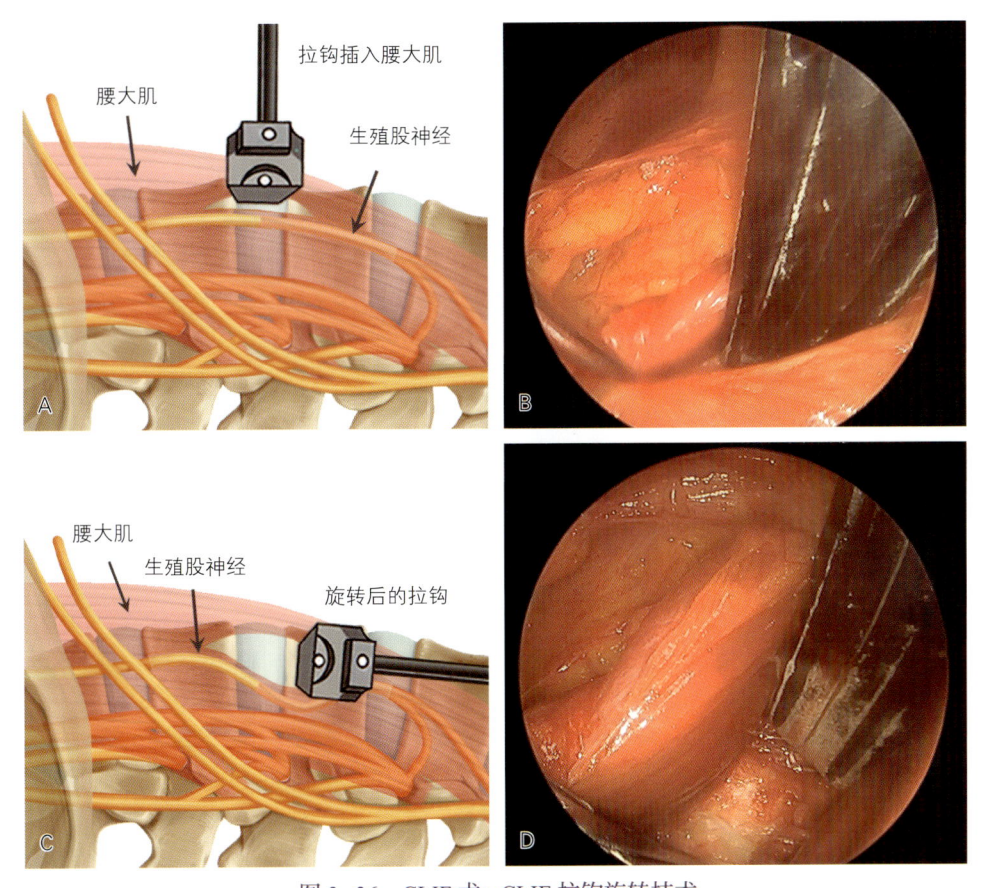

图 3-36　CLIF 术：CLIF 拉钩旋转技术

顺腰大肌方向置入微型拉钩（A）；腔镜下所示（B）；到达椎间盘后原位旋转拉钩 90°（C）；腔镜下显示微型拉钩旋转后显露出椎间盘（D）

8. 椎体间操作及椎间融合器放置　用尖刀片做长方形的术侧椎间盘切除的纤维环（图 3-39），长 17～20 mm（与椎间融合器宽度相当），用不同类型刮匙、髓核钳、终板锉等彻底切除椎间融合器放置区域的椎间盘组织，显露上下骨性终板以利于融合；然后用椎体间撑开器逐级撑开椎间隙，特别重要的是，在椎体间撑开器撑开过程中，务必要突破对侧纤维环（图 3-40），

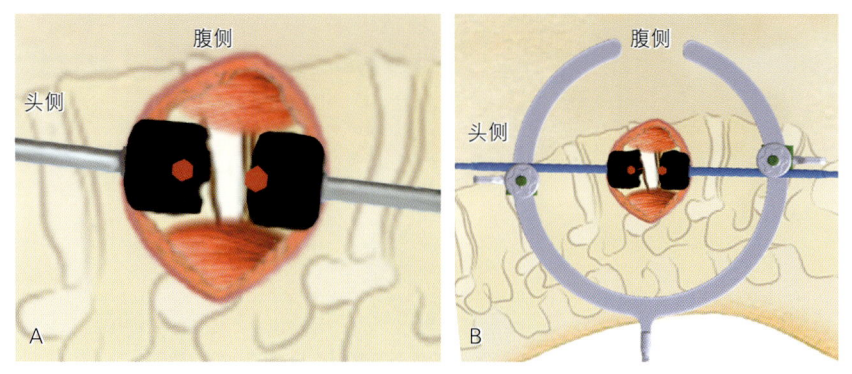

图 3-37　CLIF 术：微型拉钩放置及漂浮式工作通道建立

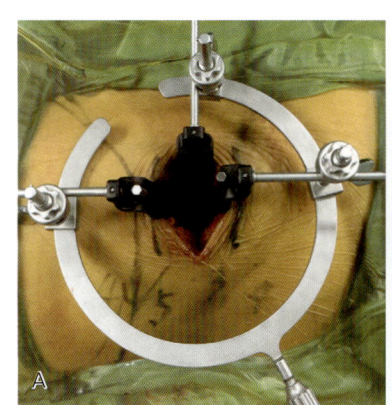

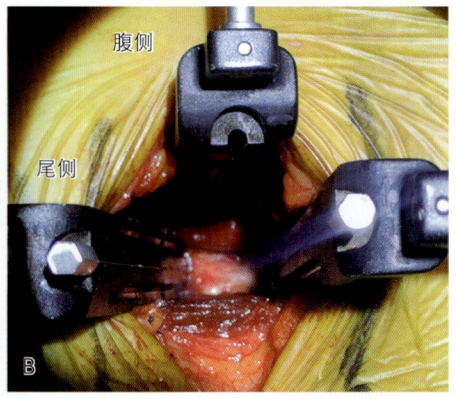

图 3-38　CLIF 术：腹侧拉钩牵拉腹膜后组织、而不是腰大肌

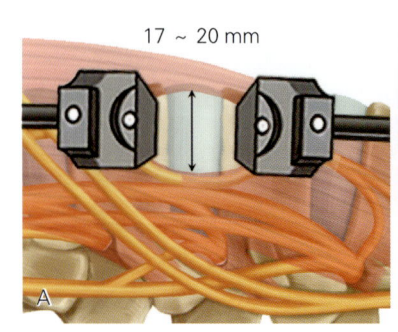

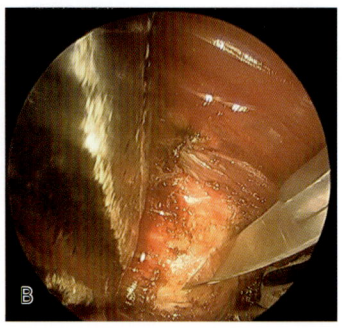

图 3-39　CLIF 术：术侧椎间盘的纤维环切开
术中椎间盘纤维环切开范围（A）；腔镜下显示鉴定切开纤维环（B）

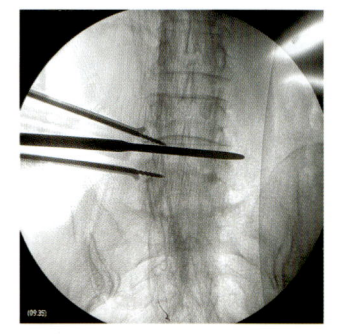

图 3-40　CLIF 术：椎体间撑开器需突破对侧纤维环

这样才能获得椎间隙均衡撑开以改善脊柱冠状位力线、更好地进行间接减压、更有利于将椎间融合器放置于双侧骺环，以减少术后椎间融合器下沉。

对于椎间隙比较狭窄的患者，处理椎间盘的工具难以直接进行操作。此时，可以先用 Cobb 剥离器探查椎间隙，然后用椎体间撑开器逐级撑开，再进行椎间盘组织的处理。

椎间隙处理结束后，逐级用椎间融合器试模测试椎间融合器的规格；椎间融合器高度过大、过小均可能导致手术失败，浙江大学医学院附属第二医院脊柱外科中心的经验是，当椎间融合器试模打入椎间隙后徒手难以拔出时，该椎间融合器的高度已足够。最后，根据术中 X 线透视结果选择合适长度及高度的椎间融合器（图 3-41）。

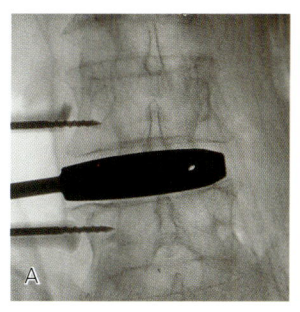

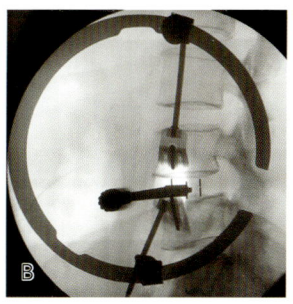

图 3-41　CLIF 术：椎间融合器试模及置入

试模（A）；置入（B）

手术视频：CLIF 术——单节段显露　　手术视频：CLIF 术——多节段外显露　　手术视频：CLIF 术——多节段内显露

三、优缺点

（一）优点

CLIF 术研发的初衷是在保留 LLIF 术优势的基础上，降低其入路相关并发症发生率。在临床应用过程中，笔者发现 CLIF 术进一步扩大了 LLIF 术的手术适应证，并且减少了术中终板损伤。其具体优点如下：

1. **直视下操作**　所有操作直视下进行，避免了重要脏器、腰丛分支的穿刺损伤。LLIF 术的入路相关并发症主要包括少见但后果严重的内脏、大血管损伤，以及常见的腰丛分支（主要指肋下神经、髂腹下神经、生殖股神经及神经根）损伤，损伤原因包括工作通道压迫损伤以及建立通道过程中直接穿刺损伤，以后者为主[9-11]。因此，笔者强调所有操作在直视下进行，这是避免入路相关并发症，尤其是避免严重并发症的重要保障。

2. **安全**　经腰大肌入路以进一步减少入路相关并发症。腰大肌前方入路相比，经腰大肌入路操作更加简单、避免了腰大肌前方重要结构（大血管、输尿管、交感神经等）的显露及损伤。其次，经腰大肌入路左、右侧均可进行安全地操作，当一侧因髂嵴高度、腰大肌变异或血管因素难以操作时，可采用另一侧入路进行操作。另外，"安全"经腰大肌入路要求距离后方神经根至少 1 cm 处劈开腰大肌，这样可以有效地避免后方神经根损伤，尤其是 L4 神经根；也正因为如此，CLIF 术无须术中神经电生理监测。

3. **微型拉钩**　笔者将传统的通道拉钩改良为宽 15 mm 的微型拉钩，顺肌纤维方向劈开并分离腰大肌，微型拉钩纵向放置牵开腰大肌肌纤维，而不是横向牵拉腰大肌，进一步减轻了腰大肌损伤及对周围腰丛神经分支的压迫。

4. **弹性工作通道**　微型拉钩通过 C 形环连接，形成一具有一定弹性的工作通道，跟硬性工作通道比较，具有以下优点：首先，避免了工作通道对周围结构的持续压迫所带来的损伤；其次，由于工作通道具有一定的弹性和活动度，使操作工具更容易与椎间隙保持平行进行操作，避免了骨性终板损伤。

（二）缺点与预防措施

1. **椎体固定针损伤节段血管**　偶发，主要原因为术中对椎间隙判断错误，微型拉钩未紧邻终板放置，椎体固定针直接损伤节段血管，在椎间融合器植入后去除微型拉钩时发现活动性出血。此时，可先用明胶海绵或其他止血材料压迫，然后用双极电凝对节段血管进行止血，笔者在 4 例术中节段血管损伤均采用该方法成功止血；对于双极电凝止血困难者，应及时扩大切口、结扎止血。

预防措施：对于椎体边缘骨赘形成明显、椎体旋转严重的患者，难以明确椎间隙或终板位置，此时如盲目拧入椎体固定针可能损伤节段血管。针对此类患者，建议可先寻找椎间隙、切除术侧纤维环后，再放置微型拉钩及拧入椎体固定针。

2. 腰大肌及腰丛神经损伤　　表现为腹股沟、大腿前方疼痛、麻木，绝大多数 1 周内缓解甚至消失。1～2 个节段发生率约 7%，3～4 个节段约 25%，并发症发生率与手术时间长短显著相关。

预防措施：术中仔细辨认腰丛神经浅支，分离腰丛神经浅支时取少量肌纤维予以保护；由于手术时间长短与并发症发生率显著相关，因此，多节段 CLIF 术需由操作熟练的医师进行，尽量缩短手术时间；此外，对于行多节段 CLIF 术者，于手术结束时腰大肌内进行局部封闭，也能一定程度减少上述并发症的发生[12]。

3. 腰大肌内血肿形成　　主要发生于术侧，也可发生于对侧，多数患者仅表现为导致腰大肌乏力、腹股沟坠胀感，卧床休息、观察数日后，复查血肿无增大或减小，即可下地活动。笔者曾遇 1 例严重患者出现血液动力学改变，考虑节段血管损伤术中漏诊可能，经输血、观察后病情稳定，血肿逐渐吸收。

预防措施：分离腰大肌时动作轻柔，发现出血可用双极电凝止血，去除椎体固定针时观察局部出血情况，螺钉孔用骨蜡或明胶海绵止血。

4. 髂嵴高者 L4/5 椎间隙操作困难　　定位后行体表标记需包括髂嵴，这样可以判断 L4/5 椎间隙被髂嵴阻挡的情况，多数情况下可适当将切口往前调整，即可避开髂嵴的阻挡。对于髂嵴严重阻挡患者，无法进行侧路操作，建议放弃。

预防措施：术前判断髂嵴高度是关键，侧位片评估髂嵴高度更为准确。笔者的经验是，侧位片上髂嵴最高点、最低点连线中点如位于椎间隙下方，侧路操作均可完成（图 3-42）；如此点位于椎间隙上方，建议放弃。

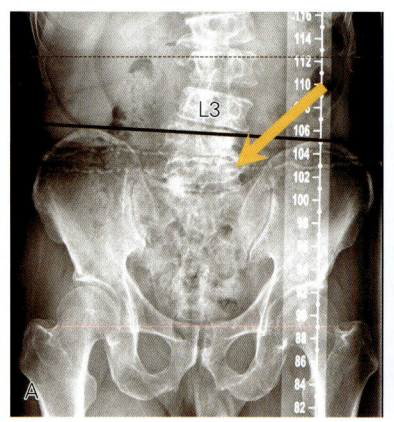

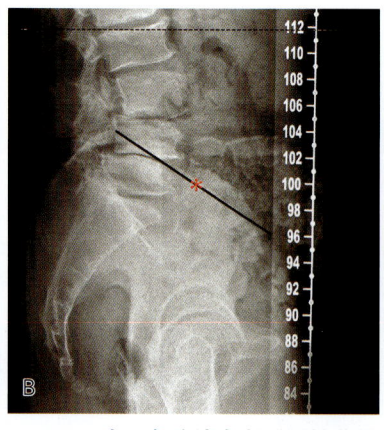

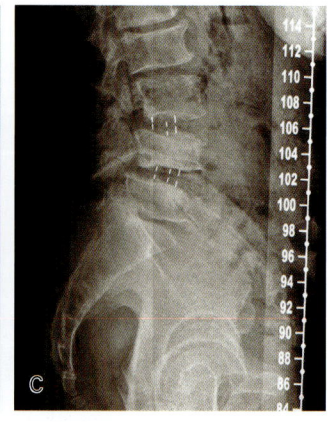

图 3-42　CLIF 术：高髂嵴患者可行性分析

高髂嵴患者，两侧髂嵴连线平 L4 上缘水平，单纯正位片分析 CLIF 术操作困难（A）；侧位片显示髂嵴最高点、最低点连线中点位于椎间隙下方（B）；成功实施 CLIF 术操作（C）

（李方财）

本节参考文献

1. SILVESTRE C, MAC-THIONG J M, HILMI R, et al. Complications and morbidities of mini-open anterior retroperitoneal lumbar interbody fusion: oblique lumbar interbody fusion in 179 patients. Asian Spine J, 2012, 6(2): 89-97.
2. RODGERS W B, GERBER E J, PATTERSON J. Intraoperative and early postoperative complications in extreme lateral interbody fusion: an analysis of 600 cases. Spine (Phila Pa 1976), 2011, 36(1): 26-32.
3. LEE H J, KIM J S, RYU K S, et al. Ureter injury as a complication of oblique lumbar interbody fusion. World Neurosurg, 2017, 102: 693.e7-693.e14.
4. CUMMOCK M D, VANNI S, LEVI A D, et al. An analysis of postoperative thigh symptoms after minimally invasive transpsoas lumbar interbody fusion. J Neurosurg Spine, 2011, 15(1): 11-18.
5. 李方财, 陈其昕, 陈维善. 改良侧方入路腰椎椎间融合术及其临床应用. 中华骨科杂志, 2018, 38(4): 212-219.
6. 徐正宽, 陈刚, 李方财, 等. 微创技术治疗重度退变性腰椎侧凸的分期手术策略. 中华医学杂志, 2018, 98(25): 1996-2001.
7. 李浩, 徐正宽, 陈其昕, 等. 微创猫眼侧方腰椎融合术对重度成人退变性脊柱侧凸后路矫正融合节段选择的影响. 中华外科杂志, 2022, 60(1): 69-78.
8. EPSTEIN N E. High neurological complication rates for extreme lateral lumbar interbody fusion and related techniques: a review of safety concerns. Surg Neurol Int, 2016, 7 (Suppl 25): S652-655.
9. GRAHAM R B, WONG A P, LIU J C. Minimally invasive lateral transpsoas approach to the lumbar spine: pitfalls and complication avoidance. Neurosurg Clin N Am, 2014, 25(2): 219-231.
10. MANDELLI C, COLOMBO E V, SICURI G M, et al. Lumbar plexus nervous distortion in xlif(r) approach: an anatomic study. Eur Spine J, 2016, 25(12): 4155-4163.
11. ACOSTA F J, DRAZIN D, LIU J C. Supra-psoas shallow docking in lateral interbody fusion. Neurosurgery, 2013, 73 (1 Suppl Operative): ons48-52.
12. 钟泽祥, 李方财, 陈其昕, 等. 腰大肌内封闭对多节段猫眼侧方入路腰椎椎间融合术后早期并发症的影响. 中华骨科杂志, 2021, 41(13): 825-833.

第三节
斜方入路腰椎椎间融合术及其临床应用

斜方入路腰椎椎间融合（OLIF）术可以避免广泛的椎旁肌肉剥离和直接神经减压[1]。OLIF 术也被称为腰大肌前（anterior to psoas，ATP）入路技术，即手术操作是通过腰大肌前方的走廊[2]。这一入路的改良，腰丛神经受到直接骚扰出现相关并发症的风险大大降低。很显然，对于 L4/5 节段，应用 OLIF 术的优点多于 LLIF 术[3]。但是，OLIF 术潜在的并发症如交感神经链损伤和血管损伤的可能性稍高。其中的 OLIF25 技术不适用于 L5/S1，因为髂嵴阻挡了侧方入路。已有关于 OLIF51 技术临床应用的报道，但这一技术本身及其意义还存在争议[4]。

一、适应证和禁忌证

（一）适应证

OLIF术几乎可以覆盖腰椎退行性疾病的疾病谱，主要适应证如下[5-7]：

1. 椎间盘源性腰痛　　OLIF术擅长于椎间隙准备，与PLIF术、TLIF术等经后方腰椎椎间融合相比，融合率更高。

2. 腰椎管狭窄症　　对那些由于椎间隙狭窄导致的腰椎管狭窄和椎间孔狭窄患者，OLIF术相比PLIF术、TLIF术是更为有效可靠地达到间接减压的手段，通过椎间隙的撑开和高度恢复，可以实现椎管和椎间孔容积的扩大。

3. 退行性腰椎滑脱症　　新近的文献显示，应用OLIF术，腰椎的排列可以通过牵开滑脱椎间隙，实现神经的间接减压。

4. 邻近节段病　　对于腰椎融合术后出现的邻近节段病（adjacent segment disease，ASD），OLIF术提供了一个经前侧方的安全方案，处理椎间隙，而不是通过硬膜外瘢痕进行手术操作，这大大减少了硬膜破裂和神经根损伤的可能性。

5. 退行性侧凸 / 后凸 – 侧凸　　考虑到经侧路腰椎椎间融合器的较大规格，OLIF术可以有效地矫正管状面和矢状面的脊柱失平衡，通过改善脊柱的排列获得良好的疗效。规格较大的经侧路腰椎椎间融合器的特性，也可以在腰椎后路手术后的假关节 / 不愈合的治疗中起到积极作用。在手术中，术者可以较为容易地到达目标椎间隙，取出原手术的椎间融合器，妥善处理椎间隙。当椎间隙处理完成后，植入一个大而坚强的椎间融合器。OLIF术的路径与PLIF术、TLIF术的路径相垂直，相比于腰椎后路的翻修手术，术后椎间隙的高度可以得到有效的维持。

（二）禁忌证

1) 既有腹膜后手术史，这其中包括了腰椎的前路和侧路手术、肾脏手术等。

2) 患者的脊柱冠状面畸形，其凹侧在右侧，不适合于右侧腰大肌前方入路，因为此时进行右侧入路手术，由于下腔静脉的解剖原因，容易被损伤。

3) 缺少手术走廊（术前影像学检查示血管或内脏组织阻挡了入路路径），在目标节段水平的主动脉和腰大肌之间，必须存在一定的空间[3, 6]。

二、手术步骤和技巧[6, 8]

1. 术前计划　　术前尽可能地收集患者的相关信息和资料非常重要，包括患者主诉，现病史、基础疾病、药物过敏史等。手术医生应该仔细权衡手术相关的收益和风险。

基于患者的具体情况，如影像学检查（X线片、MRI、CT等）制定个性化的手术计划，是OLIF术能否成功的关键。在MRI影像上，要认真评估下腔静脉和髂血管与椎间隙的关系和操作空间。如果患者无法完成MRI检查，CT可以作为一个备选检查。站立位全脊柱X线片（最好使用EOS影像系统摄片）有助于评估脊柱骨盆排列和髂嵴的位置，而前屈 / 后伸腰椎动力位片则有助于评估节段的稳定性和异常活动。

2. 手术体位　　患者全麻插管，不使用长效麻醉药避免对术中神经监护产生干扰。患者取右侧卧位，左侧向上，手术台向背侧倾斜20°～30°。沿胸壁腋下放置软垫，以避免臂丛神经损伤。骨性突起部分都要仔细垫好，用胶带将躯干固定于手术台上。双下肢取中立位，以保持腰大肌松弛，易于牵伸（图3-43）。

3. 神经监护　　OLIF 术中，手术的通路前移到腰大肌之前，因此有些作者不再强调神经监护的必不可少。另一些作者有不同的理解。尽管股神经损伤的机会较少，自由描记 EMG 和运动诱发电位（motor evoked potential，MEP）可以在腰丛神经受到危险的时候向手术医生示警。感觉诱发电位（sensory evoked potential，SEP）可以用作解决假阳性结果的附加方式。

4. 手术入路　　沿着髂嵴，进行真正的侧方标记，然后在此侧方标记向前 5 cm 左右进行 OLIF 术切口的标记。对于 L4/5 节段，尤其是那些高髂嵴患者，这个手术切口还要更向前 2 cm。

切口呈斜向，与腹壁神经支平行。然后，显露和分离腹外斜肌、腹内斜肌和腹横肌筋膜。要特别注意，分离腹横筋膜时，要以从后向前方向进行，以免撕裂腹膜。在腹横筋膜的深部，可以见到腹膜外脂肪。用手指分离腹膜后脂肪，将腹膜腔推离后腹壁和腰大肌。

腰大肌可轻柔地向后推移。钝性清理椎间隙前的软组织。放置逐级牵开器，并以继发 EMG 确认与腰丛神经的安全位置。将管状牵开器锁定于手术部位并固定于手术台上。将腰大肌向后方轻柔地牵开，一般足以获得腰椎节段的充分显露（图 3-44）。以 C 型臂 X 线机透视确定手术节段正确无误，然后进行椎间盘切除。以锐利刀片切开椎间盘，在直视下以 Cobb 剥离器和刮匙清除椎间盘，要十分小心，不要损伤终板结构。完成彻底地椎间盘切除和终板准备后，以 Cobb 剥离器突破对侧纤维环。选择合适大小的椎间融合器，塞进植骨材料，轻轻敲击入椎间隙。以术中透视或术中导航确认椎间融合器的位置是否理想，理想的椎间融合器位置是跨越骨骺环。直视下检查腹膜后间隙，然后缓慢撤出拉钩。伤口行分层缝合。

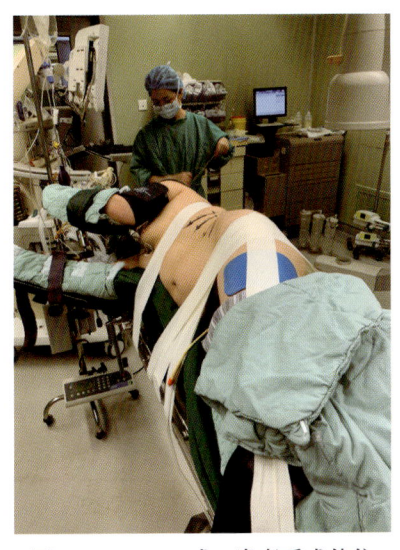

图 3-43　OLIF 术：患者手术体位 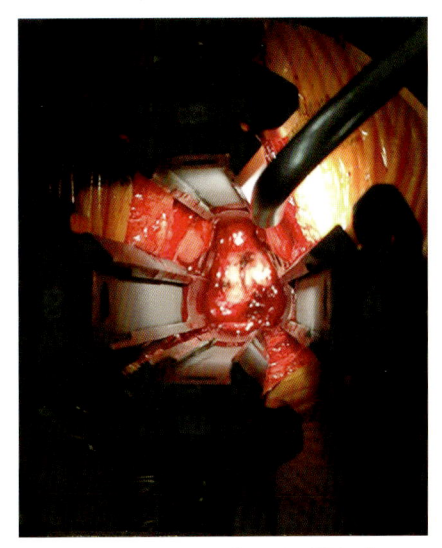　　　　图 3-44　OLIF 术：显露椎间盘

5. L5/S1 椎间隙操作　　OLIF51 技术可以看作是 ALIF 术的侧方路径操作。但是，OLIF51 技术只需要很少的软组织分离，因此只需要较小的手术切口和半约束拉钩即可完成。相关的文献已形成一个共识，即 OLIF51 技术可以在不进行附加切口的情况下获得相当的手术疗效。

三、临床应用

OLIF 术是一个相对较新的手术,因此还缺少大样本和长期随访的数据。但是,既有的临床研究已经显示,OLIF 术相比其他术式具有更佳的临床疗效。

Molloy 报道了一个样本较小、随访时间相对较短的临床报道[9]。他总结道,前外侧技术安全性高,没有血管、神经和内脏损伤的风险。与 ALIF 术和 LLIF 术一样,ATP 入路技术可以获得可靠地融合,可用于治疗复发性椎间盘突出、腰椎滑脱症、ASD、假关节形成等。ATP 入路技术相比 ALIF 术和 LLIF 术更有其他优点,它可以通过一个单一切口实现全脊柱的融合包括 L5/S1 节段和胸腰椎交界部的融合。尤其是椎前大血管可以在直视下辨认并保护,同时,前纵韧带也可以得到充分显露,并进行前柱的松解。

1. **退行性腰椎滑脱症** 通过 OLIF 术,可以与 ALIF 术和 LLIF 术一样,获得椎间高度的重建,椎间孔的减压和腰椎前凸的恢复[10]。临床疗效优于 PLIF 术,且平均出血量降低。

2. **腰椎管狭窄症** 对于腰椎管狭窄症,尤其是那些由于椎间隙狭窄,继发椎间孔狭窄患者,OLIF 术通过重建椎间隙高度可以有效获得椎间孔的减压。应该注意,OLIF 术并不适用于中央椎管狭窄及椎管的骨性狭窄患者。

3. **成人退行性脊柱畸形** 与标准的后路手术相比,OLIF 术可以获得显著的矢状面和冠状面矫正[5, 11, 12]。对有些患者,前路松解的另一个优点是可以避免经后路的标准截骨术。在一个应用 OLIF 术治疗多节段脊柱畸形的样本量共 94 例的影像学研究中,有作者发现,在 20 个月随访时,平均能获得额外的前凸矫正(超过前凸基线),在冠状面平均获得 25.15° 的矫正。许多作者确信,OLIF 术不但能够缩短固定节段,也可以通过 ALL 的松解和放置较大前凸角度的椎间融合器来重建腰椎前凸,这又被称为 ACR 技术。很多作者主张分期手术,因为这可以给手术医生额外的机会,在 1 期手术后重新评估脊柱的排列情况,据此微调和制定 2 期手术的具体方案[13-15]。

4. **补救和翻修手术** OLIF 术也被认为是腰椎术后假关节形成的优选方案。Orita 等认为前入路治疗腰椎后路术后假关节形成,能够通过恢复椎间高度,扩大椎间孔的容积,实现间接减压,避免对椎管内神经组织造成损伤[16]。同时,前路补救和翻修手术也避免了后路再手术造成的额外肌肉损伤和神经风险,而前路的间隙内钝性分离操作,也大大减少了术中出血。

5. **邻近节段病** 在腰椎融合术后,邻近节段病是一种常见的术后远期并发症[7]。单独应用 OLIF 术或辅助以经皮椎弓根螺钉固定均有成功的报道。OLIF 术通过前侧方到达邻近椎间隙,避开了初次手术造成的硬膜外瘢痕,因此减少了硬膜撕裂、神经根损伤等神经并发症的可能性。

四、并发症

有一些关于 OLIF 术并发症的报道[17]。这些并发症可以分为入路相关、椎间融合器相关和其他并发症。入路相关的并发症又可以分为神经损伤、内脏损伤和血管损伤。

(一)神经损伤

1. **运动神经损伤** Fujibayashi 报道 OLIF 术的运动神经并发症发生率为 1%,而 XLIF 术为 1.1%,两种术式之间没有显著差异[17]。

2.感觉神经损伤　　有报道 OLIF 术的感觉神经损伤发生率为 3.5%，而 XLIF 术为 5.9%。出现这种显著差异的原因，是应用 ATP 入路技术时，可以避免如 XLIF 术时对腰大肌内腰丛神经过度的激惹。一般来说，感觉异常会在 2～3 个月后消失。

3.交感神经链损伤　　文献报道中关于交感神经链损伤的发生率各不相同。Fujibayashi 报道无交感神经链损伤[17]，而 Jin 报道在一个总数为 63 例的临床研究中，出现了 4 例交感神经链损伤[18]。

（二）内脏损伤

1.输尿管损伤　　这是一个相对罕见的并发症，根据不同报道，发生率分别为 0.3%[17] 和 0.6%[19]。2017 年，Lee 报道了 OLIF 术相关的第一例输尿管损伤[20]。作者认为，在钝性分离腹膜后脂肪时，应该特别注意避免损伤输尿管。出现任何症状和体征，如腹痛、胸胁痛、发热、恶心呕吐、阴道内有尿液流出、血尿和白细胞增高，应该高度怀疑并排除输尿管损伤。同年，Kubota 报道了一例隐匿性的术中输尿管损伤[21]。作者指出，OLIF 术引起，输尿管损伤这一并发症虽然少见，但是可能发生。小心使用手术器械是预防术中并发症，包括输尿管损伤的关键。延迟造影增强 CT 和逆行尿道造影是诊断这一并发症的有效方法。

2.肠管损伤　　这是 OLIF 术的罕见但致命的并发症。Fujibayashi 报道无肠管损伤发生，而 XLIF 术的发生率为 0.05%[17]。一旦出现了肠管损伤，必须进行紧急修补。

3.其他内脏损伤　　其他内脏损伤包括胸膜破裂、横膈膜破裂和肺损伤等。这些损伤发生率较低，但一旦出现便很严重，常常会有生命危险。手术医生应该对这些并发症有所警觉，做好万一发生的处理预案。

（三）血管损伤

血管损伤主要指大血管损伤、节段血管损伤和后腹膜血肿。一个来自日本的 2 998 例临床研究显示，OLIF 术的大血管损伤发生率是 0.03%；节段血管损伤，OLIF 术为 0.7%，而 XLIF 术为 0.3%。两种术式之间没有显著差异[17]。在一项 DLIF 术和 OLIF 术的比较研究中，后腹膜血肿的发生在 OLIF 为 4.8%，而 DLIF 术 4.5%，两者之间无显著差异。其他报道显示两种技术之间无显著差异（OLIF 术为 0.3%，XLIF 术为 0.1%）。

（四）椎间融合器相关并发症

1.椎间融合器沉降（椎体骨折）　　行 OLIF 术时，椎间融合器沉降（椎体骨折）并不少见（2.2%～18.7%）。这一并发症常常和终板置入、椎间融合器置入时的操作有关，通常需要附加操作加以补救，如后路经皮椎弓根螺钉固定以防止出现节段失稳。

2.椎间融合器移位　　椎间融合器移位发生率 0.3%，包括向后移位，向对侧移位和向前移位。如果出现了神经症状或不稳定，应该进行翻修[17]。

【典型病例 1】 OLIF 术治疗腰椎滑脱症

患者，男性，69 岁，主诉腰痛不适 5 年余，不能久站久走。近 1 年来患者上述症状加重，经各种保守治疗如非甾体类消炎镇痛药（NSAIDs）、物理治疗、针灸等传统中医治疗未见收效。入院后，经临床检查和影像学检查，诊断为"腰椎滑脱症"（图 3-45）。

患者进行全麻插管，取右侧卧位，左侧向上。在透视下确定手术节段。于手术椎间隙水平，侧方连线的前方 4～5 cm 水平，做一个 4 cm 的斜形切口，钝性分离腹壁肌肉。在整个手术入路操作中不使用电刀。逐级扩大撑开后放置管状拉钩。再次确认目标间隙——L4/5

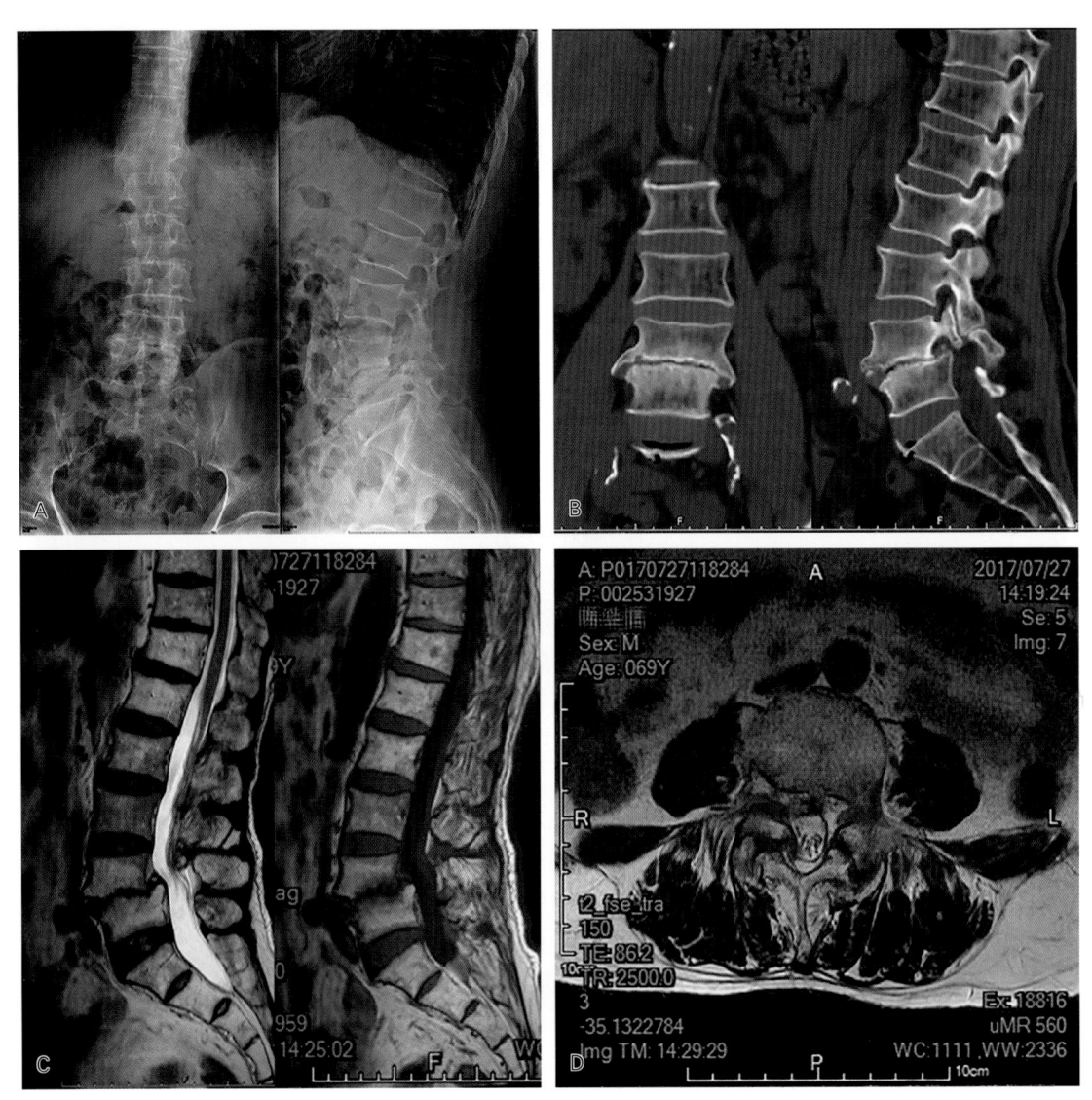

图 3-45　典型病例 1：腰椎滑脱症 OLIF 术前影像学检查

影像学检查显示 L4 峡部裂，腰椎滑脱症（L4/5），Ⅱ°滑脱（A）；伴椎间高度丢失，腰椎不稳定（B）；MRI 显示腰椎管右侧神经根管狭窄，矢状面（C）、横断面（D）

椎间隙。小心解剖并辨认极其狭窄的椎间盘后，先切开纤维环，然后进行彻底地椎间盘切除。小心处理终板，不要伤及软骨终板，造成椎间融合器下沉。用 Cobb 剥离器突破对侧纤维环。选用合适大小的椎间融合器（高 10 mm、长 50 mm）轻轻打入椎间隙。以 C 型臂 X 线机透视和术后摄片确认椎间隙被明显扩大，矢状面排列获得显著改善（图 3-46）。

【典型病例 2】　OLIF 术治疗 ASD

患者，女性，70 岁，主诉腰背痛伴有左下肢麻木 6 年余。近期症状可以忍受，近 1 年来，患者的腰痛症状加重，同时，由于患者的躯干向前和向右倾斜，不能长久站立和行走。X 线平片和动力位片显示，患者的腰椎畸形严重而僵硬（图 3-47）。患者经各种保守治疗未见明

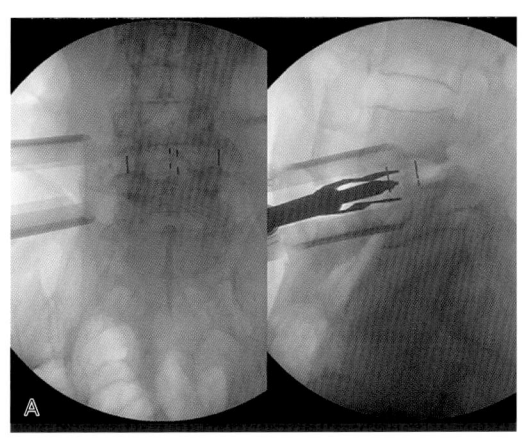

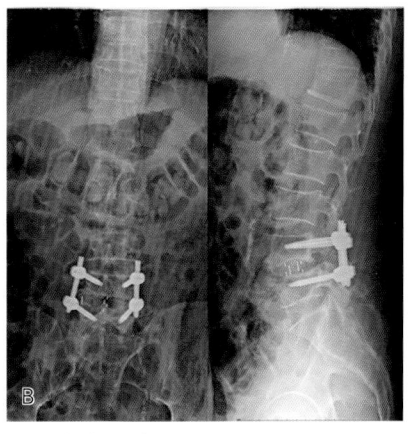

图 3-46 典型病例 1：OLIF 手术方式和结果

L4/5 滑脱间隙行 OLIF 术，椎间撑开，置入椎间融合器，术中椎间高度恢复，腰椎滑脱症部分复位，腰椎矢状面排列改善（A）；2 期行腰椎后路经皮椎弓根螺钉内固定术（B）

显改善。入院后，考虑到患者的年龄和对开放手术的不耐受性，笔者设计了分期手术治疗的方法。笔者仔细研究了患者的 EOS 影像系统站立位全脊柱 X 线片（图 3-48），排除了手术的反指征。在 1 期手术中，患者取右侧卧位，左侧向上。于椎体前缘连线的前 3 cm 做一个约 6 cm 的纵行切口。钝性逐层分离腹外斜肌、腹内斜肌和腹横筋膜。

用手指分离腹膜后脂肪，将腹膜腔推离后腹壁和腰大肌。椎间隙自上而下从 L4/5 到 L1/2 进行 4 节段的序贯操作，切除椎间盘，进行椎体的终板准备。椎间融合器内放置同种异体骨，轻轻打击到位（图 3-49）。手术后第 2 天，鼓励患者离床活动。复查 EOS 影像系统站立位全脊柱 X 线片。在随访的站立位全脊柱 X 线片上可以看到，患者的脊柱畸形无论在冠状面还是矢状面都得到显著矫正。通过 1 期手术，得到了一个平衡的和无痛的脊柱（图 3-50）。1 周以后，进行 2 期手术，即腰椎后路经皮椎弓根螺钉内固定术，以巩固脊柱畸形的复位和确保脊柱的平衡。患者目前已获得 4 年以上随访，虽然在 EOS 影像系统站立位全脊柱 X 线片上出现轻度的 PJK 表现，但患者对手术的疗效表示十分满意（图 3-51）。

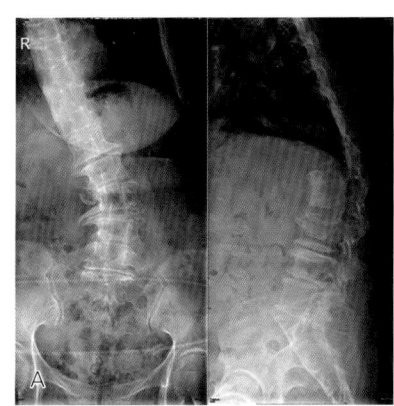

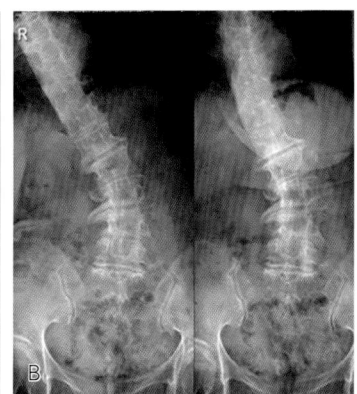

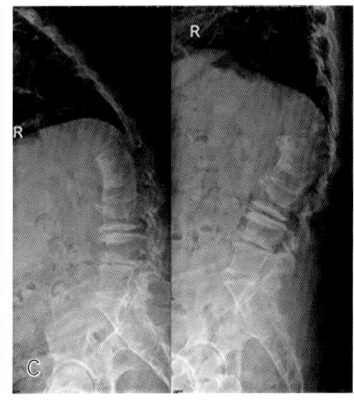

图 3-47 典型病例 2：OLIF 术前影像学检查

X 线片显示退行性腰椎侧凸和后凸，腰椎侧前部骨赘形成，以 L1/2、L2/3、L3/4 节段为明显（A）；左右侧屈位片显示活动度较小（B）；过伸过展位片显示胸腰段活动小，提示脊柱畸形为僵硬性（C）

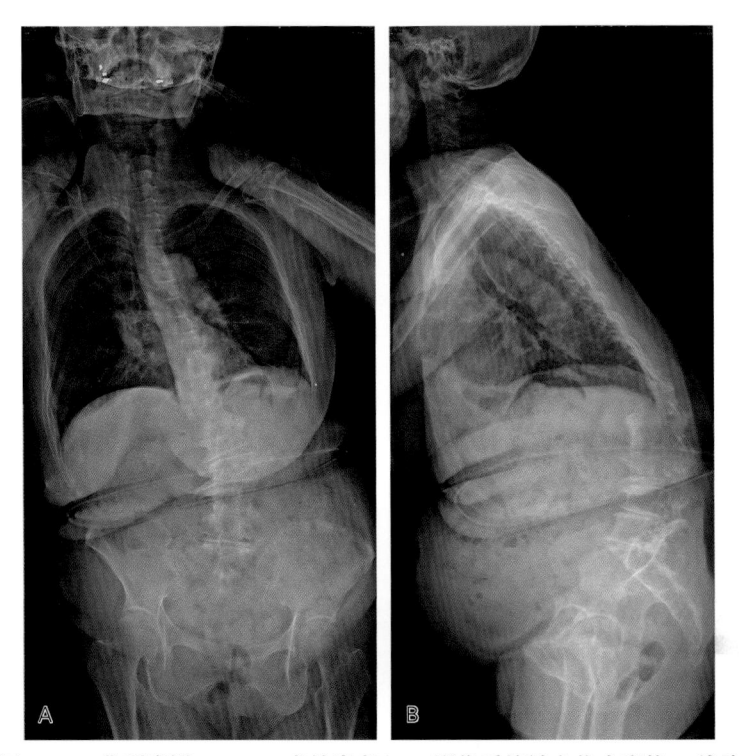

图3-48 典型病例2：OLIF术前患者EOS影像系统站立位全脊柱X线片

显示腰椎Cobb角27.4°，胸椎Cobb角18.7°，脊柱冠状面失平衡（A）；TK=12.5°，LL=-42.3°，SVA=25.2 cm，SS=11.1°，PT=28.8°，PI=39.9°，脊柱矢状面失平衡（B）

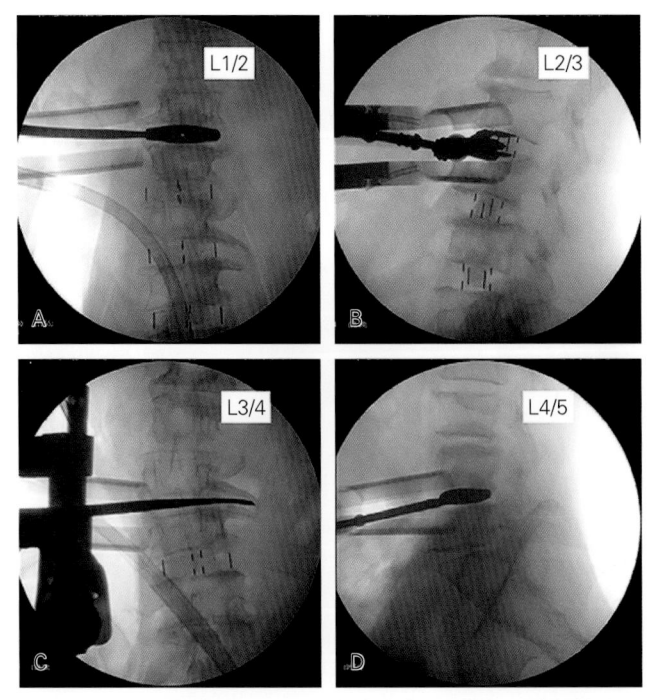

图3-49 典型病例2：OLIF术中患者C型臂X线机检查

从腰弯的凸侧入路实施OLIF术，自下而上，分别于L4/5（D）、L3/4（C）、L2/3（B）、L1/2（A）节段实施OLIF术；分别置入椎间融合器，并对骨赘进行松解（B）

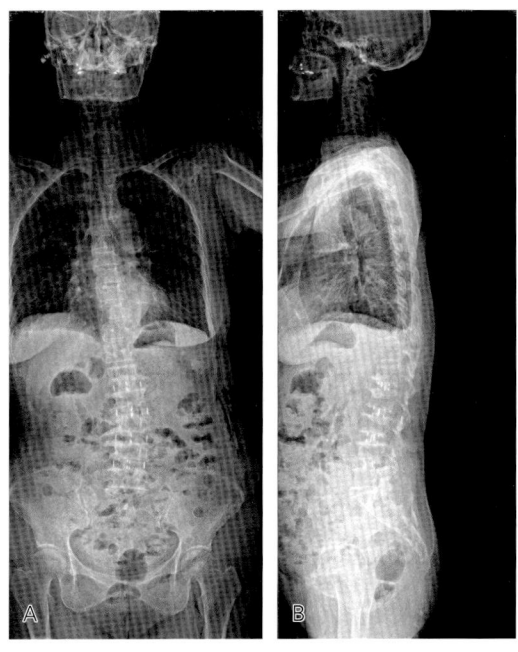

图 3-50　典型病例 2：
OLIF 术后患者 EOS 影像系统站立位全脊柱 X 线片

脊柱冠状面力线（A）、矢状面力线（B）恢复良好

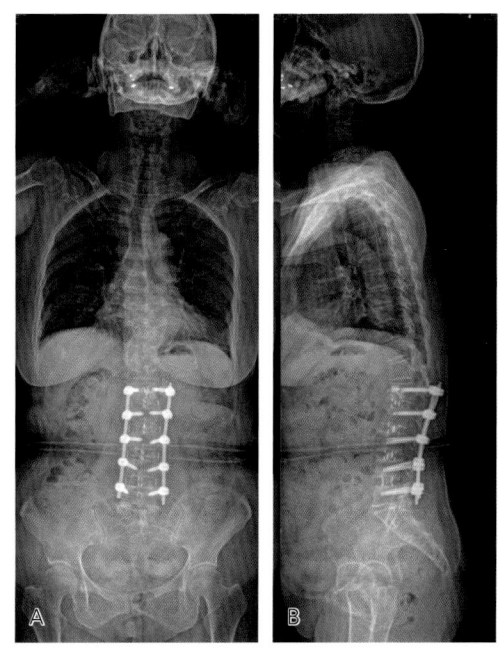

图 3-51　典型病例 2：
患者 2 期手术后 4 年随访

患者临床症状改善维持良好。EOS 影像系统站立位全脊柱 X 线片显示脊柱冠状面力线（A）、矢状面力线（B）良好，仅有轻度 PJK

【结论】

OLIF 术是一种真正意义上的微创脊柱外科技术，它与其他术式相比，具有很多优点，如避免椎旁肌损伤、对前柱的强力支撑，更大的融合面积，可靠的复位和矫正功能，临床工作中已获得越来越多的常规应用。但是，也要看到 OLIF 术的另外一面。应该对 OLIF 术的可能并发症有一个清醒的认识，OLIF 术的并发症虽然少见，但是一旦发生，情况严重，有时甚至危及生命。严格学习培训机制和大体实践操练，有助于减少并发症的发生。

(梁裕　吴文坚)

本节参考文献

1. DAVIS T T, HYNES R A, FUNG D A, et al. Retroperitoneal oblique corridor to the L2-S1 intervertebral discs in the lateral position: An anatomic study. J Neurosurg Spine, 2014, 21: 785-793.
2. TANNOURY C, TANNOURY T. Anterolateral retroperitoneal psoas sparing (anterior to psoas: ATP) lumbar interbody fusion for degenerative spine and adult deformity: Surgical technique and the evidence. Semin Spine Surg, 2018, 4: 237-246.
3. MOBBS R J, PHAN K, MALHAM G, et al. Lumbar interbody fusion: techniques, indications and comparison of interbody fusion options including PLIF, TLIF, MI-TLIF, OLIF/ATP, LLIF and ALIF. J Spine Surg, 2015, 1: 2-18.

4. CHUNG N S, JEON C H, LEE H D. Use of an alternative surgical corridor in oblique lateral interbody fusion at the L5-S1 segment: a technical report. Clin Spine Surg, 2018, 31(7): 293-296.
5. ANAND N, KONG C, FESSLER R G. A staged protocol for circumferential minimally invasive surgical correction of adult spinal deformity. Neurosurgery, 2017, 81(5): 733-739.
6. ORITA S, INAGE K, FURUYA T, et al. Oblique lateral interbody fusion (OLIF): indications and techniques. Oper Tech Orthop, 2017, 27: 223-230.
7. JIN C, XIE M, HE L, et al. Oblique lumbar interbody fusion for adjacent segment disease after posterior lumbar fusion: a case-controlled study. J Orthop Surg Res, 2019, 16, 14(1): 216.
8. MEHREN C, KORGE A. Minimally invasive anterior oblique lumbar interbody fusion (OLIF). Eur Spine J, 2016, 25 (Suppl 4): S471-472.
9. MOLLOY S, BUTLER J S, BENTON A, et al. A new extensile anterolateral retroperitoneal approach for lumbar interbody fusion from L1 to S1: a prospective series with clinical outcomes. Spine J, 2016, 16(6): 786-791.
10. MCGOWAN J E, KANTER A S. Lateral approaches for the surgical treatment of lumbar spondylolisthesis. Neurosurg Clin N Am, 2019, 30(3): 313-322.
11. ANAND N, COHEN R B, COHEN J, et al. The influence of lordotic cages on creating sagittal balance in the cmis treatment of adult spinal deformity. Int J Spine Surg, 2017, 11: 23.
12. BUELL T J, CHEN C J, NGUYEN J H, et al. Surgical correction of severe adult lumbar scoliosis (major curves ≥ 75°): retrospective analysis with minimum 2-year follow-up. J Neurosurg Spine, 2019, 21: 1-14.
13. 虞佩，裘剑如，谢磊，等. 分期微创手术治疗重度退变性脊柱侧凸的 2 年临床疗效研究. 中华医学杂志, 2018, 98(25): 1985-1989.
14. 吴文坚，梁裕，曹鹏，等. 分期微创与开放手术治疗成人退变性脊柱侧凸的疗效比较. 中华骨科杂志, 2019, 39(20): 1239-1248.
15. 吴文坚，梁裕，曹鹏，等. 腰椎微创侧路椎间融合术改善成人退变性脊柱侧弯的矢状面平衡疗效分析. 中华医学杂志, 2020, 100(3): 192-196.
16. ORITA S, NAKAJIMA T, KONNO K, et al. Salvage strategy for failed spinal fusion surgery using lumbar lateral interbody fusion technique: A Technical Note. Spine Surg Relat Res, 2018, 2: 86-92.
17. FUJIBAYASHI S, KAWAKAMI N, ASAZUMA T, et al. Complications associated with lateral interbody fusion: nationwide survey of 2998 cases during the first 2 years of its use in japan. Spine (Phila Pa, 1976), 2017, 42(19): 1478-1484.
18. JIN C, JAISWAL M S, JEUN S S, et al. Outcomes of oblique lateral interbody fusion for degenerative lumbar disease in patients under or over 65 years of age. J Orthop Surg Res, 2018, 13(1): 38.
19. ABE K, ORITA S, MANNOJI C, et al. Perioperative complications in 155 patients who underwent oblique lateral interbody fusion surgery: perspectives and indications from a retrospective, multicenter survey. Spine (Phila Pa, 1976), 2017, 42(1): 55-62.
20. LEE H J, KIM J S, RYU K S, et al. Ureter injury as a complication of oblique lumbar interbody fusion. World Neurosurg, 2017, 102: 693.e7-693.e14.
21. KUBOTA G, ORITA S, UMIMURA T, et al. Insidious intraoperative ureteral injury as a complication in oblique lumbar interbody fusion surgery: a case report. BMC Res Notes, 2017, 10: 193.

第四节
侧前路腰椎椎间融合术

侧前路腰椎椎间融合（lateral anterior lumber interbody fusion，LaLIF）术又称为小切口LLIF术，是郑召民教授团队在传统LLIF术的基础上[1-5]，改良的一种新型微创手术方式[6-9,11]。其特点包括：①小切口4～6 cm，切口位置位于OLIF术及XLIF术切口之间（切口偏后更利于肌肉向背侧牵拉，便于椎间融合器试模垂直操作、垂直植入）；②全程直视，无须神经监测；③全新设计的拉钩系统易用（腹侧C形拉钩及L形背侧拉钩，非对称腹背侧牵拉，减少对组织损伤，实现微创），全新设计具有限深装置的纤维环突破器，保证安全快速突破对侧纤维环；④在纤维环突破、椎间融合器试模及植入等步骤完全垂直操作；⑤特殊设计的椎间融合器植骨量大，标记清楚，植入安全、容易；⑥模式化手术操作，学习曲线平滑。

一、LaLIF 拉钩系统与专用手术器械及设计特点

1. **LaLIF 拉钩系统（图3-52）** 腹侧C形拉钩增加术者视野，背侧L形拉钩易于拉动腰大肌（LaLIF系统，专利号CN209678575U）。LaLIF拉钩系统需使用两枚斯氏针或固定螺钉固定背侧L形拉钩于椎体上，固定后将外框通过连接器与背侧L形拉钩固定在一起，之后将腹侧C形拉钩通过外框上的可调节连接器与外框相连，通过调节C形拉钩与外框之间的相对距离来调节拉钩的牵拉宽度及力度。在连结好所有的连接位点后，仅需助手轻轻扶住腹侧C形拉钩的手柄即可[10,11]。

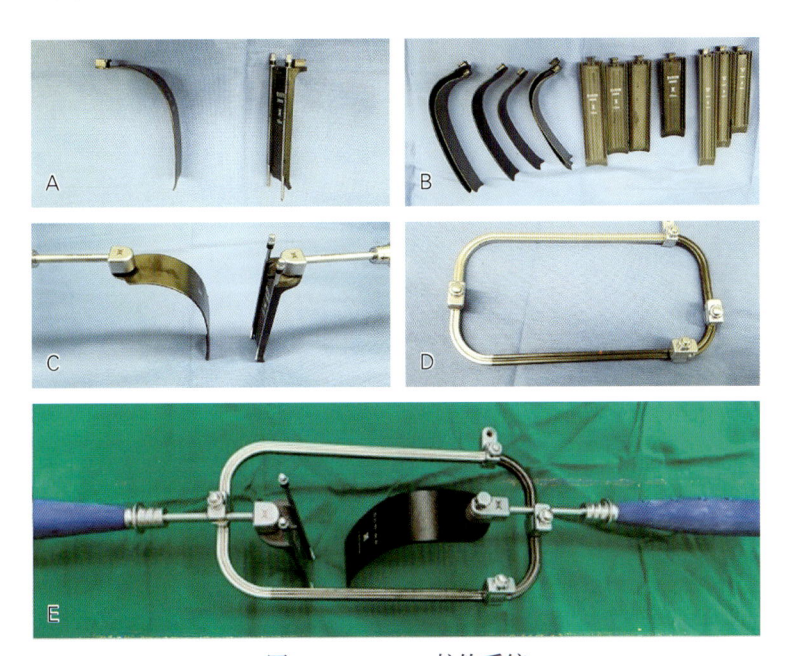

图3-52　LaLIF拉钩系统

腹侧C型及背侧L形拉钩叶片（A）；不同型号叶片（B）；叶片与手柄连接（C）；拉钩外框（D）；拉钩与外框连接状态（E）

2. LaLIF 专用手术器械（图 3-53） 包括具有限深装置的纤维环突破器、LaLIF 植入物专用的椎间融合器取出器、LaLIF 专用的椎间融合器和椎间融合器打入器，其中椎间融合器打入器的前方叶片可固定椎间融合器，防止植骨块脱落，以完成打入过程。

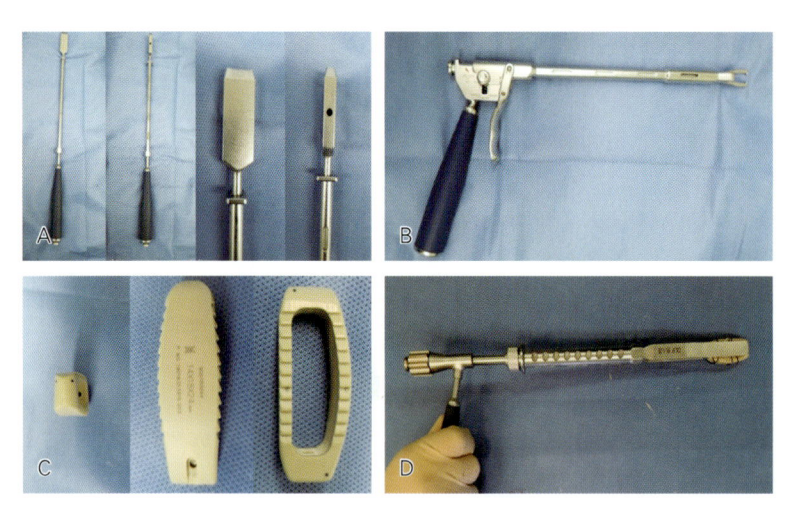

图 3-53 LaLIF 专用手术器械

纤维环突破器（A）；LaLIF 植入物专用的椎间融合器取出器（B）；椎间融合器（C）；防止在融合器置入时的植骨块脱落的椎间融合器打入器（D）

二、手术步骤和技巧

1. 手术体位 患者气管插管全麻，手术过程使用足量肌松剂，无须使用神经监测。取 90°右侧卧位，使用腋枕保护腋窝部位的重要血管和神经。髋关节及膝关节屈曲，使腰部肌肉放松，骨性突起和手术台接触部位需垫软垫，以避免术中软组织损伤。在腰部与手术台之间需垫缓冲垫或弯折手术台，以形成"腰桥"以增加髂嵴与第 12 肋骨之间的距离，该步骤在处理 L1/2 和 L4/5 段时尤为重要。使用宽胶布贴于患者侧胸壁、大转子及外踝等处以固定患者。双上肢使用固定于手术台的托手板进行固定。

调整体位（图 3-54）：将 C 型臂 X 线机调至 0°后，小幅度调节手术台在轴位及前后位的角度，直到 X 线透视后得到目标椎体双侧椎弓根对称及上下终板平行的"绝对 0°位"。

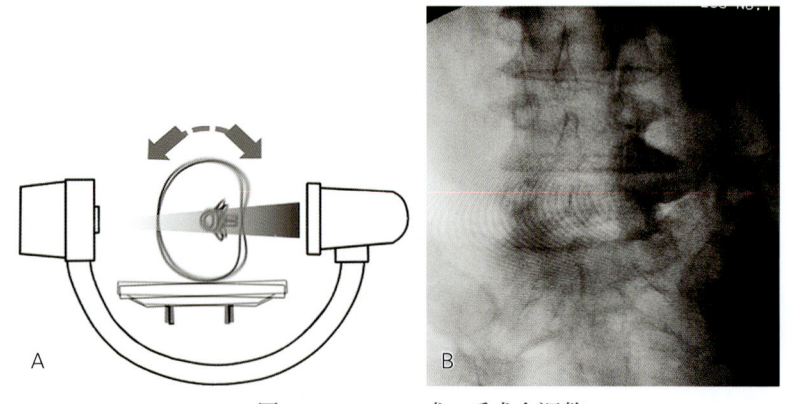

图 3-54 LaLIF 术：手术台调整

将 C 型臂 X 线机调整至 0°位，调整手术台倾斜度 (A)；X 线透视得到的目标椎体双侧椎弓根对称和上下终板平行 (B)

在不移动或转动手术台的情况下，将 C 型臂 X 线机转动 90°，获得"绝对垂直位"（图 3-55）。此位置主要用于后续需要垂直操作的步骤。在此位置使用两根克氏针确定椎间隙平面和椎体前缘，并在皮肤标注位置。

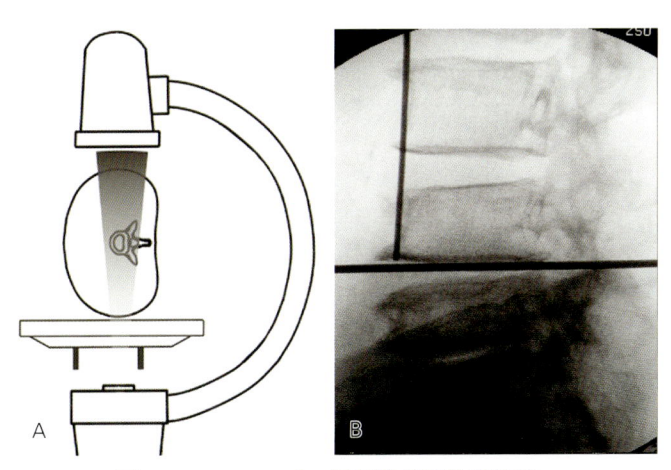

图 3-55　LaLIF 术：目标椎体侧位定位法

转动 C 型臂 X 线机确定绝对垂直位（A）；克氏针确定椎间隙平面和椎体前缘（B）

2. 工作通道建立　　在外侧腹壁建立一个平行于目标椎间隙的 4～6 cm 的切口，以"绝对侧位片"中的椎体前缘为标志点，腹侧切口占切口总长度的 2/3，背侧切口占切口总长度的 1/3（图 3-56）。简单来讲，切口位于 OLIF 术切口与 XLIF 术切口之间。

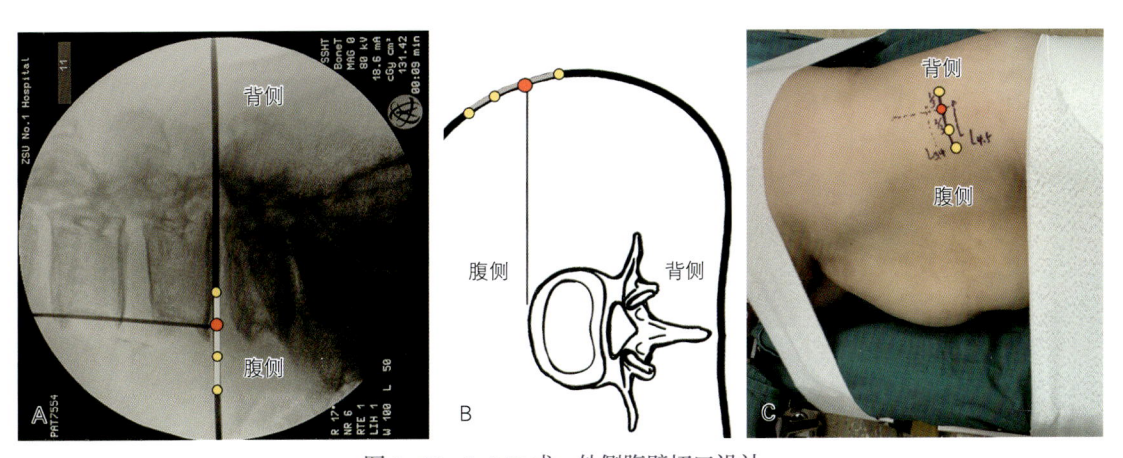

图 3-56　LaLIF 术：外侧腹壁切口设计

根据侧位透视，确定切口中点（A，B）；以此为中心，沿椎间盘平面向前后延长，设计 4～6 cm 切口（C）

逐层切开皮肤、皮下组织，沿肌纤维方向切开筋膜（可以使用电刀），钝性分离，依次经腹外斜肌、腹内斜肌及腹横肌（图 3-57）。为了防止这一过程中意外进入腹腔，在打开腹横筋膜前，术者通过已经建立的工作通道，向斜后方触及质地坚硬的椎体后，逐渐将柔软的腹腔内容物推向前方，以保证尽量避开腹腔内容物。在足够的肌松剂的作用下，使用"窗口滑动"技术触及目标节段及其上下的共计 3 个节段，而无须另行增加切口数量。但是即使在拉钩辅助的情况下，"窗口滑动"的移动距离也是有限的。

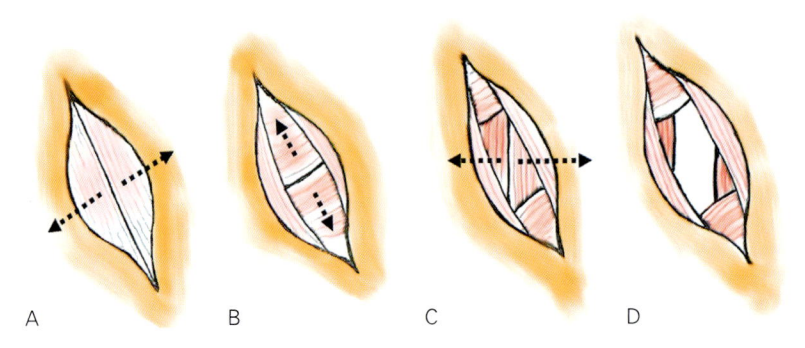

图 3-57 LaLIF 术：钝性分离腹外斜肌、腹内斜肌及腹横肌

显露和分离腹外斜肌 (A)；显露分离腹内斜肌 (B)；显露和分离腹横肌或腹横筋膜 (C)；显露腹膜后间隙 (D)

一般来说，在打开腹横筋膜后，腹膜后脂肪组织将直接显露在术野中。此时，将腹膜后脂肪向后推向椎体，以触摸腰大肌前缘。之后使用一个中号 S 形拉钩钝性游离并向腹侧推压腹膜后脂肪及腹腔内容物，显露其下方的腰大肌。这一过程中，使用大方纱垫于 S 形拉钩下方以防止 S 形拉钩锋利的边缘损伤腹膜及腹腔内容物。在腰大肌暴露出后，术者使用手指触及椎间隙及腰大肌前缘的位置，使用一个 Cobb 剥离器对椎间隙附近椎体上的腰大肌附着点进行松解，此步骤为了方便后续使用相对温柔的力度向背侧牵拉腰大肌（使用普通 S 形拉钩或者 LaLIF 拉钩系统中的背侧 L 形拉钩）。在拉钩的帮助下，目标节段椎间隙及腰大肌前缘在直视范围内。此时使用斯氏针固定在椎间盘上（图 3-58），X 线透视"绝对侧位"，用以确定进入点距离椎间盘前后缘的距离及椎间盘的切除范围。

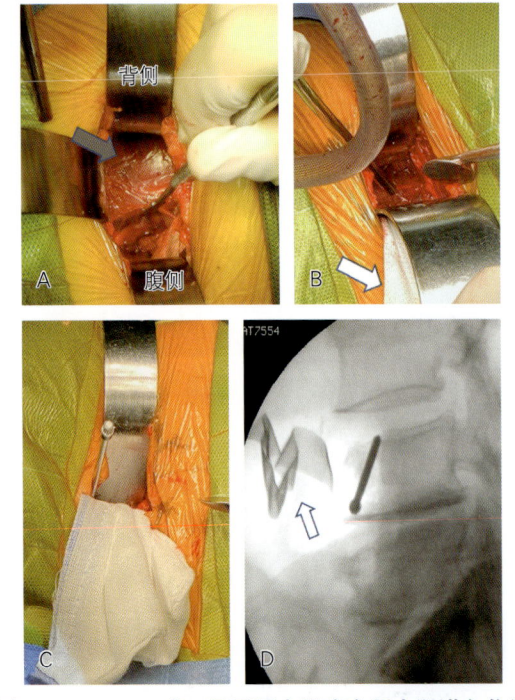

图 3-58 LaLIF 术：显露腰大肌确定腰大肌进入位置

牵开腹膜外脂肪，显露腰大肌 (A)；Cobb 剥离器对椎间隙附近椎体上的腰大肌附着点进行松解 (B)；置入斯氏针 (C)；C 型壁 X 线机透视下再次确定责任椎间隙和进入点的前后缘距离（灰色箭头，腰大肌；白色箭头，大方纱）(D)

在斯氏针定好位置之后，使用 LaLIF 拉钩系统中两个特别设计的拉钩来代替之前使用的 S 形拉钩暴露术野。术野暴露后，可以根据之前椎间盘斯氏针的位置在椎间盘上开 1.5～2 cm 的切口，清理约 1/3 的椎间盘以确定椎间隙前后缘的位置。由于背侧 L 形拉钩主要用于背侧腰大肌的牵拉，所需的牵拉力度较大，需先使用斯氏针或固定螺钉固定背侧 L 形拉钩于椎体上。背侧 L 形拉钩上设计有 3 个可供斯氏针通过的沟槽（图 3-59A 白色箭头处），通常情况下仅需 1～2 枚斯氏针固定于椎体前后 3/4 处即可固定背侧 L 形拉钩。在固定好背侧 L 形拉钩后，腹侧 C 形拉钩通常仅需助手手动牵拉即可（图 3-59），因其主要用于腹部大血管及腹腔内容物的牵拉，无须使用较大的力度。同时，腹侧 C 形拉钩的弧形设计将大幅提高站于腹侧术者的视野，如果配合头灯，将进一步改善对于术野的观察。

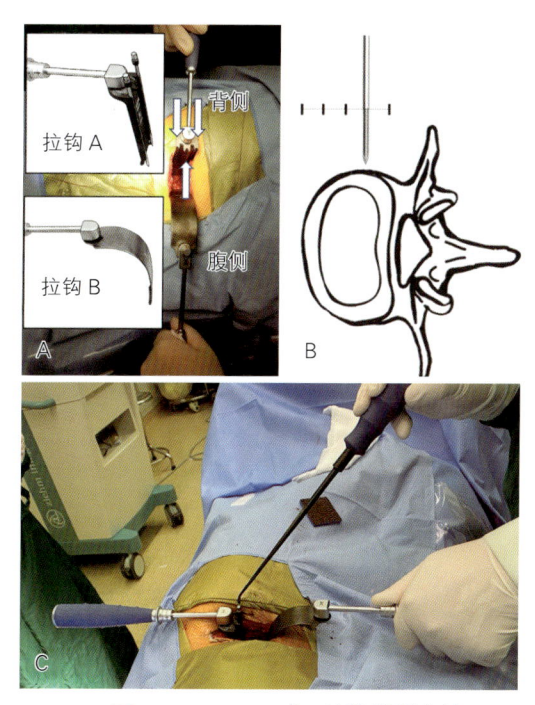

图 3-59　LaLIF 术：拉钩使用方法

在腹侧和背侧采用不同的拉钩（A）；在椎体中后 1/3 处置入固定螺钉（B）；置入拉钩后全景图（C）

如需要使用整套 LaLIF 拉钩系统实现全自动牵开，则需使用两枚斯氏针或固定螺钉固定背侧 L 形拉钩于椎体上，固定后建议 X 线透视以确定固定螺钉位置（图 3-60）。需要注意的是，固定螺钉需要尽量靠近椎体边缘，以避免损伤节段血管。在固定好两枚固定螺钉后，将外框通过连接器与背侧 L 形拉钩固定在一起，之后将腹侧 C 形拉钩通过外框上的可调节连接器与外框相连，通过调节腹侧 C 形拉钩与外框之间的相对距离来调节拉钩的牵拉宽度及力度。在连结好所有的连接位点后，仅需助手轻轻扶住腹侧 C 形拉钩的手柄即可。

3. **椎间隙处理及试模**　在固定好背侧及腹侧拉钩后，使用 LaLIF 拉钩系统中的 Z 形椎间盘清理器（威高，山东，中国）进行椎间盘的切除及清理。直视下切开椎间盘纤维环，去除髓核和纤维环，刮除上下软骨终板。此时将手术台向背侧轴向转动 20°～30°以获得更好的手术视野（图 3-61），可直视下减压后纵韧带。背侧纤维环予以保留以防止误操作进入椎管或椎间孔。

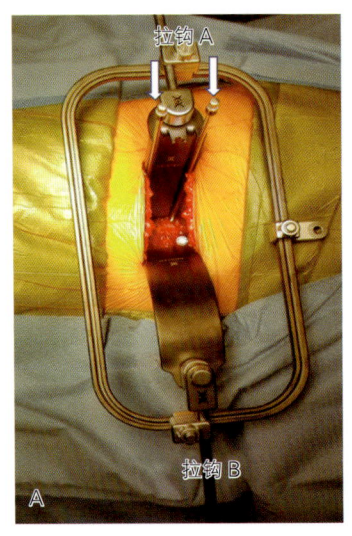

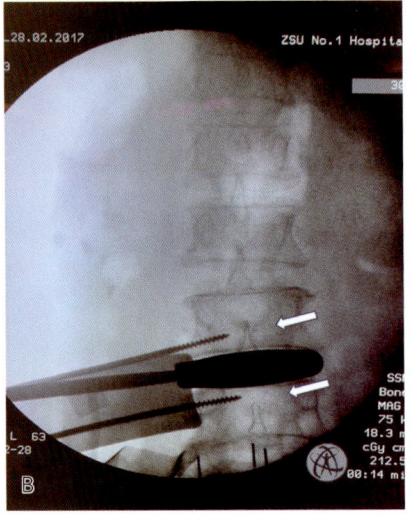

图 3-60　全套使用 LaLIF 术：拉钩系统

全套 LaLIF 拉钩系统的应用（A）；在 C 型臂 X 线机透视下显示拉钩及椎间融合器试模（B）

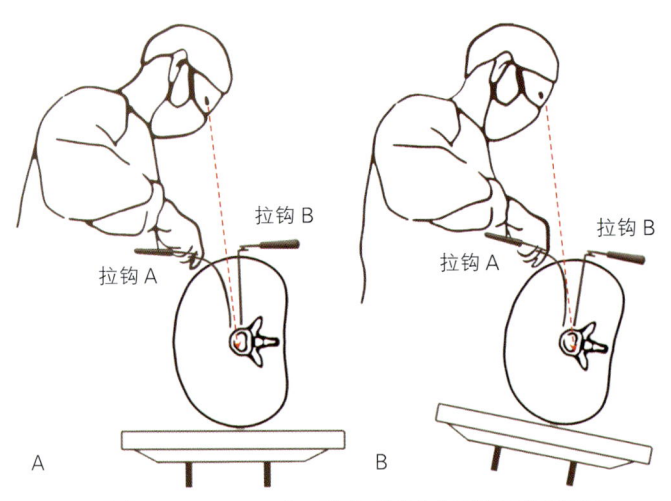

图 3-61　LaLIF 术：转动手术台以获得更好视野

手术台水平时的术者视野与术野（A）；手术台旋转一定角度后，可以改变术者视野（B）；由此改变操作的术野

椎间盘切除及终板处理满意后，手术台调回至 0°。使用 LaLIF 拉钩系统中具有限深功能的纤维环突破器处理对侧纤维环，使两侧贯通（图 3-62）。此时注意完全垂直操作，配合具有限深装置的纤维环突破器，可大幅减小损伤对侧神经根概率。

C 型臂 X 线机 "绝对侧位" 透视下椎间融合器试模并确认椎间融合器型号与位置，以保证椎间融合器长径与椎间隙长径基本平行（图 3-63）。

4. 椎间融合器置入　将同种异体骨填入 LaLIF 系统特殊设计的前缘弧形的椎间融合器，并将椎间融合器安装在椎间融合器打入器头端（图 3-64）。

将椎间融合器以 "绝对侧位" 的投照方向置入椎间隙，X 线透视下确认椎间融合器位置良好（图 3-65），轻柔移除拉钩系统，无须放置引流条，逐层关闭切口。术后第 3 天在硬性腰围辅助下开始下地活动及功能锻炼。

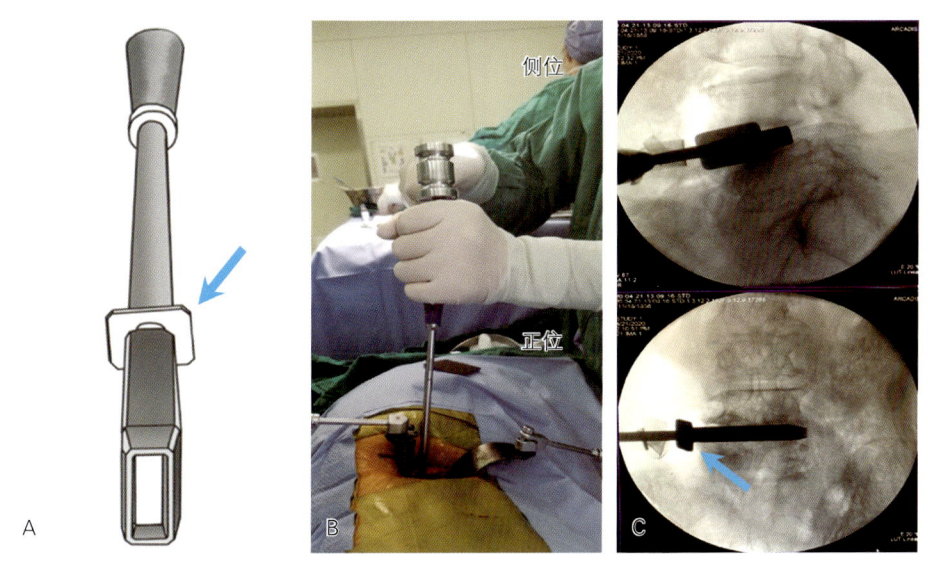

图 3-62　LaLIF 术：使用特殊器械突破对侧纤维环

带限深功能的纤维环突破器（灰色箭头指示出限深挡板）(A)；击打突破器 (B)；C 型臂 X 线机透视确认纤维环突破器的位置 (C)

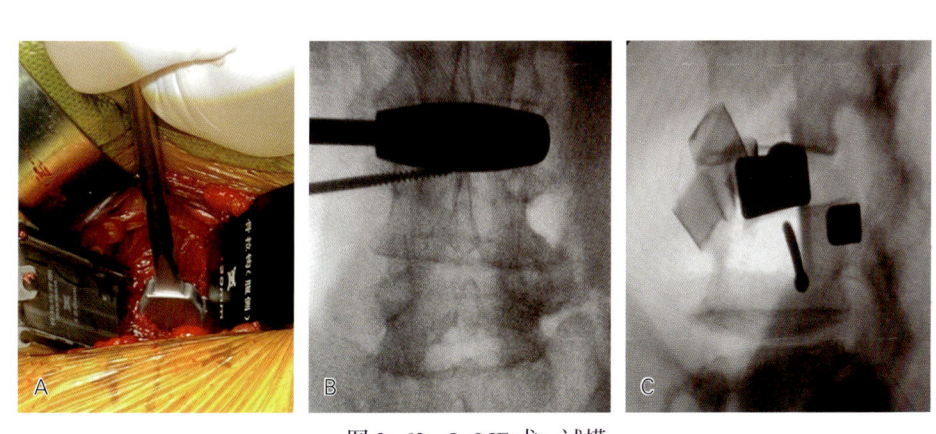

图 3-63　LaLIF 术：试模

垂直置入椎间融合器试模 (A)；C 型臂 X 线机透视确认试模位置正位 (B)、侧位 (C)

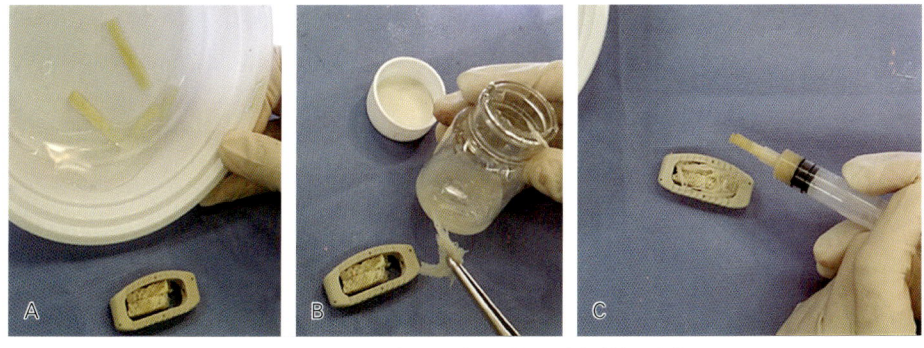

图 3-64　LaLIF 术：同种异体骨填入椎间融合器

先将同种异体骨条置入椎间融合器植骨窗 (A)；然后将粉状脱钙骨基质塞入骨条缝隙中 (B)；再将流体状同种异体骨铺于椎间融合器表面 (C)

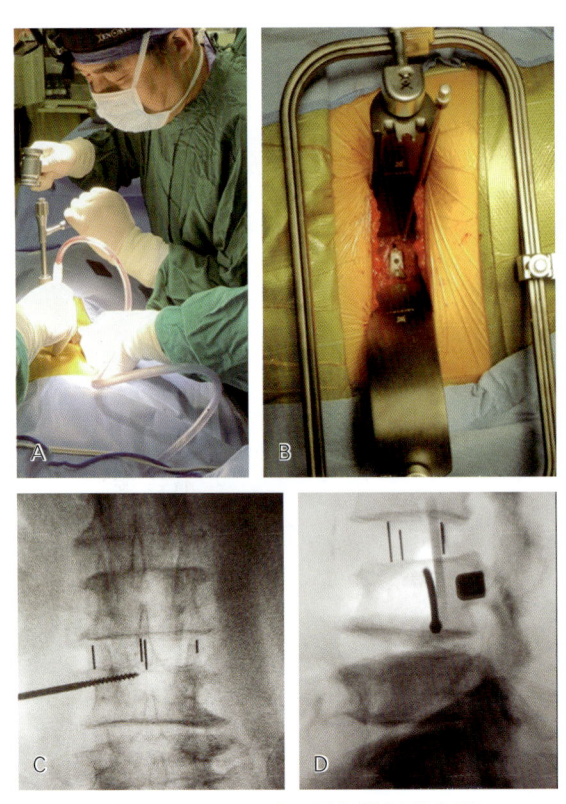

图 3-65 LaLIF 术：置入椎间融合器

通过击打置入椎间融合器 (A)；完成椎间融合器置入 (B)；术中 C 型臂 X 线机透视确认椎间融合器正位 (C)、侧位 (D)

三、优缺点

（一）LaLIF 术的优点

1. 术式标准化　　LaLIF 术作为一种标准化的、可重复性高的新型侧方入路术式，可有效地应用在腰椎退行性疾病 L2-L5 节段，临床效果令人满意。

2. 并发症少　　与 OLIF 术及 XLIF 术等传统术式相比，LaLIF 术围手术期并发症发生率低（15.3%），最常见为腰大肌损伤（3.9%），可安全地应用于腰椎退行性疾病的治疗中。笔者单位在应用期间，并未发生患者死亡及功能缺失等严重并发症。

3. 融合率高　　LaLIF 术的节段融合率可达到 95.4%，高于 LLIF 术的综合融合率 85%。

4. 手术适应证多，禁忌证少

（1）手术适应证　　小切口 LaLIF 术与 OLIF 术及 XLIF 术具有类似的手术适应证，可有效治疗常见的腰椎退行性疾病，节段可包括 L1-L5。LaLIF 术的一般手术适应证有：

1）伴有机械性腰痛与影像学不稳的腰椎间盘突出症。

2）伴有机械性腰痛与影像学不稳的腰椎滑脱症（≤Ⅱ°）。

3）伴有机械性腰痛与影像学不稳的腰椎管狭窄症，影像学表现为黄韧带肥厚、椎间盘膨出或突出等原因造成的椎管狭窄症。

4）45°以下的退行性腰椎侧凸症。

以上疾病经保守治疗 3～6 个月以上无效，严重影响工作及生活者，均可以采用 LaLIF

术（图 6-66）。LaLIF 术还有一些扩展应用，如腰椎间隙感染需行病灶清除植骨融合、腰椎后路术后不融合或 Cage 移位需前路翻修及植骨等。

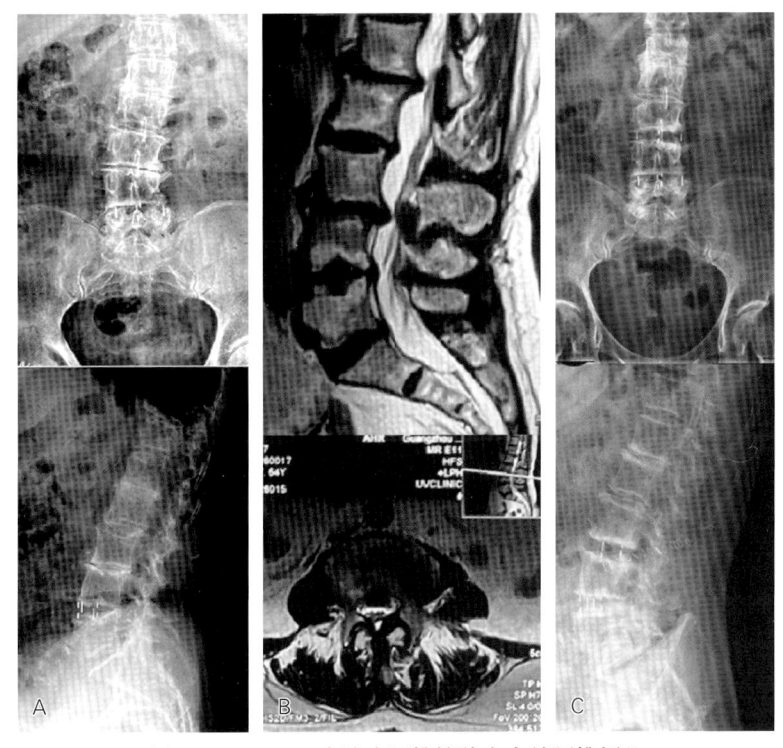

图 6-66 LaLIF 术治疗腰椎管狭窄合并腰椎侧凸

腰椎椎间融合术 3 年后出现邻近节段退变、退行性脊柱侧凸（A）；MRI 检查显示邻近节段椎管狭窄（B）；经 LaLIF 术后退行性侧凸矫正、椎间高度恢复、椎管狭窄症状缓解（C）

(2) LaLIF 术的 stand alone LLIF 术适应证　　LaLIF 术的 stand alone LLIF 术式创伤更小、出血更少、手术时间更短，患者花费更少、住院时间更短，且若不能很好的解除下肢根性症状，给 2 期后路减压术提供可能性和可行性，在把握好手术指征的情况下应优先选择，更好的发挥其他手术不能替代的微创及费用低的优点。根据笔者经验及文献总结，以下情况应优先选择 stand alone LLIF 术式：

1) 男性患者，骨骼质量好，T 值＞-1。
2) 体形中等或偏瘦，BMI＜24 kg/m^2。
3) 终板完整无破坏，伴有硬化者是良好指征。
4) 30% 以内的滑脱，不稳或峡部裂等。
5) 中度椎管狭窄症，以黄韧带肥厚为主，无骨性狭窄。
6) 患者依从性好，愿意配合佩戴支具、抗骨质疏松治疗等医嘱。
7) 无后续需使用激素等药物治疗的内科疾患。

笔者团队应用 LaLIF 术的 stand alone LLIF 术选择的大部分病例为 65 岁以下无明显骨质疏松的腰椎管狭窄症，退行性滑脱在 25% 以下，有间歇性跛行或行走有根性症状，休息或卧床可以缓解 70%～80% 者，术后即可间接减压，临床效果良好，远期融合率高。

(3) 手术禁忌证　　此类术式以间接减压为主，在临床上有其自身的局限性，因此，

LaLIF 术也具有相应的禁忌证。

1) 严重先天性发育性椎管狭窄和骨性椎管狭窄者。
2) 严重退行性脊柱侧凸症（>45°）。
3) 峡部裂性腰椎滑脱症或滑脱>Ⅱ°。
4) 严重骨质疏松（T 值≤-2.5）。
5) 既往有后腹膜区域手术史。
6) 严重后方小关节退变增生甚至骨性融合，尤其是发生小关节融合难以撑开。
7) 巨大椎间盘髓核脱出、游离。

此外，脊柱肿瘤、感染、新鲜椎体骨折等也非 LaLIF 术的良好指征。

（二）LaLIF 术的缺点

1. LaLIF 术并发症　　3 例出现根性症状（1.2%）。一例椎间孔狭窄的患者，术后立即出现下肢神经症状，经过保守治疗 1 周症状未见明显好转。术后 MR 提示神经根被移位的椎间融合器压迫（图 3-67）。患者在接受后路返修术后症状得到完全缓解并维持至最后随访。对于另外两名患者，其中一名出现短暂的大腿前部疼痛，在经过甘露醇和甲强龙治疗后症状得到完全缓解并维持至最后随访。一例患者经过保守治疗后，在末次随访中依然存留右下肢麻木症状。7 例患者（2.7%）出现交感神经链损伤症状，在经过甘露醇和甲强龙治疗后均在 4 周内恢复。

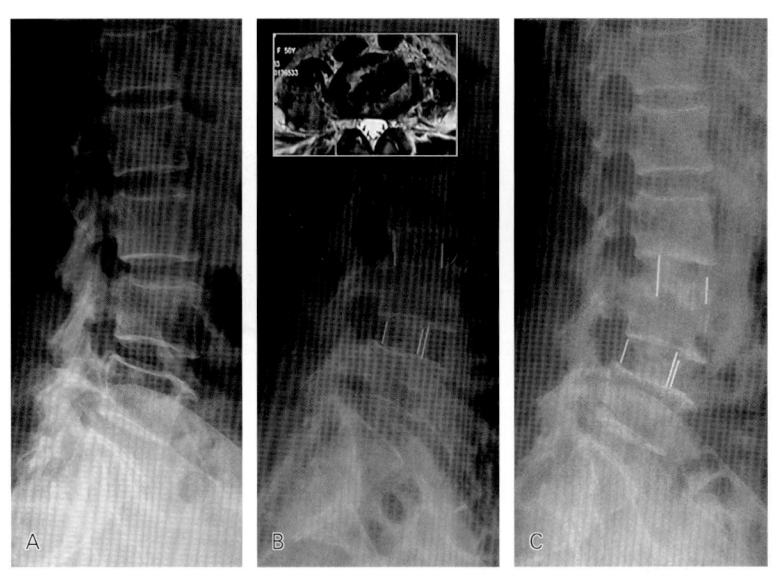

图 3-67　LaLIF 术后椎间融合器位置异常导致椎间孔狭窄

术前 X 线片提示 L3/4 及 L4/5 椎间孔狭窄（A）；术后第 7 天，X 线及 MR 提示内植物位置异常（B）；后路返修术后第 1 天 X 线片提示内植物位置已调整（C）

1 例患者术中出现节段血管损伤，术中予以电凝后并未出现术后并发症且维持至最后随访。1 例患者术中出现髂腰静脉损伤（图 3-68），该患者为接受单节段 LaLIF 术的 62 岁女性，术后第 2 天出现头晕疲倦，且发现血红蛋白逐渐降至 6.0 g/dL，不伴腹痛腹泻。CT 提示髂腰静脉及腰大肌旁血肿。患者予以止血、输血并绝对卧床 1 周，后症状得到完全缓解并维持至最后随访。1 例患者（0.4%）术中出现腹膜损伤，经术中修补后未出现远期症状。

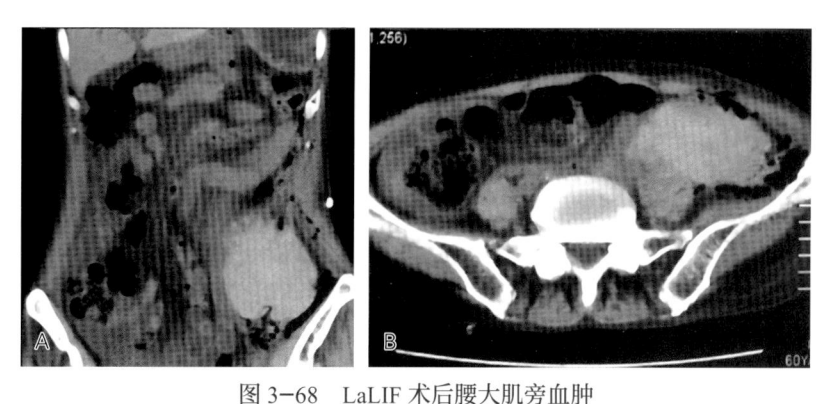

图 3-68 LaLIF 术后腰大肌旁血肿

术后第 1 天 CT 冠状位（A）、横断位（B）提示腰大肌周围血肿（A）

10 例（3.9%）患者出现屈髋障碍及腰大肌前方疼痛，经过保守治疗于 4 周后缓解。5 例（2.0%）患者术中发生终板损伤，且所有患者术前均诊断出腰椎椎体骨质疏松。1 例患者（0.4%）术中出现椎体骨折，该病例椎间隙狭窄且已部分融合，由于试模及椎间融合器置入时力量较大，造成椎体骨折（图 3-69）。所有 6 例病例均接受了后路固定，在最终随访中并未发生椎间融合器进一步移位及塌陷。

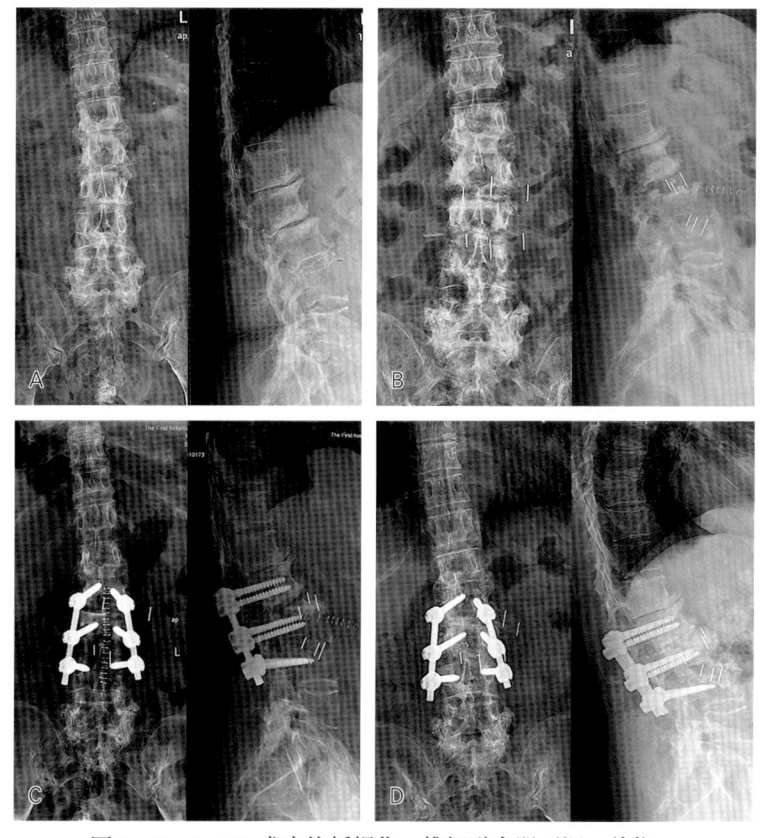

图 3-69 LaLIF 术中终板损伤，椎间融合器下沉、移位

术前前后位及侧位 X 线片提示患者椎间孔狭窄且 L2/3 及 L3/4 椎间隙严重狭窄（A）；术后第 7 天前后位及侧位 X 线片提示 L3 椎体骨折同时 L2/3 及 L3/4 椎间融合器移位（B）；术后第 14 天患者接受 L2-L4 后路固定，术中未予椎间融合器位置调整（C）；末次随访未见椎间融合器移位进展（D）

2例（0.8%）患者出现深部感染，其中均未出现术中腹膜损伤。其中一例具有糖尿病病史的72岁的男性患者接受了2节段LaLIF术，在术后第7天出现腰痛，白细胞计数为18 000/mm³，同时其MRI结果显示腰大肌周围脓肿（图3-70）。患者在接受了清创手术及抗感染治疗后症状缓解，并且维持至最后随访。另一例患者术后第3天患者出现严重腰痛，白细胞计数为14 000/mm³，CT未发现脓肿病灶。患者在接受了抗感染治疗后症状缓解，并且维持至最后随访。

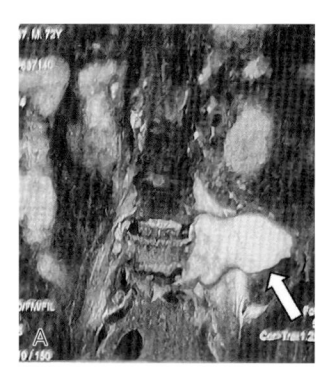

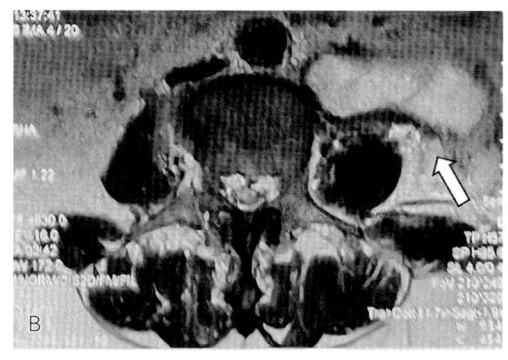

图3-70　LaLIF术后腰大肌脓肿

术后第7天MR冠状位（A）、横断位（B）提示腰大肌脓肿（A）

4例（1.6%）患者出现术后出现椎间融合器移位，其中2例无症状且未出现进一步地移位进展（图3-71）。其余两例患者由于持续出现的神经症状，接受了2期后路减压、固定手术（图3-72），在最终随访中并未发生椎间融合器进一步移位及塌陷。3例（1.2%）患者术后1月例行复查发现椎间融合器塌陷下沉（术中未出现终板损伤），所有患者术前均未诊断出腰椎椎体骨质疏松。3例患者中，1例患者无症状且下沉未见进展，其余2例患者接受了2期后路固定术（图3-73）；3例患者在末次随访时均无症状且未有椎间融合器塌陷进展。

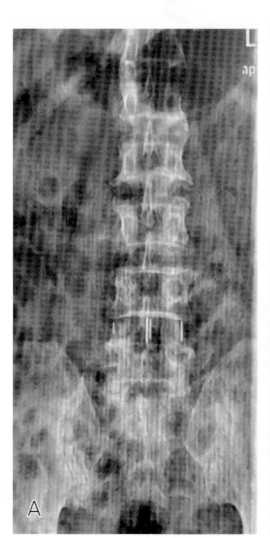

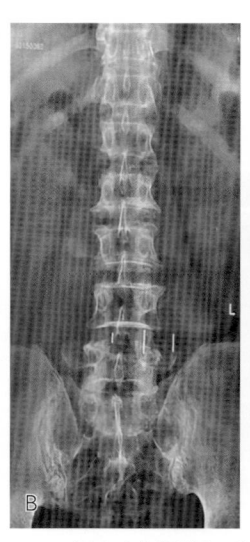

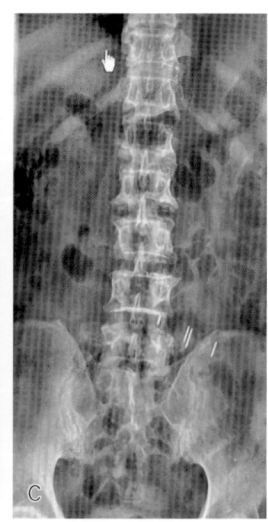

图3-71　LaLIF术围手术期椎间融合器移位1

术后第1天正位片提示椎间融合器位置可（A）；术后第7天正位片提示椎间融合器移位（B）术后第30天正位片提示椎间融合器移位进展（C）

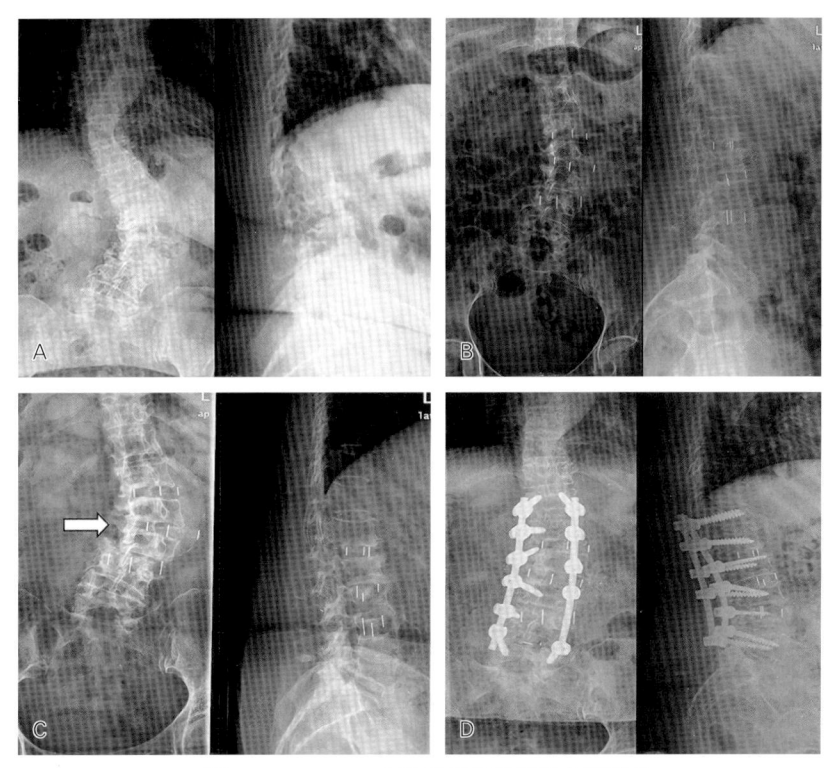

图 3-72 LaLIF 术围手术期椎间融合器移位 2

术前正侧位片提示严重脊柱侧凸畸形 (A)；术后第 1 天正侧位片提示三节段椎间融合器位置可 (B)；术后第 30 天正侧位片提示椎间融合器向凸侧移位 (C)；后路术后第 1 天正侧位片提示椎间融合器位置改善 (D)

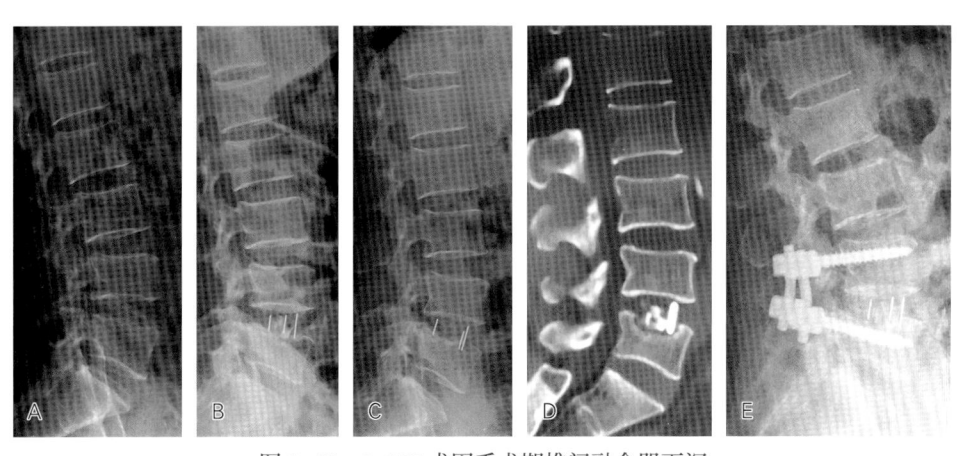

图 3-73 LaLIF 术围手术期椎间融合器下沉

术前侧位片提示 L4/5 椎间孔严重狭窄 (A)；术后第 1 天侧位片提示 L4/5 椎间融合器位置可 (B)；术后第 7 日侧位片提示 L4/5 椎间融合器位置可 (C)；术后第 30 天侧位片提示 L4/5 椎间融合器下沉 (D)；接受 L4/5 后路内固定术后第 50 天，椎间融合器未继续下沉 (E)

2. LaLIF 术后椎间融合器不融合

（1）椎间融合器不塌陷但不融合　　患者，女性，71 岁，接受 L2/3 及 L4/5 LaLIF 术的 stand alone LLIF 术。术后 21 个月正侧位及过伸过屈位片提示 L4/5 及 L2/3 暂未发现椎间融合器塌陷，L2/3 椎间隙可见连续骨桥通过，仍有间隙，L4/5 椎间隙未见明显骨桥通过（图 3-74）。

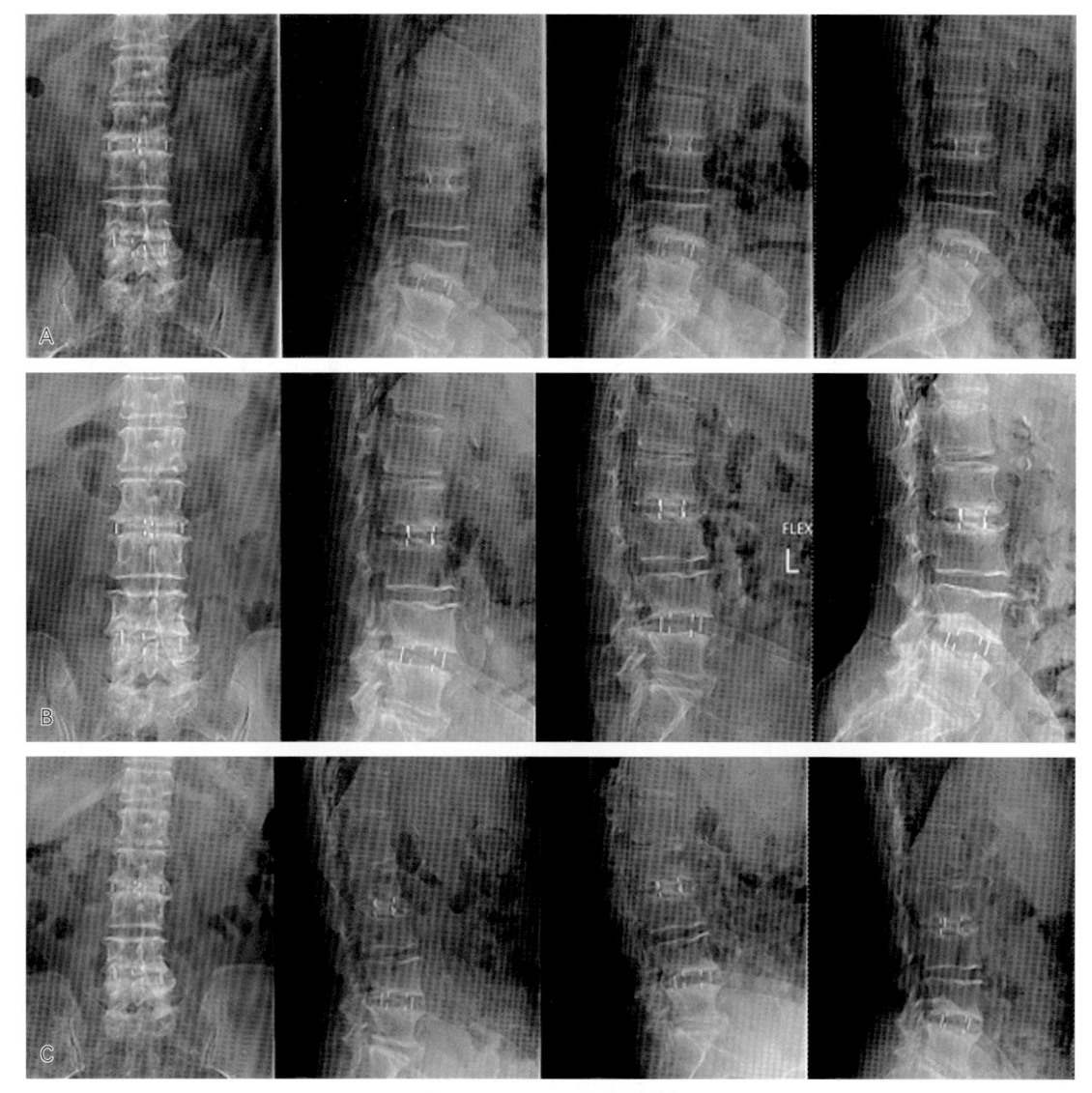

图 3-74　LaLIF 术后不融合

术后 3 个月正侧位及过伸过屈位片提示 L4/5 及 L2/3 暂未发现椎间融合器塌陷（A）；术后 8 个月正侧位及过伸过屈位片提示 L4/5 及 L2/3 暂未发现椎间融合器塌陷，L2/3 椎间隙可见部分骨桥通过，L4/5 椎间隙未见明显骨桥通过（B）；术后 21 个月正侧位及过伸过屈位片提示 L4/5 及 L2/3 暂未发现椎间融合器塌陷，L2/3 椎间隙可见连续骨桥通过，仍有间隙，L4/5 椎间隙未见明显骨桥通过（C）

（2）早期塌陷并在最终未见融合　　患者，女性，66 岁，接受 L3/4 LaLIF 术的 stand alone LLIF 术。术后 1 个月内出现椎间融合器早期塌陷（伴术中终板损伤），拟行 2 期后路手术，患者拒绝手术，要求保守治疗，遂未予以特殊处理。术后 32 个月 CT 提示 L3/4 椎间融合器塌陷较前加重，椎间隙见少许骨质形成，未见骨桥形成，间隙明显（图 3-75）。

四、初学者病例选择的方法

LALIF 术是一种学习曲线平滑、易于开展的技术，但是由于患者的腰大肌和腹部大血管解剖结构存在变异，导致不同的患者在手术时存在难易差别，因此在开展手术的早期如果能

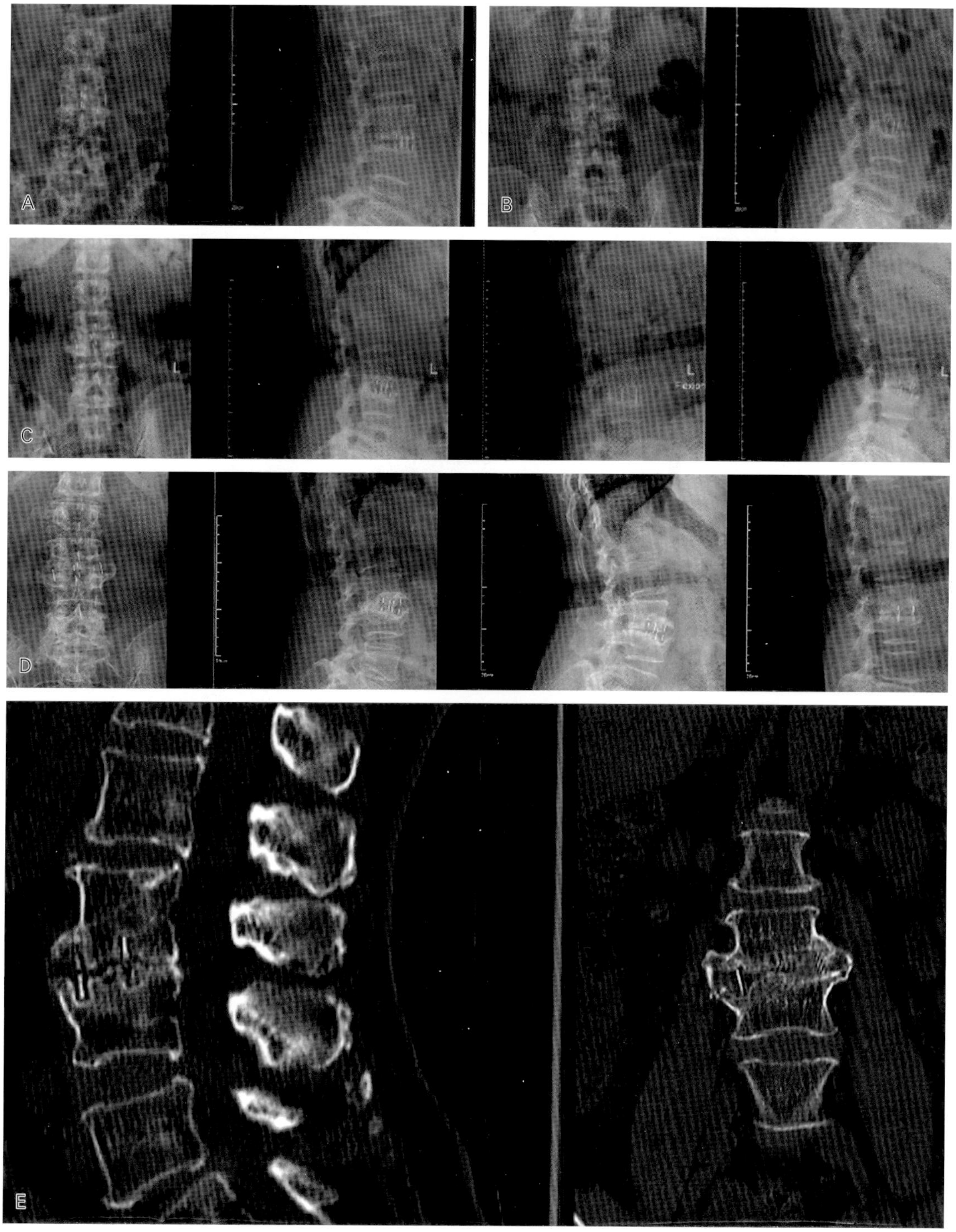

图 3-75　LaLIF 术后椎间塌陷伴不融合

术后 3 天正侧位提示 L3/4 未发现椎间隙塌陷（A）；术后 1 个月正侧位提示 L3/4 椎间高度维持（B）；术后 8 个月正侧位及过伸过屈位片提示 L3/4 椎间塌陷较前加重，椎间隙未见明显骨桥通过（C）；术后 20 个月正侧位及过伸过屈位片提示 L3/4 椎间塌陷较前加重，椎间隙未见明显骨桥通过（D）；术后 32 个月 CT 提示 L3/4 椎间塌陷进一步加重，椎间隙见少许骨质形成，未见骨桥形成，间隙明显（E）

选择易于暴露、手术难度低的患者，会有利于初学者更快掌握手术技术、增强信心并降低开展新技术伴随的手术风险。

总结笔者团队经验，根据腰大肌（淡黄色）与大血管（红色）的解剖位置，可将手术难度分为 3 型（图 3-76）[8]：A 型为 0～2 分，患者腰椎目标间隙较大，建议初学者早期开展选择此类患者；B 型为 3～4 分，手术难度中等，有一定经验之后可以开展；C 型＞5 分，手术难度较大，建议选择后路或者在经验丰富的术者带领之下谨慎开展。

L3/4 节段显露最容易，且不易损伤神经，初学者可以优先尝试，尤其 L3/4 和 L4/5 同时合并两个节段病变时，可以先减压 L3/4 节段积累经验，增强信心；临床上 L4/5 节段病变最常见，可在积累 L3/4 节段手术经验的基础上予以开展；L2/3 节段位置较高，有肋骨遮挡显露不易，初学者不宜开展；而 L5/S1 节段从损伤血管的风险来看，LaLIF 术不是最好的选择，笔者认为行 ALIF 术更有优势。

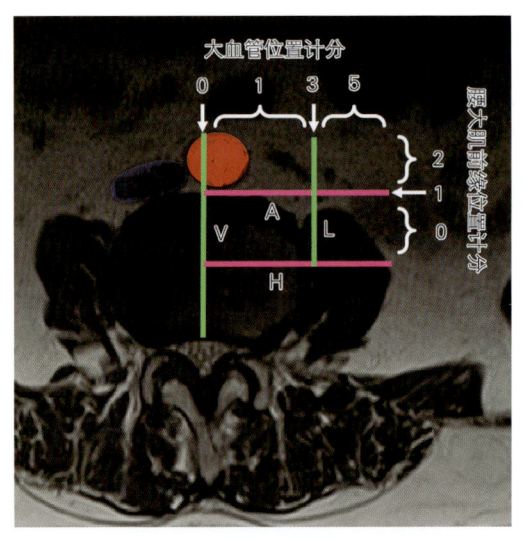

图 3-76　LaLIF 术手术难度分型系统

腰椎目标间隙基于腰大肌和大血管分布的解剖分隔和各区的赋值：A 线与腰椎椎体腹缘相切，V 线为横穿腰椎椎体中心的垂直线，H 线横过椎体中心的水平线，L 线与腰椎椎体的左边缘相切，与 V 线平行；大血管区最小值 0 分，最高 5 分，腰大肌区最小值 0 分，最高 3 分。总计 0～2 分为 A 型，3～4 分为 B 型，＞5 分为 C 型

另外，根据笔者经验，早期开展除了要考虑解剖位置因素之外，尽量优先选择终板完整、硬化，髂嵴低，腰大肌薄弱的患者，易于暴露、椎间融合器支撑力强，效果好。

（郑召民　王建儒　崔家鸣）

本节参考文献

1. MOBBS RJ, PHAN K, MALHAM G, et al. Lumbar interbody fusion: techniques, indications and comparison of interbody fusion options including plif, tlif, mi-tlif, olif/atp, llif and alif. J Spine Surg, 2015, 1(1): 2-18.
2. ALLAIN J, DUFOUR T. Anterior lumbar fusion techniques: alif, olif, dlif, llif, ixlif. Orthop Traumatol Surg Res, 2020, 106(1S): S149-157.

3. MAYER H M. A new microsurgical technique for minimally invasive anterior lumbar interbody fusion. Spine (Phila Pa 1976), 1997, 22(6): 691-700.
4. OZGUR BM, ARYAN HE, PIMENTA L, et al. Extreme lateral interbody fusion (xlif): a novel surgical technique for anterior lumbar interbody fusion. Spine J, 2006, 6(4): 435-443.
5. SILVESTRE C, MAC-THIONG J M, HILMI R, et al. Complications and morbidities of mini-open anterior retroperitoneal lumbar interbody fusion: oblique lumbar interbody fusion in 179 patients. Asian Spine J, 2012, 6(2): 89-97.
6. 郑召民，王建儒. 开展侧方入路腰椎椎间融合术应思考的几个问题. 中国脊柱脊髓杂志, 2018, 28(5): 385-388.
7. 郑召民，章健，刘辉，等. 微创小切口侧前方腰椎椎间融合术治疗腰椎退变性疾病的近期疗效和围手术期并发症. 中国脊柱脊髓杂志, 2018, 28(5): 410-417.
8. LIU H, CUI H, LI Z, et al. Correlation study of radiographic characteristics and operative difficulty in lateral-anterior lumbar interbody fusion (lalif) at the L4/5 level: a novel classification for case selection. Eur Spine J, 2021, 30(1): 97-107.
9. CUI J M, WANG J R, ZHENG Z M, et al. Lateral-anterior lumbar interbody fusion (lalif) for lumbar degenerative disease: technical notes, surgical system, and mid-term outcomes. J Orthop Translat, 2021, 28: 12-20.
10. WOODS K R, BILLYS J B, HYNES R A. Technical description of oblique lateral interbody fusion at L1-L5 (olif25) and at L5-S1 (olif51) and evaluation of complication and fusion rates. Spine J, 2017, 17(4): 545-553.
11. CUI J, GUO X, ZHENG Z, et al. Perioperative complications in 255 patients who underwent lateral anterior lumbar interbody fusion (lalif) surgery. Eur Spine J, 2021, 30(8): 2311-2322.

第五节
前侧路腰椎椎间融合术

基于 ALIF 术、DLIF 术和 OLIF 术的不足[1-7]，笔者所在的中南大学湘雅二医院脊柱外科团队，自 2014 年起，在 OLIF 术的基础上进行了改良，提出前侧路腰椎椎间融合 (anterolateral lumbar interbody fusion，ALLIF) 术[8]。ALLIF 术入路同样经腰大肌与血管间隙，其入路较 ALIF 术靠外，较 OLIF 术靠前（图 3-77），暴露时向外侧推开交感神经，有效避免了交通支的损伤。ALLIF 术的操作角度可以实现对神经结构前方压迫的直接减压，且不受髂骨的限制，

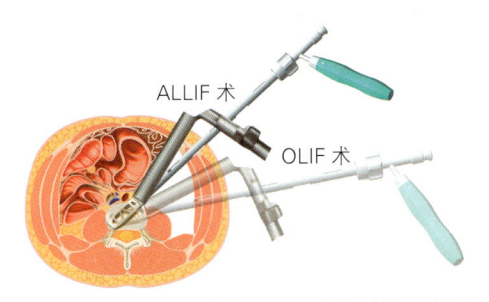

图 3-77 ALLIF 术与 OLIF 术的对比示意图

ALLIF 术的通道较 OLIF 术更加靠前，置入椎间融合器时 ALLIF 术将通道稍向前旋转，而 OLIF 术则旋向正侧方

在 L5/S1 也可进行。ALLIF 术在保留 OLIF 术在腰大肌外操作、对血管结构侵扰小的优点的基础上，进一步降低了入路相关并发症，同时保留了传统 ALIF 术视野充足、直接减压的优点[9]。目前 ALLIF 术已被应用于腰椎间盘突出症、腰椎管狭窄、退行性腰椎滑脱症等腰椎退行性疾病及邻近节段退变的翻修手术。

一、手术步骤和技巧

1. **手术体位**　　所有患者均采用全身麻醉，先取仰卧位，调节手术台，尽量使目标椎间隙前缘张开（图 3-78A）。常规消毒、铺巾。

2. **逐层显露和血管分叉部位的处理**　　在腹前左外侧壁平行于目标椎间隙的体表投影取长约 4 cm 皮肤切口，钝性分离腹外斜肌、腹内斜肌和腹横肌至腹膜后间隙后方（图 3-78B、图 3-78C）。对 L4/5 及以上节段，在腹主动脉或髂血管与腰大肌间暴露手术节段（图 3-79A）；向内推开腹膜后壁，应用"花生米"及手指钝性分离髂血管外壁，在腰椎前外侧放置深部拉钩，向内牵开血管和腹膜内脏器，以另一个深部拉钩向外牵开腰大肌和交感神经。而对于 L5/S1，则根据腹主动脉弓分叉的位置来确定手术入路，对于腹主动脉弓分叉位置较高者，以腹主动脉弓分叉下方为入路（图 3-79B），而分叉较低者，则为腹主动脉弓分叉肩上入路或髂血管与腰大肌间隙入路（图 3-79C）。

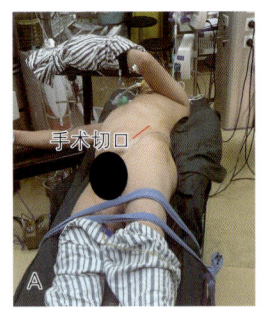

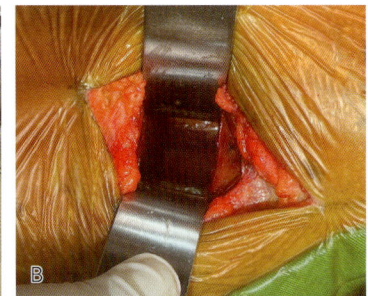

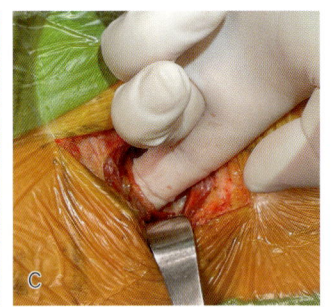

图 3-78　ALLIF 术：手术体位及显露

仰卧后手术台调整，使腰椎前凸增加，椎间隙尽可能张开，设计手术切口（红线）(A)；逐层切开，显露腹膜外间隙 (B)；手指推开腹膜外脂肪 (C)

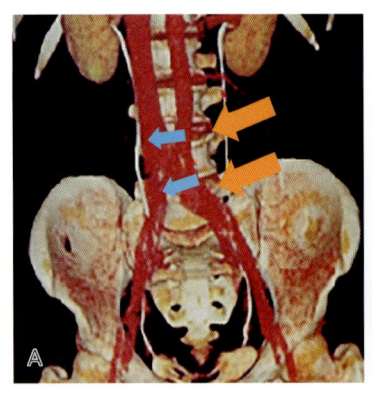

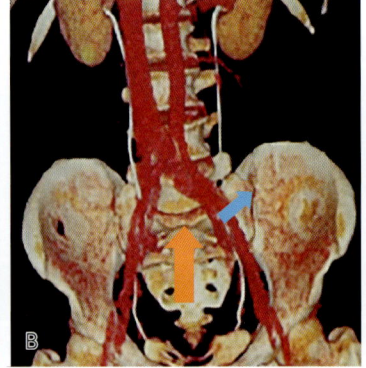

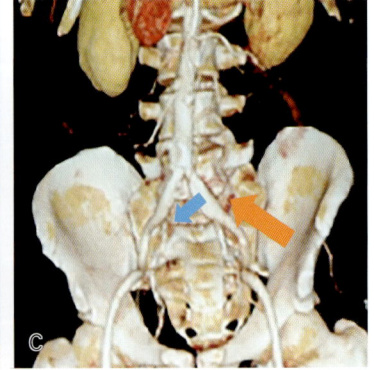

图 3-79　ALLIF 术：入路示意图

L4/5 及以上节段于腹主动脉或髂血管与腰大肌间显露 (A)；L5/S1，腹主动脉弓分叉位置高者于腹主动脉弓分叉下方显露 (B)，而低者于腹主动脉弓分叉肩上显露或髂血管与腰大肌间隙显露（黄色箭头示手术入路，蓝色箭头示血管牵拉方向）(C)

3. **椎间盘处理** 暴露至腰椎侧前方后（图3-80A），C型臂X线机透视下确认目标椎间隙，切开纤维环，摘除椎间盘随核组织，刮除软骨终板，注意保护骨性终板（图3-80B）。对髓核突出至椎管者，可在直视下进行减压，然后沿椎体后壁仔细探查防止遗漏（图3-81）。处理终板后撑开椎间隙（图3-82A）。

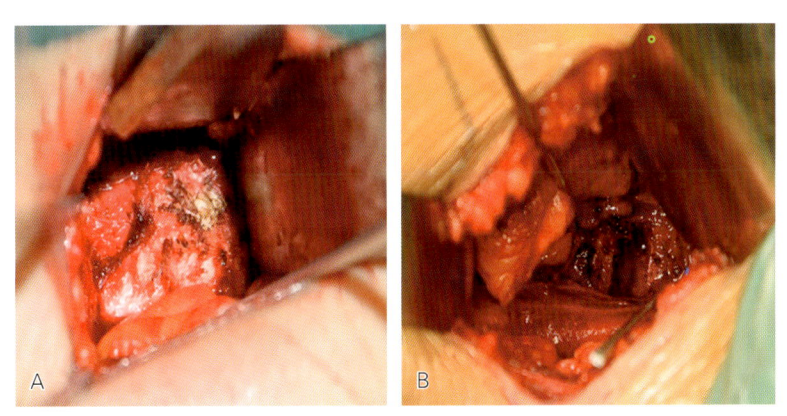

图3-80 ALLIF术：椎间隙处理

暴露至椎体侧前方（A）；椎间盘切除，减压及终板准备（B）

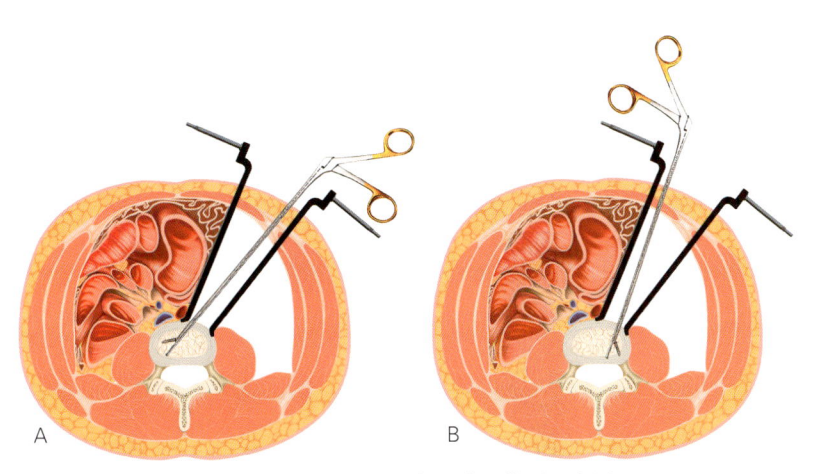

图3-81 ALLIF术：减压范围示意图

清除椎间隙，处理对侧椎间隙（A）；处理同侧椎间隙（B）

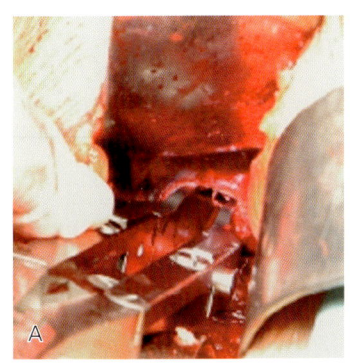

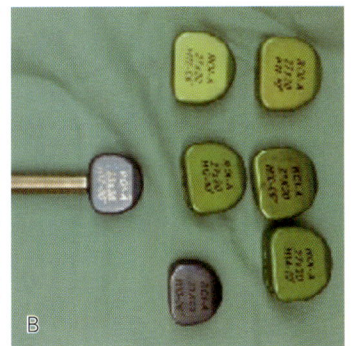

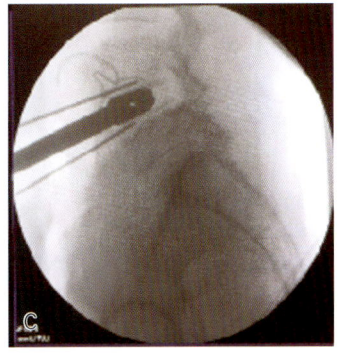

图3-82 ALLIF术：椎间隙撑开及试模

暴露至椎体侧前方椎间隙撑开（A）；各种尺寸的模具（B）；术中C型臂X线机透视下确定模具的位置及尺寸（C）

4.椎间融合器放置 选取合适尺寸的模具置入，试模（图 3-82B），再次 C 型臂 X 线机透视下确认椎间隙撑开高度和（或）椎体复位情况（图 3-82C）。选取合适尺寸的自锁型椎间融合器，内填充多孔陶瓷人工骨，将椎间融合器从椎体侧前方置入椎间隙。

为改善腰椎生理前凸，再次 C 型臂 X 线机透视下确定椎间融合器的大小、位置与深度合适（图 3-83A）；先固定下方椎体上终板自锁固定片（图 3-83B），X 线透视下固定片的位置，以下方自锁固定片为杠杆，适当应用由前至后推压力量对滑脱进一步复位，再置入上方椎体下终板自锁固定片（图 3-83C）；在体观察椎间融合器位置良好（图 3-83D），并经 X 线透视确认满意后，冲洗术野，逐层缝合关闭切口。一般无须放置引流。

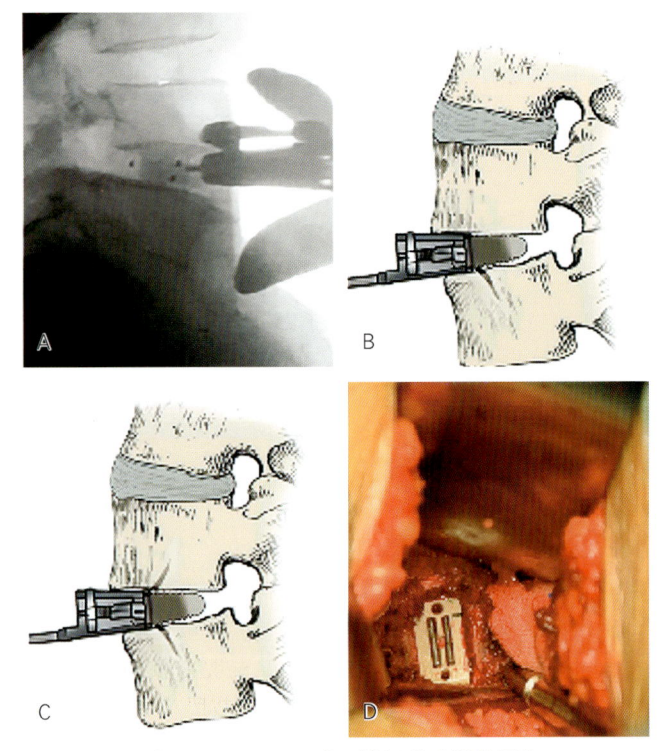

图 3-83　ALLIF 术：椎间融合器的置入

术中 C 型臂 X 线机透视下确定椎间融合器合适的位置及尺寸（A）；置入终板自锁固定片（B）；置入上方固定钉（C）；置入椎间融合器（D）

对于退行性腰椎滑脱症，ALLIF 术的应用还需关注滑脱的矢状面形态。笔者及所在团队首次提出 ALLIF 术结合腰椎滑脱症的矢状位分型治疗退行性腰椎滑脱症，将退行性腰椎滑脱症分为开口型、平行型及闭口型（图 3-84A～图 3-84C）[10]。通过调整体位，将目前椎间隙趋于平行。经暴露、处理完椎间隙之后，根据分型调整植入椎间融合器的位置（图 3-84D、图 3-84F），对于开口型，椎间融合器置于椎间隙中后部，平行型置于中部，闭口型置于前中部。

二、适应证和禁忌证

1.适应证　　ALLIF 术应用于腰椎间盘突出症、腰椎管狭窄、退行性腰椎滑脱症等腰椎退行性疾病及邻近节段退变的翻修手术。

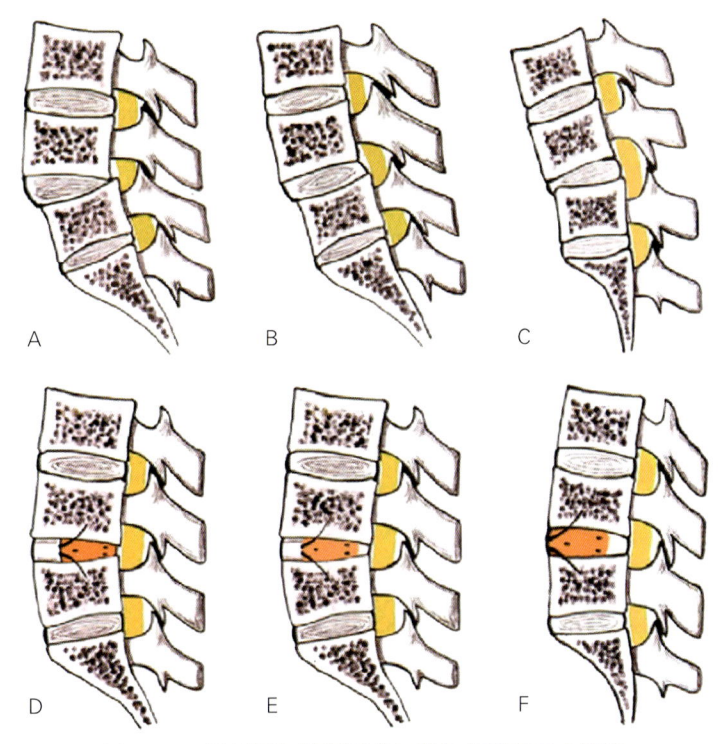

图 3-84　退行性腰椎滑脱症矢状位分型和手术策略

开口型及椎间融合器位置（A、D）；平行型及椎间融合器位置（B、E）；闭口型及椎间融合器位置（C、F）

对于腰椎间盘突出症及腰椎管狭窄，具体适应证为：①主要表现为腰痛为主，和（或）下肢放射痛及间歇性跛行等症状；②经严格保守治疗至少3个月无效者；③累及节段为单节段或双节段；④中央型或旁中央型的突出、中央型的椎管狭窄无须后路减压；⑤椎间隙无明显的塌陷。

对于退行性腰椎滑脱症，具体适应证为：①主要表现为腰痛为主，和（或）下肢放射痛等症状；②经严格保守治疗至少3个月无效者；③累及节段为单节段或双节段；④Ⅱ°以内滑脱；⑤无须后路减压；⑥柔韧性好，无严重的塌陷及畸形。

2. 禁忌证　①既往有腰椎前路手术史；②合并严重的椎管狭窄需行后路减压者；③合并ASD（Cobb角＞20°）；④肥胖，BMI≥28 kg/m²；⑤合并严重骨质疏松症（T值＜-2.5）；⑥合并其他类型疾病，如腰椎峡部裂、感染、创伤或肿瘤等；⑦合并严重全身疾病不能耐受手术者。

三、临床应用

ALLIF术的临床及影像学结果总体令人满意，术后腰腿痛症状明显缓解，腰椎功能恢复，生活质量改善，所有病例均能达到骨性融合。对于腰椎间盘突出症，笔者团队对42例腰椎间盘突出症患者进行至少2年的随访发现，术后3、12、24个月患者腰痛、腿痛VAS及ODI较术前明显改善，腰椎前凸与椎间隙高度明显恢复，ALLIF术预后与TLIF术相比无明显差异。

而对于退行性腰椎滑脱症，笔者对53例Ⅱ°以内滑脱应用ALLIF术治疗的患者进行至少2年的随访发现，术后3、12、24个月患者腰痛及腿痛VAS、ODI、SF-36评分较术前明显改善，具体而言腰痛缓解率为 76.5%，下肢痛缓解率为 78.6%；ODI 下降了 40%，SF-36 评分改善率为 140%。且术后滑脱率、椎间隙高度、LL 均较术前明显恢复，滑脱率降低了 16.8%，复位率为 74.7%，椎间隙高度增加 69.4%，LL 增加 14.7%。术后 6 个月椎管矢状径及横截面积、椎管孔高度与面积明显增加。椎管矢状径与横截面积分别增加了 17.9% 和 43.5%，椎间孔高度与面积分别增加了 21.5% 和 15.5%。进一步根据退行性腰椎滑脱症矢状位分型进行分析发现，闭口型腰痛及腿痛 VAS、ODI、SF-36 评分的改善程度较开口型及平行型更明显，对比脊柱骨盆参数发现闭口型 PT 明显降低，LL 及 SS 明显增加，而开口型及平行型脊柱骨盆参数无明显变化[10]。

另外，笔者对 13 例腰椎后路融合术后邻椎病应用 ALLIF 术翻修的患者进行至少 2 年的随访发现，术后 3、12、24 个月患者腰痛及腿痛 VAS、ODI、SF-36 评分较术前明显改善，与后路返修术无差别，但 ALLIF 术时间、术中出血量及平均住院日明显低于后路返修术。ALLIF 术后椎间隙高度与腰椎前凸角较术前明显恢复，且椎间隙高度的恢复优于后路返修[11, 12]。

四、并发症

ALLIF 术的并发症相对并不常见，尤其是入路相关的并发症如血管损伤、腹腔脏器损伤及神经损伤。最常见的临床并发症为一过性的下肢放射痛加重（3 例），另有 1 例下肢感觉异常。而 ALLIF 术后无症状的椎间融合器沉降发生率较高，约为 10%，而在术后翻修病例中高达 23.1%，尽管无须进一步手术翻修。椎间融合器的沉降可能与自锁型椎间融合器所致的终板损伤相关。

【典型病例 1】

患者，男性，49 岁，腰痛伴左下肢疼痛麻木 7 年，诊断为腰椎间盘突出症合并椎管狭窄，行 ALLIF 术。ALLIF 术前术后影像学结果如图 3-85。

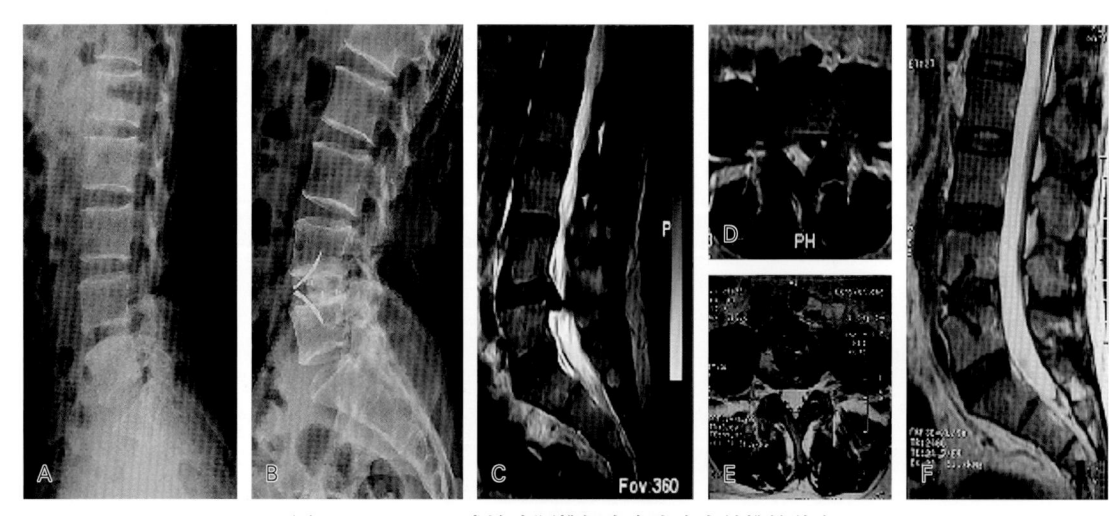

图 3-85 ALLIF 术治疗腰椎间盘突出症合并椎管狭窄

术前侧位 X 线片示腰椎曲度变直，L4/5 椎间隙变窄（A）；术后侧位 X 线片示，腰椎前凸恢复，椎间隙高度恢复，并达到骨性融合（B）；术前矢状位及横断位 MRI T2 加权像示 L4/5 椎间盘突出并椎管狭窄，硬膜囊明显受压（C、D）；术后 6 个月，MRI 矢状位及横断位 MRI T2 加权像示椎管彻底减压，已无狭窄，硬膜囊无受压（E、F）；术后患者腰腿痛症状消失，麻木好转

【典型病例 2】

患者，女性，35 岁，腰痛伴左下肢疼痛 8 个月，诊断为 L4 退行性腰椎滑脱症，行 ALLIF 术。ALLIF 术前术后影像学结果如图 3-86。

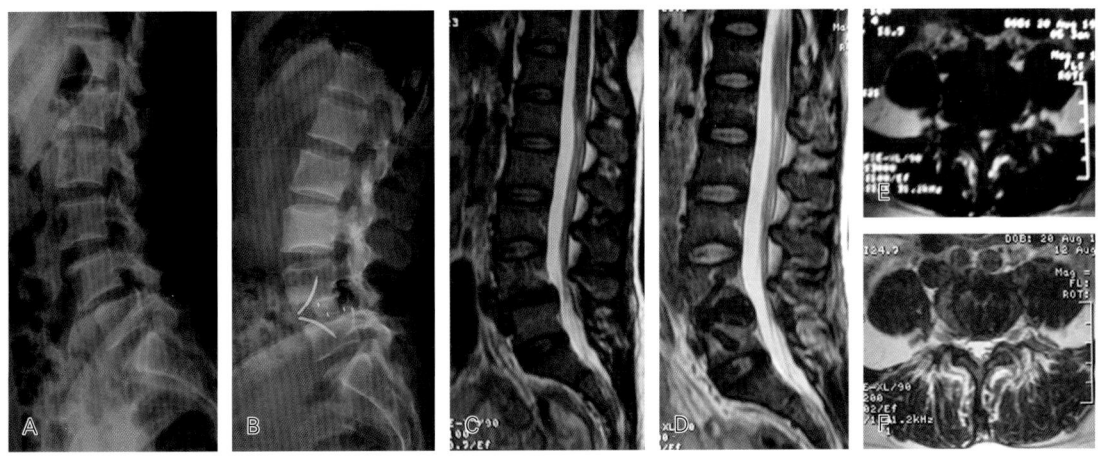

图 3-86　ALLIF 术治疗退行性腰椎滑脱症

术前侧位 X 线片示 L4 退行性滑脱（Ⅰ°）(A)；术前矢状位及横断位 MRI T2 加权像示 L4/5 节段椎管轻度狭窄，硬膜囊轻度受压 (B, C)；术后 6 个月，MRI 矢状位及横断位 MRI T2 加权像示椎管已无狭窄，硬膜囊无受压，均较术前明显增加 (D, E)；患者腰腿痛症状消失。术后 1 年，侧位 X 线片示滑脱复位效果满意，椎间隙高度为及腰椎前凸角较术前明显恢复，且已达到骨性融合 (F)

【典型病例 3】

患者，男性，56 岁，腰椎后路融合术后 8 年，腰痛伴双下肢麻木疼痛 1 年，诊断为腰椎融合术后邻椎病，行 ALLIF 术。ALLIF 术前术后影像学结果如图 3-87。

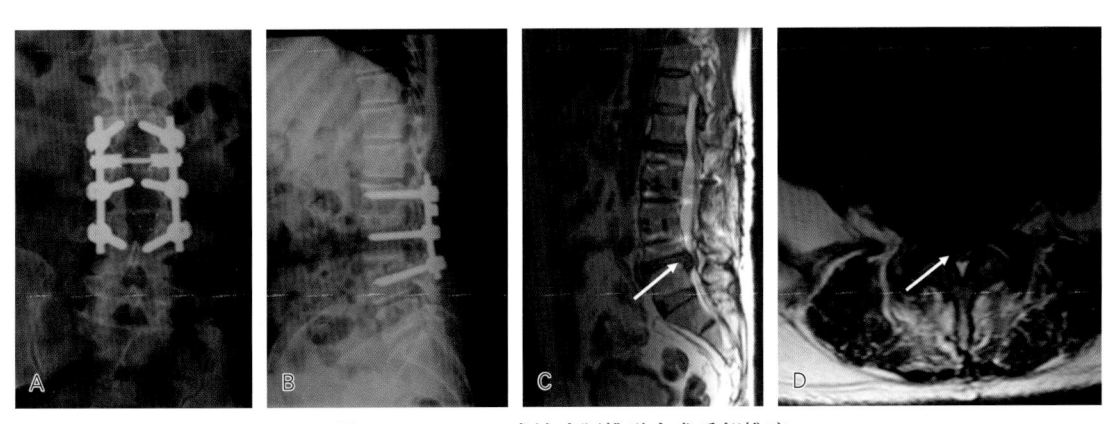

图 3-87　ALLIF 术治疗腰椎融合术后邻椎病

术前 X 线片示 L1-L3 内固定术后，L4/5 椎间隙变窄 (A, B)；术前 MRI 示 L4/5 椎间盘突出并椎管明显狭窄（箭头）(C, D)

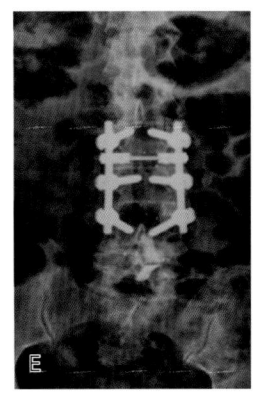

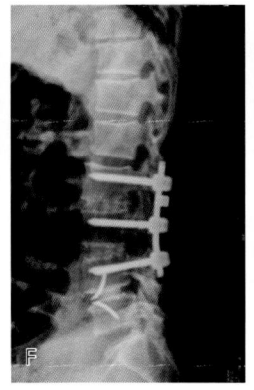

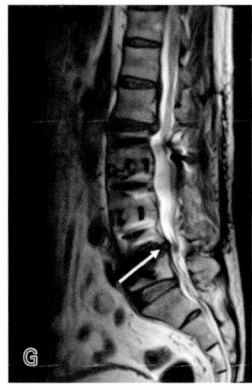

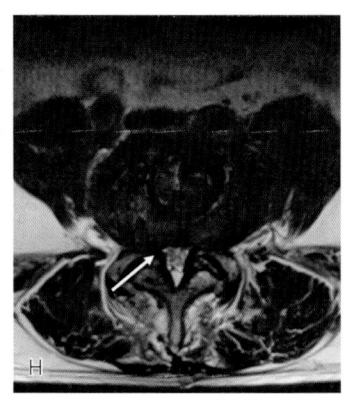

图 3-87　ALLIF 术治疗腰椎融合术后邻椎病（续）

术后 X 线片示椎间隙高度明显恢复（E，F）；术后 MRI 示 L4/5 减压后椎管狭窄得到明显改善（箭头）（G，H）。术后患者腰腿痛症状消失，麻木好转

【结论】

ALLIF 术应用于腰椎间盘突出症、腰椎管狭窄、退行性腰椎滑脱症等腰椎退行性疾病的治疗及邻近节段退变的翻修术时具备明显的优势，能够获得满意的疗效，术后腰腿痛明显缓解，腰椎功能恢复，生活质量改善，所有病例均能达到骨性融合，且无入路相关的并发症。但目前随访的病例相对较少，且多为早期的单中心回顾性随访研究，今后仍需大样本、多中心、随机对照证据支持。

（王冰）

本节参考文献

1. EISMONT F J, NORTON R P, HIRSCH B P. Surgical management of lumbar degenerative spondylolisthesis. J Am Acad Orthop Surg, 2014, 22(4): 203-213.
2. PHAN K, THAYAPARAN G K, MOBBS R J. Anterior lumbar interbody fusion versus transforaminal lumbar interbody fusion—systematic review and meta-analysis. Br J Neurosurg, 2015, 29(5): 705-711.
3. DAHDALEH N S, SMITH Z A, SNYDER L A, et al. Lateral transpsoas lumbar interbody fusion: outcomes and deformity correction. Neurosurg Clin N Am, 2014, 25(2): 353-360.
4. GRAHAM R B, WONG A P, LIU J C. Minimally invasive lateral transpsoas approach to the lumbar spine: pitfalls and complication avoidance. Neurosurg Clin N Am, 2014, 25(2): 219-231.
5. HIJJI F Y, NARAIN A S, BOHL D D, et al. Lateral lumbar interbody fusion: a systematic review of complication rates. Spine J, 2017, 17(10): 1412-1419.
6. ALKADHIM M, ZOCCALI C, ABBASIFARD S, et al. The surgical vascular anatomy of the minimally invasive lateral lumbar interbody approach: acadaveric and radiographic analysis. Eur Spine J, 2015, 24 (Suppl 7): 906-911.
7. MEHREN C, MAYER H M, ZANDANELL C, et al. The Oblique Anterolateral Approach to the Lumbar Spine Provides Access to the Lumbar Spine With Few Early Complications. Clin Orthop Relat Res, 2016, 474(9): 2020-2027.

8. KUANG L, WANG B, LÜ G. Transforaminal Lumbar Interbody Fusion Versus Mini-open Anterior Lumbar Interbody Fusion With Oblique Self-anchored Stand-alone Cages for the Treatment of Lumbar Disc Herniation: A Retrospective Study With 2-year Follow-up. Spine (Phila Pa 1976), 2017, 42(21): E1259-1265.
9. 涂志明, 王冰, 吕国华, 等. 侧前方腰椎椎间自锁式融合术治疗退变性腰椎滑脱症. 中华骨科杂志, 2018, 38(20): 1240-1248.
10. 李亚伟, 吕国华, 王冰, 等. 退变性腰椎滑脱症的矢状面形态分型及临床意义. 中国脊柱脊髓杂志, 2019, 29(11): 977-983.
11. TU Z, LI L, WANG B, et al. Stand-Alone Anterolateral Interbody Fusion Versus Extended Posterior Fusion for Symptomatic Adjacent-Segment Degeneration: A Retrospective Study of 2 Years' Follow-up. World Neurosurg, 2018, 115: E748-755.
12. 李磊, 邝磊, 陈宇乔, 等. 小切口前外侧入路腰椎椎间融合术在腰椎翻修手术中的应用. 中华骨科杂志, 2017, 37(20): 1278-1284.

第六节
侧路腰椎椎间融合术相关器械研发

目前市场上前LLIF术相关产品概念和品质与临床需求仍差距较大。需要一款根据临床需求进行开发设计的LLIF系统，满足临床和市场的要求，改善病患的手术效果[1]。

一、需求评估

XLIF术的正侧方入路很适合畸形矫正，避免与前方大血管接触。但在这种入路中，存在的最大问题来自其经腰大肌的工作通道：以导针为中心逐级扩开腰大肌后装入拉钩板，这种盲目的操作难免会造成腰大肌表面和内部的神经丛的损伤，并且在手术中，坚硬的拉钩板持续牵拉和挤压神经网络，进一步造成神经的损伤。神经监护仪能起到神经的监控作用，但在手术成本增加的同时，仍无法避免对神经的损伤，也不能准确地指导手术操作。

OLIF术相比XLIF术的优势在于在一定程度上能够减少正侧方经腰大肌入路的神经并发症，但会带来新的神经并发症和大血管损伤的风险[2-4]。且OLIF术中解剖参照系不明确，难以有效地针对冠状面和矢状面进行矫正；斜侧方入路会在椎间隙减压、终板打磨准备和对侧撑开矫正等步骤中增加手术操作风险；因为是斜侧入路，所以椎间融合器不是标准矢状位放置，难以获得最优矫正效果，且只能左侧入路，对对侧的处理限制较大，增加了畸形矫正操作的难度。

浙江大学医学院附属第二医院脊柱外科中心陈其昕教授、李方财教授团队与上海三友医疗器械股份有限公司拓腾实验室（本书简称"拓腾"）经过多年的研究与探索，设计了CLIF术，该术式的临床理念主要为：①需要避免神经损伤；②降低肌肉牵拉力度，避免并发症；③有效恢复椎间高度；④可在直视下进行剥离操作；⑤满足两侧入路的需求。

成功完成 CLIF 术的关键之一就是需设计一种独特的侧方腰椎牵开系统，该系统不同于既往的扩张通道式牵开器，应满足以下的条件：①多条独立的拉钩片，可各自分别在不同方向牵拉肌肉，并且牵拉后每条拉钩片都稳定在骨面，在骨面上的位置和直立角度均稳定在最佳状态。②独立拉钩片在操作中能够保证术野的可视化，以便术者能在直视下避开血管神经。③各拉钩片之间，能够相互连接形成一个整体，且在连接时保持每条拉钩片最佳位置和角度不变，并可以随时方便地增加一条或撤除任一条拉钩片，以拉紧或松弛某一方向上的牵拉力。④在整体的拉钩系统组装完成后能组成侧方腰椎手术的可视化操作通道。⑤拉钩片形态应该是纤柔有韧性，牵开系统兼有微创性，使得整个牵拉显露操作可以在一个约 6 cm 的皮肤小切口内进行。

二、C 形环漂浮式拉钩系统

C 形环（C-Ring）漂浮式拉钩系统是根据 CLIF 术式要求，由拓腾设计开发的一套微创侧方腰椎牵开系统，该系经过多次迭代更新，最终确定了一种特殊设计，具有独特的自身稳定及单向瞬时稳定功能。

该系统由 C 形圆环为核心，在圆环上可通过特殊设计的连接器，漂浮式固定椎体钉，拉钩片（包括侧方拉钩片）等工具，实现一套系统多种用途的目标。组装成为一套微创可视化工作通道（图 3-88）。

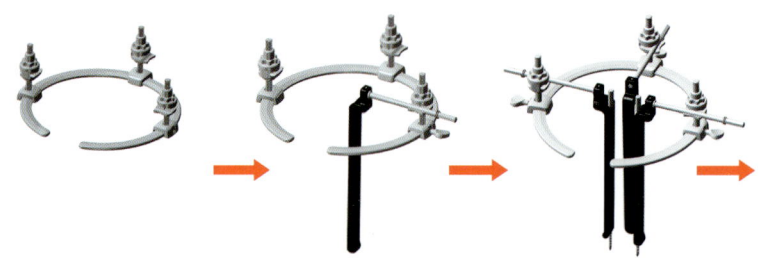

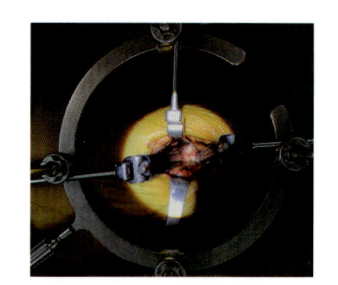

图 3-88　C 形环漂浮式拉钩系统

组装 CLIF 术的微创可视化工作通道示意图

1. 微创柔性牵开功能　设计了一种拉钩片结构，拉钩片的头端形状为圆钝形钩状，以避免拉伤附在骨面上的敏感组织，拉钩片采用异形截面设计，中部略厚，两翼偏薄，在保证足够强度条件下使整体外形尽量纤细，结合使用弹性很好的铝合金材料，使得拉钩片能够尽可能地柔性地、局部地沿着骨面撑开肌肉，最大程度避免腰大肌及神经丛损伤。

拉钩片尾端连杆采用刚性很好的不锈钢材料，与拉钩片固定连接，配合舒适的快换手柄，方便各种如插入或牵拉等操作。

拉钩片的内表面设有两道引导槽和两个孔，必要时可以将一个特殊设计的推拉器，沿着引导槽滑动，连接到拉钩片头部，这样就可以运用双手同时控制拉钩片的头部和尾部，准确有效地牵拉肌肉，把拉钩片的头部放到合适的位置。

另外，由于铝合金材具有较好的 X 线透光性，术中影像下既可以看到拉钩片，也能清楚地看到拉钩片背后的其他工具或内植入物。

2. 拉钩多平面固定功能　拉钩片中设有一条贯穿的细孔，通过这个特殊设计，可以使用一枚椎体钉将拉钩片固定在椎体上，使得每个拉钩片在接下来的各种手术操作时都能始终保持在椎体表面的确定位置，有效保护牵拉在拉钩片背面的组织。椎体钉直径 2 mm 左右，植入椎体的深度为 10～15 mm。如此保证了椎体钉的强度和钩片的稳定，同时又不会因为椎体钉导致组织损伤和椎体骨折。通过这种结构设计，可完全保证通道与入路的一致性，避免体位变化造成的通道变形，便于医生进行手术操作。同时，在某些手术中，也可选用床架接口，提供更好的床架固定效果。

3. 各组件一体化组合功能　　设计了一个 C 形环架构，通过这个坚固的 C 形环，在体外将多个拉钩片的尾端连接在一起。由于这个 C 形环结构，这些沿不同方向牵拉且稳定在不同位置上的"柔性"拉钩片整合到了一起，形成一个完整和稳定的工作通道。这个 C 形环可以有不同的尺寸以适应不同手术入路，如 CLIF 术或 ALIF 术、单一节段或多节段等脊柱畸形手术操作。一套系统，多种解决方案（图 3-89）。

为此，笔者团队设计了一种特殊的连接器结构作为 C 形环漂浮式拉钩系统专用拉钩连接器（图 3-90），用于连接 C 形环与拉钩片。该连接器在 C 形环缺口处装入，可沿 C 形环滑动，根据手术中的具体需求连接拉钩片的尾端，并在任意方向和任意高度上进行固定（图 3-91）。

4. 组件增减方便　　通过 C 形环漂浮式拉钩系统和专用拉钩连接器的结构设计，可以进行多个拉钩片同时牵拉、也可以随时调整某个拉钩片的位置、松弛某个拉钩片的牵拉、去除某个拉钩片、添加新的拉钩片或工具或光源等，最大程度地符合侧路微创手术的要求，具备更大的操作空间与更清晰的操作视野，并有良好的 X 线的透光效果。

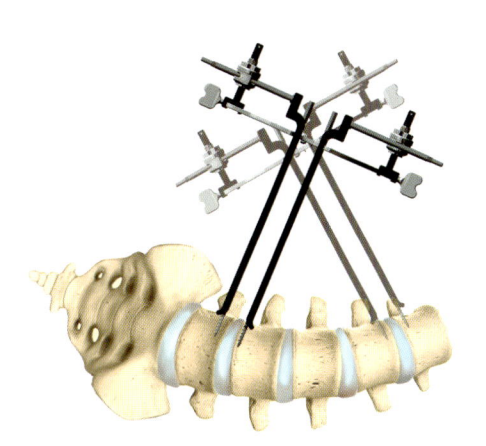

图 3-89　C 形环漂浮式拉钩系统有助于 CLIF 术在腰椎侧凸手术中的装配

图 3-90　C 形环漂浮式拉钩系统专用拉钩连接器

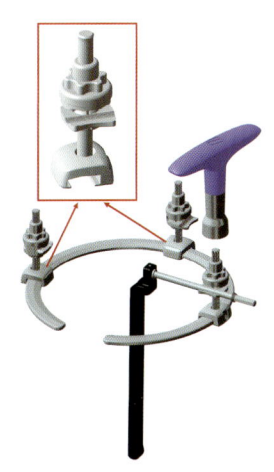

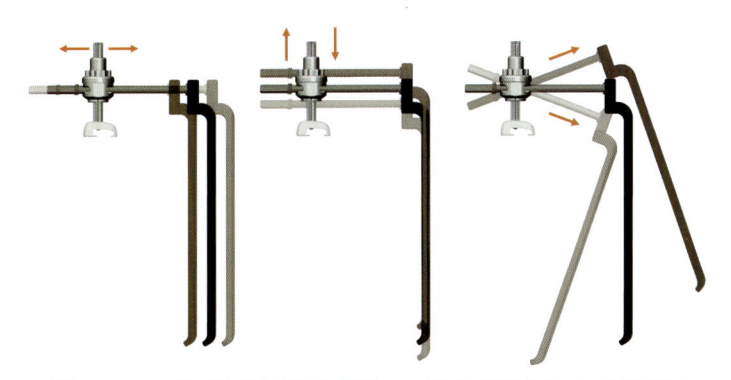

图 3-91　C 形环漂浮式拉钩系统专用拉钩连接器自由度示意图

5. **操作手感符合人体工学原理**　与国际知名设计团队合作，国内首次开发了全新的手柄设计方案，更符合人体工学原理，握持手感优秀，辨识度高。

三、椎间处理工具系统

椎间处理工具系统包括：①椎间隙撑开松解工具，②对侧纤维环切穿撑开工具，③椎间盘切除工具，④终板软骨切除和骨面打磨工具，⑤前纵韧带处理工具。

由于侧方入路，椎间隙撑开需要较长跨度、相对平行和相对均匀撑开力的操作，因此椎间撑开松解工具主要采用了逐级旋转撑开的设计，提供一系列不同规格的椎间隙撑开器，每个撑开器具备圆钝头和细长扁平且圆滑的外形，扁平面插到椎间隙远端，旋转撑开到既定高度，配合使用相应的椎间盘组织去除工具和骨赘切割工具，可以由小至大，逐步地完成椎间隙撑开松解，同时有效避免了骨性终板损伤。

对侧纤维环切穿撑开工具采用钝性分离器设计，头部呈非对称钝性，通过扭动方式剥离穿透对侧纤维环，同时有效避免穿破对侧纤维环后对侧血管、神经、肌肉损伤，降低手术风险。

终板软骨切除和骨面打磨工具的设计中，笔者团队对磨齿形状进行了分析优化，采用了多棱锥齿设计方案，能够快速有效地处理终板软骨和骨面结构，同时由于考虑较大跨度打磨面的设计，能够有效减少骨性终板的损伤。

四、Keystone 楔石侧路椎间融合器系统

基于胸腰椎侧前方横向放置椎间融合器的基本理念，陈其昕教授团队和拓腾联合开发了 Keystone 楔石侧路椎间融合器（图3-92）。与其他侧路椎间融合器的不同点在于：一是根据椎间融合器预计放置的椎体终板结构合理地设计了椎间融合器的双弧面几何外形，使之能更好的贴近终板骨表面。二是椎间融合器的设计采用"透窗"方法，最大限度地增加了植骨量和植骨面积，并在椎间融合器最薄弱环节，增加了相应的"窗框"设计，以保证融合器在植入时能够承受至少800 N 的推力，支撑载荷明显大于之前各类成熟椎间融合器产品。三是椎间融合器表面设计采用横向排列的倒齿结构，与传统菱形齿相比，此方案着重体现"取向非对称"设计，达到了更有效防退出的理念。另外，椎间融合器的头端采用了平滑弧形结构，以利于在植入时，椎间融合器倾向于沿着椎间隙行进，更好地保护终板骨组织，同时与通常的子弹头形设计相比，更多保留头端载荷支撑面积。最后，Keystone 楔石侧路椎间融合器为

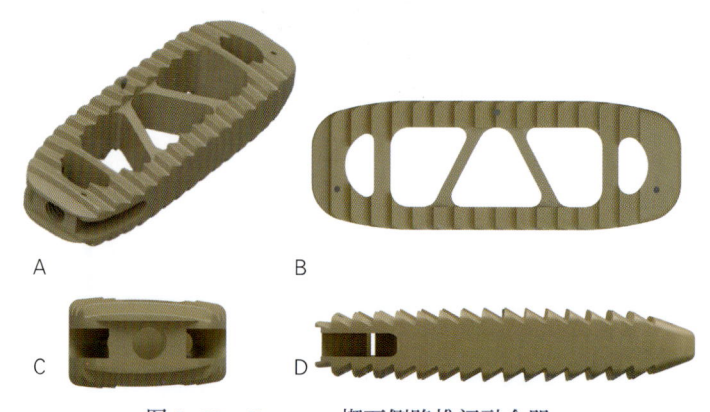

图3-92　Keystone 楔石侧路椎间融合器

整体观（A），上下观（B），侧面观（C），正面观（D）

了适应不同指征采用了不同的设计,如针对侧后凸畸形,椎间融合器表现得相对"长-窄-高",以放置在前半终板上,方便矫正和重建;针对重度后凸畸形,椎间融合器显夸张楔形,以配合重建前凸;针对短节段椎间盘型退变病,椎间融合器则显得"宽-高",以提高椎间融合器防陷入稳定性。

在操作特征上,拓腾合理地设计椎间融合器的持取方式和相关的植入工具以方便植入椎间融合器的准确度和方便性,使椎间融合器更为适合小切口微创手术入路和操作;同时采用分割式植骨窗设计,优化了植骨面积和植骨量,方便手术操作,提高融合效果。

Keystone 楔石侧路椎间融合器在开发过程中,参考国标及行业标准进行了多种验证性实验[5-7]。进行了生物学评价,其检测结果符合 ISO 10993-3:2014 医疗器械的生物评价第 3 部分:遗传毒性、致癌性和生殖毒性试验 3 与 GB/T 16886 标准。其最终产品的生物相容性与细胞毒性通过了浙江省医疗器械检验研究院的测试,结论为生物学安全。Keystone 楔石侧路椎间融合器的所有力学性能均达到或超过了现有市场许可的产品,证明其性能达到了国际先进的安全水平[8-10]。该产品于 2017 年及 2020 年分别以非灭菌包装与灭菌包装被批准在中国上市,注册证号为国械注准 20143132375,国械注准 20203130431。2021 年被美国食品药品监督管理局(U.S. Food and Drug Administration,FDA)批准在美国上市,批准号 K211689[11,12]。

五、Mount 侧路椎间融合内固定系统

侧路椎间融合通常需要进行辅助内固定,其临床的需求主要为:①防止椎间融合器移位、脱出;②提供足够的即刻稳定性:近似或接近于后路椎弓根螺钉固定所能达到的脊柱在多个平面内的稳定性,包括前屈后伸、侧向弯曲和轴向扭转;③通过侧方加压或撑开操作,在融合节段内提供冠状面矫正功能;④提供一定的支撑力,尤其在椎间融合器远端,防止椎间融合器沉降;⑤固定螺钉具有防退出功能,内固定切迹低,操作简单且可符合微创原则。

笔者团队通过设计一款全新的侧路椎间融合的内固定系统,解决了该问题。这个系统采用了"单排螺钉小钢板"设计:即使用一块横跨椎间隙的小型钢板和两颗固定螺钉,每颗螺钉分别固定在两侧椎体上,螺钉与钢板连接为锁定连接方式(图 3-93)。这个系统具有如下设计细节和技术特点:①内植入物系统整体切迹很小,结构简单,操作方便;②螺钉与钢板锁定式连接可以有效避免螺钉松动和退出,避免单排螺钉固定引起的摆动问题;与自由角度方式相比,锁定螺钉可以更好的提供支撑力,防止椎间融合器塌陷;③螺钉植入方向一般与终板呈 15°~20°角,以保证螺钉植入椎体,避免伤害终板,提供有效强度,这个植入角度由钢板持取工具提供引导,操作方便;④螺钉远端主要长度上采用松质骨螺纹,以更好配合椎体内松质骨结构,提供最好的把持力,螺钉具有不同的尺寸规格,根据需要可以选用较大直径和较长螺钉,以提供更大的支撑力,防止椎间融合器塌陷;⑤钢板把持器身兼多种功能:把持钢板、确定钢板相对椎间隙入口的位置、引导螺钉植入和对抗锁紧扭力;⑥ Keystone 楔石侧路椎间融合器植入后,辅助钢板相关工具的操作,由于其独特设计,不需要扩大手术入路,也不需要额外的组织剥离,在同一个漂浮式工作通道下,整个手术可以简单地在小切

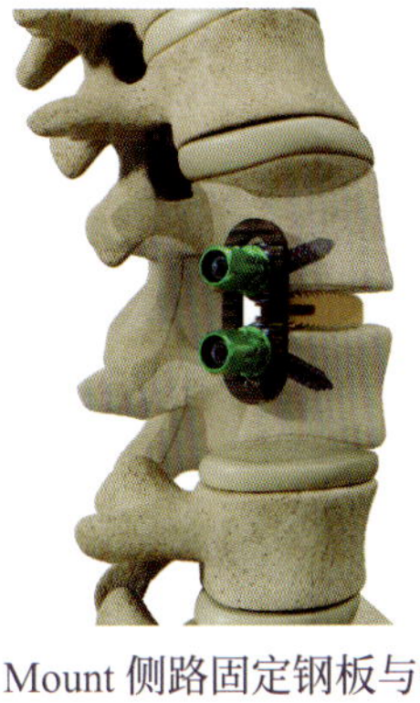

图 3-93 Mount 侧路固定钢板与锁定螺钉

口微创条件完成，另外，两颗固定螺钉可利用C形环漂浮式拉钩系统的椎体固定针孔；⑦在有侧凸畸形矫正需求的情况下，辅助固定系统提供一种特殊的加压钢板设计，这时，首先在两侧椎体终板边缘植入一颗"偏轴"螺钉，然后分别连接引导杆，接下来套入环形固定钢板，沿引导杆强制推到螺钉的偏轴连接杆上，使两个偏轴平行，这个过程起到一个加压闭合的作用，对脊柱侧凸进行矫正（图3-94）。

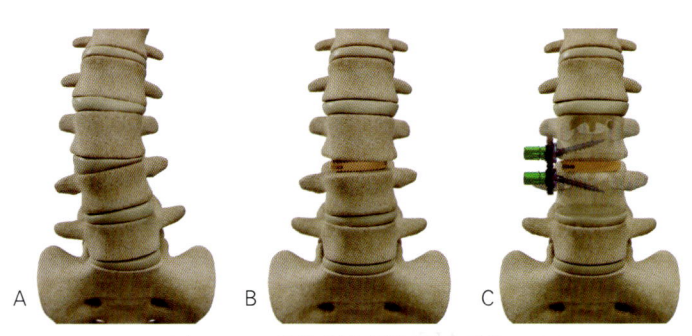

图3-94　脊柱侧凸侧路矫正系统

侧凸脊柱模型（A）；植入Keystone楔石侧路椎间融合器后模型（B）；植入脊柱侧凸侧路固定加压钢板后模型（C）

通过加压闭合固定的方式，在保证牢固的前提下可以有效降低板的切迹，通过修正螺钉入路角度，可以满足多节段使用。笔者团队通过有限元与生物力学分析，验证了该种安装方式的可靠性与有效性。

（刘明岩　马宇立）

本节参考文献

1. WONG A, TANG D H, KALIYA-PERUMAL A K, et al. The evolution of lateral lumbar interbody fusion: a journey from past to present. Medicina (Kaunas). 2024, 60(3): 378.
2. ANDERSSON G. Medical device innovation in the United States: why are we falling behind? Spine (Phila Pa 1976), 2016, 41(14): 1119-1121.
3. ASHER M A, LAI S M, BURTON D C. Analysis of instrumentation/fusion survivorship without reoperation after primary posterior multiple anchor instrumentation and arthrodesis for idiopathic scoliosis. Spine J, 2010, 10(1): 5-15.
4. SENGUPTA D K. Clinical biomechanics of the spine. Spine, 2017, 42(7S): S3.
5. 国家食品药品监督管理总局. 椎体切除模型中脊柱植入物试验方法 (YY/T 0857-2011), 2011.
6. 国家食品药品监督管理总局. 脊柱植入物 脊柱内固定系统组件及连接装置的静态及疲劳性能评价方法 (YY/T 0961-2014), 2014.
7. 国家食品药品监督管理总局. 脊柱植入物椎间融合器力学性能试验方法 (YY/T 0959-2014), 2014.
8. American Society for Testing and Materials. Test methods for intervertebral body fusion devices (F2077-18), 2018.
9. American Society for Testing and Materials. Standard test methods for spinal implant constructs in a vertebrectomy model (F1717-18), 2018.
10. American Society for Testing and Materials. Standard test method for evaluating the static and fatigue properties of interconnection mechanisms and subassemblies used in spinal arthrodesis implants (F1798-13), 2013.

11. Administration of Food and Drugs USA. CFR-Code of Federal Regulations: QUALITY SYSTEM REGULATION (Title 21, Part 820), 2023.
12. International Organization for Standardization. Medical devices quality management systems requirements for regulatory purposes (ISO 13485: 2016), 2016.

第七节
侧前路腰椎椎间融合术植骨材料的选择

腰椎椎间融合术包括 PLIF 术、ALIF 术及近年开展的 LaLIF 术，因微创和融合面积大等特点，LaLIF 术备受临床医生欢迎。LaLIF 术比 PLIF 术需要更多的优质植骨材料，本节就植骨材料的选择做一叙述。

一、自体骨

自体植骨材料是最早、最成功的植骨融合材料，其具有成骨性、骨诱导性、骨传导性支持骨细胞生长攀爬，其内富含成骨所需的各种生长因子，皮质骨能够提供足够的力学支持，自体骨无免疫排斥反应、无感染或疾病传播风险，被誉为脊柱融合植骨的"金标准"[1]。临床常用的自体骨包括切除的棘突、椎板和髂前上棘、髂后上棘。而 LaLIF 术，术中并不能获取棘突或椎板，常取手术区域旁的髂前上棘作为植骨材料。

髂骨移植物是最佳的自体植骨材料，髂骨能保证充足植骨量、提供内含松质骨的三皮质骨。皮质骨提供良好力学支撑，松质骨富含成骨和骨髓细胞能提供优良成骨能力；松质骨内基质蛋白和胶原纤维提供骨传导基质；松质骨内多种骨诱导蛋白刺激前体细胞迁移到植骨部位分化为成骨细胞；松质骨内多孔三维结构利于成骨细胞黏附和新生血管形成，总之自体髂骨可加速植骨融合[2]。

自体髂骨亦存在诸多缺点，包括新增手术切口、延长手术时间，术后取骨区疼痛感染、神经血管损伤及骨盆不稳等，既往报道髂骨取骨后 20% 患者存在取骨区长期疼痛，取骨相关的并发症高达 5%～10%[3]。除此之外，诸多研究分析自体髂骨和植骨替代材料的疗效，结果显示采用自体髂骨或植骨替代材料进行椎间融合的两组患者间临床疗效无差异。自体髂骨的另一个缺陷在于其存量也有限，在行多节段椎间融合、尤其侧前方融合时就不能满足临床植骨量需求。临床中退行性腰椎病变患者常常年龄较大，常伴骨质疏松和糖尿病、心血管疾患等，自体骨的骨诱导能力和成骨能力低下，因此也影响植骨融合质量。然而 LaLIF 术无法获取自体椎板骨等自体骨，自体髂骨是唯一获得自体骨的来源，因此自体髂骨仍然是侧前路腰椎椎间融合材料的首选和金标准，笔者的部分病例也选择自体髂骨填充椎间融合器。

近年来随着越来越多的、成骨率高的植骨材料被研发和应用，侧前路腰椎椎间融合材料有了更多的选择，如同种异体骨等。

二、同种异体骨

同种异体骨包括新鲜冷冻或冷冻干燥,目前已广泛运用于临床。同种异体骨的优势包括,来源广泛、制作便捷,贮藏方便、植骨量大,无自体取骨并发症和风险,可以依据患者需要、制定形状和结构合适的骨块。

多项研究显示使用同种异体骨进行侧前路腰椎椎间融合能够达到满意的融合效果。Thalgott等在一项前瞻性、盲法、单点研究中,评估了50名患者采用新鲜冷冻或冷冻干燥的同种异体股骨进行侧前路腰椎椎间融合,术后影像学评估显示冷冻干燥同种异体骨移植和新鲜冷冻同种异体骨移植的融合率分别为65.38%和76.67%[4]。Putzier等的一项前瞻性随机对照研究,结果显示术后6个月同种异体骨组的融合率较低,术后1年CT或X线检查显示自体髂骨和同种异体骨的融合率相等[5]。

同种异体骨的缺点是成骨活性较低、融合时间长,有一定免疫反应,可能会传播疾病,制备成本较高。Mikhael等回顾分析1435例脊柱融合手术的患者,接受辐照同种异体骨(144例)、非辐照同种异体骨(441例)和自体骨(850例)手术部位感染率分别为1.7%、3.2%和4.3%,无显著差异[6]。Buck等研究显示接收到HIV阳性供体同种异体骨的概率是一百六十七万分之一,低于因飞行和驾车而死亡的风险[7]。

三、植骨替代材料

理想的植骨替代材料应满足:优良的生物相容性、可吸收性、骨诱导性、骨传导性、高性价比、易应用于临床、无疾病传播风险。目前植骨替代材料品类繁多,临床上有新型高分子聚合材料、钙磷陶瓷、组织工程骨和联合各种因子的复合材料等。

1. 脱钙骨基质 脱钙骨基质(demineralized bone matrix,DBM)缺乏力学支撑,LaLIF术中使用DBM时还需要联合椎间融合器等具有机械支撑的材料。Thalgott等进行了一项平均随访4年的前瞻性队列研究、纳入50名患者,椎间融合使用DBM复合材料与珊瑚羟基磷灰石和钛笼,结果显示DBM能达到良好植骨融合效果[8]。Kang等进行一项多中心、前瞻性单节段腰椎后路融合的随机对照研究,椎间植骨采用自体髂骨或DBM复合材料进行植骨融合,结果显示自体髂骨融合率为85%,DBM复合材料的融合率为83%,均有良好的融合效率[9]。因此在LaLIF术中,笔者建议将DBM与同种异体骨椎间融合器或其他高分子复合材料椎间融合器一起使用。

2. 骨形态发生蛋白 骨形态发生蛋白(bone morphogenetic proteins,BMPs)是从脱钙骨基质中提取出来的细胞因子蛋白,BMPs能与间充质干细胞上的跨膜受体结合,随后诱导间充质干细胞分化成为骨祖细胞并形成新骨,此外BMPs还具有诱导软骨化骨的能力。BMPs而是一类蛋白大家族,目前已发现16种骨形态发生蛋白(BMP1～BMP16),已证实BMP2、BMP6、BMP7、BMP9具有较强成骨诱导作用。目前人重组骨形态发生蛋白-2(recombinant human BMP-2,rhBMP-2)和人重组骨形态发生蛋白-7(rhBMP-2)两种商业成品被批准用于临床融合手术,2002年FDA批准rhBMP-2应用于前路腰椎椎间融合术。

Burkus等将131例行单节段前路腰椎椎间融合术患者随机分为rhBMP-2组(79例)和自体骨组(52例),研究提示前路腰椎椎间融合术中使用rhBMP-2不仅可以提高椎间融合率,还可以促进局部骨重建[6]。Faundez等进行了一项系统性回顾分析,结果显示腰椎椎间融合术中使用rhBMP-2未增加围手术期并发症,使用rhBMP-2患者术后椎间融合率、腰痛残余、手术满意度和再手术率等方面等同或优于自体骨植骨[10]。Malham 等在 2009～2012 年间行 131 例 ALIF 术，均采用 rhBMP-2 填充 PEEK 椎间融合器植入椎间隙，围手术期并发症发生率为 19.1%，术后 1 年影像学检查显示 96.9% 患者获得了坚强椎间融合[11]。Glassman 等的研究显示 rhBMP-2 能够提高吸烟者的腰椎椎间融合术的融合率[12]。rhBMP-2 成骨的最佳剂量是在一定范围内，并非剂量越高越好[12]。Choi 等采用三维 CT 检测 BMP-2 修复比格犬颅骨缺损的最佳剂量，结果显示 50 μg/mL 的 BMP-2/磷酸三钙支架混合物是修复比格犬颅骨缺损的最佳剂量，低于 50 μg/mL 导致成骨不全，高于 50 μg/mL 导致过度成骨[13]。

虽然 rhBMP-2 能够促进椎间融合率，但 rhBMP-2 也有相关并发症，包括异位骨化、椎体自身骨溶解、移植物沉降移位、局部水肿、术后神经炎和逆行性射精等。rhBMP-2 导致的异位骨化与超剂量使用有关，过量的 rhBMP-2 通过负反馈进行自我调节、破坏人体正常骨诱导的调节作用。既往诸多临床研究发现患者椎间使用 rhBMP-2 后，X 线和 CT 检查发现术后早期出现植骨周围椎体骨溶解或者终板吸收、移植物沉降、移植物移位问题。Smucker 等发现颈椎前路椎间融合患者应用 rhBMP-2 后椎体前软组织水肿发生率显著显高于未使用 rhBMP-2 组（25.5% v.s. 3.6%），此类水肿一般发生在术后 3～5 天（平均 4.2 天）、水肿严重者压迫气管，甚至导致窒息[13]。在腰椎 PLIF 术或 TLIF 术中，如果使用 rhBMP-2，术后有一定概率出现新的神经根性疼痛症状，CT 检查未见骨块等机械压迫，推测 rhBMP-2 或相关因子导致的神经根周围炎症反应。研究显示 ALIF 术患者中如果椎间隙植入 rhBMP-2 就有更高风险发生逆行射精，可能原因为 rhBMP-2 或相关因子刺激交感神经，术后 2 年约 50% 患者逆行射精情况完全或者部分好转。rhBMP-2 相关并发症发生率与使用剂量显著关联，减少 rhBMP-2 在每个椎间隙的使用量能够显著降低相关并发症[14]。此外，动物实验发现 BMP 能诱导黄韧带增厚、导致椎管狭窄。

3. 血小板富集凝胶　　1993 年 Hood 等提出血小板富集凝胶概念，其由自体全血离心、然后与凝血酶和氯化钙混合而成的一种黏性胶状凝胶。血小板富集凝胶内含有许多生长因子，包括血小板衍生生长因子、转化生长因子 β、血小板衍生表皮生长因子、胰岛素样生长因子等，它可以促进软组织愈合和骨组织再生。血小板富集凝胶能促进自体骨或异体骨成骨，并且 Gnoth 等发现血小板对成骨细胞的增殖率呈剂量、时间依赖性[15]。Jenis 等采用血小板富集凝胶混合同种异体骨或自体髂骨植骨，发现术后 6 个月同种异体骨或自体髂骨组的融合率相当（56%），术后 24 个月自体髂骨组椎间融合率为 89%、血小板富集凝胶混合同种异体骨组的椎间融合率为 85%[16]。Lee 等研究提示血小板富集凝胶虽不能增加植骨融合率但能促进植骨融合速度[17]。但也有相反的研究结果，如 Weiner 等回顾性分析 59 例单独使用自体髂骨或自体髂骨混合血小板凝胶进行腰椎后外侧融合的患者，结果显示单纯自体髂骨融合率（91%）显著高于自体髂骨混合血小板凝胶（62%）[18]。Carreon 等回顾分析 76 例单独自体髂骨或自体髂骨混合血小板凝胶进行一节段、二节段和三节段腰椎后外侧融合的疗效，结果显示单纯自体髂骨组骨不连发生率 7%，自体髂骨混合血小板凝胶组患者的骨不连率 25%[19]。因此血小板富集凝胶是否能够促进骨融合还有待进一步验证。

4. 钙磷陶瓷人工骨　　钙磷陶瓷是一种植骨替代材料，它利用类似人体骨的成分构造制作与自体骨相同效能的复合材料，主要的钙磷陶瓷包括羟基磷灰石（hydroxyapatite，HA）、磷酸钙类材料，两者均具有高度生物相容性、安全有效。Emery 等在狗的模型上使用椎间融合试验、比较羟基磷灰石、羟基磷灰石 - 磷酸三钙、碳酸钙的疗效和安全性，组织病理切片提示这 3 种钙磷陶瓷均有骨攀爬生长，具有良好的相容性和骨诱导性[20]。

羟基磷灰石具有高弹性模量、良好的生物相容性和骨传导性，是目前钙磷陶瓷主要研究方向。Campbell 等发现 HA/聚酰胺 66 复合材料生物力学性能良好、能支撑椎体、满足重建脊柱前中柱[10]。张德盛等对 177 例脊椎病患者行前路减压、纳米 HA/聚酰胺 66 复合材料植入、植骨融合术，结果显示纳米 HA/聚酰胺 66 复合材料能有效恢复和维持椎间隙高度和曲度，并能获得良好植骨融合效率，是一种理想的脊柱重建植骨替代材料[21]。Thalgott 等回顾分析 50 例腰椎前路减压、HA 复合材料植骨融合的患者，结果显示 HA 与脱矿质骨基质和钛笼结合使用时，远期椎间融合率为 96%[8]。近年来研发的新型、高仿生纳米级 HA 复合物，微观结构和人体骨相近，亦有皮质骨力学特征，具有 X 线透射性且无电磁场干扰，因此应用前景极佳。

磷酸钙类材料的主要产品是磷酸三钙（tricalcium phosphate，TCP），其生物降解时间为 12～18 个月，临床中磷酸钙类材料为 100～400 μm 微孔、孔隙率 40%～60%，由于 TCP 机械强度欠佳，临床上需要配合椎间融合器使用。Dai 等进行 RCT 研究纳入 62 名单节段腰椎后外侧融合患者，比较 β-TCP 混合自体椎板骨与自体髂骨混合椎板骨的疗效，远期随访 X 线显示两组间融合率亦无显著差异[22]。

硫酸钙也是一类广泛应用的人工生物陶瓷材料，来源广泛、价格低廉，具有良好的生物活性及生物相容性，可单独作为植骨材料。硫酸钙的缺点是脆性大、力学强度低、降解较快，因此目前多着眼于硫酸钙复合型骨移植材料的研发。

5. 骨组织工程复合材料　　组织工程复合骨材料定义为骨组织工程学的基础上研发的临床适用的新型植骨替代材料，将成骨活性的前体细胞和骨诱导因子一起种植到人工骨支架载体上，最终达到促进成骨融合的效果。

骨髓间充质干细胞（bone mesenchymal stem cell，BMSC）具有良好的诱导分化潜能，可定向分化为成骨细胞、成软骨细胞。BMSC 构制的组织工程复合骨材料已用于临床实践，王健等将自体 BMSC 与羟基磷灰石磷酸三钙混合后用于胸腰椎骨折后外侧融合，结果显示 BMSC 与羟基磷灰石磷酸三钙复合材料可取得与自体髂骨同等的植骨融合效果，术后 6 个月 CT 显示双侧出现整块新生骨[23]。Seo 等在大树模型中使用 BMSC 和 HA 复合材料行脊柱后外侧植骨，实验发现 BMSC 和 HA 复合物能显著提高大鼠脊柱后外侧融合效率[24]。覃建朴等采用中华田园犬建立腰椎椎间融合模型探讨不同植骨材料的成骨效果，结果显示 rhBMP2 复合材料更能更好地促进植骨融合，效果优于自体或同种异体骨[25]。

四、新型高分子聚合材料

新型高分子聚合材料具有骨基质的各种理化和力学特征，可塑性强、骨传导性能佳，抗压、抗拉伸强度高，此外新型高分子聚合材料亦具有微孔结构，为骨细胞生长提供三维空间和微环境，利于新骨细胞黏附、生长。总之，新型高分子聚合材料具有可靠地生物安全性、良好的机械性能、良好的弹性模量和生物相容性，与自身骨组织更加接近，将它们制作成椎间融合器能提高椎体间成骨效能。目前，临床上应用最广泛的新型高分子聚合材料为聚醚醚酮（polyetheretherketone，PEEK）材料，PEEK 是一种线性芳族半结晶的热塑性聚合物，其优异的性能使得 PEEK 材料广泛用于脊柱外科、矫正外科和颌面外科等。PEEK 材料制作的椎间融合器也是目前临床应用最为广泛的椎间融合器，包括国内外器械商设计颈椎前路椎间融合器、腰椎后路椎间融合器和腰椎侧前方椎间融合器。

目前常用的 PEEK 材料为工厂统一加工，但由于每个人的椎间隙解剖结构不一样，因此

PEEK 材料制作的椎间融合器与上下终板较难贴合，易导致 LaLIF 术后椎间融合器下沉、椎间隙塌陷等。近年来，3D 打印技术已经广泛应用于骨科等领域，可以依据患者特定情况进行定制椎间植骨融合材料。3D 打印椎间融合器的优势有如下，3D 打印椎间融合器能克服传统通用椎间融合器外形与患者椎间隙不贴切，可依据患者三维 CT 进行个体化设计、准确定制和精准打印与患者椎间隙上下终板贴合的椎间融合器；3D 打印椎间融合器可在短时间内完成数据输录、填装金属粉末和产品输出，能紧跟临床的时效性；能打印骨小梁样微孔结构，同时满足椎间融合器力学性能和骨细胞攀爬空间。在椎间融合器材料选择方面，PEEK 材料因非常优良的熔体流动性是理想的 3D 打印材料，目前常用激光烧结法进行 PEEK 材料的 3D 打印，打印过程中可添加其他材料提高 PEEK 复合材料的生物力学性能[26]。Cemile 等报道 3D 打印的 PEEK 复合材料腰椎椎间融合器的生物力学性能和细微结构达到工厂生产的 PEEK 椎间融合器一样水准[27]。因此，未来可以依据患者的具体情况，定制个体化椎间融合器。

五、金属或合金材料

Kuslich 等在 20 世纪 80 年代设计第一款钛合金（titanium）椎间融合器并成功用于人腰椎椎间融合术，此举开启了金属类椎间融合器的研发热点。钛合金是目前最为广泛的医用内植物材料，其优点在于质量轻、力学强度高、生物相容性佳、抗疲劳、无毒、耐腐蚀、无磁性等优点，钛合金表面还可以修饰后改善细胞黏附和骨整合能力。临床发现钛合金椎间融合器的缺点：弹性模量偏高（约 110 GPa），术后易发生植入物下沉；透视效果差、不利于影像学观察植骨融合。为改善钛合金椎间融合器的不足，逐渐出现了可控孔隙率的多孔结构钛合金材料，以此改善弹性模量和影像学透视情况，目前 TC4（Ti6Al4V）双相合金材料制作的多孔结构融合器具有如下优点：融会贯通的微孔结构利于细胞黏附、骨组织和血管长入、利于运输营养物质，微孔结构在维持力学刚度同时减轻重量和弹性模量。Kawai 等发现多孔钛合金的骨诱导性能与促进钛金属表面磷灰石形成的表面正电荷直接相关，酸和热处理的多孔钛合金在植入狗肌肉后 6 个月内诱导异位骨形成，而未经处理的多孔钛合金植入 12 个月后也没有显示出骨形成。Takemoto 等发现生物活性处理有效提高了多孔钛合金椎间融合能力，同时多孔钛合金椎间融合器具有良好的机械性能，提示多孔钛合金椎间融合器是代表脊柱椎间融合的新一代生物材料[28]。

镁合金接近人体骨密度，弹性模量亦与人体骨组织接近（约 45 GPa），通过 3D 多孔打印能进一步降低镁合金弹性模量、更接近人体骨结构。镁合金还具有良好的安全性、生物相容性、成骨诱导性和可降解性。镁合金的缺陷也非常确切，包括力学性能欠佳、体液中容易腐蚀、不利于承重部位骨组织生长和力学结构的动态平衡。Daentzer 等将镁合金椎间融合器植入绵羊颈椎间隙建立椎间融合模型，评价镁合金椎间融合器的生物力学稳定性和组织学特性，结果显示镁合金椎间融合器的刚度和融合特性较差，需要进一步探索改进以适应临床需求[29]。

镍钛合金是一种记忆金属，在合适温度下能够恢复到原来形状，同时镍钛合金还具有良好的生物相容性、耐腐蚀性和耐磨性。Assad 等在绵羊椎间融合模型中，比较镍钛合金椎间融合器和装有自体骨的 TiAlV 融合器的融合性能，结果显示镍钛合金椎间融合器的骨融合呈时间依赖性增长、骨黏附性也优于 TiAlV 椎间融合器，提示未填充自体骨的镍钛合金椎间融合器也具有良好的骨融合效果[30]。Liu 等采用有限元模型分析 C5/6 节段植入镍钛记忆合金椎间融合器和传统钛板的生物力学性能，新型镍钛记忆合金椎间融合器提高手术部位的即刻稳定、弹性模量小于传统钛板[31]。然而在 3D 打印方面,鉴于镍钛合金粉末的颗粒大小、粒径分布、形状和表面特性对其流变特性影响很大,目前 3D 打印技术尚不能制备理想的镍钛合金产品。

上述植骨材料和椎间融合器大多需要联合使用,因此增加了手术时间和相关费用。钽金属(tantalum)椎间融合器是一种可以单独、无须填充其他植骨材料的椎间融合器,其优点在于生物相容性好、无细胞毒性和极强的耐腐蚀性。研究显示多孔钽金属椎间融合器孔隙率高达 80%,弹性模量低至 3 GPa,比其他任何金属更接近松质骨小梁结构[32]。Lu 等采用家兔模型检测多孔钽金属椎间融合器的生物相容性和骨相容性,结果显示融合术后 12 个月自体植骨组与多孔钽金属椎间融合器组的 X 线融合指数评分无显著性差异,两组皆未观察到植入物降解、磨损碎片或骨溶解,骨髓基质干细胞增殖无毒性[33]。

多孔钽金属椎间融合器在腰椎疾病中也取得了不错的临床疗效,美国捷迈公司生产的金属骨小梁椎间系列产品是目前最具代表性的多孔钽金属椎间融合器。Sinclair 等对 25 只山羊行前路颈椎椎间融合术,其中 13 只羊采用钽金属椎间融合器、12 只羊用 PEEK 椎间融合器,结果发现 6 周、12 周、26 周钽金属组植入融合器表面的骨量和骨桥均明显高于 PEEK 组,组织染色显示钽金属椎间融合器表面附着的宿主骨组织远多于 PEEK 椎间融合器。提示钽金属椎间融合器促骨融合效率显著优于 PEEK 椎间融合器[34]。Malloy 等在 50 例腰椎椎间融合术的患者中应用多孔钽金属椎间融合器,术后 2 年融合率为 100%[35]。黄明智等将 93 例前路颈椎椎间融合术患者分为三组,自体骨组(n=31)植入自体骨、PEEK 组(n=31)采用 PEEK 椎间融合器联合自体骨、钽金属组(n=31)采用钽金属椎间融合器联合自体骨,术后 6 个月随访显示钽金属组椎间融合率高于自体骨和 PEEK 组,表明钽金属椎间融合器在前路颈椎椎间融合中效果理想、能实现颈椎结构重建、获得较好的稳定性、符合解剖形态学要求[36]。贺瑞等探讨钽金属椎间融合器在 22 例腰椎间盘突出症术后椎间盘复发二次手术椎间融合患者中的效果,术后 X 线随访椎间植骨融合平均 4.6 个月,所有患者无椎间融合器下沉,提示钽金属椎间融合器治疗腰椎间盘突出术后复发,特别是全椎板切除术后的患者具有良好的椎间融合效果、植骨量少、融合快。但单独使用骨小梁钽金属椎间融合器的疗效与并发症还需更大的样本量和更长的周期随访观察[37]。Patel 等系统性回顾分析 2019 年 1 月前采用钽金属椎间融合器的论著,纳入 4 例关于腰椎的研究,显示采用钽金属椎间融合器的患者椎间融合率显著高于椎间自体骨植骨(80.0% $v.s.$ 93.4%,P < 0.000 1),其围手术期并发症显著低于椎间自体骨植骨(7.4% $v.s.$ 13.7%,P < 0.000 1),并且翻修率也低于椎间自体骨植骨(2.8% $v.s.$ 12.8%,P < 0.000 1)[6]。Campbell 等分析 57 例钽金属椎间融合器、56 例 PEEK 椎间融合器,术后 1 年钽金属组椎间 15.6% 出现 Ⅰ 度下沉、2.2% Ⅱ 度或 Ⅲ 度下沉,PEEK 组椎间 22.4% 出现 Ⅰ 度、16.3% Ⅱ 度、4.1% Ⅲ 度下沉,钽金属椎间融合器术后下沉率显著优于 PEEK 椎间融合器[10]。Butler 等采用前路钽金属椎间融合器手术联合后路钉棒固定治疗退行性侧凸,纳入 178 例患者、随访 4 年,结果显示患者腰椎前凸由 42°±17° 恢复至 55°±11°;VAS 评分由 8.3±1.5 降低至 2.6±2.4;ODI 评分由 69.5±21.5 降低至 19.9±15.2;无断钉断棒、无非融合发生,提示钽金属椎间融合器联合 360 度固定是治疗腰椎退变侧凸安全有效方法[38]。Lui 等将退行性脊柱侧凸患者分为侧前方联合后路椎弓根螺钉固定(modified oblique lumbar interbody fusion,MOLIF)组和 PSO 组,MOLIF 采用钽金属椎间融合器,并观察围手术期神经并发症,结果显示 MOLIF 组围手术期神经损伤率为 2.94%、6 周内痊愈,PSO 组 5 例神经功能缺损(14.7%)、2 年内无恢复,提示采用钽金属椎间融合器的 MOLIF 手术避免了

神经损伤，与 PSO 相比能减少退行性脊柱侧凸患者围手术期神经并发症、减少失血、减少融合节段[39]。总的来说，多孔钽金属椎间融合器是一种极有应用潜力的椎间融合器，代表了新的研究思路和方向。

【结论】

目前临床上的椎间植骨融合材料品种繁多，每种均有各自特征和适用情况。理想的植骨融合材料要具备成骨性、骨诱导性、骨传导性，无免疫排斥反应，还能够提供足够的力学支撑。传统的自体骨仍是植骨材料的"金标准"，但存在供骨数量有限、取骨部位术后疼痛、切口感染、神经血管损伤和继发骨折等缺陷，因而亟须寻找理想的植骨替代材料。目前经过研究论证后应用于临床的植骨融合材料包括同种异体骨、异种骨、脱矿质骨基质、钙磷陶瓷、新型高分子聚合材料 PEEK、纳米羟基磷灰石/聚酰胺（nano-hydroxyapatite/polyamide，n-HA/PA），以及复合生长因子的复合材料等。

随着科技的日新月异和现代医学的突飞猛进，脊柱融合相关材料和技术的研究应用也在不断创新。植骨融合已从单纯恢复骨结构到追求仿生骨重建、快速整合植骨，使植骨趋近生理性骨重建。未来植骨融合材料将在生物仿生化、特性积优化、降解－再生同步化这些方面进行研究改良，同时将整合细胞、生长因子与各种新型支架材料构建成理想的复合植骨材料。未来随着 3D 打印技术的创新变革、打印材料更新换代、打印工艺的突破，3D 打印椎间植骨融合材料将逐渐走进临床，届时可以依据患者的具体情况，定制个体化 3D 打印椎间植骨融合材料。

（王华　郑召民）

本节参考文献

1. Bridwell K H, Gupta M. Bone grafting and spinal fusion//Louis-ugbo J, Boden S D. The textbook of spinal surgery. 4th edition. Philadelphia: Lippincott Williams and Wilkins, 2019: 50-60.
2. DIMAR J R, GLASSMAN S D, BURKUS J K, et al. Two-year fusion and clinical outcomes in 224 patients treated with a single-level instrumented posterolateral fusion with iliac crest bone graft. The spine journal: official journal of the North American Spine Society, 2009, 9: 880-885.
3. BUSER Z, BRODKE D S, YOUSSEF J A, et al. Synthetic bone graft versus autograft or allograft for spinal fusion: a systematic review. Journal of neurosurgery. Spine, 2016, 25: 509-516.
4. THALGOTT J S, FOGARTY M E, GIUFFRE J M, et al. A prospective, randomized, blinded, single-site study to evaluate the clinical and radiographic differences between frozen and freeze-dried allograft when used as part of a circumferential anterior lumbar interbody fusion procedure. Spine, 2009, 34: 1251-1256.
5. WINTERS H A, VAN ENGELAND A E, JIYA T U, et al. The use of free vascularised bone grafts in spinal reconstruction. JPRAS, 2010, 63: 516-523.
6. Patel MS, McCormick JR, Ghasem A, et al. Tantalum: the next biomaterial in spine surgery? Journal of Spine Surgery (Hong Kong), 2020, 6: 72-86.
7. BUCK B E, MALININ T I, BROWN M D. Bone transplantation and human immunodeficiency virus: an estimate of risk of acquired immunodeficiency syndrome (AIDS). Clinical Orthopaedics and Related Research, 1989: 129-136.

8. THALGOTT J S, GIUFFRE J M, KLEZL Z, et al. Anterior lumbar interbody fusion with titanium mesh cages, coralline hydroxyapatite, and demineralized bone matrix as part of a circumferential fusion. The spine journal: official journal of the North American Spine Society, 2002, 2: 63-69.

9. KANG J, AN H, HILIBRAND A, et al. Grafton and local bone have comparable outcomes to iliac crest bone in instrumented single-level lumbar fusions. Spine, 2012, 37: 1083-1091.

10. CAMPBELL P G, CAVANAUGH D A, NUNLEY P, et al. PEEK versus titanium cages in lateral lumbar interbody fusion: a comparative analysis of subsidence. Neurosurgical focus, 2020, 49: E10.

11. ZHANG H, DIAL B, BROWN C. Early Fusion Rates After Direct Lateral Lumbar Interbody Fusion With Bone-Morphogenetic Protein. International journal of spine surgery, 2021, 15: 423-428.

12. HUNZIKER E B, JOVANOVIC J, HORNER A, et al. Optimisation of BMP-2 dosage for the osseointegration of porous titanium implants in an ovine model. European cells & materials, 2016, 32: 241-256.

13. CHOI J W, JEONG W S, YANG S J, et al. Appropriate and Effective Dosage of BMP-2 for the Ideal Regeneration of Calvarial Bone Defects in Beagles. Plastic and reconstructive surgery, 2016, 138: E64-72.

14. DE STEFANO F A, ELARJANI T, BURKS J D, et al. Dose Adjustment Associated Complications of Bone Morphogenetic Protein: A Longitudinal Assessment. World neurosurgery, 2021, 156: E64-71.

15. WEIBRICH G, GNOTH S H, OTTO M, et al. [Growth stimulation of human osteoblast-like cells by thrombocyte concentrates in vitro]. Mund-, Kiefer-und Gesichtschirurgie: MKG, 2002, 6: 168-174.

16. JENIS L G, BANCO R J, KWON B. A prospective study of Autologous Growth Factors (AGF) in lumbar interbody fusion. The spine journal: official journal of the North American Spine Society, 2006, 6: 14-20.

17. HEE H T, MAJD M E, HOLT R T, et al. Do autologous growth factors enhance transforaminal lumbar interbody fusion? European Spine Journal, 2003, 12: 400-407.

18. WEINER B K, WALKER M. Efficacy of autologous growth factors in lumbar intertransverse fusions. Spine, 2003, 28: 1968-1971.

19. CARREON L Y, GLASSMAN S D, ANEKSTEIN Y, et al. Platelet gel (AGF) fails to increase fusion rates in instrumented posterolateral fusions. Spine, 2005, 30: E243-247.

20. EMERY S E, FULLER D A, STEVENSON S. Ceramic anterior spinal fusion. Biologic and biomechanical comparison in a canine model. Spine, 1996, 21: 2713-2719.

21. 张德盛, 刘树平, 刘跃洪. 纳米羟基磷灰石/聚酰胺66复合生物活性支撑材料对椎体结构和高度的影响. 中国组织工程研究, 2015, 019: 6977-6982.

22. DAI L Y, JIANG L S. Single-level instrumented posterolateral fusion of lumbar spine with beta-tricalcium phosphate versus autograft: a prospective, randomized study with 3-year follow-up. Spine, 2008, 33: 1299-1304.

23. 王健, 邱勇, 夏春林, 等. 富集自体骨髓间质干细胞复合羟基磷灰石/磷酸三钙植骨材料在脊柱融合中的应用. 中国组织工程研究与临床康复, 2007, 2: 5536-5539.

24. SEO H S, JUNG J K, LIM M H, et al. Evaluation of spinal fusion using bone marrow derived mesenchymal stem cells with or without fibroblast growth factor-4. Journal of Korean Neurosurgical Society, 2009, 46: 397-402.

25. 覃建朴, 王翀, 张朋云 等. 不同植骨融合材料在腰椎椎体间脊柱融合中的应用. 中国组织工程研究, 2016, 20: 3693-3698.

26. VERMA R, VIRK S, QURESHI S. Interbody Fusions in the Lumbar Spine: A Review. HSS journal: the musculoskeletal journal of Hospital for Special Surgery, 2020, 16: 162-167.

27. BASGUL C, YU T, MACDONALD D W, et al. Structure-property relationships for 3D printed PEEK intervertebral lumbar cages produced using fused filament fabrication. Journal of materials research, 2018, 33: 2040-2051.

28. TAKEMOTO M, FUJIBAYASHI S, NEO M, et al. A porous bioactive titanium implant for spinal interbody fusion: an experimental study using a canine model. Journal of neurosurgery. Spine, 2007, 7: 435-443.
29. DAENTZER D, WILLBOLD E, KALLA K, et al. Bioabsorbable interbody magnesium-polymer cage: degradation kinetics, biomechanical stiffness, and histological findings from an ovine cervical spine fusion model. Spine, 2014, 39: E1220-1227.
30. ASSAD M, JARZEM P, LEROUX M A, et al. Porous titanium-nickel for intervertebral fusion in a sheep model: part 1. Histomorphometric and radiological analysis. Journal of biomedical materials research. Part B, Applied biomaterials, 2003, 64: 107-120.
31. LIU J, WANG R, WANG H, et al. Biomechanical comparison of a new memory compression alloy plate versus traditional titanium plate for anterior cervical discectomy and fusion: a finite element analysis. BioMed research international, 2020, 2020: 5769293.
32. BOBYN J D, STACKPOOL G J, HACKING S A, et al. Characteristics of bone ingrowth and interface mechanics of a new porous tantalum biomaterial. The Journal of bone and joint surgery. British volume, 1999, 81: 907-914.
33. LU M, XU S, LEI Z X, et al. Application of a novel porous tantalum implant in rabbit anterior lumbar spine fusion model: in vitro and in vivo experiments. Chinese medical journal, 2019, 132: 51-62.
34. SINCLAIR S K, KONZ G J, DAWSON J M, et al. Host bone response to polyetheretherketone versus porous tantalum implants for cervical spinal fusion in a goat model. Spine, 2012, 37: E571-580.
35. JP M, W B, W P. Clinical outcomes with porous tantalum in lumbar interbody fusion. The Spine journal, 2010, 10: S147-148.
36. 黄明智, 庄勇, 张皓, 等. 骨小梁钽金属颈椎间融合器在颈椎病前路融合中的应用及解剖形态学特征. 中国组织工程研究, 2020, 22: 4937-4942.
37. 贺瑞, 张文志, 尚希福. 钽金属椎间融合器在腰椎间盘突出症减压术后复发融合术中的应用. 颈腰痛杂志, 2013: 387-390.
38. BUTLER J S, LUI D F, MALHOTRA K, et al. 360-Degree Complex Primary Reconstruction Using Porous Tantalum Cages for Adult Degenerative Spinal Deformity. Global spine journal, 2019, 9: 613-618.
39. LUI D F, BUTLER J S, YU H M, et al. Neurologic injury in complex adult spinal deformity surgery: staged multilevel oblique lumbar interbody fusion (MOLIF) using hyperlordotic tantalum cages and posterior fusion versus pedicle subtraction osteotomy (PSO). Spine, 2019, 44: E939-949.

第四章
特殊侧路腰椎技术

第一节
侧路腰椎椎间骨赘松解技术

骨赘是指关节周围的骨的异常生长形成的骨性突起。四肢关节周围和椎骨、椎间盘周围骨赘临床上并不少见[1]。研究显示年龄与骨赘发生有密切的关系，至 80 岁几乎所有的病例均会出现[2]。椎间骨赘主要发生在椎体前外侧边缘，在下颈椎、下胸椎和中腰椎最为常见[3]。尽管骨赘被认为与脊柱长期接受压缩承载力、椎间盘退变、腰椎不稳定、Schmorl 结节和终板硬化症有关，多数学者认为椎体间骨赘比较静止，且与慢性腰痛等临床症状无明确相关性[4]。但当骨赘影响手术操作、导致僵硬型脊柱畸形、影响畸形矫正时需行骨赘松解术。

一、适应证和禁忌证

一般可将腰椎椎间骨赘分为 6 级（图 4-1）。0 级：无骨赘；1 级：轻度（slight）骨赘；2 级：小（small）骨赘；3 级：进展性（advanced）骨赘；4 级：接触性（touching adjacent spur）骨赘；5 级：桥接性（bridge forming）骨赘[2]。

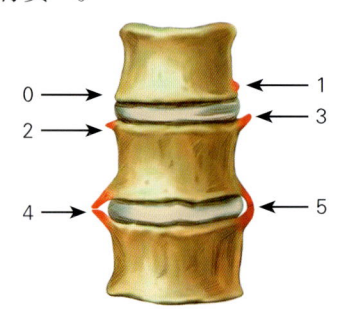

图 4-1　腰椎骨赘分级

在成人退行性脊柱侧凸（ADS），骨赘常常出现在弯曲的凹侧，桥接性骨赘和接触性骨赘可能是导致畸形的持续发展和僵硬的主要因素[5]。Al-Rawahi 等的研究显示，当去除椎间骨赘可使运动节段对压缩的抗力降低 17%，对弯矩的抗力降低 35%～49%[6]。部分患者的椎间骨赘则可能会导致神经受压，导致临床症状[7, 8]。

（一）适应证

1）椎管狭窄症，预期间接减压有效，椎间隙高度丢失，在确定骨赘存在可能会影响椎间隙撑开、影响间接减压的效果。

2）骨赘合并腰椎不稳定，且骨赘影响椎间隙的操作，且影响椎间融合器置入。

3) 退行性腰椎侧凸，主弯区 5 级骨赘或重度骨赘，影响矫正效果。尤其对在僵硬区连接骨桥的形成，影响力线，且后部小关节尚无骨性融合，椎间盘评估在骨赘切除后尚能撑开矫正，且 ACR 后骨赘不会导致血管问题的节段（血管无明显骨化，弹性尚可）（图 4-2）。

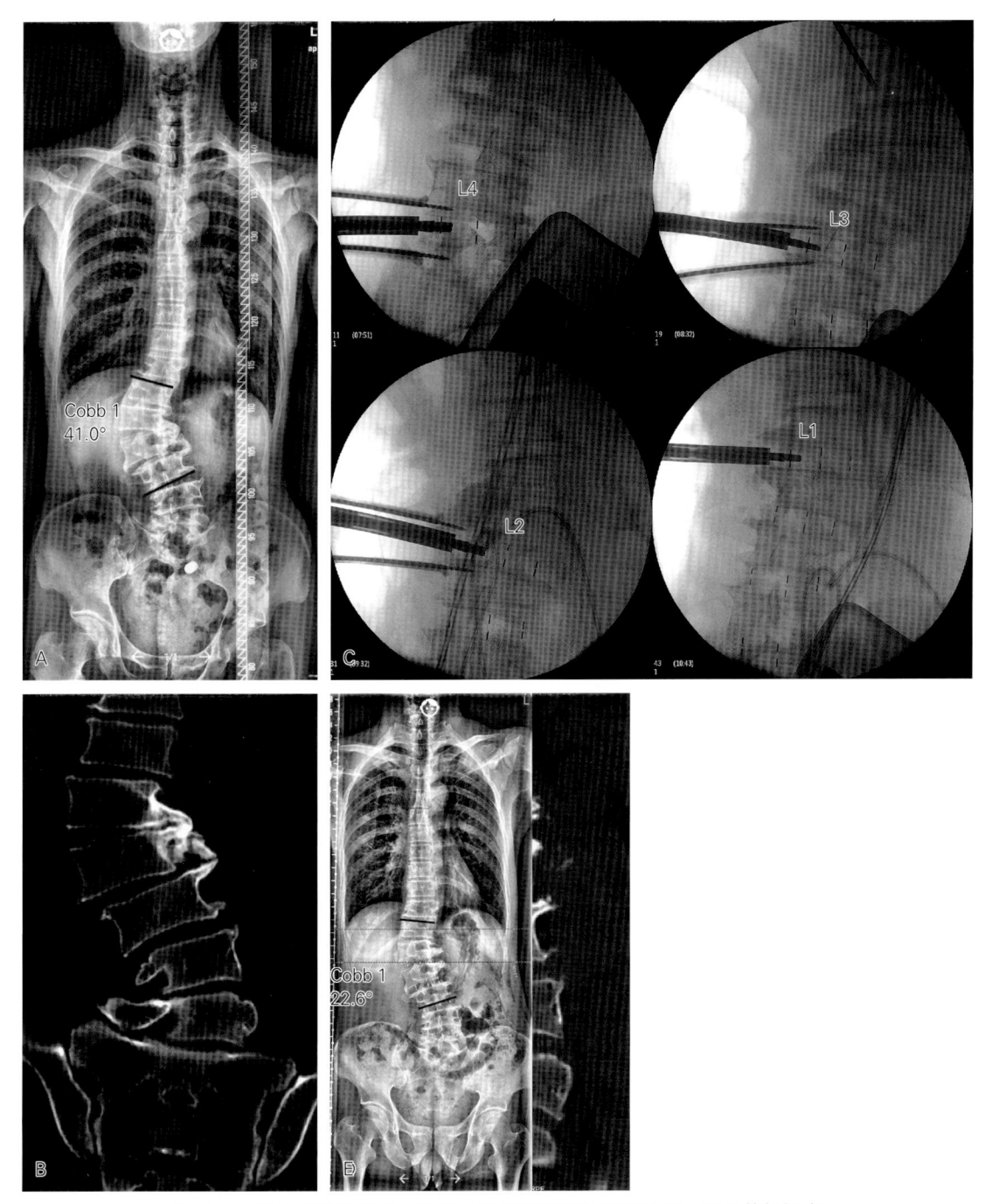

图 4-2 退行性腰椎侧凸、椎间骨桥导致僵硬性脊柱畸形，行骨赘松解术

患者，男性，56 岁，ASD，腰弯 Cobb 角 =41°，椎间骨赘形成（A）；CT 显示僵硬性腰弯，L1/2 节段 5 级骨赘，L2/3 节段 4 级骨赘形成（B）；骨赘松解术后 CT 显示骨赘松解良好（C）；自下向上行 4 节段 CLIF 术，其中 L2/3、L1/2 节段行骨赘松解术，术中 C 型臂 X 线机透视检查显示松解成功（D）；术后全脊柱 X 线片显示腰弯 Cobb 角减小至 22°（E）

应该指出的是只有当骨赘影响手术操作时，才需要处理，且只是处理那些会影响手术操作和治疗效果的骨赘，因此，该手术是骨赘松解术，而不是骨赘切除术。骨赘松解是 LLIF 术和 ACR 技术的补充，松解后该腰椎节段将处于不稳定状态。因此，松解后需放置大小合适的椎间融合器；若有极度不稳定存在，则需采用侧方椎间钢板予以固定。

（二）禁忌证

下列情况之一则骨赘处理无实际价值，反而增加手术创伤和风险，为骨赘松解的禁忌证。

1) 椎间隙无法撑开：①整个椎间盘已经骨化融合者（图 4-3）；②小关节已融合。

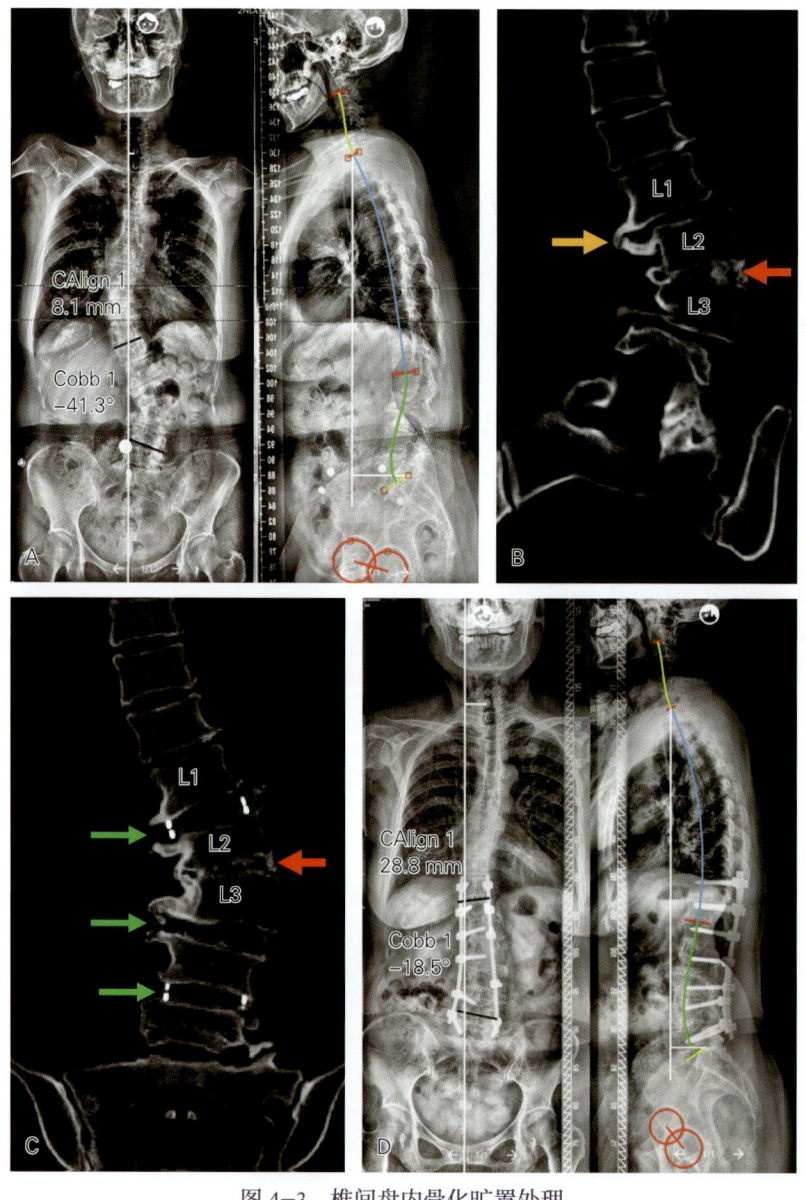

图 4-3 椎间盘内骨化旷置处理

患者，女性，65 岁，DLS，腰弯 Cobb 角 41°，腰椎后凸，LL=-21°，PI-LL=25°，PT=17°，SVA=74 mm（A）；CT 显示腰椎连接骨桥形成（橙色箭头），并有 L2/3 节段椎间盘内骨化（红色箭头）（B）；L1/2、L3/4 和 L4/5 节段行 CLIF 术，连接骨桥松解（绿色箭头），L2/3 节段由于椎间盘骨化，无法完成松解，予以旷置（红色箭头），松解术后腰椎畸形获得一定程度的矫正（C）；2 期后路固定术后脊柱力线矫正满意（D）

2) 大血管钙化明显，预估弹性较差。
3) 血管或神经与骨赘紧密接触、粘连则应列为禁忌证。
4) LLIF 术禁忌证患者。
5) 严重骨质疏松等也应列为骨赘松解术相对禁忌证。

二、术前评估及评估流程

1. 确定是否有 LLIF 术适应证　根据腰椎疾患的临床诊断，判断是否可以通过 LLIF 术改善患者的临床症状和体征，达到患者的治疗需求。

2. 确定骨赘松解术的适应证　在这些患者中，相应椎间隙存在的骨赘是否需要行松解术，才能达到减压、矫正等手术治疗效果；手术操作是否会受到骨赘阻挡等影响，等等。

3. 确定骨赘松解术的可行性　分析椎间隙是否存在骨化，后部小关节结构的僵硬度，以及上述僵硬度对骨赘松解术的负面影响；在成人脊柱侧凸患者，受髂骨或胸廓的阻挡，在胸腰段和腰骶段手术有时会有困难，应在术前予以评估。

4. 确定骨赘松解术的禁忌证　相邻的解剖结构与骨赘粘连，尤其是大血管与骨赘的粘连或缺乏二者之间的可操作间隙者等。

详细的骨赘松解术术前评估流程参见图 4-4。

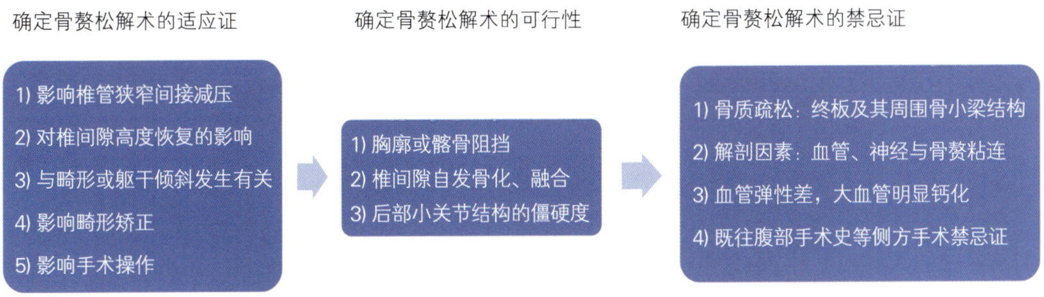

图 4-4　骨赘松解术的术前评估流程

三、手术步骤和技巧

1. 手术体位　一般根据需行手术的侧别选择手术体位，即松解侧向上的正侧卧位，当有髂嵴阻挡的 L4/5 或 L5/S1 可采用斜侧卧位。在 ADS 骨赘多数生长在凹侧区域，选择凹侧向上体位。尽管这样的体位选择会有病变区域较为狭小，操作空间较为窄小且较深等不足，但能在直视下观察到骨赘，并能较为清晰显示骨赘和相邻血管的相互关系，且能直接处理骨赘、观察松解是否完成。同时，在这种体位下，当完成骨赘松解后，椎间隙会自然张开，这将有助于正确掌握骨赘处理的分寸，对脊柱畸形的矫正十分有利。

2. 骨赘显露　骨赘多数生长在椎体侧前方，文献中提出在椎间隙前或前外侧显露骨赘，以顺应这种最常见的骨赘部位[9]。但由于前方骨赘与血管较为邻近，且有交感神经链的分布，这样的显露风险较大。笔者建议通过远离血管和神经处分离，渐进显露骨赘，一般显露出侧方骨赘即可，不必显露前方骨赘，以减少显露带来的大血管和交感神经分支损伤的风险（图 4-5）。在侧方骨赘周围一般分布的是交感神经分支和节段血管的分支，可以通过凝灼和离断这些结构，较少产生长期和严重的并发症。

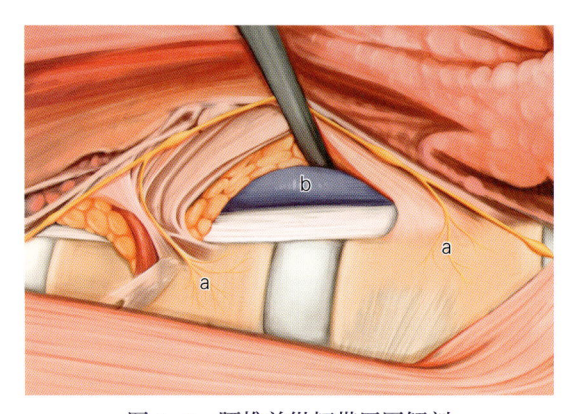

图 4-5 腰椎前纵韧带周围解剖

a. 椎间骨赘周围交感神经网；b. 大血管

在侧方显露中应注意腰椎节段血管的处理，当骨赘较大时会遮挡或包裹节段血管，使节段血管的直视和处理困难，且一旦损伤后难以止血。术前认真分析影像学图像是避免节段血管并发症发生的关键（图 4-6），处理骨赘时应从骨赘的最凸出处着手，用磨钻磨削骨赘，并根据术前影像学依据，沿椎间隙的方向，寻找椎间隙。进入椎间隙进行操作，能有效避免节段血管损伤。一旦节段血管损伤，可通过止血纱布等止血材料填压止血，若无效则需磨除骨赘显露节段血管后予以结扎，或请血管外科医生会诊，予以血管栓塞治疗。

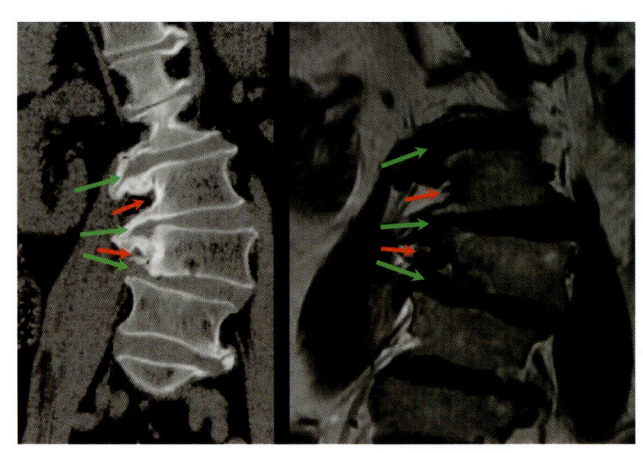

图 4-6 处理骨赘应注意腰椎节段血管

骨赘可阻挡或包绕节段血管（红色箭头），处理骨赘时应注意从骨赘最凸出处操作，并注意操作方向（绿色箭头）

显露操作手法轻柔十分重要，尤其是在血管周围操作时，操作的指尖应长有"眼睛"。随着腔镜器械和技术的发展，可以利用腔镜的放大功能，在腔镜辅助下采用镜下分离器，精准轻柔地将骨赘与血管进行分离。除血管外，输尿管可能因骨赘生长，位置发生改变，应予以注意；此时，除直视观察外，还可以利用输尿管内衬平滑肌的结构特性，用手持式吸引器轻轻触摸，输尿管会进行蠕动，有助于检测和发现。

骨赘存在时，前纵韧带变得菲薄，甚至也成为骨赘的一部分。应正确予以辨认。解剖学上血管外膜和前纵韧带间存在一潜在的间隙[10]，此间隙一般不可视。手术中建议采用脑膜剥离器紧贴骨赘或 ALL 向前方剥离，并向后部轻微施压，在保持对 ALL 施加轻微压力的同时，逐渐向前推进脑膜剥离器。当剥离器向前推进时，一般几乎不会遇到阻力。出于安全原因，ALL 的显露只要足够行松解的操作即可，不建议将剥离器或专用拉钩置入至整个椎体前方。值得注意的是，在手术操作过程中，术者必须保持手指触觉的敏锐感知。

3. 拉钩及手术通道的放置　　应将拉钩放置在血管和骨赘间，起到保护血管的作用，以避免器械导致的血管直接损伤（图 4-7）。还应注意几个问题：①挤扁的血管不易观察到，一旦切割会导致损伤，应在血管外膜外行松解操作且松解尽可能充分，这样游离的血管较容易被牵开并受到保护；在血管外膜外保留一些膜外疏松结缔组织（areolar connective tissue）很有必要[11]，可以避免拉钩夹带血管外膜等；②禁止采用头端尖而薄的拉钩，容易在拉钩置入中导致血管的损伤；③轻柔；④直视；⑤学会放弃，对粘连严重，不易分离的需果断放弃，以免损伤后更无法收拾，此时损伤的血管因为粘连等变得菲薄，缝合也会非常困难；⑥必要时需有血管外科医生的协助；⑦拉钩放置一定要稳定，随意的移动会导致拉钩与血管位置改变，导致血管滑出，增加损伤风险。⑧拉钩宜行上下牵开，显露骨赘表面。有学者提出在椎间盘后方置入锚定螺钉，起到防止拉钩前移的作用。但这样的操作容易导致后方椎间孔发出的神经根的损伤或受压。笔者不建议这样的操作。

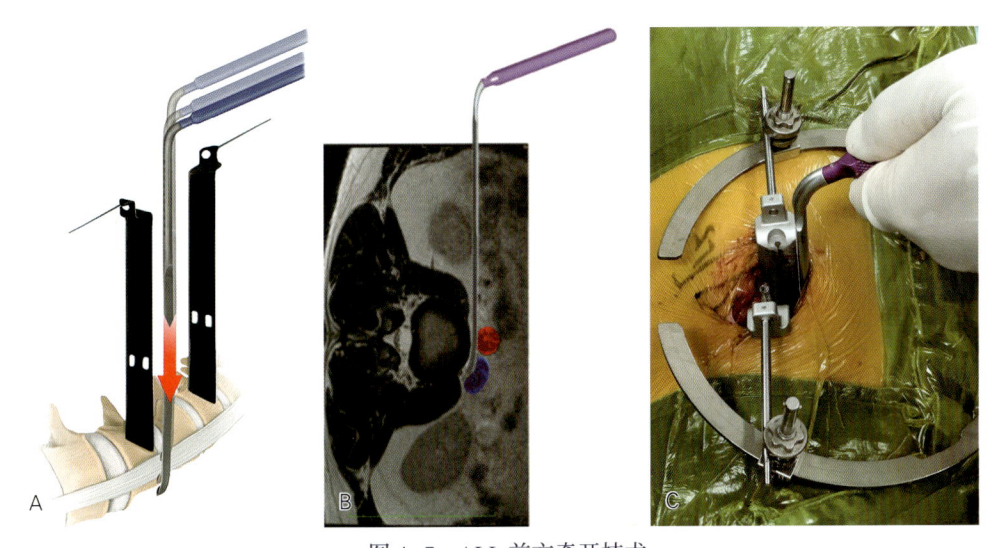

图 4-7　ALL 前方牵开技术

分离大血管和 ALL 间隙，将特制拉钩置入该间隙（A，B）；术中助手稳定轻巧牵开拉钩（C）

4. 骨赘处理技巧　　椎间盘和骨赘表面显露完成后，用双极电凝止血，注意被拉钩挤扁的血管，是潜在出血点，也应予以充分凝灼，防止松解后的出血。为保证血管的安全，建议采用自前向后的方式切开前纵韧带，并控制深度和方向。

骨赘松解通常有以下两种方法。

（1）骨刀切除骨赘松解法　　该技术受到操作空间的限制且不易控制操作的方向，尤其在骨赘较硬时，骨刀容易滑动，导致血管和神经意想不到的损伤。另外，骨刀深度不易控制，容易导致终板损伤，骨刀易直接进入椎体，导致终板损伤或椎体骨折。故采用本技术需要有良好的手感和对骨刀的把持技巧。

（2）磨钻骨赘松解法（图 4-8）　　建议采用直径 3～4 mm 的磨砂头，忌用过细或过粗直径的磨头，前者容易制作出人为的骨槽，与狭窄的椎间隙混淆，影响术中的判断，误入椎体；后者则容易损伤周围的血管神经组织，导致不必要的并发症发生；采用西瓜磨头切削力过大，磨削时会有意想不到的磨头跳动，影响切削的精准性；同时切削幅度过大，会导致骨面出血量较大，且不易控制。在骨赘最为凸出的骨面上前后平移磨削，直至显露出椎间盘或椎间隙即可。一般来说，桥接性骨赘的顶点与椎间隙为同一平面，只要在最凸起处进行磨削就可以进入椎间隙；在鸟喙型骨赘，则其顶点与椎间隙常常不是同一平面，应根据术前影像学资料，选择磨削部位，并需在术中确定磨削方向。

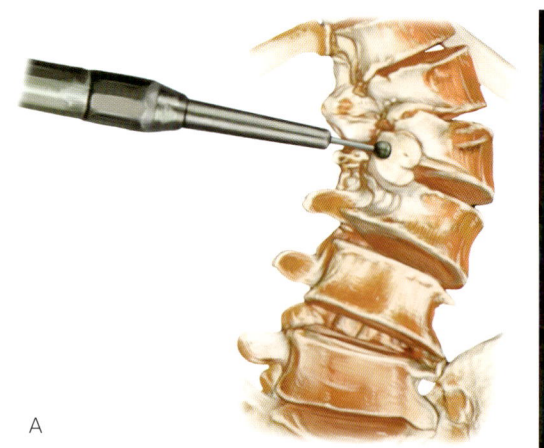

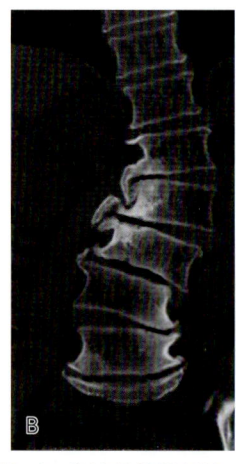

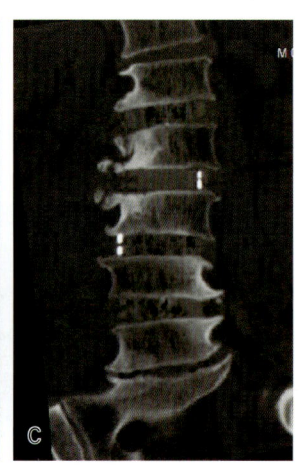

图 4-8　骨赘松解术技巧：磨钻骨赘松解法

采用 3～4 mm 直径磨砂头磨钻切削骨赘（A）；术前骨赘使腰弯僵硬（B）；骨赘松解术后，椎间隙能顺利撑开，腰弯 Cobb 角获得良好的矫正（C）

在磨削出突破点后，用神经剥离子或细头探子，确定是否进入椎间隙，然后探查椎间隙的方向。确认进入椎间隙后，逐渐向周围磨削骨赘，将骨赘磨削尽可能地薄，注意不要磨穿，以避免损伤周围组织，尤其是前方的血管。

应注意不要进入椎体，一般在上下终板间操作视野出血较少，一旦出血较多，则提示终板破损；此时应立刻进行 C 型臂 X 线机透视，调整磨削的方向。

进入椎间隙后，用头端薄而钝的专用扩张起子，用木槌（塑料锤）敲击法，将对侧纤维环切断。一旦有突破的手感，说明已到达并突破对侧纤维环，可按此深度逐渐扩大对侧及对侧侧前方的纤维环。注意对扩张起子的握持，避免失手。用起子或旋转扩张器逐级扩张，一旦骨赘松解完成，在起子旋转时会突感椎间隙的松弛，容易被扩张。对残留骨赘一般无须处理，对椎体侧面的骨赘可用磨砂头磨钻予以磨削平整，以便必要时放置侧方的钉板系统或钉棒系统。

手术操作强调手感，边进入边调整方向，即将完成松解时应反复行试探性扩张，避免过度处理。

5. 骨赘松解完成后椎间隙处理　尤其应注意的是一旦骨赘松解后，椎间隙就会处于极度不稳定中，在放置椎间融合器后，腰椎节段稳定性只获得了部分恢复，但仍不稳定。一定要予以充分评估，其中力学测量器械可作为稳定性评估的有效方法。置入合适大小的椎间融合器，最佳长度和高度；必要时可放置侧方钢板以获得初步的稳定，防止因椎间融合器移位和椎间隙的过度活动，导致周围组织血管神经的受损，以及椎间的移位。

6. 术后照护及注意事项　对于术中出血量较少的病例与常规侧路腰椎手术相同。对术中有终板损伤，椎间不稳定，未行侧方内固定的患者，建议延期下床活动，且在下床活动后应穿戴胸腰骶支具保护；并尽早实施后路固定。对放置引流的患者，应密切注意引流量，注意血管潜在风险，尤其应关注延期的血管损伤可能性。目前尚缺乏骨赘松解后的临床观察文献。Ha 等对后路矫正固定后的椎体骨赘自然转归的观察结果显示骨赘在内固定融合后会随时间逐步缩小，这一现象在术后 3 个月就出现，术后 6 个月就更为显著[12]。提示对骨赘松解后是否会对邻近器官的损伤，主要看术中、术后 3 个月左右的短期行为，一般不用担心中期和远期的效应。笔者中短期的临床实践也显示了同样的结果。但其潜在的对血管或内脏的风险仍不能被低估，需要更为大宗的病例的观察。

四、骨赘松解术的陷阱及潜在并发症

骨赘解剖结构的限制。腰椎骨赘形态较为复杂，周围有较多的血管、神经和诸如输尿管等内脏，其相互关系极为多变，个体差异极大；且有时存在骨赘与周围组织粘连，使手术的潜在风险进一步增加。对高龄患者，血管常存在广泛钙化，骨赘松解时可能会对其造成较大的扰动，导致损伤或栓塞等血管并发症的发生。

神经损伤包括髂腹下神经、髂腹股沟神经、生殖股神经、腰丛神经和交感神经及其交通支的损伤，尤其是交感神经及其交通支的损伤，但一般认为交感神经交通支有着丰富的网状结构，1～2 个节段的损伤容易被代偿，一般很少发生问题，或短暂问题。

一般认为骨赘充分松解后，会出现"椎间盘的鱼口样改变"(fish mouth deformity)。当椎间盘和纤维环切除不足，骨赘松解不够时，若强行做椎间隙的撑开可导致椎体终板骨折，手术失败。

切除后不稳定，尤其是椎间隙严重狭窄的病例，椎间盘纤维环退变、变脆、前纵韧带变薄。松解后会导致极不稳定，椎间融合器置入后无法完全坐实。因此建议对骨赘松解后的椎间隙进行侧方钢板固定，有助于即刻稳定。但也不应该过高估计侧方钢板的稳定效果。生物力学研究显示传统的侧方钢板传统上只能起到保护椎间融合器，防止其脱出的作用。稳定性作用几乎可以忽略不计。

迄今报道骨赘松解术的病例数量、中长期随访效果仍较少，相关并发症仍有待进一步观察。

【典型病例】

患者，女性，65 岁。腰背痛反复发作，伴躯干前倾和侧倾。久站和行走后症状加重，经保守治疗无效来院手术。术前影像学检查显示 ASD（图 4-9A、B）。其中腰弯僵硬，有桥接性骨赘形成。行骨赘松解术后腰椎生理曲度获得良好的重建（图 4-9C、D）。临床症状缓解。

【结论】

椎间骨赘临床多见，当骨赘存在且无妨手术目标的达成时，一般无须处理；徒增的骨赘处理只会增加手术风险。但当骨赘影响手术操作、导致僵硬性脊柱畸形、影响畸形矫正时可做骨赘松解术。作为 LLIF 术尤其是 ACR 技术的有效辅助和补充，对改善椎间撑开效果、脊柱矫正，增加侧路腰椎手术的疗效，具有一定的临床应用价值。掌握解剖学特点、生物力学知识和手术技巧为成功的手术奠定基础，而正确掌握适应证和禁忌证，避免手术陷阱是本项技术成功的关键。

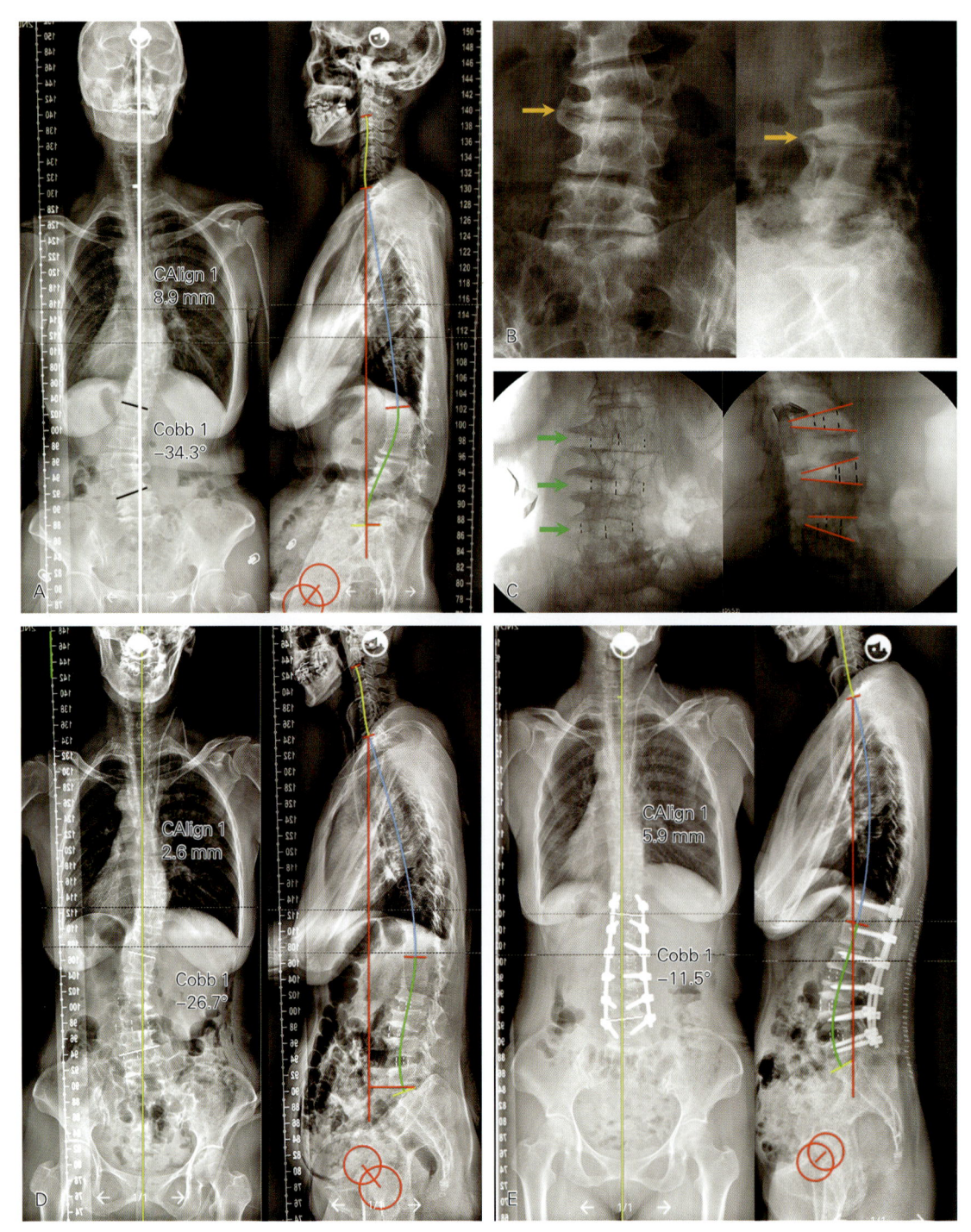

图 4-9　骨赘导致退行性僵硬性脊柱侧凸

退行性腰椎侧凸，Cobb 角 30°，骨盆后倾，腰椎前凸角 13°，胸腰段后凸角 20°（A）；腰椎骨赘形成，其中 L2/3 节段桥接性骨赘形成（橙色），导致该区呈现僵硬性后凸和侧凸（B）；施行 1 期侧路腰椎骨赘松解术，松解后椎间隙平行化（绿色），松解间隙前凸角改善（C）；术后畸形矫正（D）；2 期后路固定术后（E）

（陈其昕）

本节参考文献

1. NATHAN H. Osteophytes of the vertebral column: an anatomical study of their development according to age, race and sex with considerations as to their etiology and significance. J Bone Joint Surg Am, 1962, 44: 243-268.
2. FUJIMAKI T, NAGASE T, SUZUKI S. Numerical Evaluation of the spur formation of the lumbar vertebral bodies. Keio J Med, 1974, 23: 17-27.
3. O'NEILL T W, McCLOSKEY E V, KANIS J A, et al. The distribution, determinants, and clinical correlates of vertebral osteophytosis: a population-based survey. J Rheumatol, 1999, 26: 842-848.
4. Bick E M. Vertebral osteophytosis in the aged. Clin Orthop Relat Res, 1963, 26: 50-53.
5. KASAI Y, KAWAKITA E, SAKAKIBARA T, et al. Direction of the formation of anterior lumbar vertebral osteophytes. BMC Musculoskeletal Disorders, 2009, 10: 4-10.
6. AL-RAWAHI M, LUO J, POLLINTINE P, et al. Mechanical function of vertebral body osteophytes, as revealed by experiments on cadaveric spines. Spine, 2011, 36(10): 770-777.
7. BAJEK G, BAJEK S, CVEK S Z, et al. Histomorphological analysis of the osteophytic appositions in patients with lumbar lateral recess syndrome. Coll Antropol, 2010, 34 (Suppl 2): 79-84.
8. ABHAYKUMAR S, TYAGI A, TOWNS G M. Thoracic vertebral osteophyte-causing myelopathy: early diagnosis and treatment. Spine, 2002, 27(14): E334-336.
9. GODZIK J, PEREIRA B A, HEMPHILL C. et al. Minimally invasive anterior longitudinal ligament release for anterior column realignment. Global Spine Journal, 2020, 10(2S): S101-110.
10. DEUKMEDJIAN A R, LE T V, BAAJ A A, et al. Anterior longitudinal ligament release using the minimally invasive lateral retroperitoneal transpsoas approach: a cadaveric feasibility study and report of 4 clinical cases, Laboratory investigation. J Neurosurg Spine, 2012, 17: 530-539.
11. AHMAD H S, YANG A I, BASIL G W, et al. Objective outcomes in lateral osteotomy through anterior-to-psoas for severe adult degenerative spine deformity correction. Cureus, 2021, 13(9): E18277.
12. HA K Y, MOLON J N, AHN J H, et al. Fate of osteophytes and sclerosis in fused segments after lumbar fusion. Spine, 2014, 39(18): E1110-1115.

第二节
腰椎前柱序列重建技术

2012 年，Marchi 等首次报道了通过前柱延长技术，应用 20°或 30°的前凸角度椎间融合器支撑，获得很好的腰椎矢状面角度矫正[1]。Leveque 等分别采用 MIS-LLIF 术+ACR 和传统开放三柱截骨术（3CO）治疗 27 例 ASD 患者，回顾性对照分析得出结论：LLIF 术+ACR 可以得到传统开放 3CO 相同的畸形矫正能力，并且有较少的并发症，提出 LLIF 术+ACR 是避免行传统开放 3CO 的一种新选项[2]。随着 ACR 技术的发展和进步，提出 ALL 和大范围纤维环的松解以及大前凸角度椎间融合器使用，微创手术治疗重度 ASD 在临床上得到广泛应用，在矫正脊柱矢状面平衡方面，ACR 技术是一种强有力的微创脊柱畸形矫形方法[3]。在此基础上，Mummaneni 等更新了微创脊柱畸形手术决策系统（minimally invasive spinal deformity surgery algorithm，简称 MISDEF），将既往适用于传统开放 3CO 的 3 型分拆为新 3 型和 4 型。其中大部分病例归入至新 3 型，即 ACR 技术治疗适应病例；而将需行包括 L5/S1 的大于 5 个节段或者大于 10 个节段以上长节段融合的病例归列为 4 型，仍需采用传统开放 3CO[4]，极大地拓展了微创手术在 ASD 治疗中的适用范围。

一、ACR 技术定义及分级

ACR 技术是为了得到更大的脊柱矢状面角度矫正，在 LLIF 术基础上发展而来一项微创侧路腰椎矫正技术。最早 2012 年报道了应用大前凸角度椎间融合器和大范围的侧方纤维环松解，此后几年，逐渐开始加用 ALL 松解，可以得到更大角度的矫正。ACR 技术主要包括四大要素：①ALL 松解；②更大范围纤维环松解；③应用更大前凸角度超大椎间融合器；④加用侧方稳定装置，包括螺钉或侧方钢板的使用。一般认为每节段 ACR 技术可达到 14.6°~37° 的前凸角度矫正[5]。

2018 年 Uribe 和 Schwab 等提出了 ACR 技术联合后柱截骨的分级系统，一共分成 A 级、1 级、2 级、3 级、4 级、5 级 6 个等级（表 4-1）[6]。

表 4-1　ACR 技术联合后柱截骨的分级系统

ACR 分级	ACR 构型	Schwab 截骨分级	手术入路修正
A 级		0	侧路或前路
1 级		1	侧路或前路或后路
2 级		2	
3 级		3	
4 级		4	
5 级		5	

注：A 级 ACR 构型脊柱后柱结构完整，1~5 级 ACR 为加用后路 Schwab 截骨分级的 1~5 级截骨。

(1) A级　　ALL 松解，前凸角度椎间融合器使用并且后路固定手术时小关节未做切除，理论上可获得平均 7.8°（1°～14°）的前凸角度矫正。

(2) 1级　　ALL 松解，前凸角度椎间融合器使用并且后路手术时做下关节突截骨（Schwab 1级截骨），切除关节囊，可切除或不切除棘间韧带。理论上可获得平均 13.1°（3°～26°）的前凸角度矫正。

(3) 2级　　ALL 松解，前凸角度椎间融合器使用，并且后路手术时做上下关节突截骨（Schwab 2级截骨），此外，棘间韧带、黄韧带和椎体的其他后部结构，包括椎板和棘突，也可以被切除。平均 22.6°前凸角度矫正。

(4) 3级和4级　　ALL 松解，前凸角度椎间融合器使用并且做邻近节段 Schwab 3级和4级 3CO。当单节段矫正需要大于 30°时，可以考虑 3～4级截骨。

(5) 5级　　前后路联合的全椎体切除术。止于 5级 ACR 究竟能获得多少矫正角度，尚缺乏足够的文献数据。

二、适应证及禁忌证

1. 适应证　　2019 年更新后的 MISDEF 分型根据脊柱骨盆参数和脊柱的僵硬度进行手术分级，可为治疗 ASD 提供 ACR 技术的策略选择。

(1) MISDEF Ⅰ型　　脊柱畸形柔软，SVA＜6 cm，PT＜25°，腰椎前凸角与 PI 不匹配度（lumbar lordosis-pelvic incidence mismatch，LL-PI mismatch）＜10°，冠状面 Cobb 角＜20°；可行微创减压，短节段固定，无须 ACR。

(2) MISDEF Ⅱ型　　脊柱畸形柔软，SVA＞6 cm，PT＜25°，10°＜PI-LL＜30°，Cobb 角＞20°；多节段减压，LLIF，无须 ACR。

(3) MISDEF Ⅲ型　　脊柱畸形僵硬，SVA＞6 cm，PT＞25°，PI-LL＞30°，Cobb 角＞20°；多节段减压，LLIF 术 +ACR。

(4) MISDEF Ⅳ型　　脊柱畸形僵硬，且需行包括 L5/S1 且大于 5 节段或者大于 10 节段的长节段融合，ACR 技术无明显优势，需行常规后路开放 3CO。

笔者在临床上发现，即使腰椎节段已经僵硬，甚至已有椎间隙的融合征象，当其僵硬原因来源于椎体侧方的骨桥连接，行 ACR 有助于减少患者的手术创伤。但当腰椎节段僵硬是因后部小关节结构所致，如小关节融合等则 ACR 无效。

脊柱畸形涉及范围和节段是 ACR 适应证必须考虑的另一因素，一般认为 ACR 技术主要针对 L1/2～L4/5 节段有效，部分患者若无胸廓阻挡，可以在 T12/L1 节段施术。

2. 禁忌证　　手术节段的椎间隙已融合，神经血管解剖位置阻挡 ALL 的松解，尤其是椎体前缘与大血管之间的空隙消失（图 4-10），血管畸形等；椎体前方巨大骨赘存在，可导致延长性脊柱前方矫正的血管损伤或扰动的风险大幅度增加，应视为相对禁忌证；腰大肌升高征患者，常常伴有腰丛神经以及髂腰血管的前移，施行 ACR 时容易导致这些神经和血管的损伤，是相对禁忌证；腹膜后手术史、腹膜炎病史、放疗治疗史是手术相对禁忌证，重度骨质疏松容易导致椎间融合器下沉和椎体骨折，从而导致手术失败，也是手术相对禁忌证，这由外科医生的手术水平和经验来决定。

三、术前评估

1. X 线评估　　X 线评估包括力线评估和活动度评估。通过比较站立位和仰卧位的影像，可

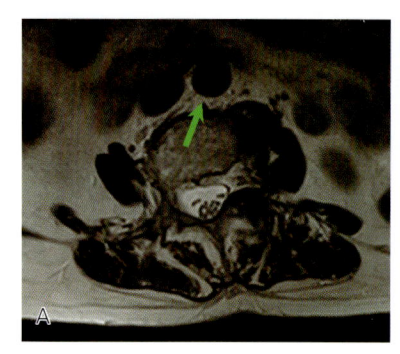

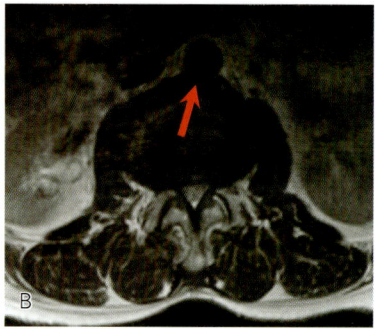

图 4-10 腰椎前方血管间隙

MRI T2 像轴位片，白色箭头指示椎间盘腹侧与血管之间的结构，如存在脂肪间隙提示血管存在可移动空间，可行 ACR（A）；没有脂肪间隙，则应放弃行 ACR（B）

以获得有关畸形柔韧性的信息。脊柱力线评估应用比较广泛的仍然是后前位/侧位 36 英寸站立位全脊柱 X 线片。力线评估的重点：矢状面力线评估及矫正目标和冠状面力线评估及矫正目标。

（1）矢状面力线评估及矫正目标　矢状面力线评估数据包括骨盆参数 PI、PT、SS，以及 SVA、LL、TK、胸腰段后凸角（thoracolumbar kyphosis，TLK）、椎间盘角度（intervertebral disc angle，IDA）等。矢状面矫正目标：PT＜20°，SVA＜4 cm，PI-LL mismatch＜10°。这是与躯体功能障碍相关性最强的三个影像学参数[7]。

当遵循上述原则的同时，也要考虑到每一位患者的个体化要求。有新的证据表明，ASD 的手术设计目标更加复杂，要求每个患者都有个体化的畸形矫正目标。Lafage 等的研究表明，在不同年龄组的比较中，年轻人组较老年人组而言，有完全不同的力线矫正需求[8]。如未能达到特定年龄理想的力线矫正，可能增加近端交界区后凸（PJK）的风险。同时，个性化的 PI 值也需要纳入术前手术计划的考量。小 PI 患者需要更多的 LL 矫正（LL=PI+10°），大 PI 患者要求较少的 LL 矫正（LL=PI-10°）。欧洲脊柱研究小组强调了 LL 矫正与 PI 值大小之间的重要性，研究发现术后 PI-LL＜10°机械性并发症发生率为 37.9%，而术后 LL 矫正达到与 PI 大小相关的上述目标后，并发症发生率为 12.6%[9]。

当术者关注 LL 的矫正的同时，还要注意 LL 在 L1～L5 中正常生理状态的分布情况，Roussouly 等对正常的脊柱矢状面序列情况做了描述，根据不同序列分布进行分型，这也在正常脊柱与退变脊柱之间起到桥梁作用，以 PI 为基础可以做出逆向推理[10]。LL 在上下腰椎中的分布情况，在腰椎术前设计中至关重要。LL 在上腰椎（L1-L3）和下腰椎（L4-S1）的分布不同，大约 2/3 的 LL 应该分布在下腰椎节段（L4-S1）。Yilgor 等报告了术后 LL 在上下腰椎中分配不当会有较高的并发症。因此，存在下腰椎僵硬畸形的患者需要考虑在 L4/5、L5/S1 节段重点行松解及矫正，才能让 LL 的序列分配达到理想[11]。

（2）冠状面力线评估及矫正目标　ASD 矫正治疗中，矢状面平衡应该首先考虑。同时也不能忽视冠状面平衡。Bao 等根据冠状面平衡距离（coronal balance distance，CBD）（即 C7PL-CSVL 距离）的偏移方向及其与主弯的关系，将冠状面分为三种类型[12]。CBD 距离 3 cm 及以内者为 A 型，距离＞3 cm 且偏移方向主弯凹侧为 B 型，距离＞3 cm 且偏移方向为主弯凸侧为 C 型。在 C 型侧凸中矫正了主弯而没有矫正主弯下的腰骶半弯，极易导致冠状面失平衡。因此，腰骶半弯和冠状面的分型应该在手术设计中充分考虑，以确保能达到术后的冠状面平衡状态。CBD 维持在 3 cm 以内是矫正的目标。

临床上矢状面矫正很理想但却造成冠状面失平衡的病例并不少见，Theologis 等通过对 124 例不同类型冠状面分型的患者进行矫正治疗，结果显示：67% 的冠状面 C 型患者和 20% 的 A 型患者冠状面畸形仍然存在甚至加重[13]。冠状面力线评估的重点内容要求：

1) 评估主弯及腰骶弯的 Cobb 角。

2) 测量 CBD，确定冠状面分型。分型不同，术前设计不同，主弯及腰骶半弯的 Cobb 角矫正需要达到下述匹配情况。A 型：主弯的 Cobb 角矫正需要约等于腰骶半弯的 Cobb 角矫正；B 型：主弯的 Cobb 角矫正需要大于腰骶半弯的 Cobb 角矫正；C 型：主弯的 Cobb 角矫正需要小于腰骶半弯角的矫正。技术操作上的难点在于腰骶半弯的 Cobb 角矫正难度远远大于主弯，当腰骶半弯角度矫正困难时，又需要做到上述匹配情况，必要需时放弃主弯冠状面角度矫正，甚至可能需要加大主弯 Cobb 角来纠正冠状面失平衡。

3) 评估腰骶半弯的范围。腰骶半弯为"半个弯"，另外半个弯由骨盆及髋关节构成，ASD 中腰骶半弯常见 L4-S1 节段。当腰骶半弯为 L3-S1 节段时，将大大降低冠状面矫正难度。准确评估半弯的范围，有助于确定需要通过几个椎间隙的不对称松解或支撑来矫正腰骶弯，才能保存良好的冠状面矫正效果。

2. CT 评估 CT 对脊柱骨性解剖结构的评估在 ASD 的术前设计中是必不可少的。

1) ACR 节段的关节突关节应该仔细评估，是否存在融合或关节僵硬。对关节突关节融合的患者，若强行施行 ACR，则会导致终板损伤甚至椎体骨折，对这些患者需要在施行 ACR 之前先行后路截骨手术。

2) 椎间隙侧方骨性桥接情况也需要仔细观察，往往骨性桥接位置在 ASD 的凹侧，这是畸形僵硬的关键部位（图 4-11）；需要直视下松解。

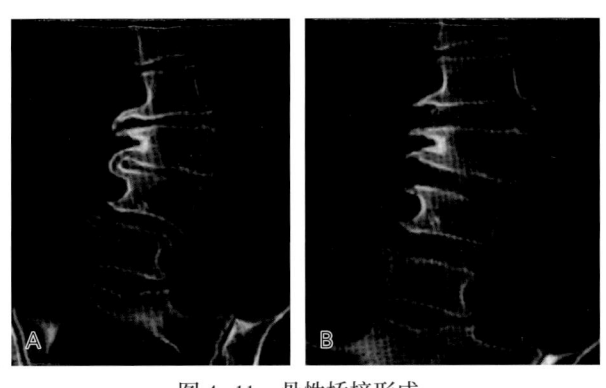

图 4-11 骨性桥接形成

松解前（A）；松解后（B）

3) 观察 ACR 施术椎间的终板可以获得更多额外的信息。比如，椎间隙的真空现象 (vacuum disc phenomenon) 提示节段存在运动不稳，将可以获得良好的前柱畸形矫正；如终板硬化明显，则会降低终板骨折风险，可适当增加撑开力，获得更好的松解（图 4-12）。

3. MRI 评估 MRI 可以显示在经腰大肌入路手术中最危险的结构，包括腰丛神经和腹膜后血管等。在经腰大肌入路的手术中，腰大肌形态的多样化可能会给腰丛神经损伤带来较大的风险。腹膜后血管需要在行 ACR 前谨慎评估。腹膜后血管畸形多见于腹膜后，应评估腔静脉后肾静脉畸形、重复畸形以及腰骶椎移行节段的血管畸形。在 ACR 节段的 MRI 轴位片上可以显示血管与椎间盘腹侧之间的脂肪间隙，这是 ACR 操作的手术安全区（图 4-13）。

ACR 操作过程中，入路对侧的血管系统可能是最危险的地方，因为不能直视下操作，再加上 ASD 固有的椎体旋转等，致使结构和方向更加复杂多变，因此，在 ALL 松解中只能依靠术者丰富的经验和谨慎的操作来避免损伤。

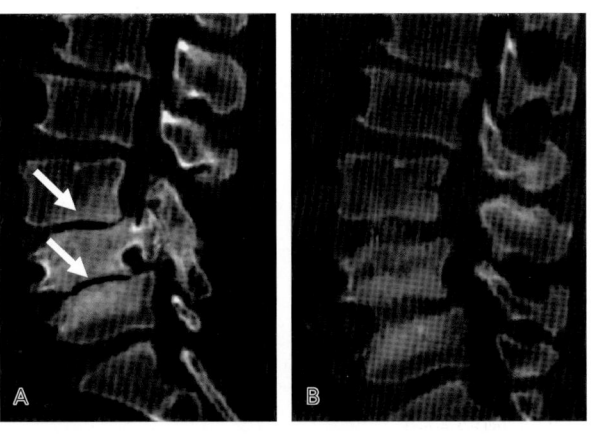

图 4-12 ACR 施术椎间终板硬化和"空气征"

腰椎矢状面重建术前 CT 重建（A）；术后 CT 重建（B）。L3/4，L4/5 终板及椎体硬化明显，操作中可以提供更大的撑开应力而不会造成终板骨折，L4/5 行 ACR 过程直接通过逐级撑开即可钝性松解 ALL。白色箭头示终板间"空气征"

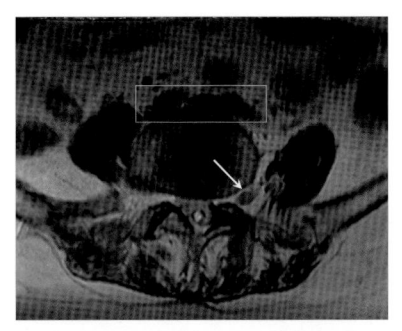

图 4-13 L4/5 间隙 ACR 操作安全区

MRI T2 像轴位片显示双侧腰大肌结构多样化和周围结构；白色箭头示腰丛神经区域；白色方框所示区域为椎间盘腹侧与血管之间关系，没有存在脂肪间隙，提示无法剥离和推移血管，不能施行 ACR

4. 入路侧选择评估　　入路侧选择最重要的是对腹膜后血管解剖的考量。微创手术矫正脊柱畸形，通常需要行多节段的 LLIF 术，因此，入路侧选择中也需要考虑不行 ACR 的 LLIF 节段。

冠状面影像中，施术节段椎间隙的冠状面倾斜角度与髂嵴高度的关系需要考虑，如果存在冠状面畸形，往往腰骶弯中的 L4/5 节段冠状面倾斜，会为一侧提供良好的手术入路轨迹，而另一侧则因为髂嵴高度的关系几乎无法触及该间隙。一般来说，在 L4/5 节段选择腰主弯的凹侧入路可以提供理想的手术入路。

选择主弯的凹侧入路存在其他有利因素，主弯凹侧可以直视下直接打断骨性桥接。另外，椎间隙冠状面上向凹侧汇聚，便于用一个皮肤和筋膜切口做多个节段的手术操作。理论上，畸形僵硬的软组织挛缩和骨性融合结构都在凹侧，因此在凹侧的松解和优先重建椎间隙高度可以有效矫正冠状面畸形。同时，因为手术体位腰桥的使用，当松解达成时，可以直视下观察到椎间隙的张开情况。Kanter 等研究揭示凹侧入路与凸侧入路之间，并发症发生率或临床结果方面并没有显著差异，但亚组分析则显示在 L4/5 节段选择凸侧入路有较高的并发症发生率[14]。

当血管阻碍凹侧入路时，也可评估是否可从凸侧入路，凸侧的优势是操作深度更浅，且 ALL 也随之向凸侧旋转，更有利于直视下松解。

上述都是手术入路选择时必须考虑的因素，总的来说，在 ACR 手术节段和入路选择的决策过程中，需要重视最有利的血管解剖情况。

四、解剖学基础

ALL 是相对强壮的韧带，由枕骨斜坡延伸到骶尾部。ALL 由沿脊柱腹侧的三层结构组成，它的作用是限制脊柱伸展。浅层和中间层韧带分别跨越 4～5 和 2～3 个椎体，深层韧带是椎体与椎体之间的节段连接。ALL 附着在椎体骨膜和椎间隙的纤维环上。

交感神经丛沿腰椎前外侧缘分布，位于 ALL 外侧和腰大肌内侧，灰白色交通支连接交感神经丛和腰丛，但在椎间盘平面不会出现[15]。

主动脉沿椎间隙中央左侧约 2 cm 的腰椎前方走行，51.4% 的人在 L4 处发生主动脉分叉，47.4% 的人在 L5 处发生主动脉分叉[16]。下腔静脉沿腰椎右侧走行，平均距椎间盘中央为 1.4 cm，在 L4-L5 水平分叉入髂总静脉[17]。配对的腰椎动脉直接从每个椎体水平的主动脉发出，穿行于交感神经链下，沿着椎体上部走行[18]。右髂总静脉常位于 L4/5 椎间隙前外侧角附近，在 ALL 切断过程中尤其危险。

腰椎节段血管、和大血管与腰丛神经距离在 ASD 患者也会因脊柱畸形发生相应的改变，手术安全区与非 ASD 患者相比存在明显的不同。

五、手术步骤和技巧

1. **手术体位**　手术中获得手术节段清晰的 C 型臂 X 线机正位片和侧位片是预防并发症的关键。摆放体位前，必须检查手术台状态，以确保可以畅通无阻的进行 C 型臂 X 线机正侧位透视。患者侧卧位（入路侧朝上）置于手术台上，髂嵴处置于手术台腰桥折叠处，腋窝放置体位垫避免臂丛神经损伤，屈曲髋部和膝部，以降低腰大肌和腰丛神经的紧张度。患者的髂嵴和胸部用胶带固定在手术台上以限制活动，术区对应腰桥部位。通过胶带从髂嵴向手术台下部拉伸，扩大腹膜后间隙。必要时折叠手术台腰桥，打开 L4/5 椎间隙或矫正冠状位畸形，但应注意折叠手术台腰桥会增加腰大肌和腰丛神经的紧张度。C 型臂 X 线机头尾端摇摆或手术台调整（头低脚高位或头高脚低位）以获得清晰的真正侧位片，真正完美正位片的获得需要调整 C 型臂 X 线机或手术台的旋转角度。C 型臂 X 线机的调整角度应该匹配施术椎间隙的倾斜角度。皮肤准备和消毒范围应该包含大部分腹壁，在术中血管损伤事件的处理中，更大的显露范围更有利于对受伤血管进行紧急初步修复。目标间隙定位和体表标记同 LLIF 术。

2. **操作流程**　ACR 并不仅仅是从侧方入路制备植骨床和放置椎间融合器，其对前柱松解的要求更高，是在 LLIF 术的基础上更进一步地松解操作，需要更大范围的双侧纤维环松解（图 4-14），并且需要钝性分离或直接切断 ALL，因此需要在腰椎侧方有更大范围的显露，尤其是对前方 ALL 结构的显露，一般需显露至大血管和交感神经链，看到血管与 ALL 的间隙，并用专用拉钩牵开，以保护大血管；另外，由于更大范围的显露可能对腰丛神经的损伤，因此，可以使用神经电生理监测腰丛神经电位变化情况。ACR 可分成 7 个步骤完成。

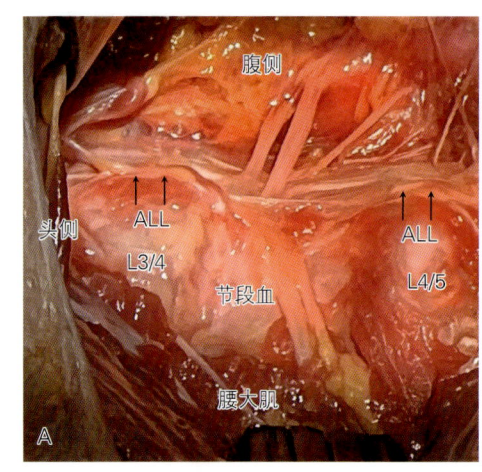

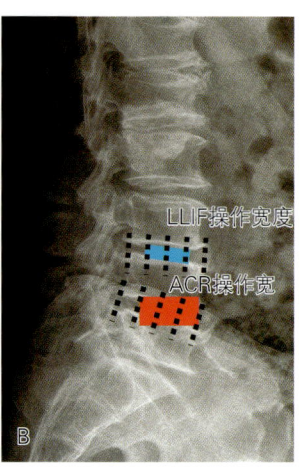

图 4-14 ACR 与 LLIF 术松解范围对比

浅层 ALL 跨越 3～4 个椎体，在改良的 ACR 中可予以保留，起到隔离手术操作区与大血管区的作用，增加手术的安全性，ALL 边缘为黑色箭头所示，术中易于确认，可作为手术操作的前缘（A）；蓝色方框范围为 LLIF 术处理范围，占安全分区的Ⅱ～Ⅲ区之间即可，制备植骨床及适度撑开后植入椎间融合器；红色方框范围为 ACR 需处理范围，包括安全分区的Ⅰ～Ⅲ区（B）

第一步：直视下暴露椎间盘纤维环，呈白色隆起状，在近端及远端植入牵开器后，沿着椎间隙方向用剥离器紧贴 ALL 侧缘，类似骨膜下剥离的方式，轻柔地逐渐向前暴露至 ALL 侧缘，向后暴露至椎体后部 1/4 左右，特制长臂拉钩先不进入 ALL 与大血管/交感神经后方之间的脂肪间隙。暴露好椎间隙处理范围，直视下未见任何可以神经及血管组织。

第二步：沿着上下终板做广泛的纤维环切开。谨慎操作保持 ALL 的完整性，并且在椎间盘腹侧保留 3～5 mm 厚度的纤维环。在此阶段保留完整的 ALL 是为了更彻底地椎间盘切除并且保护腹膜后血管。

第三步：然后用椎间隙处理装置刮出椎间盘及髓核组织，在上终板及下终板剥离软骨终板，此时触觉反馈非常重要，避免损伤上下终板，并用透视检查手术轨迹是否与椎间隙匹配，多方向多角度钝性打断对侧纤维环，注意避开椎管。

第四步：采用逐级椎间隙撑开器，从小到大缓慢撑开，注意触感的反馈，可观察到上下椎体有微动存在，需避免暴力撑开造成终板损伤。在暴露的椎间隙范围中后部完成上述操作后，再向靠近 ALL 的椎间隙位置做同样逐级撑开操作，以获取更大高度的撑开（图 4-15）。如此重复，直至仅仅留下 ALL 后 1～2 mm 厚度的薄层结构。

第五步：然后，牵开器沿椎间隙方向，在椎间隙腹侧与血管之间的脂肪间隙之间，暴露 ALL 同侧 1/3～1/2 位置。再尝试更大角度地撑开，如果终板足够硬化，可见到 ALL 被钝性松解，此时无须再做锐性切断操作，如果触觉反馈到骨性终板可能损伤，则需在充分直视和拉钩保护下用尖刀片从前到后的方式切断 ALL 同侧部分，对侧部分尽量不做锐性切断，然后再用桨状撑开器钝性撑开。这是细致的逐级撑开过程，避免暴力操作。

第六步：在椎间隙内置入具有前凸角度椎间融合器试模，并行透视检查，判断是否达到合适的椎间隙角度和节段前凸角度，然后确定椎间融合器的尺寸和角度。

第七步：在正位 X 线透视监视下植入植骨椎间融合器。因为 ALL 被松解，这也是脊柱失稳的过程，因此，过度的 ALL 松解可能会导致椎间融合器移位（图 4-16）；为防止椎间融合器移位，椎间融合器应贴着椎间隙后部放置，然后还需要侧方固定装置，侧方钢板或螺钉均可。

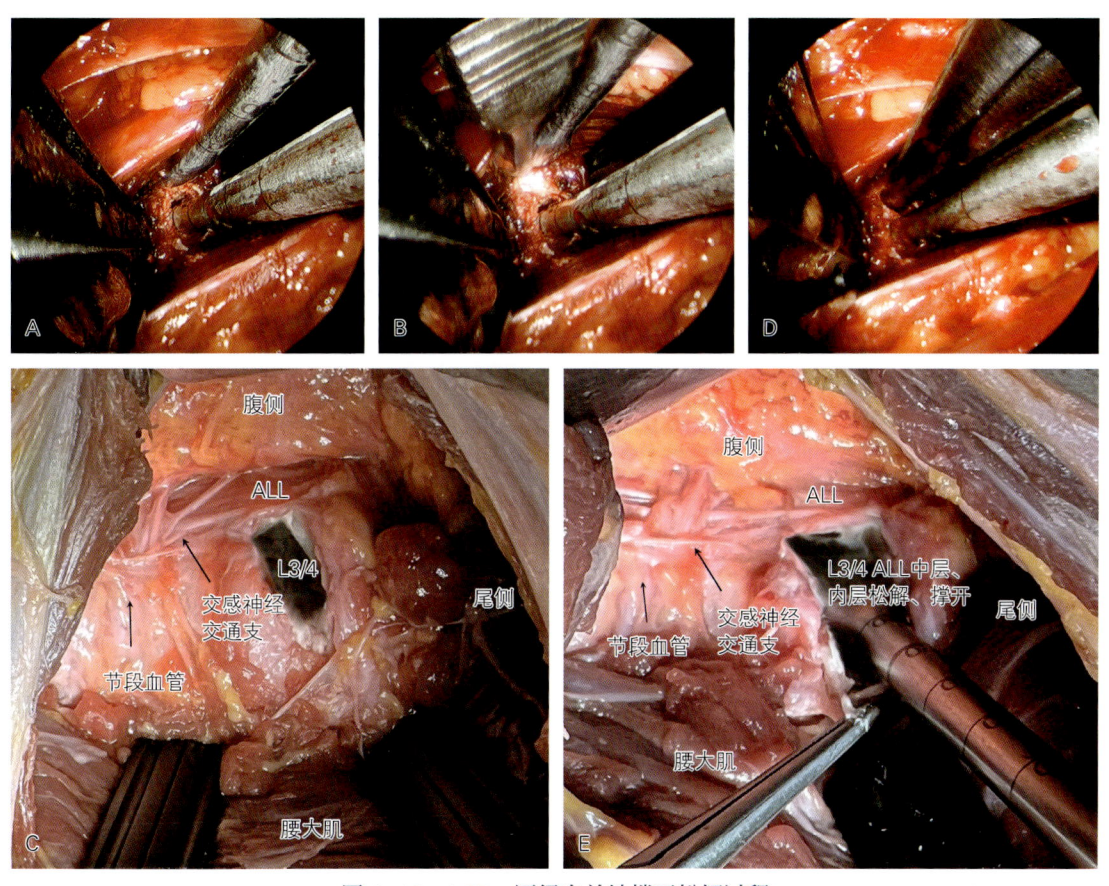

图 4-15　ACR：逐级向前地撑开松解过程

操作完成逐级撑开的第一步，椎间隙撑开（A）；显露至 ALL 边缘，切除该处纤维环，并向腹侧做进一步地松解，切断前方纤维环（B）；切除 ALL 深层韧带结构（C）；试行更大高度的撑开（D）；再次切除残留的深层、中间层 ALL 和挛缩结构，再次在椎间隙前 1/3 处试行撑开，当手感有椎间隙松弛易于用大号撑开器撑开时，就可完成（E）

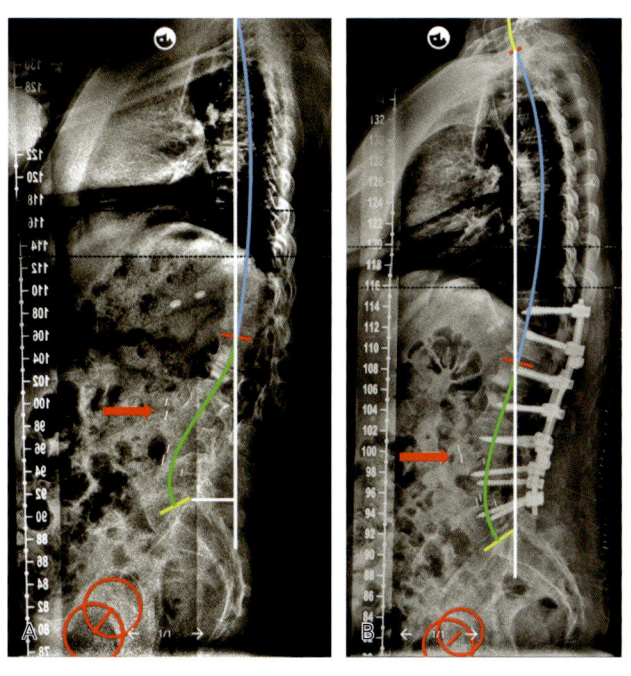

图 4-16　ACR：术中 ALL 处理过度

术中 ALL 完全切断，椎间融合器放置过于靠前，导致椎间融合器向前滑脱（红色箭头所示）（A）；2 期后路固定术，椎间融合器向前移位未加重（B）

3. 后方固定和脊柱力线重建 ACR 联合后柱重建能显著增加对脊柱畸形的矫正能力 (图 4-17)。另外，ACR 也是一个失稳的过程，需要后路椎弓根螺钉内固定来防止植入物失败或假关节形成。Januszewski 等进行了一项生物力学研究，采用 T12 到骶骨脊柱节段的三维有限元模型分析，比较 PSO 和 ACR 后路固定术后的棒应力，L3 处 25°的 PSO 和 L3～L4 处 30°的 ACR 之间的差异，两种手术方式的棒应力（均未加用辅助棒或卫星棒）相似，无显著性差异[19]。加用辅助棒或卫星棒后棒应力减少 50%。虽然没有临床研究证实这些发现，但它可能提示 ACR 术后柱重建时需要采用多棒固定，以减少术后长期随访时的内固定失效。最近 Godzik 等的生物力学研究也认为 ACR 是一项高度失稳的脊柱微创矫正技术，ACR 术后 4 棒固定可以显著提高稳定性和减少棒的载荷应力[20]。笔者建议应根据脊柱力线和稳定性的再评估制定相应的后路固定策略。

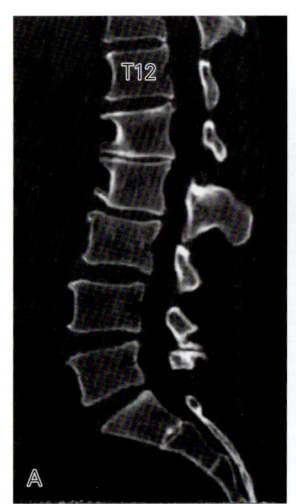

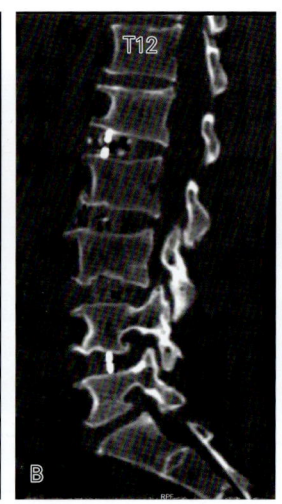

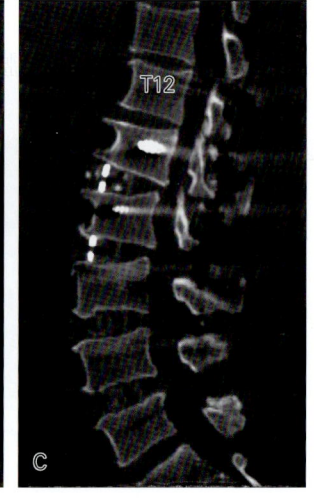

图 4-17 ACR 和后路固定术在腰椎矢状面矫正中的意义

ACR 术前腰椎生理曲度减小，其中 L1/2 和 L2/3 为后凸目标节段 (A)；L1/2、L2/3 节段 ACR 术后，腰椎生理曲度改善 (B)；后路固定术后腰椎 LL 进一步改善 (C)

手术视频：ACR 技术

六、并发症

Murray 等对 31 例接受 47 个节段 ACR 手术的患者进行了回顾性分析，记录所有的术前和术后并发症。总的来说，作者报告了与 ACR 相关的主要并发症的发生率为 19%（9/47）。主要并发症为 8 例髂腰肌无力（3 个月内 75% 治愈）和 1 例逆行性射精[21]。

Mundis 等通过回顾性配对研究显示：ACR 组和 PSO 组患者术中及围手术期主要并发症的总发生率相似（分别为 35.3% v.s. 41.2%），失血量 ACR 组明显优于 PSO 组（分别为 1.6 L 和 3.6 L），未发生 ACR 相关的大血管损伤[22]。

1. 血管损伤 经腰大肌入路 LLIF 血管损伤的发生率据报道为 0.1%[23]。由于腹膜后血管与 ALL 的位置紧密关系，ACR 术中腹膜后血管损伤存在较高的风险。对处理血管损伤并发症来说，提前做好准备是至关重要的。所有患者都应该做好术前备血，皮肤准备消毒范围要大，如果发生大血管损伤，可以及时处理。避免血管损伤的关键包括以下几点。

1) 术前在 MRI 影像上仔细评估血管位置，有无安全操作的脂肪间隙。
2) 如果在术中发现 ALL 和腹膜后血管之间不易进入，则果断放弃行 ACR。

3）全程直视下操作，在充分大范围松解椎间盘及纤维环后，保留薄层 ALL 结构，再采用逐级撑开的手法，尽量钝性分离 ALL 而不是用手术刀。

4）当需要切除同侧 ALL 时，用由前向后的方式切除。

2. 神经损伤　　ACR 不可避免地存在与 LLIF 术相同的神经损伤并发症，同侧髂腰肌无力是 ACR 后最常见的并发症，文献报道其发生率与 LLIF 术相同（0.7%～33.6%）[24]。大多数行 ACR 的患者在 3 个月内恢复神经功能，只有 1/8 的神经损伤持续到最后的随访[22]。手术节段的腰丛神经偏腹侧位置的患者，更易发生神经损伤并发症。牵开时间的延长、刚性拉钩的使用及 ACR 矫正更大的前凸角度可能增加这一节段的神经损伤风险。大角度前凸椎间融合器可引起上关节突前移而导致椎间孔面积明显减小，损伤出口神经根。为了防止椎间孔狭窄，必须选择具有合适前后高度的角度椎间融合器。降低腰丛损伤风险的关键包括以下几点。

1）神经电生理监测的应用。

2）全程直视下操作，确保每一步有创操作均在直视下完成。

3）避免使用刚性撑开器来撑开腰大肌及腰丛，采用宽度适中的 C 形弹性牵开器[25]。

4）高效的 ACR 以减少操作时间。

5）在 ACR 的施术节段仔细检查上关节突，如移位到椎间孔内，即使术中运动和感觉诱发电位正常，也应考虑行关节突切除术，以消除这一可能导致术后神经疼痛的原因。

【结论】

ACR 技术是一种可以提供类似于传统后路 PSO 的角度矫正能力的微创技术。严谨术前计划和谨慎的手术技术是预防潜在的灾难性血管损伤的关键。如果 ACR 技术被安全实施，其失血量较传统的 3CO 显著减少。这项强大的技术提供了一个微创方法来矫正严重的 ASD，但仍然要严格执行适应证与禁忌证。

（徐正宽）

本节参考文献

1. MARCHI L, OLIVEIRA L, AMARAL R, et al. Anterior elongation as a minimally invasive alternative for sagittal imbalance-a case series. HSS J, 2012, 8(2): 122-127.
2. LEVEQUE J C, YANAMADALA V, BUCHLAK Q D, et al. Correction of severe spinopelvic mismatch: decreased blood loss with lateral hyperlordotic interbody grafts as compared with pedicle subtraction osteotomy. Neurosurg Focus, 2017, 43(2): E15.
3. 徐正宽，陈刚，李方财，等. 微创技术治疗重度退变性腰椎侧凸的分期手术策略. 中华医学杂志，2018, 98(25): 1996-2001.
4. MUMMANENI P V, PARK P, SHAFFREY C I, et al. The MISDEF2 algorithm: an updated algorithm for patient selection in minimally invasive deformity surgery. J Neurosurg Spine, 2019, 32(2): 221-228.
5. XU Z, LI F, CHEN G, et al. Reassessment system and staged surgical strategy with minimally invasive techniques for treatment of severe adult spinal deformities. World Neurosurg, 2019, 126: E860-868.
6. URIBE J S, SCHWAB F, MUNDIS G M, et al. The comprehensive anatomical spinal osteotomy and anterior column realignment classification. J Neurosurg Spine, 2018, 29(5): 565-575.

7. SCHWAB F J, BLONDEL B, BESS S, et al. Radiographical spinopelvic parameters and disability in the setting of adult spinal deformity: a prospective multicenter analysis. Spine (Phila Pa 1976), 2013, 38(13): E803−812.
8. LAFAGE R, SCHWAB F, CHALLIER V, et al. Defining spino-pelvic alignment thresholds: should operative goals in adult spinal deformity surgery account for age? Spine (Phila Pa 1976), 2016, 41(1): 62−68.
9. YILGOR C, SOGUNMEZ N, YAVUZ Y, et al. Relative lumbar lordosis and lordosis distribution index: individualized pelvic incidence-based proportional parameters that quantify lumbar lordosis more precisely than the concept of pelvic incidence minus lumbar lordosis. Neurosurg Focus, 2017, 43(6): E5.
10. SEBAALY A, GROBOST P, MALLAM L, et al. Description of the sagittal alignment of the degenerative human spine. Eur Spine J, 2018, 27(2): 489−496.
11. YILGOR C, SOGUNMEZ N, YAVUZ Y, et al. Relative lumbar lordosis and lordosis distribution index: individualized pelvic incidence-based proportional parameters that quantify lumbar lordosis more precisely than the concept of pelvic incidence minus lumbar lordosis. Neurosurg Focus, 2017, 43(6): E5.
12. BAO H, YAN P, QIU Y, et al. Coronal imbalance in degenerative lumbar scoliosis: prevalence and influence on surgical decision-making for spinal osteotomy. Bone Joint J, 2016, 98-B(9): 1227−1233.
13. THEOLOGIS A A, LERTUDOMPHONWANIT T, LENKE L G, et al. The role of the fractional lumbosacral curve in persistent coronal malalignment following adult thoracolumbar deformity surgery: a radiographic analysis. Spine Deform, 2021, 9(3): 721−731.
14. KANTER A S, TEMPEL Z J, AGARWAL N, et al. Curve laterality for lateral lumbar interbody fusion in adult scoliosis surgery: the concave versus convex controversy. Neurosurgery, 2018, 83(6): 1219−1225.
15. DEUKMEDJIAN A R, Le TV, BAAJ A A, et al. Anterior longitudinal ligament release using the minimally invasive lateral retroperitoneal transpsoas approach: a cadaveric feasibility study and report of 4 clinical cases. J Neurosurg Spine, 2012, 17(6): 530−539.
16. TEZUKA F, SAKAI T, NISHISHO T, et al. Variations in arterial supply to the lower lumbar spine. Eur Spine J, 2016, 25(12): 4181−4187.
17. DEUKMEDJIAN A R, Le T V, DAKWAR E, et al. Movement of abdominal structures on magnetic resonance imaging during positioning changes related to lateral lumbar spine surgery: a morphometric study: clinical article. J Neurosurg Spine, 2012, 16(6): 615−623.
18. ALKADHIM M, ZOCCALI C, ABBASIFARD S, et al. The surgical vascular anatomy of the minimally invasive lateral lumbar interbody approach: a cadaveric and radiographic analysis. Eur Spine J, 2015, 24 (Suppl 7): 906−911.
19. ANUSZEWSKI J, BECKMAN J M, HARRIS J E, et al. Biomechanical study of rod stress after pedicle subtraction osteotomy versus anterior column reconstruction: a finite element study. Surg Neurol Int, 2017, 8: 207.
20. GODZIK J, PEREIRA B A, NEWCOMB A, et al. Optimizing biomechanics of anterior column realignment for minimally invasive deformity correction. Spine J, 2020, 20(3): 465−474.
21. MURRAY G, BECKMAN J, BACH K, et al. Complications and neurological deficits following minimally invasive anterior column release for adult spinal deformity: a retrospective study. Eur Spine J, 2015, 24 (Suppl 3): 397−404.
22. MUNDIS G J, TURNER J D, KABIRIAN N, et al. Anterior column realignment has similar results to pedicle subtraction osteotomy in treating adults with sagittal plane deformity. World Neurosurg, 2017, 105: 249−256.
23. URIBE J S, DEUKMEDJIAN A R. Visceral, vascular, and wound complications following over 13, 000 lateral interbody fusions: a survey study and literature review. Eur Spine J, 2015, 24 (Suppl 3): 386−396.
24. AHMADIAN A, DEUKMEDJIAN A R, ABEL N, et al. Analysis of lumbar plexopathies and nerve injury after lateral retroperitoneal transpsoas approach: diagnostic standardization. J Neurosurg Spine, 2013, 18(3): 289−297.
25. ZHENGKUAN X, QIXIN C, GANG C, et al. The technical note and approach related complications of modified lateral lumbar interbody fusion. J Clin Neurosci, 2019, 66: 182−186.

第三节
猫眼腰椎椎间融合术在 L5/S1 椎间隙中的应用

随着外科技术及脊柱内固定技术的发展和改进，LLIF 术在 L5/S1 椎间隙的临床应用渐有报道，包括 OLIF 术[1]和 XLIF 术[2]。这类微创术式具有出血量少、手术时间短、融合率高、临床效果满意等优点。但由于 L5/S1 节段特殊的解剖结构，也带来了腹膜后大血管、内脏及交感神经丛损伤的风险[3]，并且，OLIF 术及 XLIF 术在 L5/S1 节段的应用都只能从左侧入路进行操作，如果左侧髂总血管位置占据工作通道，则无法进行侧方融合。笔者采用 CLIF 术，使用新型牵开器，全程直视下操作，经腰大肌间隙进入 L5/S1 椎间隙操作，在 L5/S1 椎间隙根据有利条件选择左侧或右侧入路，可以为在 L5/S1 椎间隙行微创 LLIF 术提供更多的机会。本节将从其临床意义、有利因素及不利因素、术前评估、L5/S1 椎间隙的 CLIF 术和临床应用等做系统介绍。

一、CLIF 术在 L5/S1 椎间隙应用的技术要点和临床意义

CLIF 术为在传统 LLIF 术基础上进行改良的 LLIF 术，其目的是减少入路相关并发症，技术要点为①全程直视下操作：全程任何环节均是在直视下确认安全后操作；②改进经腰大肌入路：腰大肌与椎体、血管、腰丛之间的关系千变万化，改进后从腰大肌偏前方位置，采用柔性拉钩纵行插入，达到椎间隙位置后，类似骨膜下剥离操作，暴露白色纤维环，用部分腰大肌保护前方的血管结构和交感神经丛免被干扰，如此操作只需在 L5/S1 椎间隙侧方寻找出宽约 2cm 的安全操作窗即可（图 4-18），避免了过度暴露和传统器械暴力扩通道过程；③新型牵开器，改良的弹性牵开器，C 形环漂浮式拉钩系统，由 L 形拉钩、嵌入 L 形拉钩的椎体钉、C 形环及辅助调整器械组成，特点是弹性固定在椎体上而非刚性固定在手术台上，且可随操作者要求进行头倾、尾倾及前后牵拉调节，以操作者为核心提供的视野和光线（图 4-19）。

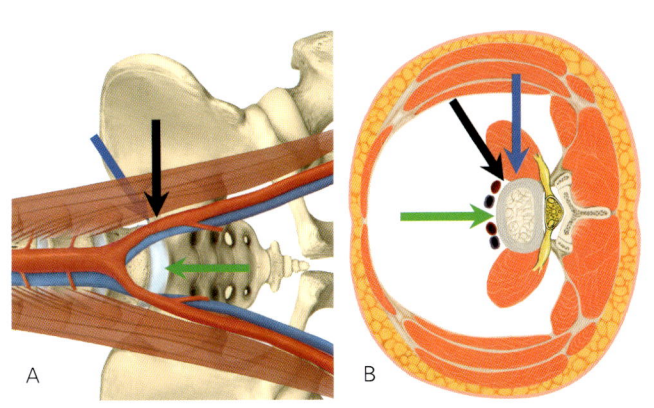

图 4-18　CLIF 术在 L5/S1 椎间隙入路示意

与 OLIF 术经血管与腰大肌间入路（黑色箭头）和 ALIF 的经大血管分叉下方正前方入路不同（绿色箭头），CLIF 术是侧方经腰大肌入路（蓝色箭头）（A）；能依托向前分离的腰大肌作为大血管和手术窗之间的分隔，减少血管损伤的概率（B）

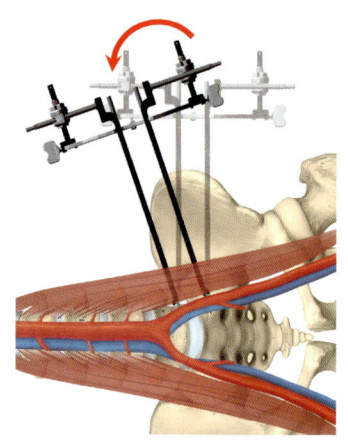

图 4-19　改良的弹性牵开器 C 形环漂浮式拉钩系统摆动调整

采用宽为 1.5 cm 弹性拉钩，仅仅用椎体钉与脊柱连接，与手术台无须任何刚性固定，可随操作者要求，进行头倾、尾倾及前后侧摇摆等调节（红色箭头），提供以术者为核心的操作通道

笔者已经用此技术在左侧入路和右侧入路进行了大量的临床应用，临床研究也证实了具有良好的安全性和有效性[4, 5]，此技术的临床意义在于术者在决定是否行 L5/S1 LLIF 术时并不仅仅限于左侧入路的评估，而是可以"左右开弓"，提供更多行微创融合手术的可能性，尤其对多节段 LLIF 术时可以做到同一体位下 L1～S1 的 LLIF 术。

二、解剖学上的有利因素和不利因素

目前 LLIF 术在 L5/S1 节段的应用仍在探索节段，根据解剖学和影像解剖学的可及性分析，笔者采用有利因素和不利因素来进行评估。

1. 有利因素

（1）L5/S1 节段手术安全区　　影像学评估中的手术安全区是指不牵开血管神经组织的解剖区，一般在仰卧位下获得。受手术体位及手术器械操作等影响，该手术安全区与真实手术时的情况存在一定的差距；另外，ASD 患者由于腰弯和腰骶半弯的存在，左右两侧的手术安全工作窗口常常不一样（图 4-20）。

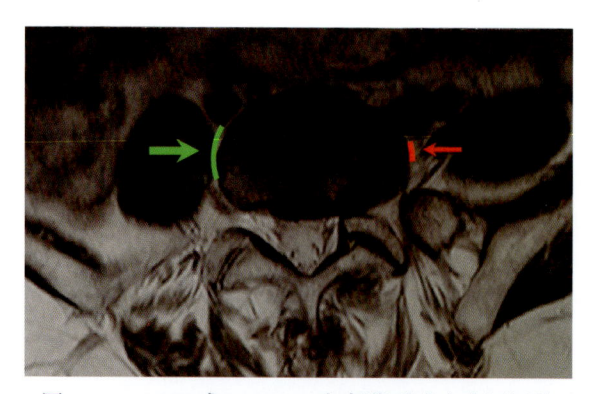

图 4-20　LLIF 术：MRI T2 加权像手术安全区评估

L5 椎间隙右侧存在更宽的工作窗口（绿色弧线），即右侧为有利因素（绿色箭头），左侧工作窗口较小（红色弧线），为不利因素（红色箭头）

(2) L5/S1 椎间隙倾斜度　　在 ASD 患者中向左上或右上倾斜的腰骶半弯常见，较多见的是向右上倾斜。一般说来向左上倾斜则有利于左侧入路，右上倾斜则有利于右侧入路（图4-21）。

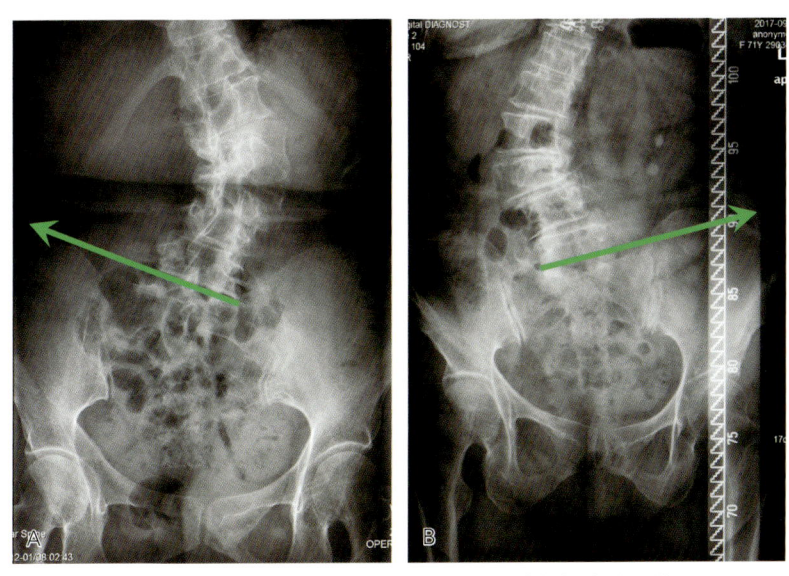

图 4-21　LLIF 术：腰椎正位片腰骶间隙倾斜度的评估

L5/S1 椎间隙向右上倾斜，右侧为有利因素（绿色箭头）(A)；L5/S1 椎间隙向左上倾斜，左侧为有利因素（绿色箭头）(B)

(3) L5/S1 节段血管周围脂肪间隙　　当这一脂肪间隙在 MRI 影像上显示清晰，就提示此位置血管结构可以推开移动，以此可安全创造或扩大工作窗口（图 4-22）。

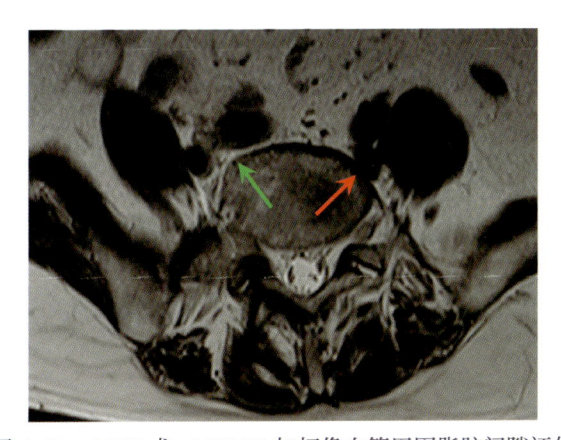

图 4-22　LLIF 术：MRI T2 加权像血管周围脂肪间隙评估

绿色箭头示右侧髂血管周围存在脂肪间隙，可以推移血管扩大工作窗口，为有利因素；而红色箭头所示左侧髂血管周围没有脂肪间隙，提示难以推移，存在大血管损伤风险，为不利因素

(4) 髂嵴高度　　CLIF 术的新型拉钩系统可以很方便地进行头倾、尾倾及前后调节，髂嵴最高点很多时候并不会影响椎间隙操作（图 4-23），但是髂前上棘与椎间隙的夹角会有一定影响，我们定义双侧髂前上棘连线与 L5 下终板之间的夹角为 L5 髂前上棘角，L5 下终板连线在髂前上棘连线上方成角时为正角，当 L5 髂前上棘角为正角是该侧的有利因素。当髂

前上棘连线高于 L5 下终板时，无论两线是否成角，均为双侧不利因素，可考虑切除部分髂骨来创造条件（图 4-24）。因为侧位片投射体位很难标准化（特别是 ASD），所以用侧位片评估髂嵴和髂前上棘高度并不准确，需要正位片评估。

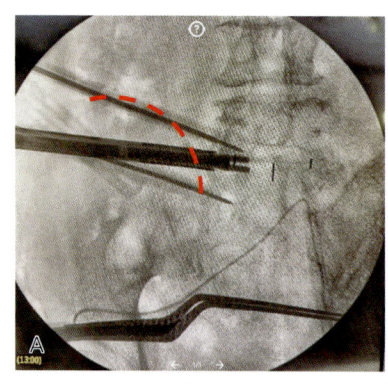

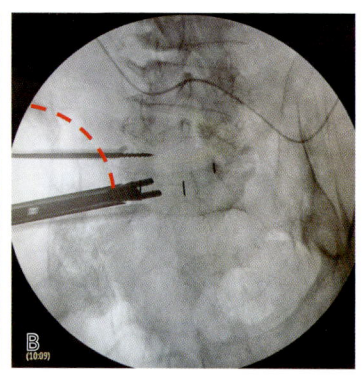

图 4-23　LLIF 术：髂骨阻挡对手术的影响

LLIF 术中透视 L5/S1 椎间隙植入椎间融合器，红色虚弧线表示髂嵴轮廓，可见高度不同的髂嵴并不会阻挡（A），可以通过倾斜工作通道来调节适配，这得益于 CLIF 术新型拉钩高度自由性，也可以看到椎间融合器植入杆与工作通道并不在同一轴线上（B），椎间融合器会顺着椎间隙方向进行匹配植入

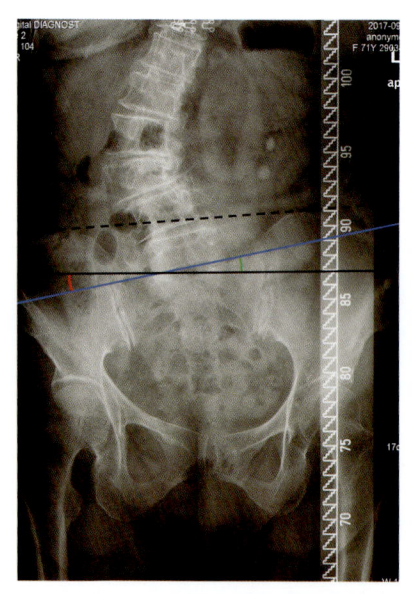

图 4-24　LLIF 术：L5 髂前上棘角对手术可行性的影响

L5 下终板连线（蓝色实线）与双侧髂前上棘连线（黑色实线）之间的夹角，绿色角度示蓝色实线在黑线上方成角，为正角，是左侧入路有利因素，反之，红色夹角为负角，是右侧入路不利因素。若髂前上棘连线为黑色虚线，在 L5 下终板（蓝色实线）上方，且两线相交处在髂嵴外，则为双侧不利因素，需考虑切除部分髂骨，创造工作通道

2. 不利因素

1) 椎体侧方血管占据位置超过前后径的 1/2，没有工作窗口。
2) L5/S1 椎间隙感染病灶突破侧方纤维环引起粘连。
3) 髂总动静脉血管周围没有脂肪间隙。
4) 大血管在 L4 水平大血管分叉为左右髂总血管，大血管常常覆盖在腰骶部的侧壁。

5) 存在 L5/S1 椎间自发融合或小关节突融合。
6) L5 横突与 S1 椎体在侧面（常常在腰骶弯的凹侧面）形成骨性连接。
7) L5 髂前上棘角为负角，或双侧髂前上棘连线高于 L5 下终板。
8) Ⅱ°以上腰椎滑脱症。

有利因素与不利因素在决策时需要综合考虑，尽量选择有利因素较多的入路侧，避开不利因素。笔者建议有利因素中把血管周围脂肪间隙作为必要条件，这样即使工作窗口较小时也能通过推移血管结构来扩大，创造有利条件。在 ASD 病例中，笔者发现更多的有利因素集中在右侧入路，因为常见腰椎主弯向左侧，L5/S1 往往隶属于腰骶弯，弯向右侧，此节段的肌肉及血管组织有向凹侧聚集的趋势，这为右侧入路提供了更多的有利因素。这也是 CLIF 术区别于其他 LLIF 术入路的优势所在，可以科学合理地选择入路侧，无论左侧或右侧入路均能安全有效地进行微创侧入路腰椎融合。

三、术前评估

术前评估中 L5/S1 椎间隙的融合指征这里不再赘述，本节主要围绕术前影像学评估，以做出更合理科学的术前设计，包括有利因素及不利因素，分为 X 线、CT 和 MRI 评估。

1. X 线评估　　在拟行 L5/S1 椎间隙的 CLIF 术时，相较于传统 L5/S1 椎间融合术的 X 线评估，区别如下。

(1) 单节段融合病例　　单纯以解决引起神经功能障碍的责任间隙为目的，X 线评估行正侧位全脊柱 X 线和过伸过屈位片，可以得到包括髂前上棘的完整全脊柱影像，也可对潜在的脊柱不稳定进行评估。重点在评估是否邻近节段有不稳定存在，是否能安全暴露侧方 L5/S1 椎间盘的纤维环？髂骨阻挡问题及入路侧的选择。测量 L5 髂前上棘角、髂前上棘连线与 L5 下终板之间的位置关系（图 4-24），记录有利因素与不利因素。L5/S1 腰椎滑脱症病例，对 Ⅰ°～Ⅱ°腰椎滑脱症，无论是否存在峡部裂，测量 L5 下终板与 S1 上终板之间重叠部分的矢状面距离，这部分距离是安全放置椎间融合器位置的距离，大于 2 cm，可以安全放置椎间融合器（18 mm）而不会完全撕裂前纵韧带，如果术中发生前纵韧带完全断裂，一是需要加用固定措施防止椎间融合器移位；二是可能会引起 S1 上关节突向椎间孔内成角内陷，压迫出口神经根。正因如此，在 X 线上评估为 Ⅱ°以上腰椎滑脱症时也需谨慎选择。

(2) 多节段融合病例　　ASD 也是 CLIF 术在 L5/S1 椎间隙中应用最多的病例，CLIF 术在 ASD 中的应用优势尤为明显[4,6]，X 线评估需要全脊柱正侧位片和腰椎侧屈 (bending) 像评估。在 ASD 病例中，除了引起神经功能障碍的责任间隙外，需要行 L5/S1 椎间隙的 CLIF 术还有如下指征：① L5/S1 椎间隙参与了全脊柱失平衡，冠状位上 L5 椎体倾斜 15°以上或 L5/S1 椎间隙矢状面前低后高退变；②冠状面分型为 A 型或 C 型病例[7]，L5/S1 椎间隙为腰骶弯参与者；③矢状面 L5/S1 椎间隙呈现前低后高表现。此外，L5/S1 椎间隙旋转方向也需要 X 线评估，往往与主弯相反的旋转方向，否则松解和椎间融合器植入时容易损伤对侧神经根。

2. CT 评估　　CT 对于 L5/S1 椎间隙的骨性结构可以做出充分的评估，要求至少要做出包括关节突关节的二维重建（矢状面及冠状面）。

(1) 明确 L5/S1 椎间隙骨性结构及连接情况　　是术前设计评估中的重要环节，是否存在 L5 峡部裂，关节突关节是否融合或僵硬，椎间隙是否自发融合或存在"空气征"，以及此节段特有的 L5 横突与骶骨翼之间是否存在假关节（图 4-25）、假关节是否融合等。如果存在 L5 峡部裂、椎间隙有"空气征"则提示 L5/S1 椎间隙的撑开会相对容易，但需避免过度撑开，要适可而止。如果关节突关节、椎间隙、L5 横突与骶骨翼之间均没有形成骨性融合，则可行 L5/S1 椎间隙的 CLIF 术；如果已经形成骨性融合，则提示此间隙再行融合术意义不大，一是因为已经融合间隙仍然是引起神经压迫症状的责任间隙可能性不大；二是因为在已融合节段想要获得角度矫正的难度或代价极大，基本是以终板骨折而告终。

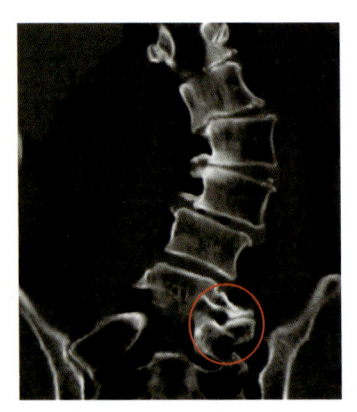

图 4-25 L5 横突假关节

冠状面二维重建 CT 显示左侧存在 L5 横突与骶骨翼之间存在假关节（红圈），假关节已经有硬化但并没有骨性融合

(2) 了解 L5 下终板及 S1 上终板硬化及侧方骨赘情况　　L5/S1 椎间隙上下终板硬化是 L5/S1 椎间隙的行 CLIF 术的有利因素，因为硬化的终板可以承受更大的撑开力量而不会造成终板骨折，同样侧方骨赘基底部分终板往往形成硬化结构（图 4-26），也可作为支撑点来使用松解 L5/S1 椎间隙，避免造成终板骨折，但也应当注意避免过分靠近后方椎间孔而损伤对侧神经根。松解是重建椎间隙高度和序列的基本前提。

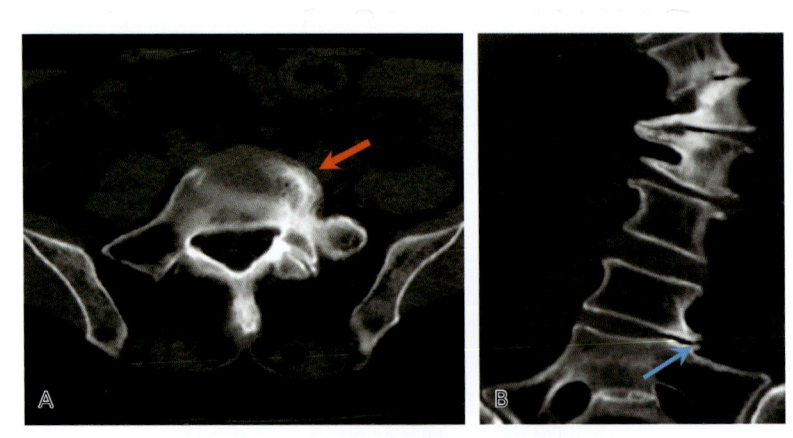

图 4-26 CLIF 术：腰骶椎间侧方骨赘评估

CT 骨窗，横断面扫描显示 S1 椎体上终板左侧均有骨质硬化存在（红色箭头）(A)；冠状面 CT 二维重建显示 L5/S1 椎间隙凹侧骨赘增生，基底部分终板硬化（浅蓝色箭头）(B)，可作为撑开 L5/S1 椎间隙的支点。但也应当避免过度靠近后方椎间孔而损伤对侧神经根

(3) CT 血管造影检查　　Orita 等在右侧卧位行 L5/S1 椎间隙的 OLIF 术时采用的是血管前间隙，即 ALIF 术的工作窗口，认为必须需行腹腔血管造影及尿路造影[8]。Miscusi 等则同样右侧卧位，采用传统 OLIF 术入路，即血管外侧与肌肉之间的工作窗口进入椎间隙，没有

常规行腹腔血管造影[9]。笔者积累的临床经验表明，在评估 L5/S1 椎间隙侧方结构时，当结合了腰椎 CT 平扫及腰椎 MRI 平扫影像，若然有未能辨识的结构存在时，必须行腹腔血管造影检查。因为临床应用中，笔者常常发现当一侧存在可疑血管结构阻挡时，另一侧却有明确的腰大肌组织附着或者脂肪结构填充，术者就可以采用该侧腰大肌附着或者脂肪结构填充位置作为工作窗口。

3. MRI 评估　　L5/S1 椎间隙的 MRI 评估是术前评估设计的重要组成部分，早在 2017 年有学者采用 OLIF 术在 L5/S1 血管前间隙行 LLIF 术，对于左侧髂总静脉 (left common iliac vein，LCIV) 进行了分型（图 4-27）[3]。认为 I 型损伤血管的风险最低，II 型次之，III 型则最高。虽然当时的分型，对现在 LLIF 术及器械发展改进后的指导意义存在争议，但其底层逻辑仍然具有一定的借鉴意义。在 CLIF 术在 L5/S1 椎间隙的临床应用中，腹腔大血管与 L5/S1 椎间的位置关系评估，是决定能否在该节段行 CLIF 术的主要因素。因为腰丛神经可以通过缓慢推开避免损伤，但髂总静脉则有可能粘连而撕裂，造成灾难性后果。在笔者的经验中，血管评估分以下几种情况：① MRI T2 加权像评估 L5/S1 侧方有足够的工作窗口，不必推移血管结构，为有利因素；②没有足够的工作窗口，但髂血管周围存在脂肪间隙，即提示血管浮动状态，可推移血管组织，扩大工作窗口，为有利因素；③以上情况可以双侧分别进行评估，选择有利因素即可；④双侧均没有足够的工作窗口，经过评估髂血管周围均无脂肪间隙存在，为不利因素，放弃行 LLIF 术，改用其他入路融合术式。

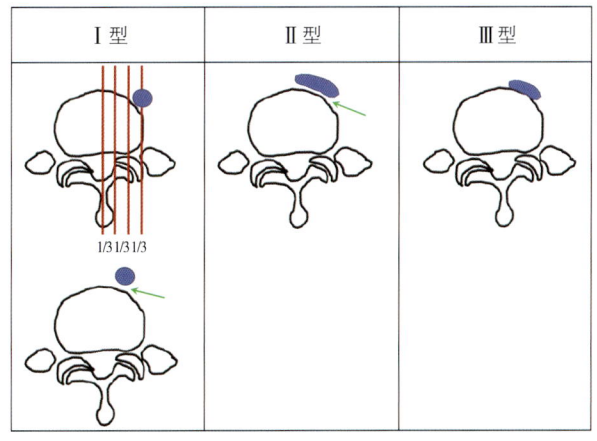

图 4-27　左髂总静脉分布分型

I 型，LCIV 距离椎体轴位中线超过 L5/S1 椎间盘左侧长度的 2/3 或位于浮动位置（箭头所示）；II 型，LCIV 位于 L5/S1 椎间盘左侧长度的 2/3 内，但 LCIV 下有血管周围脂肪组织（箭头所指）；III 型，LCIV 下无血管周围脂肪组织

四、L5/S1 椎间隙的 CLIF 术步骤和技巧

1. 手术体位和切口　　综合评估有利因素与不利因素后，尽量选择有利因素较多的入路侧，体位同第三章第二节和本章第二节，轻微的区别在于可将手术台腰桥位置下移至髂嵴处，以降低入路侧髂骨的阻挡。

非脊柱侧凸畸形病例，C 型臂 X 线机可以得到清晰的正位片和侧位片影像，后续操作相对容易，而脊柱侧凸畸形病例常常只能得到一个椎体（往往为中立椎）的标准正侧位片，中立椎远侧和近侧是两种不同的椎体旋转方向，需要术者在术中留意并根据节段渐变性调整操作角度，L5/S1 节段的旋转方向需要术前评估，要注意往往与主弯的旋转方向相反，此时在松解和植入椎间融合器时，容易斜向对侧椎间孔，从而损伤对侧神经根。建议使用神经电生理监测腰丛神经电位变化情况。

切口的选择考虑两个因素，一是 L5/S1 椎间隙的体表定位，二是髂前上棘位置（图 4-28），因为 CLIF 术的 C 形环拉钩可以随操作者行大角度的自由倾斜，所以切口的前移及上移并不会影响 L5/S1 的暴露和视野。

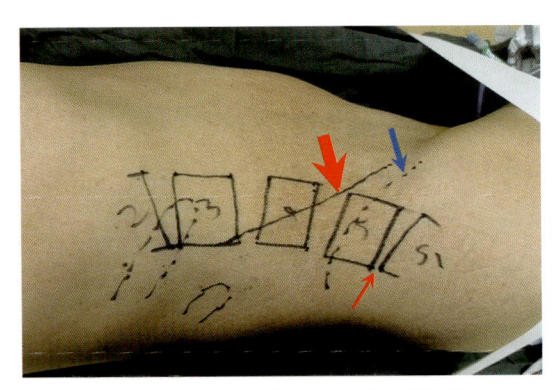

图 4-28 CLIF 术：L5/S1 切口选择

右侧入路 L3/4、L4/5 和 L5/S1 三节段 CLIF 术的体表标记，所画的虚黑线为髂嵴线，髂前上棘在腹侧（蓝色箭头），黑实线为切口（红色粗箭头），最靠近髂骨为髂前上棘处距离 2～3 cm，L5/S1 椎间隙的体表投影在髂嵴下方（红色细箭头）

2. L5/S1 侧方显露步骤　技术的重点在于在 L5/S1 椎间隙操作过程中，如何安全地暴露出侧方纤维环，提供足够的工作窗口，CLIF 术的新型牵开器扮演着重要的作用。所以这里重点介绍如何利用 CLIF 术的 C 形环漂浮式拉钩系统暴露 L5/S1 纤维环过程、细节处理及后续操作中区别于常规 L1-L5 操作的重点环节。

第一步：常规消毒铺巾后，术者站在患者腹侧，切开皮肤，如第三章第二节所述，通过肌纤维牵开而不是切断的方式牵开三层腹肌，进入腹膜后间隙，即可见到腹膜后脂肪。用器械夹持"花生米"纱布将脂肪组织向腹侧推移，过程中见小血管即用双极电凝止血，多次推移以后可暴露出腰大肌。先用食指指腹在腰大肌后方触摸，可触及腰椎横突结构，已大致了解后缘位置，再在生殖股神经前方，腰大肌中前约 1/3 位置，按照体表标记所示位置水平，用指腹顺着腰大肌纤维反复拂动，打开肌筋膜后，向深部可触及的硬性结构为脊柱，还可触及略"凸起"的结构，近端远端的反复拂动可以确认"凸起"，此"凸起"即为椎间隙的侧方纤维环。触及明确的"凸起"结构后可向前方触探，探到"凸起"结构向更深部下陷，此处即为纤维环前方。触探腰椎横突及"凸起"前方的动作要轻柔，可以反复几次来确认。此时术者可以勾勒出大致的解剖结构及界限：后为横突、前为纤维环下陷位置，上下为"凸起"（纤维环）的上下缘。

第二步：用 CLIF 术的宽为 15 mm 的 L 形拉钩，扁平部分顺着腰大肌纤维轻轻拂入原来的间隙，探及"凸起"结构，此时在凸起上缘处，即预估的下终板位置，沿拉钩轴线旋转 90°，使拉钩的平面与椎间隙平行。另一只手用花生米或吸引器向侧方及"凸起"下缘分离剩下的肌纤维，直至暴露出白色的纤维环。反复确认白色的纤维环上，有没有腰丛神经和血管组织，腰丛神经为白色扁平的面条状神经纤维容易确认，若存在，一只手则轻轻前移拉钩，另一只手用"花生米"后推移神经组织，直至神经组织在拉钩下完全移开。髂总静脉压扁后也为白色结构，并不容易辨别，所以要轻抬拉钩，观察白色结构有无充盈状态，没有暗黑色充盈才能进行有创操作，否则继续调整。

第三步：暴露出白色纤维环结构，在确认没有神经及血管组织在拉钩下以后，可以开始进行定位操作：因为拉钩放置位置在椎间隙近端，可直接下椎体钉定位（图 4-29），也可用定位针在椎间盘内定位。在椎间隙近端定位，考虑血管的走行，在 L5 椎体位置血管走行更靠前方，定位钉或椎体钉的打入是有创操作，所以在近端定位更为安全。

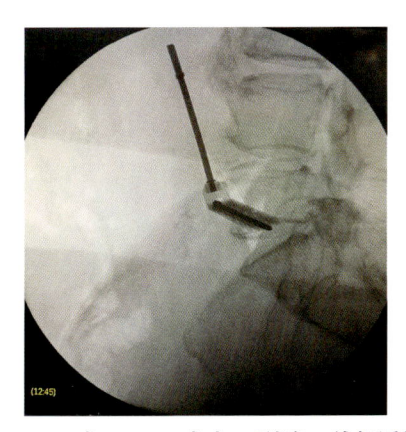

图 4-29 CLIF 术：L5/S1 术中 C 型臂 X 线机透视下定位

可见 L 形拉钩用椎体钉定位于 L5 椎体下终板上缘位置，目标间隙正确，前后位置佳

第四步：L5/S1 目标间隙定位准确后，在 S1 上终板下缘放置另一把 L 形拉钩，需要注意的是，因为下腰椎为腰椎前凸的主要构成部分，所以 L5 椎体和 S1 椎体的位置关系是由前向后的弧形变化过程，所以 S1 上终板下缘的拉钩位置应该较 L5 椎体略向后位移才更为理想，而不是随着躯干轴线向远端放置，会在 S1 上明显偏前，大大增加损伤血管的风险。还有另一种选择就是放置 S1 拉钩时因为有增生骨赘的存在，可不放置椎体钉，用骨赘卡住拉钩，也能达到暴露的目的，以减少有创操作带来的风险。

第五步：组装 C 形环漂浮式拉钩系统（图 4-30），此时可直视下看到纤维环，呈白色隆起状，用尖刀片沿着上下终板做纤维环切开，宽度约椎间融合器大小即可。最小号的撑开器

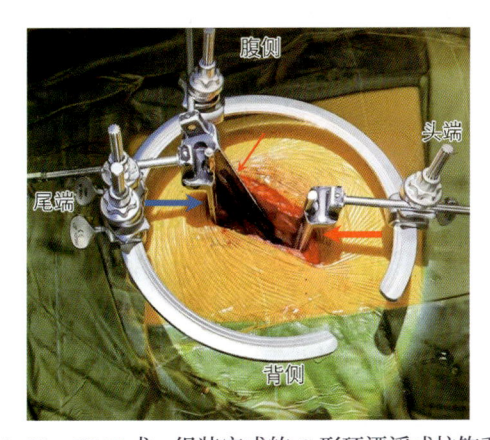

图 4-30 CLIF 术：组装完成的 C 形环漂浮式拉钩系统

红色和蓝色粗箭头所示分别为椎间隙近端和远端 L 形拉钩，平行于椎间隙放置，红色细箭头所示为腹侧拉钩，仅仅阻挡腹膜后脂肪，没有深入腰大肌内，也没有用椎体钉。拉钩倾斜放置为了给操作者让出视野和操作空间

探入椎间隙，执行撑开动作，之后沿椎间隙方向打通对侧纤维环（这一操作需要结合术前评估中对侧血管位置来进行，若对侧血管周围无脂肪间隙，可不予打通，仅仅在骺环上撑开），然后逐级更换撑开器撑开，每一级撑开器都放置在骺环上或者硬化的终板上再行撑开动作，可看到上下椎体有微动存在，此过程需避免暴力撑开造成终板损伤。清理椎间盘及制备植骨床的过程同第三章第二节。

第六步：选择合适的试模后植入同等大小的椎间融合器（图4-31），并且尽量横置。椎间融合器长度不宜过长，避免干扰对侧血管及腰丛神经。置入椎间融合器，经C型臂X线机确认置入位置良好后，逐层缝合切口。因手术创伤小、操作时间短、出血量极少，一般无须放置引流管。

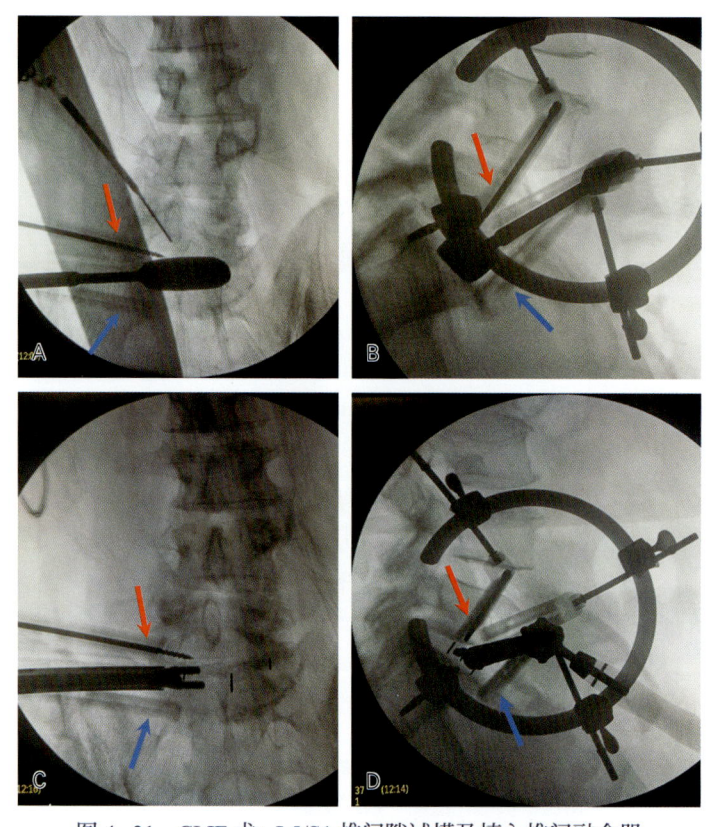

图4-31　CLIF术：L5/S1椎间隙试模及植入椎间融合器

长度45 mm及高度10 mm的试模植入正位片及侧位片（A、B）；同样大小的椎间融合器植入正侧位片（C、D）。图中也可以看到远端拉钩没有采用椎体钉固定（蓝色箭头），整套拉钩系统仅仅采用L5下终板近端一枚椎体钉固定（红色箭头），也能获得满意的视野和安全操作的目的

【典型病例】

患者，男性，70岁，因腰部不适10余年，逐步出现躯干侧前方倾斜，加重伴左下肢麻木2个月经保守治疗无效入院。患者腰背部疼痛晨轻暮重，行走后加重，休息及卧床时缓解，躯干向右前方倾斜，左下肢大腿前方至膝关节以下感觉麻木，左侧股神经牵拉试验阳性。影像学检查显示腰椎侧凸，腰椎管狭窄伴L5/S1滑脱（图4-32）。鉴于①L5存在峡部裂伴L5滑脱，存在不稳因素，若固定融合停止于L5，应力集中在此间隙，将很快加重退变及滑脱；

②L5椎体倾斜（20°），并且参与腰骶弯的构成，当主弯Cobb角矫正后，如果腰骶弯没有相应角度矫正来抵消，将有可能造成躯干向左侧倾斜。即腰骶弯的角度矫正，可以给主弯提供更大的矫正空间。因此在脊柱畸形矫正时需行L5/S1椎间融合，拟行CLIF术。

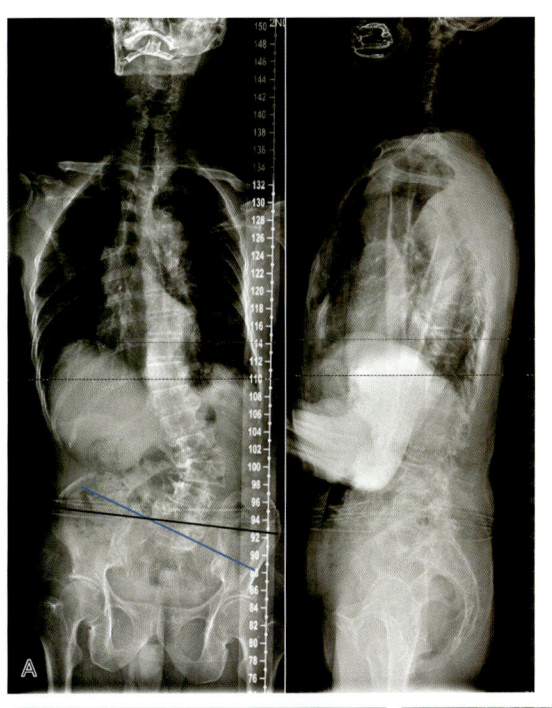

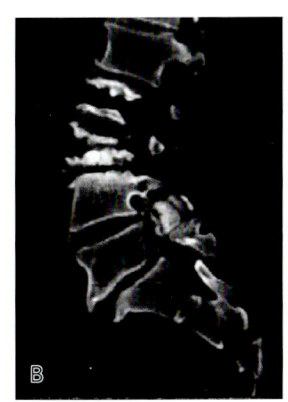

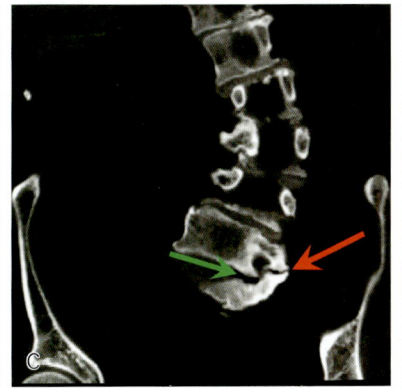

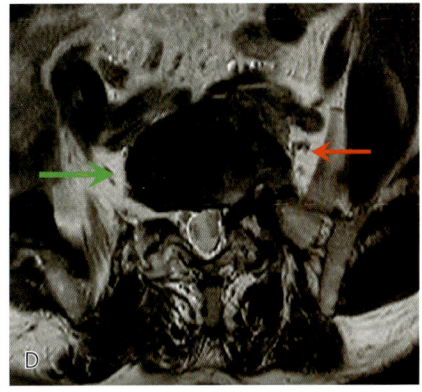

图4-32 L5/S1椎间隙的CLIF术：可行性评估

全脊柱正位X线片示ADS，腰椎主弯向左侧，侧凸顶椎在L3，腰椎Cobb角L1-L4=46°；下腰椎存在腰骶半弯，L4、L5及S1参与该半弯；L5髂前上棘角为20°，右侧为正，左侧为负L5，下终板倾斜线向右上倾斜；全脊柱侧位X线片示L5滑脱Ⅰ°（A）；CT显示L5峡部裂伴L5滑脱（B）；左侧L5下终板和S1上终板硬化（绿色箭头），L5横突与髂骨翼假关节（红色箭头）（C）；右侧L5/S1椎间隙解剖结构较清晰（绿色箭头），左侧较复杂（红色箭头）（D）

进一步分析患者的影像学资料，可以发现L5/S1椎间隙右侧存在行CLIF术有利因素：①侧凸主弯向左，右侧为凹侧，L2～L5椎间隙延长线均向右侧汇聚，且L5下终板延长线向右上倾斜；②冠状面重建示左侧骨赘及终板硬化（绿色箭头），可作为撑开由右向左侧实施椎间隙撑开的支撑点；③尽管L5/S1水平存在L5横突与骶骨翼形成的假关节（红色箭头），但未见明显骨性融合，是可撑开间隙；④血管组织评估中，L5/S1椎间隙右侧存在操作窗口。

予以实施 L2～S1 CLIF 术,并在 2 期行腰髂固定,术后复查患者临床症状恢复良好(图 4-33)。

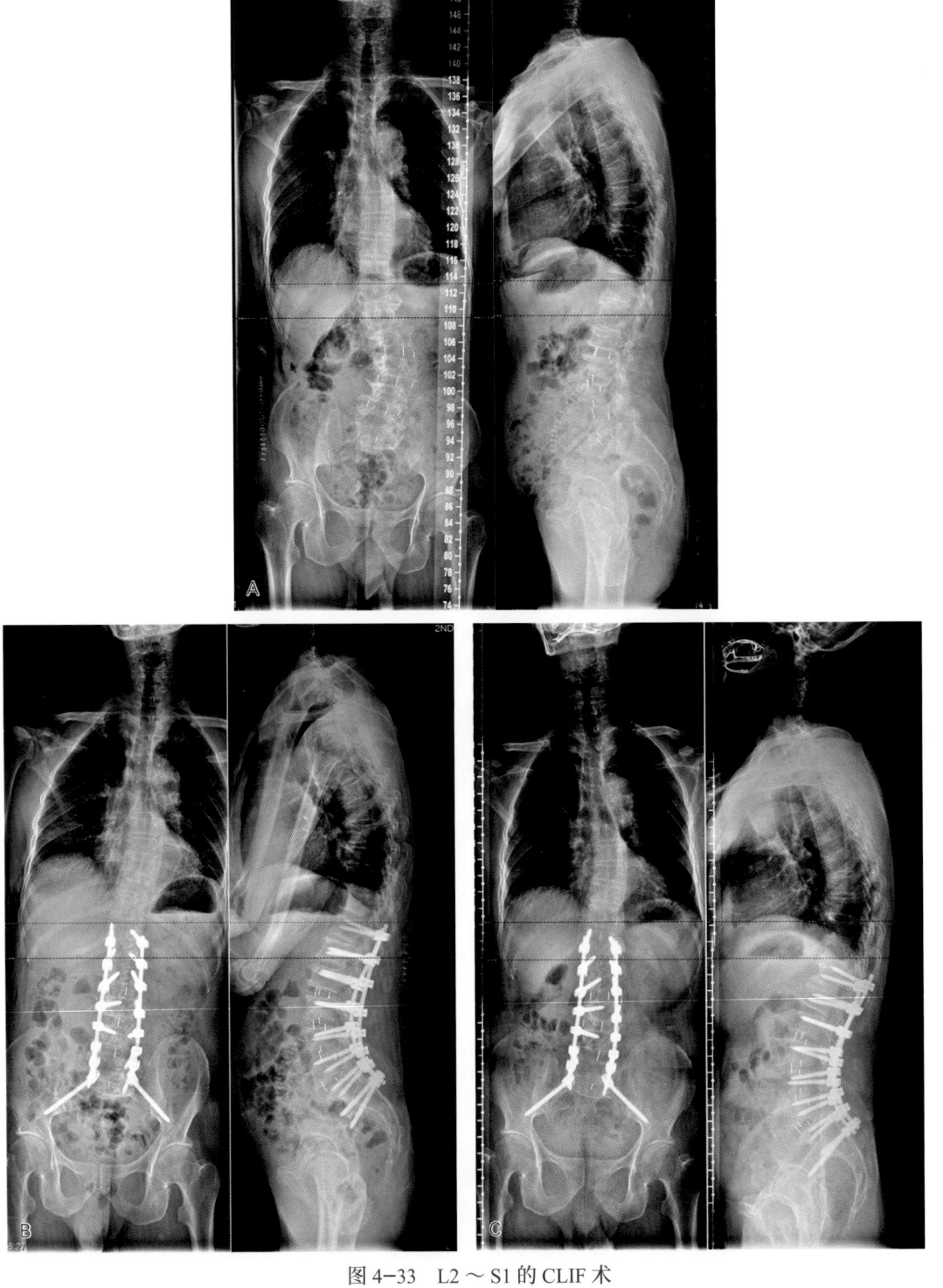

图 4-33　L2～S1 的 CLIF 术

L2～S1 的 CLIF 术后 (A);2 期后路 T12～S1 固定,并行腰髂固定 (B);1 年后复查 (C)

【结论】

LLIF 术用于 L5/S1 椎间融合是一项极具挑战的外科技术，由于该部位的解剖结构复杂，重要的大血管神经结构众多，手术风险极大。正确个体化分析解剖学上的有利因素和不利因素，掌握手术操作技巧对手术成功具有决定性影响。

(徐正宽)

本节参考文献

1. WOODS K, BILLYS J, HYNES R. Technical description of oblique lateral interbody fusion at L1-L5 (OLIF25) and at L5-S1 (OLIF51) and evaluation of complication and fusion rates. Spine J, 2017, 17(4): 545−553.
2. XU J, CHEN E, WANG L, et al. Extreme lateral interbody fusion (XLIF) approach for L5-S1: Preliminary experience. Frontiers in Surg, 2022, 9: 995662.
3. CHUNG N S, JEON C H, LEE H D, et al. Preoperative evaluation of left common iliac vein in oblique lateral interbody fusion at L5-S1. Euro Spine J, 2017, 26(11): 2797−2803.
4. XU Z, LI F, CHEN G, et al. Reassessment system and staged surgical strategy with minimally invasive techniques for treatment of severe adult spinal deformities. World Neurosurg, 2019, 126: E860−868.
5. ZHENGKUAN X, QIXIN C, GANG C, et al. The technical note and approach related complications of modified lateral lumbar interbody fusion. J Clin Neurosci, 2019, 66: 182−186.
6. LI H, XU Z, LI F, et al. Does lateral lumbar interbody fusion decrease the grading of Lenke-Silva classification and determine the optimal fusion level in severe adult degenerative scoliosis? World Neurosurgery, 2020, 139: E335−344.
7. 邱勇，王斌，朱锋，等. 退变性腰椎侧凸的冠状面失衡分型及对截骨矫正术式选择的意义. 中华骨科杂志，2009, 29(5): 418−423.
8. ORITA S, SHIGA Y, INAGE K, et al., Technical and conceptual review on the L5-S1 oblique lateral interbody fusion surgery (OLIF51). Spine surg Related Res, 2021, 5(1): 1−9.
9. MISCUSI M, TRUNGU S, RICCIARDI L, et al. The anterior-to-psoas approach for interbody fusion at the L5-S1 segment: clinical and radiological outcomes. Neurosurg Focus, 2020, 49(3): E14.

第四节
侧路胸腰段脊柱显露技术

胸腰椎交界处（T11～L2）脊柱位于胸腔和腹腔两个腔室的交界区，横膈位于两腔室之间，起到分隔胸腔和腹腔的作用，给脊柱外科医生进行侧入路手术时带来了解剖难题。常规开放手术显露该区段时，常常会同时打开胸腔和腹腔，对患者的手术创伤较大[1]；同时，由于需处理膈肌，增加了手术的复杂程度；受到肋骨的阻挡，使手术显露更加困难[2]。侧路胸膜后和腹膜后胸腰段脊柱显露是微创显露胸腰段脊柱的有效和安全的方法[3]。

一、胸腰段脊柱显露相关解剖学概要

1. 前、外侧腹壁结构　　腹壁最表层肌肉的为腹外斜肌，起源于底部6根肋骨，从肋骨尾部和中部向前、向下延伸，止于髂嵴前部、耻骨和腹白线；腹内斜肌从髂前嵴下方、髂腰肌和胸腰筋膜的内侧发出，向上、向内侧延伸，止于底部3根肋骨；腹横肌是腹壁最深的肌肉层，与腹内斜肌共同起始，向前延伸至腹白线，并在上方与膈肌纤维相互交叉；最深层是横肌筋膜，其上端向上延续，最终与膈肌筋膜合并，覆盖膈肌的腹侧面[4]。

2. 前、外侧胸壁结构　　胸壁外侧最浅表肌肉是背阔肌，起源于T7～L5的棘突和髂后嵴，形成一块披肩状肌肉，向上、向外延伸，并汇合成肌腱，止于肱骨内侧结节间沟的底部；下一层是腹外斜肌，如前所述，位于第7～12肋骨底部；肋骨之间为肋间外肌和深层的肋间内肌；第11和第12肋之间的骨肋间内肌深层为膈肌；在第11肋骨深层为胸内筋膜，向内与横膈筋膜融合，成为覆盖膈肌的深筋膜，再内层则为壁层胸膜（图4-34）。胸内筋膜与肋骨内侧缘骨膜较为紧密相连，容易从第11和第12肋骨上分离；当肋骨切除后可将骨膜与胸内筋膜作为同一结构，并在其与膈肌之间构建胸膜后间隙[4]。

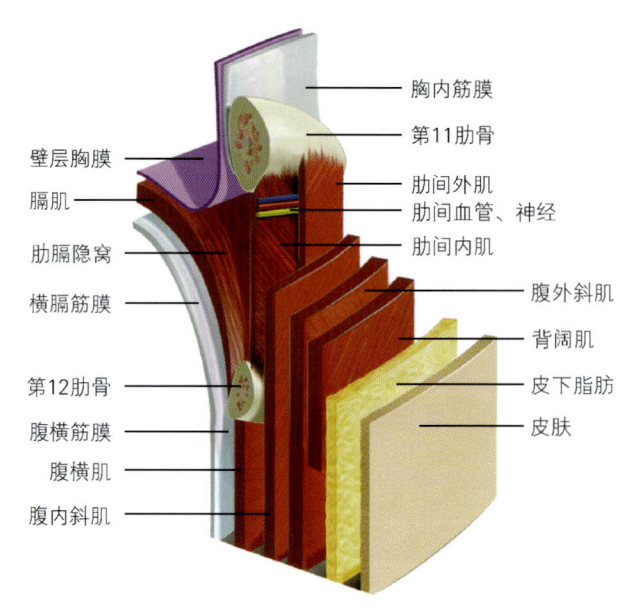

图4-34　前、外侧胸壁和腹壁各层肌肉及筋膜

3. 横膈及其附着结构　　横膈是一扁薄阔肌，呈凸顶穹隆状，将腹腔与胸腔分隔开。横膈的腹侧面被横膈筋膜覆盖，其外侧缘与腹横筋膜相连；胸侧面被壁胸膜和心包覆盖。横膈膜前外侧连接到第7和第8肋骨的内表面，后外侧连接至第11和第12肋骨的内表面。后侧附着于胸腰段脊椎前外侧面，分别由以下重要的附着结构组成：内外侧弓状韧带和中线的膈肌脚。其中，外侧弓状韧带跨越腰方肌，在内侧附着于L1横突，外侧附着于第12肋骨的下缘；内侧弓状韧带跨越腰大肌，外侧附着于L1的横突，内侧附着于膈肌脚；左侧膈肌脚通常延伸至L2椎体，而较宽的右侧膈肌脚延伸至L3。横膈的附着见表4-2[4]。

表 4-2　横膈的附着

部位	附着
前侧（胸骨侧）	胸骨剑突、腹横肌腱膜
外侧（肋骨侧）	前外侧第 7 和第 8 肋骨的内侧，外侧第 9 和第 10 肋骨，后外侧第 11 和第 12 肋骨
后侧（脊柱侧）	内侧和外侧弓状韧带，近脊柱中线的左侧和右侧膈肌脚

4. 胸腰段的体腔结构　胸腰段脊椎纵跨腹腔和胸腔，横膈是分隔这 2 个腔室的主要解剖结构。在腹腔和胸腔内，根据不同的胚胎起源，分成两种不同的腔室：体腔，由腹腔和胸腔组成；体腔外间隙由腹膜后间隙和胸膜后间隙组成[4]。研究表明腹膜后间隙和胸膜后间隙是连续的，只有膈肌将它们分隔。因此，只要将膈肌与第 11 和第 12 肋骨的外侧连接切开，游离膈肌及其连续的壁层胸膜，两个体腔外间隙将会连接为一个腔隙。壁层胸膜自身折返处，与膈肌通过疏松结缔组织相连，形成一潜在性腔隙，称为膈肌后间隙。在肋膈部，形成肋膈隐窝（图 4-35）[5]。该间隙易于分离，扩张后可置入各种微创拉钩，便于侧路腰椎手术操作，是实施胸腰段脊柱侧方入路的重要腔隙。

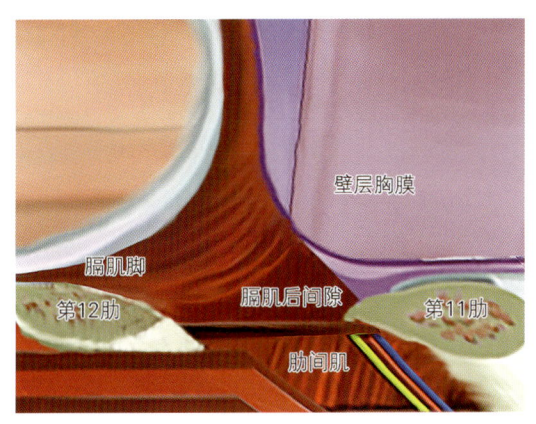

图 4-35　膈肌后间隙示意图

二、手术步骤和技巧

1. 手术体位和入路选择　患者全身麻醉，体位根据手术的目标所选择的入路侧别而确定，左、右侧均为可选。因左侧大动脉在术中容易辨认，且右侧腹腔内有肝脏阻挡，一般情况可选择右侧卧位，左侧入路。通常第 10 肋骨对应 T12 椎体平面，第 11 肋骨对应 L1 平面，第 12 肋骨对应 L2 平面（图 4-36）。手术切口平面的选择可据此作出初步的判断，确定需切除的肋骨，并设计相应的手术切口（表 4-3）[6, 7]。

2. 皮肤切口和肋骨处理　完成体位摆放后，需做 C 型臂 X 线机透视，再次确定目标椎体、椎间隙，并在进行体表标记。以 T12/L1 椎间隙为例，在胸壁正侧方，以腋后线与第 10 和第 11 肋骨之间交点作为中心，上下延长，做长 6～8 cm 斜切口，切开皮肤、皮下组织。使用单极电灼法，横断肋骨上的肌肉。并将选定肋骨骨膜切开，显露肋骨。行上顺下逆的骨膜剥离，用条形纱布分离肋骨，注意保护肋间神经及血管。切除部分第 11 肋骨中段 6～8 cm（图 4-37）。

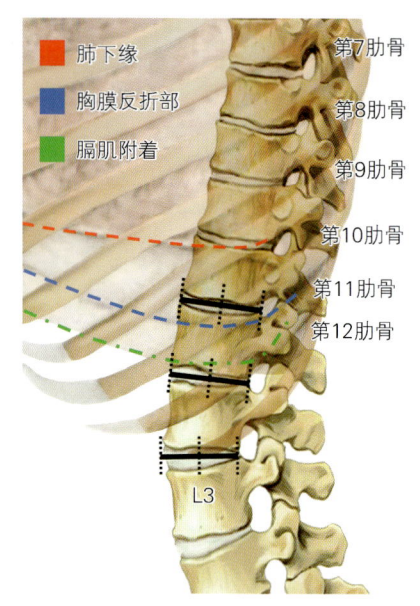

图4-36 胸腰段脊柱和胸膜反折对应的肋骨

胸腰段脊柱各间隙的侧方对应于不同的肋骨：T12/L1椎间隙对应第10肋骨，L1/2椎间隙对应第11肋骨，L2/3椎间隙对应第12肋骨尖端，在微创侧路胸腰段脊柱显露时，需处理相对应的肋骨

表4-3 胸腰段手术入路选择表

施术节段	手术切口	入路腔隙
T10/11椎间隙	第10～11肋骨间（67%），第9～10肋间（33%）	胸膜后间隙
T11/12椎间隙	第11～12肋骨间（17%），第10～11肋间（83%）	胸膜后间隙
T12/L1	第11～12肋骨间隙（67%），第10～11肋间（33%）	膈肌后间隙（游离膈肌，并将其推向前方）
L1椎体及上下椎间隙	第11肋骨部分切除	膈肌后间隙联合腹膜后间隙
L1/2、L2椎体	第12肋骨头端（17%），第11～12肋骨间隙（83%）	腹膜后间隙，手术通道需向头侧倾斜
L2/3椎间隙	第12肋骨下缘（100%）	腹膜后间隙

第11肋骨及以上为膈肌上平面，当切除第11肋骨及以上的肋骨后，直接向深部解剖就会损伤胸膜，进入胸腔。显露肋骨床后，需要仔细辨认深部的胸膜反折部和膈肌的交界线（图4-38）。沿肋骨骨膜床和第11～12内侧肋间肌前方做钝性分离，到达肋椎关节后，即可进入胸膜后间隙；向远端再行钝性分离就可达到膈肌的内侧弓状韧带。

3. 膈肌处理和膈肌后间隙显露　　游离膈肌是显露膈肌后间隙最为重要的步骤[8]。根据需处理目标椎体或椎间隙的平面以及术野显露中胸膜返折部的高低，选择以下的膈肌处理和膈肌后间隙的显露方式。

（1）直接膈肌后间隙显露法（由上向下技术）　　当胸膜返折部较低位时可采用本技术[9]，即先显露胸膜后间隙。在切除肋骨后，用示指向近端胸肋关节方向，沿第11和第12肋骨床行骨膜下剥离，逐步分离胸膜后间隙并将壁层胸膜向前推开，显露T12椎体侧方，沿椎体侧壁和T12/L1椎间盘向尾侧继续钝性剥离，至膈肌在腰大肌附着部和第12肋骨上缘的内、外

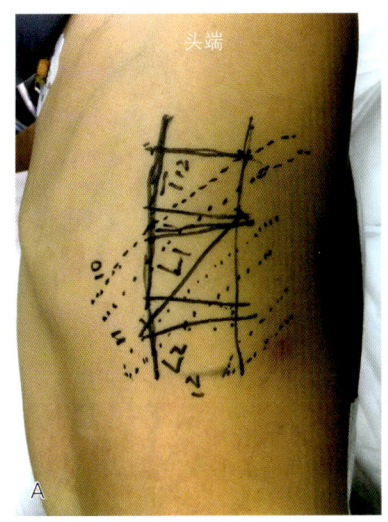

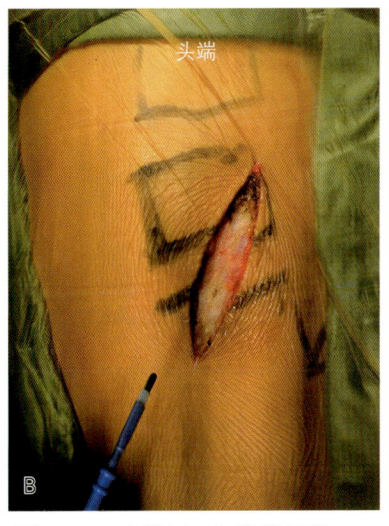

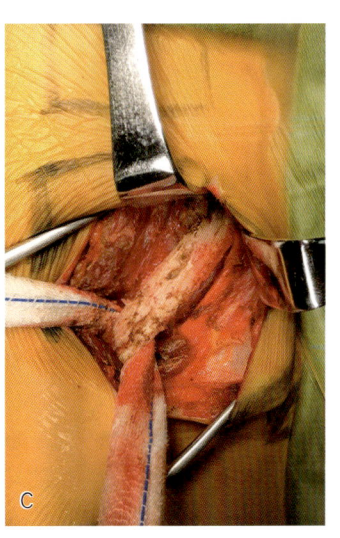

图 4-37 皮肤切口和肋骨显露

行侧方 L1 椎体显露，皮肤标记和定位（A）；切开皮肤皮下组织（B）；显露和游离第 11 肋骨（C）

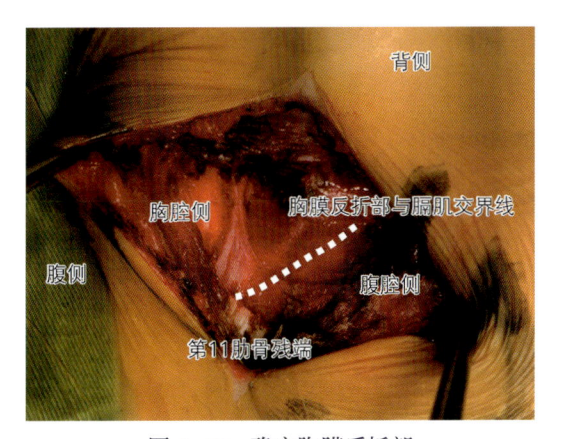

图 4-38 确定胸膜反折部

侧弓状韧带，一般切开内外侧弓状韧带，并将膈肌推向前方，即可较为充分显露 T12L1 椎间隙，若需显露 T12 或 L1 椎体的前方，则可将附着在 L1 椎体侧前壁的膈肌脚前推，并予以切断，以便进一步扩大该间隙（图 4-39）。必要时，顺肌纤维方向劈开腰大肌，骨膜下剥离，显露 L1 椎体侧方。显露过程中应注意椎体的节段血管。

(2) 经腹膜后间隙膈肌后间隙显露法（由下向上技术） 当胸膜返折部较高位时，可先显露腹膜后间隙，在由下向上显露膈肌后间隙[5, 10, 11]。具体操作步骤如下：先行第 11 肋骨显露，钝性分离肋骨床后，可显露在第 11 肋骨的膈肌和胸膜反折部交界区，将附着在第 11 肋骨的胸膜返折部连同部分膈肌牵向近端；同一切口中再经肾周脂肪囊外钝性分离，进入膈肌下的腹膜后间隙，显露腰大肌内上缘的膈肌脚和内侧弓状线；切开弓状线和膈肌脚椎体附着点，并切开附着于第 12 肋骨的膈肌附着，与近端的显露间隙交通，即可显露膈肌后间隙。

(3) 经胸膜外膈肌后间隙显露法 用于显露 T11 和 T11/12 椎间盘。理论上可行，但由于此处壁层胸膜菲薄，极易损伤，终成为经胸腔入路，一般较少采用。

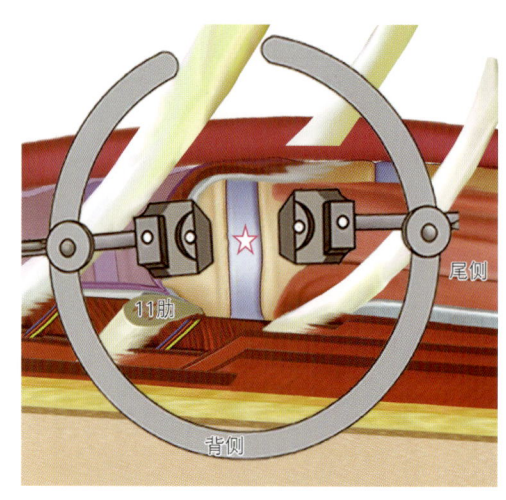

图 4-39　膈肌后间隙显露

显露膈肌附着点和膈肌后间隙，扩大膈肌后间隙（☆表示），安放 C 形环漂浮式拉钩系统

4. 建立工作通道及椎间盘或椎体的病灶操作　在特制拉钩辅助下，将腰大肌从前向后分开，并连通膈肌后间隙，完成病椎和椎间盘显露，一般可显露 T12 至 L2 椎体侧方和前方结构。必要时向尾侧扩大切口及腰大肌的分离，可显露更多的节段（图 4-40）。然后，锚定螺钉将拉钩固定在相应椎体上，用 C 形环将拉钩组装成工作通道。C 型臂 X 线机透视最后确定目标椎间隙和病椎。由于所有操作均在直视下进行，显露过程中如见肋下神经、交感神经链和生殖股神经等，直视下予以避开。必要时，术中使用神经电生理监测，避免劈开腰大肌时神经发生损伤。

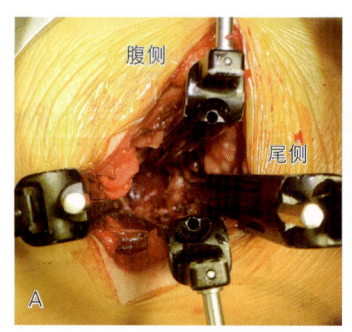

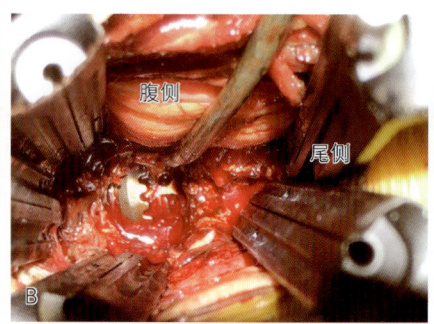

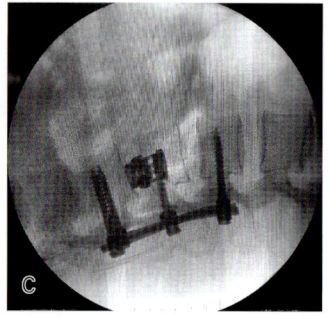

图 4-40　L1 椎体骨折采用 CLIF 术行部分椎体切除

采用 CLIF 术显露侧方 T12～L2 椎体，行 L1 部分椎体切除、减压（A）；置入人工椎体（B）；C 型臂 X 线机透视下确认人工椎体位置（C）

5. 关闭切口　逐层缝合切口。对于单间隙操作，一般无须放置引流管。但当出现以下情况则应放置引流：①椎体次全切除；②多节段椎间隙施术；③术中出血量较多；④疑有胸膜破裂。

三、手术操作注意事项

1）术者应熟悉局部解剖。
2）手术野需暴露清晰，仔细辨认胸膜返折部、膈肌角和腰大肌等解剖结构。

3）避免长时间持续牵拉、撑开腰大肌是避免腰丛和生殖股神经损伤的办法之一。

4）控制出血量亦是需要注意的关键点。当作椎体次全切除时会有较多的出血，笔者的体会是先切除伤椎上位相邻椎间盘组织，用咬骨钳及髓核钳较迅速地进行椎体次全切除减压；可用骨蜡及明胶海绵封堵骨槽，减少伤椎出血；进行有限椎体切除，达到减压的目的即可，以尽量缩短手术时间，减少出血，即根据下位终板完整性确定是否行前路单节段重建。

四、适应证和禁忌证

1. 适应证

1）单节段 L1 或 L2 骨折前中柱损伤合并椎间盘损伤。

2）载荷分享评分 ≥ 7 分，已行后路固定手术、需要行前路减压和前中柱支撑与重建的患者。

3）ASD 需行胸腰段椎间松解。

2. 禁忌证

1）存在明确手术禁忌。

2）合并腹腔及盆腔外伤。

3）合并严重骨质疏松质症。

4）胸腰段手术史及腹膜后手术史。

五、技术优势

传统前路重建手术常采用低位肾切口或倒"八"字切口，通过胸腹联合入路进行病椎显露。该类开放手术入路存在切口长、耗时长、失血多、创伤大和并发症多等缺点，一定程度限制了前路重建手术的应用。侧路椎间融合术主要包括腰大肌前方入路的 OLIF 术及 XLIF 术。尽管这些微创技术可避免传统前路开放手术的多种弊端，但仍存在腹内脏器、大血管、腰丛神经、交感神经损伤的风险。

为进一步提高 LLIF 术的安全性，笔者自行研发一种改良微创侧路椎间融合术，并应用于胸腰段脊柱显露中[12,13]。该手术显露的优势在于：

1）体腔外间隙显露，显露中把壁层胸、腹膜从胸壁或腹壁直接剥离，并向前推开，在膈肌后间隙、腹膜后间隙和胸膜后间隙中显露脊柱。避免了常规的开放切口通过胸腰段体腔入路，显露中必须穿过两次壁层腹膜或胸膜，一次通过其附着物进入腔壁，一次穿过其在脊柱侧面的覆盖物。避免了胸腹腔的体腔暴露，减少了手术创伤，手术技术简化，并发症发生率较低。

2）通过可扩张通道直视下对脊柱前、中柱进行操作，有效避免肋下神经、胸膜、腹膜和腹腔脏器、大血管直接损伤等风险，提高手术的安全性。

3）本手术切口仅约 6 cm，术中出血较少，术后无须放置引流管，伤口疼痛程度轻，持续时间短。

4）手术切口暴露及腰大肌的分离均是钝性纵向分离，而不是采用传统的 XLIF 术扩张通道盲目逐级扩大，经通道组织损伤风险大大降低。

（李浩　陈其昕）

本节参考文献

1. MCCORMICK P C. Retropleural approach to the thoracic and thoracolumbar spine. Neurosurgery, 1995, 37(5): 908-914.
2. URIBE J S, ARREDONDO N, DAKWAR E, et al. Defining the safe working zones using the minimally invasive lateral retroperitoneal transpsoas approach: an anatomical study. J Neurosurg Spine, 2010, 13(2): 260-266.
3. YEN C P, URIBE J S. Mini-open lateral retropleural approach for symptomatic thoracic disk herniations. Clin Spine Surg, 2018, 31(1): 14-21.
4. DAKWAR E, AHMADIAN A, URIBE J S. The anatomical relationship of the diaphragm to the thoracolumbar junction during the minimally invasive lateral extracoelomic (retropleural/retroperitoneal) approach. J Neurosurg Spine. 2012, 16(4): 359-364.
5. STRAUS D, TAKAGI I, O'TOOLE J. Minimally invasive direct lateral approach to the thoracolumbar junction: cadaveric analysis and case illustrations. J Neurol Surg A Cent Eur Neurosurg, 2015, 76(1): 56-62.
6. SUN J C, WANG J R, LUO T, et al. Surgical incision and approach in thoracolumbar extreme lateral interbody fusion surgery. Spine, 2016, 41(4): E186-190.
7. HUANG S, CHRISTIANSEN P A, TAN H, et al. Mini-open lateral corpectomy for thoracolumbar junction lesions. Neurosurg (Hagerstown), 2020, 18(6): 640-647.
8. BAAJ A A, PAPADIMITRIOU K, AMIN A G, et al. Surgical anatomy of the diaphragm in the anterolateral approach to the spine: a cadaveric study. J Spinal Disord Tech. 2014, 27(4): 220-223.
9. EL SAGHIR H. Extracoelomic mini approach for anterior reconstructive surgery of the thoracolumbar area. Neurosurgery, 2002, 51 (5 Suppl): S118-122.
10. SCHEUFLER K M. Technique and clinical results of minimally invasive reconstruction and stabilization of the thoracic and thoracolumbar spine with expandable cages and ventrolateral plate fixation. Neurosurgery, 2007, 61(4): 798-808.
11. XU D S, WALKER C T, FARBER H, et al. Surgical anatomy of minimally invasive lateral approaches to the thoracolumbar junction. J Neurosurg Spine, 2022, 36: 937-944.
12. 李方财, 陈其昕, 陈维善. 改良侧入路腰椎椎间融合术及其临床应用. 中华骨科杂志, 2018, 38(4): 212-219.
13. 李浩, 张宁, 陈刚, 等. 改良微创侧方椎间融合术在胸腰段骨折合并椎间盘损伤前路支撑与重建中的应用. 中华创伤杂志, 2019, 35(9): 796-803.

第五节
侧路腰椎钢板内固定技术

临床研究表明，LLIF 术中只放置椎间融合器不使用内固定可能会增加椎间融合器下沉和植骨不融合的风险，发生率可高达近 30%，甚至可以导致间接减压失败。如果缺乏内固定保护作用，术后椎间融合器的下沉将导致椎间隙高度再次降低，复发风险增加[1]。因此，对于术前伴有明显椎体不稳，骨质疏松及术中终板损伤的患者应该考虑增加内固定，提高融合节段的术后即刻稳定性，减少椎间融合器下沉的风险，促进植骨融合，以免术后发生椎间融合器移位或者融合失败的严重并发症。目前临床上常用的后路内固定有：椎弓根螺钉、皮质骨轨迹螺钉、关节突螺钉、棘突间内固定；侧路内固定主要有侧方钉棒、侧方钢板、一体化椎间融合器等，本节主要以侧方钢板为例介绍侧路腰椎内固定的理论和技术。

一、生物力学研究

1. 大体实验生物力学研究 Lai 等使用了 6 例人体腰椎标本进行多向 7.5 Nm 的纯力矩试验，研究发现在 L2/3 和 L3/4 节段的轴向旋转中，侧方钢板固定和单侧椎弓根钉棒固定之间存在相似的活动范围（range of motion，ROM）减少，但是在屈伸时椎弓根钉棒固定比侧方钢板固定可以降低更多的节段活动度；在 L4/5 节段的屈伸和轴向旋转的研究中发现，无论单双侧的椎弓根钉棒固定的 ROM 减少均显著高于侧方钢板，且双侧椎弓根钉棒固定的稳定性要高于单侧椎弓根钉棒固定。而在侧凸稳定性研究中发现，L2～L5 节段里，侧方钢板可以获得与单侧椎弓根钉棒固定相似的固定效果[2]。

Metzger 等使用 12 例人体标本使用追踪三维运动学专门研究了 L2/3 节段使用各种辅助固定装置后的关节稳定效果，在将 L2/3 节段归一化到完整状态后发现，使用侧板并棘突板联合固定后获得了左右侧凸，左右旋转以及屈伸方向的生物力学稳定性[3]。

DenHaese 的大体研究细化了侧板棘突板联合固定的类型，该研究发现 4 枚螺钉的侧板合并棘突板联合固定可以获得与双侧椎弓根钉棒固定相同的屈伸、侧凸和旋转的关节生物力学稳定性，4 螺钉的侧板固定对比 2 螺钉的侧板固定获得了更多的在屈伸方向的稳定性，这有望解决侧板固定的在屈伸方向固定的弱势[4]。

2. 有限元法生物力学研究 Liu 等在三维有限元模拟骨质疏松的多节段 LLIF 分析中报道单独椎间融合器（10%～75.1% 的 ROM 复位）和侧方钢板（23.9%～86.2% ROM 复位）对多节段 LLIF 装置的 ROM 活动度限制不足，而侧路椎间融合器联合双侧椎弓根钉棒固定（66.7%～90.9% ROM 复位）或单侧椎弓根钉棒固定（45.0%～88.3% ROM 复位）固定提供了更好的生物力学稳定性[5]。

也有学者采用三维非线性有限元模型进行分析[6]，设置 400 N 的轴向压缩力，和 7.5 Nm 的扭矩，模拟前屈、后伸、左弯、右弯和左右轴向旋转运动，在终板应力分析中，研究发现不同节段屈伸时侧方钢板固定对比双侧椎弓根钉棒固定有着相同，甚至更好的减少终板应力作用；在左右侧凸时侧方钢板固定的终板应力减少效果低于双侧椎弓根钉棒固定；值得注意的是，在左右旋转时对比双侧椎弓根钉棒固定效果，侧方钢板固定的终板应力减少效果与旋转方向有关。而在不同节段的生物力学稳定性分析中，L2/3 节段里，侧方钢板固定对比双侧椎弓根钉棒固定，屈伸活动度固定效果明显差于单侧椎弓根钉棒固定。而 L4/5 节段里，侧方钢板固定和椎弓根钉棒固定都提供了较好的生物力学稳定性。

大体实验和有限元法均有一定的优缺点。体外实体实验标本更接近于人体，但其可重复性差，肌肉韧带等组织易疲劳；有限元法可以人为控制实验条件和重复操作，但有限元模型忽略了肌肉组织的作用。但其结果反映出来的趋势对于临床应用仍有一定的指导意义。

二、优势和不足

后路椎弓根螺钉内固定仍然是目前临床应用"金标准"，可有效维持手术节段的三柱稳定性，既限制了手术节段的侧屈和左右旋转运动，也分担了椎间融合器应力，为植骨融合创造一个稳定的外环境，减少椎间融合器沉降发生率[7, 8]。但是后路内固定需要增加手术步骤及切口，延长了手术时间，患者术后多裂肌和竖脊肌萎缩、脂肪浸润率增加。除此之外，术中可能需将患者从侧卧位调整为俯卧位，同时在调整体位的过程中有发生椎间融合器移位、气管导管脱出的风险。侧路腰椎内固定则无须改变术中体位和增加额外的切口，最大限度地减少了手术总时间、出血量、放射学暴露及软组织损伤。由于 LLIF 间接减压手术技术保留了前方的椎间盘、前纵韧带、后方韧带复合体、关节突等后方稳定结构，同时大尺寸椎间融合器的应用也可提供部分前方稳定，给侧路内固定的应用带来了发展空间[9]。此外，侧路腰椎内固定不会扩大术中切口，并在轴向和冠状面上提供即刻的稳定性。为了不增加额外的手术，越来越多的研究考虑采用替代的、侵入性较小的方法，以实现 LLIF 的稳定性。由于侧路腰椎内固定可以通过在与椎间融合器相同的手术通道放置，可更好发挥这一术式的技术优势，经济成本也大大降低。

由于侧方钉棒系统的螺钉尾部突出于椎体表面较高，有可能会引起周围的腰大肌、血管和生殖股神经的慢性刺激而出现相应并发症，并且侧方钉棒内固定的置入也需要更多的操作空间，通道附近解剖结构的损伤风险会增加[9]。而侧方钢板由于切迹较低，边缘圆钝，螺钉尾部可埋入钢板，对周围组织干扰较小，置入方便，更易被患者和术者接受[10]。两孔侧方钉板内固定可使腰椎侧凸活动度显著减少，轴向旋转活动度减少，在维持轴向和冠状面稳定具有固有优势，可以降低侧凸时椎间融合器及终板应力。但是多节段的侧方钢板固定限制腰椎活动度能力明显弱于双侧或单侧椎弓根螺钉，可能无法完全满足腰椎术后即刻稳定性的要求。侧方钢板内固定应用需要选择合适的患者，单节段或双节段退行性腰椎病变的患者可能是其合适人群。

三、适应证和限制

1. 适应证 腰椎侧方钢板（Mount 侧路固定钢板）可用于 LLIF 术中，作为 LLIF 术的辅助方法，能增加椎间融合器施术节段的稳定性，预防椎间融合器下沉、移位。Mount 侧路固定钢板的手术适应证如下：

1) 伴有不稳定的腰椎管狭窄症。
2) 腰椎滑脱症（退行性滑脱，滑移＜Ⅱ°）。
3) 邻椎病。
4) LLIF 术中非计划性前纵韧带切断等，导致节段性失稳（图 4-41）。

2. 限制 目前的侧路腰椎内固定系统在生物力学稳定性上仍劣于后路经椎弓根螺钉固定系统，尚无法完全替代后路经椎弓根螺钉固定。侧路腰椎钢板内固定术的限制如下：

1) 合并骨质疏松：骨质疏松的椎体置入螺钉后局部应力增加，会增加椎体骨折的风险，导致椎间融合失败。
2) 小关节源性或多源性腰痛，无法缓解，需另行增加后路固定手术。
3) 有一定的学习曲线和技术要求，增加了手术操作难度，有增加手术入路并发症的风险。

四、手术步骤和技巧

1. 手术体位和切口设计 与常规 LLIF 术相同。应注意手术切口略大于常规 LLIF 术。以便为放置钢板和固定螺钉提供良好的操作和视觉空间（图 4-42）。

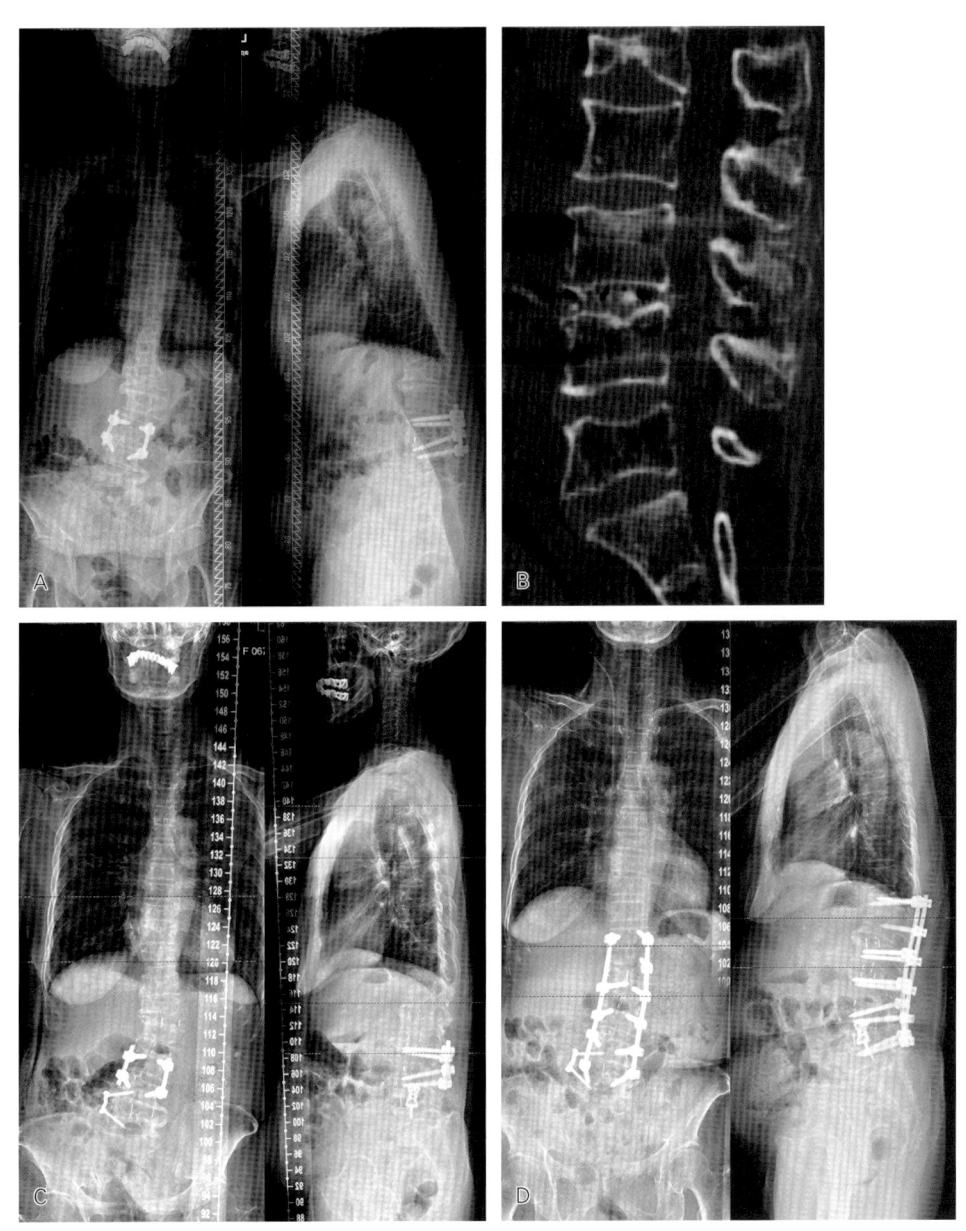

图 4-41　LLIF 术非计划前纵韧带切断导致不稳定

患者，女性，67岁。腰椎3/4节段减压内固定术后7年。近2年来出现腰痛，合并躯干前倾。影像学检查显示腰椎侧后凸，矢状面失平衡（A，B）；1期施行L1/2、L2/3、L4/5 LLIF 术，术中L4/5出现非计划性前纵韧带切断，L4/5出现极度不稳定。为预防椎间融合器移位，予侧方钢板固定（C）；1周后施行2期后路经椎弓根螺钉固定（D）

2. 椎间融合器置入　　椎间盘处理后应尽可能将椎体侧方的骨赘用磨钻削除，磨平整，宽度略大于钢板的宽度，为钢板制作良好的着床部位。根据手术设计进行椎间融合器置入。应注意需将椎间融合器置入略低于椎体边缘约 2 mm。

3. 侧方钢板安放

1）固定在椎体上的拉钩对钢板螺钉置入会造成阻挡，需拆除锚定螺钉，使拉钩可适度移动。

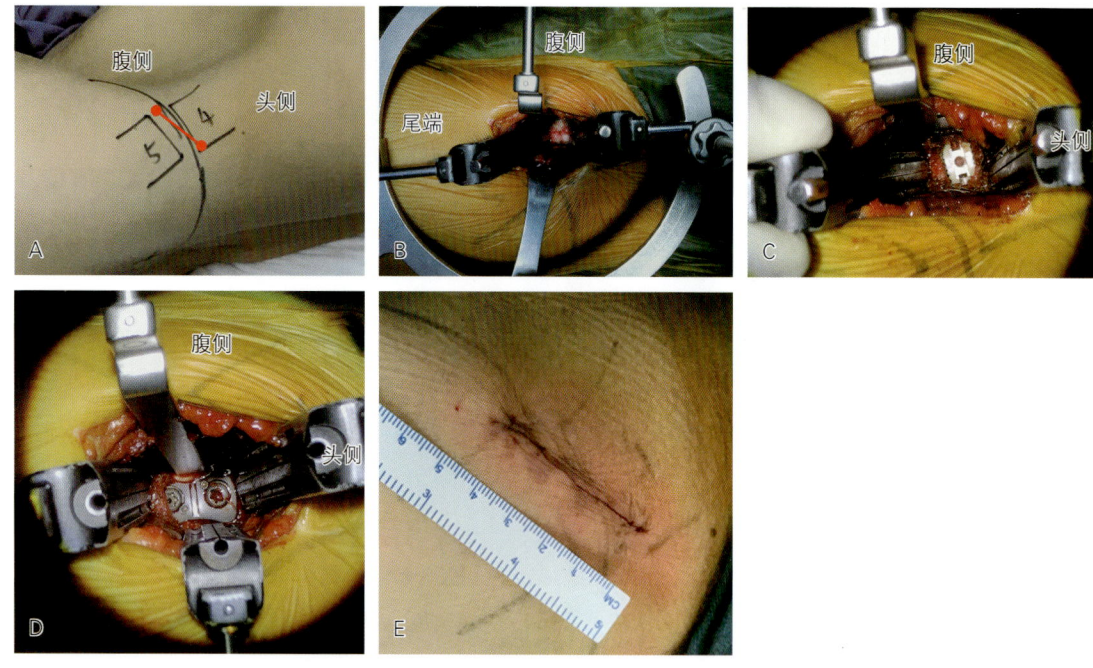

图 4-42 侧路腰椎钢板内固定技术

侧路切口设计，红色线条（A）；建立工作通道（B）；置入椎间融合器（C）；置入侧方钢板（D）；手术切口小（E）

2）选择合适大小的 Mount 侧路固定钢板，在椎体侧壁的着床部位放置钢板，安放时注意钢板应与腰椎纵轴平行，过多的倾斜容易发生螺钉置入的靠前或靠后的误置。

3）沿椎体边缘钻孔，并置入螺钉（图 4-43），此时应注意螺钉的拧入方向，应向椎体侧倾斜，使螺钉呈约 15°左右的角度置入，这样使钢板起到张力带的作用。置入螺钉时应注意若向椎体侧偏移容易损伤节段血管，而向椎间盘偏移则螺钉会进入椎间隙，向前容易导致椎体前的血管损伤，向后容易损伤腰丛神经甚至进入椎管。远近两端的螺钉拧入时应注意上下同步拧入，这样能防止钢板单边地翘起，使钢板整体能完全贴合在椎体侧壁。全程需在直视下操作，增加手术的安全性。

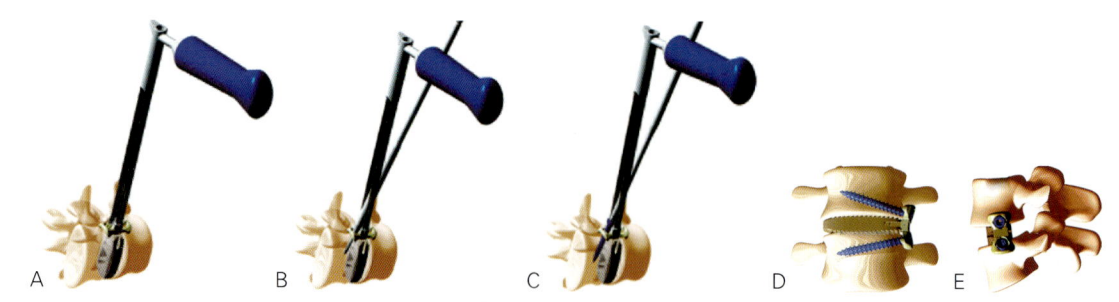

图 4-43 腰椎侧方钢板放置技术示意图

放置侧方钢板（A）；椎体缘钻孔（B）；拧入螺钉（C）；钢板放置完成；正位（D）；侧位（E）

4）螺钉拧入前后需进行 C 型臂 X 线机正侧位透视，确认螺钉在位，未进入椎管（图 4-44）。

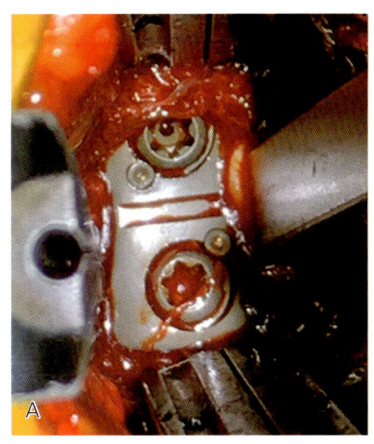

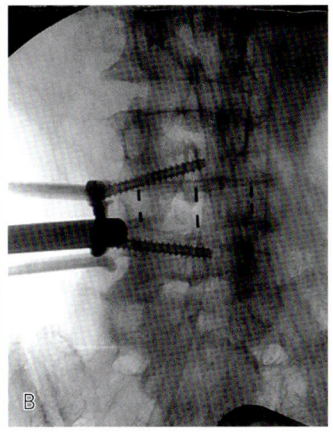

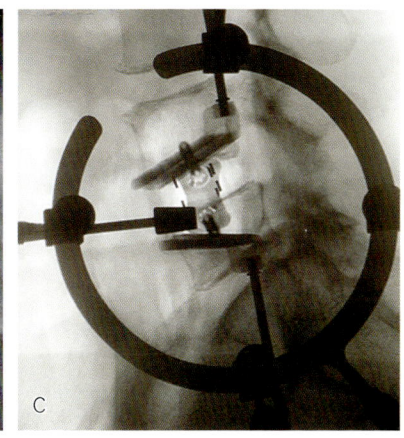

图 4-44　腰椎侧方钢板置入手术操作

螺钉拧入（A）；C 型臂 X 线机透视确认钢板螺钉位置，正位（B）；侧位（C）

手术视频：侧路腰椎钢板内固定技术

五、临床应用

Tohmeh 等[11]回顾分析了 140 例接受侧路融合手术患者的临床和影像学资料，共涉及 223 个椎间隙（L1～L5），所有患者均接受了椎弓根螺钉固定或侧方钢板固定，术后 12 个月时 ODI 改善 44%，腰痛 VAS 改善 49%，VAS 腿痛评分改善 48%，生活质量改善 50%，椎间孔高度由术前 15.7 mm 提高至 21.2 mm，椎间隙高度由 4.6 mm 提高至 9.4 mm，腰椎前凸角从 4.0° 提高到 8.1°，节段性前凸角 10.7°提高到 13.7°。术后即刻有 20% 的椎间融合器沉降大于等于 1 mm，12 个月时有 62% 的 cage 沉降大于等于 1 mm。术后即刻沉降超过 4 mm 的病例占 5%，术后 12 个月沉降超过 4 mm 的病例占 24%。与侧方钢板相比，椎弓根螺钉固定与 1 mm 或更高的椎间融合器沉降率相关，尽管侧方钢板在下终板处的沉降量更高（4.9 mm *v.s.* 3.5 mm）。

Sardhara 等[12]提出了侧路融合联合反向椎弓侧方钢板固定的新技术，导航下将侧方钢板置于椎体前外侧，上位椎体固定螺钉轨迹上倾 20°～30°。下位椎体固定螺钉轨迹与终板平行，均指向对侧椎弓根与椎体结合部，两枚反向插入椎弓根的螺钉可获得近似的三柱稳定，这项技术虽然非常有吸引力，但还需进一步地生物力学论证，术中操作要求较高，需要在导航辅助下进行。

侧方四孔钢板在一定程度上弥补了两孔钢板限制腰椎屈伸不足的缺点[13]，钉板间的稳定机制使得内固定生物力学性能更加优化。国内外已有几款多孔侧方钢板上市，但临床应用经验还较少，需要更多的生物力学实验及长时间的随访以验证其效果。另外现有钢板内固定降低椎间融合器沉降风险及长节段矫正的能力仍然不能令人十分满意，只可短节段应用；除此之外，在置入侧方钢板的过程中节段动脉损伤风险也应被重视。

（张宁）

本节参考文献

1. JIANG L, LIU L, DONG L, et al. Comparison of instrumented and stand-alone lateral lumbar interbody fusion for lumbar degenerative disease: a systematic review and meta-analysis. BMC Musculoskelet Disord, 2024, 25(1): 108.
2. LAI O, CHEN Y, CHEN Q, et al. Cadaveric biomechanical analysis of multilevel lateral lumbar interbody fusion with and without supplemental instrumentation. BMC Musculoskelet Disord, 2021, 22(1): 280.
3. METZGER M F, ROBINSON S T, MALDONADO R C, et al. Biomechanical analysis of lateral interbody fusion strategies for adjacent segment degeneration in the lumbar spine. Spine J, 2017, 17(7): 1004-1011.
4. DENHAESE R, GANDHI A, FERRY C, et al. An in vitro biomechanical evaluation of a lateral lumbar interbody fusion device with integrated lateral modular plate fixation. Global Spine J, 2021, 11(3): 351-358.
5. LIU X, MA J, PARK P, et al. Biomechanical comparison of multilevel lateral interbody fusion with and without supplementary instrumentation: a three-dimensional finite element study. BMC Musculoskelet Disord, 2017, 18(1): 63.
6. XU Z, ZHENG Q, ZHANG L, et al. Biomechanical evaluation of different oblique lumbar interbody fusion constructs: a finite element analysis. BMC Musculoskelet Disord, 2024, 25(1): 97.
7. ABUMI K. Cervical spondylotic myelopathy: posterior decompression and pedicle screw fixation. Eur Spine J, 2015, 24 (Suppl 2): 186-196.
8. SONG M, SUN K, LI Z, et al. Stress distribution of different lumbar posterior pedicle screw insertion techniques: a combination study of finite element analysis and biomechanical test. Sci Rep, 2021, 11(1): 12968.
9. XU D S, WALKER C T, GODZIK J, et al. Minimally invasive anterior, lateral, and oblique lumbar interbody fusion: a literature review. Ann Transl Med, 2018, 6(6): 104.
10. DAKWAR E, CARDONA R F, SMITH D A, et al. Early outcomes and safety of the minimally invasive, lateral retroperitoneal transpsoas approach for adult degenerative scoliosis. Neurosurg Focus, 2010, 28(3): E8.
11. TOHMEH A G, KHORSAND D, WATSON B, et al. Radiographical and clinical evaluation of extreme lateral interbody fusion: effects of cage size and instrumentation type with a minimum of 1-year follow-up. Spine (Phila Pa 1976), 2014, 39(26): E1582-1591.
12. SARDHARA J, SINGH S, MEHROTRA A, et al. Neuro-navigation assisted pre-psoas minimally invasive oblique lumbar interbody fusion (MI-OLIF): new roads and impediments. Neurol India, 2019, 67(3): 803-812.
13. HUANG W, TIAN Y, MA X, et al. Biomechanical evaluation of a novel anatomical plate for oblique lumbar interbody fusion compared with various fixations: a finite element analysis. Ann Transl Med, 2022, 10(16): 871.

第五章
侧路腰椎椎间融合术的临床基础

第一节
侧路腰椎椎间融合术的基本原理、适应证和禁忌证

LLIF 术系列包括 XLIF 术、DLIF 术、OLIF 术、CLIF 术、LaLIF 术、ALLIF 术，以及最近发展的 PTPa 术等[1]。在治疗腰椎畸形和腰椎退行性疾患，尤其是老年患者中已经展现出良好的临床应用前景[2]。充分了解该手术系列的入路解剖特点、椎间融合器置入的生物力学优势和限制，对理解 LLIF 术的工作原理，正确掌握手术适应证和禁忌证至关重要。

一、侧方腰椎入路的解剖学优势

在解剖学上，胸腰部肌群可以被简单分为三群：①后组或背组：由竖脊肌、多裂肌和髂肋肌等组成；②外侧组：由腰大肌和腰方肌组成；③前组或腹组：由腹壁肌群构成（图 5-1）。经由后组肌肉显露的途径为后方入路，包括后正中入路、经外侧肌间隙入路和椎间孔外侧入路；经前组肌则为前入路；经由外侧组肌的入路则为外侧入路或斜入路。解剖学上侧方腰椎入路和斜方腰椎入路均利用了腹膜后间隙、胸膜后间隙和膈肌后间隙等潜在腔隙，能最大限度降低对脊柱周围肌肉，尤其是脊柱后群肌肉的损伤，且能避免对关节突和椎管的骚扰，直接显露椎间盘和椎体，术野宽广，操作较为容易。此外，有临床研究通过 27 119 例的大宗病例回顾性分析显示侧路较后路比较具有较低的感染发生率等，也成为侧路的优势[3]。

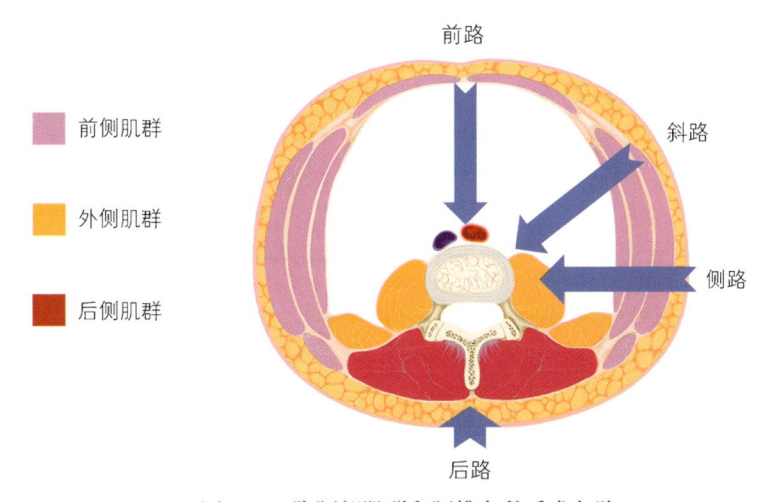

图 5-1　胸腰部肌群和腰椎各种手术入路

PLIF 术的主要解剖限制结构是神经根（出口根和行走根）和硬膜构成的安全三角，其形态和尺寸直接限制了手术的操作空间和置入椎间融合器的尺寸，后路椎间融合器宽度、高度和长度尺寸分别被限制在 8～10 mm、12～14 mm，以及 26～32 mm。椎间融合器的长度和宽度削弱了其对终板的支撑作用；且由于入路结构阻碍了直视观察，进一步限制了椎间融合优势的发挥。研究结果显示，侧路腰椎手术在入路的安全性宽度远大于后路腰椎手术，为手术的安全性提供了良好的解剖学基础，使放置大尺寸椎间融合器或人工椎体成为可能（图 5-2）[4]。但应注意在腰椎不同节段和侧别，手术安全区大小并不一致。

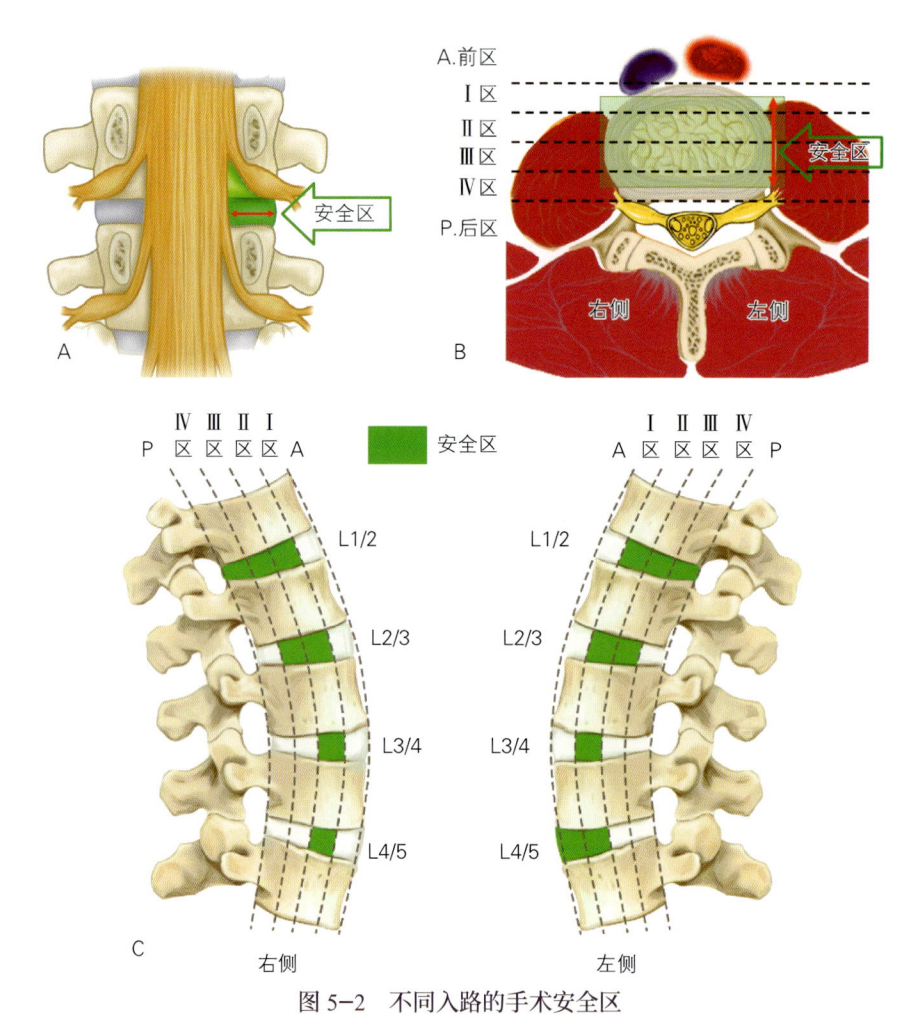

图 5-2　不同入路的手术安全区

后路手术安全区为出口神经根与行走神经根之间的区域（绿色区域）（A）；侧路手术安全区为腰丛神经与大血管之间的区域（B）；手术安全区在腰椎各节段和不同的侧别均不一致（C）
红色箭头示意手术安全区宽度

对腰大肌的不同处理方式是区别 OLIF 术和 XLIF 术、DLIF 术两种术式的主要标志（图 5-1）。OLIF 术一般在腰大肌前方操作，将腰大肌向后牵开，在腰大肌与腹腔大血管间制作手术通道，也称为腰大肌前入路（ATP）；XLIF 术、DLIF 术则经腰大肌操作，将腰大肌纵行分离，向前后牵开制作手术通道，也称为经腰大肌入路（trans psoas，TP）。对腰大肌处理的不同导致各手术技术操作可行性和并发症间存在一定的差异。但由于两种腰大肌处理方式并未改变这两种手术的基本工作原理，因此，LLIF 术系列的适应证和禁忌证基本相同。另外，目前无论采用 OLIF 术还是 XLIF 术、DLIF 术，多数医生均倾向于在腰大肌的前 1/3 处纵行分离腰大肌，制作手术通道，既能减少腰大肌的损伤，又能避免血管和神经并发症。

二、椎体终板结构特点和大尺寸椎间融合器的放置

在确保置入安全性的前提下，最大限度增加椎间融合器尺寸与支持区的接触面积成为目前椎间融合器设计和选择的主要目标之一。理论上将椎间融合器放置在终板后缘的骺环上能够获得更好的支撑（图 5-3）。

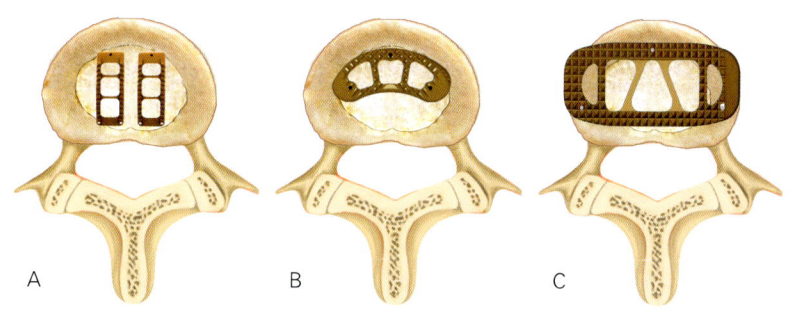

图 5-3 不同入路放置椎间融合器的尺寸及与终板的关系
PLIF 术（A）；TLIF 术（B）；LLIF 术（C）

椎体终板的刚度和强度自中央向外围逐渐增大。一般认为下腰椎终板的硬度和强度较大；下终板一般较上终板要大。终板的刚度和强度与其覆盖的终板周围骨小梁的骨密度呈现正相关。骨小梁分数（trabecular bone score，TBS）和 CT 亨氏单位（Hounsfield unit）下降会导致终板的硬度和强度显著降低[5]。终板中央区具有血管较为丰富、骨小梁间隙较大、厚度较薄等特点，是终板中最软、最薄弱区域，能为骨性融合提供良好的环境。而终板骺环区尤其是在终板后方区域骨密度和厚度明显增加，其中外围可构成筒壁样结构，是终板最硬和强度最大的区域。因此椎体终板可以根据这些特点分为中央融合区和周缘骺环的支撑区。椎间融合器的框架应横跨纤维环方，为椎间隙提供良好的支撑，以抵抗轴性压缩载荷（图 5-4）[6]。在手术中，保留骨性终板对增加对抗轴性压缩载荷具有重要的价值。

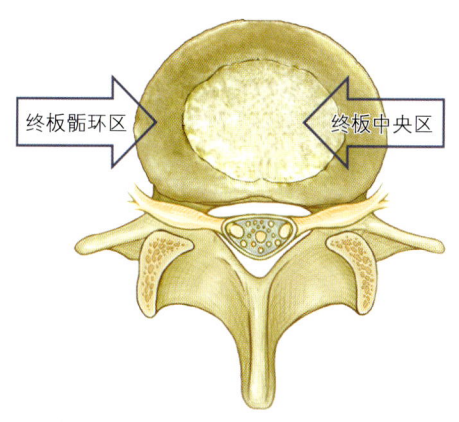

图 5-4 椎体终板的中央区和骺环区

椎体终板在形态学上呈现弧形曲面结构（图5-5），对支撑、削峰和防止下沉也会有一定的影响。首先终板曲度非贴合式椎间融合器置入后容易导致边缘切割效应，导致终板损伤。其次，生物力学研究显示终板曲度贴合式椎间融合器设计能消除界面的应力集中现象，椎体终板的自然曲面可导致椎间融合器负荷均匀性的微小变化，从而导致终板的微小重塑，这种微小的终板重塑发生在初级稳定期（吸收期），会导致术后早期0～1级的终板下沉[7]。

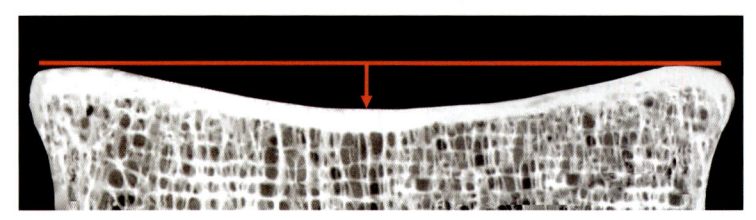

图5-5 椎体终板的弧形曲面结构

三、超大尺寸椎间融合器的生物力学优势

生物力学研究显示不同尺寸的椎间植入物尺寸的大小具有不同力学效应，超大尺寸椎间融合器的应用为椎间隙的均衡支撑、改变椎间隙的形态提供的充分的可能性。①超大尺寸椎间融合器的削峰效应：LLIF术椎间融合器在终板侧方和后方分担更多的应力，LLIF术的有效接触面积有所降低所致；有效减少了应力集中；②抗压效应：相同的下沉，植入物横截面越大，需用的应力越大，每增加1 mm^{2}植入物的横截面积，能对抗增加8 N力所导致的5 mm的植入物下沉；③椎间融合器尺寸大小与终板损伤、终板骨折、椎间融合器下沉等并发症发生密切相关，主要涉及融合器是否跨越终板的骺环，即与椎间融合器的长度和宽度有关。而与植入物的横截面的形状（香蕉形椎间融合器、圆弧形椎间融合器、直形椎间融合器）并无关系；④椎间融合器的宽度受到腰椎侧方或侧前方的手术安全区的限制。欧美等国的统计显示在高加索人群中其手术安全区长度约为24 mm，与此相比较，国人的手术安全区长度明显缩短，平均为18～20 mm。因此，需强调采用跨骺环椎间融合器的应用，以便获得最佳的终板支撑效果[8]。

四、椎间融合器置入过程中的"去稳定效应"

当在运动节段中放置椎间融合器过程中，由于不可避免地切除通路上的骨性和韧带结构，导致施术节段的不稳定。这就是所谓的手术入路方式和椎间盘处理诱发的"去稳定效应"（destabilizing effect）[9]。在侧路腰椎手术中，当松解前纵韧带后，即便保留前纵韧带和纤维环前方结构，也会导致腰椎节段伸展活动度增加，降低了脊柱运动单元的伸展稳定性；同时，也减少了轴性旋转和侧屈稳定性，了解在手术过程中会导致哪些结构的损伤，判断其可能导致的特定方向上的不稳定，对确定需要进行何种辅助固定非常重要。

生物力学研究表明椎间融合器置入后，随着终板的吸收和韧带等结构的松弛效应，对椎间活动度的影响可能会进一步地降低。在实施侧路椎间融合时应考量这些生物力学问题。

侧路椎间融合器放置过程中的去稳定效应可以通过椎弓根螺钉辅助固定来克服。椎弓根螺钉辅助固定稳定性优于单纯椎间融合器置入，附加后路固定包括后路的关节突螺钉、椎弓根螺钉。但需另做切口或行2期手术增加了手术创伤。

五、LLIF 术的基本原理

不同于 PLIF 术、TLIF 术的直接减压，LLIF 术能通过恢复椎间高度，使纤维环、后纵韧带及黄韧带去皱缩，中央椎管扩大，并通过后方小关节结构撑开使上移的上关节突复位，增加椎间孔的高度，起到椎管狭窄间接减压效果；同时能避免椎管侵扰，减少医源性神经并发症发生。中长期随访显示黄韧带变薄，椎管进一步扩大[10]。通过撑开椎间隙还能达到腰椎滑脱复位的效果，对退行性腰椎滑脱症和Ⅰ°～Ⅱ°峡部裂性腰椎滑脱症能获得与 PLIF 术、TLIF 术相似的临床结果[11]。

LLIF 术中椎间高度的恢复与患者的临床效果密切相关。因此对无明显椎间隙高度丢失的腰椎管狭窄症疗效并不明显；对于骨性的侧隐窝狭窄疗效也有存疑；对重度的小关节退变和增生，由于撑开效果不佳，也不是良好的适应证。术后维持椎间高度也十分重要，椎间融合器沉降不可避免地会导致椎间和椎间孔高度丢失，导致减压效果不理想[12]。

LLIF 术由于有较大的可操作空间，充分显露纤维环，直视下韧带松解和骨赘松解，并允许置入按设计大尺寸和带前凸角度的椎间融合器，与 PLIF 术、TLIF 术比较，会获取更高的椎间高度，更好的腰椎前凸、节段前凸角。联合 ACR，单节段 Cobb 角可由术前 9°改善至术后 19°，LL 由术前 16°，改善至术后 38°，PT 由术前 34°改善至 24°，T1SPI 会得到满意的恢复。Leveque 等的研究显示 LLIF 术 +ACR 在矫正骨盆倾斜方面甚至优于 PSO[13]。

与后路减压术比较，LLIF 术的出血量少 (90～123 mL $v.s.$ 167～232 mL)，手术时间短，住院时间短 (4.1～5.5 天 $v.s.$ 6.4～6.7 天)，康复时间快，且并发症发生率无差别，融合率、临床效果及安全性与后路微创一致，椎间融合器沉降率较 TLIF 术低，是值得选择的一项手术技术[14]。

六、LLIF 术的适应证与禁忌证

1. 适应证
1) 腰椎退行性疾病；T12/L1-L4/5 节段，以轴性症状为主、有腰椎融合指征。
2) 中度腰椎管狭窄（无严重黄韧带肥厚、小关节增生），伴有腰椎不稳定。
3) 腰椎滑脱症（Ⅱ°以内）。
4) 腰椎不稳。
5) 椎间盘源性腰痛。
6) 施术节段有后路手术史。
7) 邻椎病。
8) 退行性腰椎侧凸。
9) 腰椎创伤。
10) 腰椎感染（结核）。
11) 腰椎良性肿瘤病灶清除术后前柱结构重建。

2. 禁忌证
1) 严重骨质疏松。
2) 重度腰椎滑脱症（Ⅲ°以上）。
3) 局部解剖结构异常（腰大肌升高征等）。
4) 既往有腹膜后感染或相关腹膜后区域的病史比如既往腹膜后解剖或损伤病史。腹膜

后瘢痕形成或纤维化的患者可能存在相关并发症的高风险。有憩室炎病史、腹部放疗史或既往腹部手术史（肾切除术或全结肠切除术）的患者通常也会出现这种情况。

5）LLIF术对于治疗脊柱感染仍存在一定争议。Du等用OLIF术治疗单节段腰椎结核，他们得出的结论是该术式具有手术创伤小、术后恢复快等优点[15]。但是笔者认为LLIF术不能完全处理椎间隙，术中可能造成急性感染扩散、转移至进一步加重可能，对活动性病灶处理应在合理足量抗结核治疗前提下进行；对其他的慢性感染，术后应加强营养支持治疗以及抗生素的合理、足量以及足疗程的使用。

七、侧方腰椎入路的限制

1）受肋骨、胸腔和骨盆阻挡的影响，侧方腰椎入路在胸椎和腰骶段的可及性较差，胸椎的侧方入路常常会损伤胸膜，最终成为胸腔内的操作，使手术的创伤会增加；而腰骶椎的侧方入路除髂嵴阻挡外，此处的手术安全区极小，血管神经损伤风险较大，且修补操作不易。尽管在这些区域有零星侧路手术的报道，但重复性较差，手术风险较大，并发症较多仍无法被广泛接受。

2）大血管、交感神经和内脏等解剖结构与脊柱的关系密切，患者间的个体差异较大，且这些解剖结构常常会有变异，增加了手术入路的难度，对手术的可及性造成负面影响，增加这些重要结构损伤的风险；术前对上述重要解剖结构的仔细分析，做好手术预案。

3）在男性患者由于下腰椎和腰骶部的自主神经损伤，可发生逆行射精、性功能障碍等，使患者生活质量下降。

4）无论XLIF术还是OLIF术，均需对腰大肌进行操作，这些操作会增加腰大肌、腰丛神经损伤的风险，导致患者术后髂腰肌功能的一过性障碍、下肢肌力减退和感觉障碍。

5）多数脊柱外科医生对此入路的解剖结构不熟，可请血管外科医生或腹部外科医生的协助。

6）LLIF术中单纯椎间融合器植入由于缺乏后路固定，存在生物力学稳定性不足，只能适用于较少的场景。增加侧方辅助内固定是否能克服这种不稳定有待进一步研究。

【结论】

解剖学上侧方腰椎入路的较大操作空间和较宽手术安全区等优势为椎间隙置入大尺寸椎间融合器提供了可能，腰椎终板的骺环和终板周围骨小梁结构为LLIF术有效地椎间隙撑开和支撑提供了有效的保障；另一方面，胸廓、髂嵴、腹腔大血管和腰丛神经的复杂结构限制了LLIF术，使该类手术主要局限在L1/2～L4/5节段；椎间隙松解术后的去稳定效应则要求LLIF术需附加其他的内固定。在掌握LLIF术适应证和禁忌证中，必须综合兼顾这些因素，根据患者的特点、手术目标及医院设备等进行术式的选择。

（陈其昕）

本节参考文献

1. MOBBS R J, PHAN K, MALHAM G, et al. Lumbar interbody fusion: techniques, indications and comparison of interbody fusion options including PLIF, TLIF, MI-TLIF, OLIF/ATP, LLIF and ALIF. J Spine Surg, 2015, 1: 12−18.
2. OEZEL L, OKANO I, HUGHES A, et al. Longitudinal trends of patient demographics and morbidity of different approaches in lumbar interbody fusion: an analysis using the American college of surgeons national surgical quality improvement program database. World Neurosurg, 2022, 164: E183−193.
3. MASUDA S, FUKASAWA T, TAKEUCHI M, et al. Incidence of surgical site infection following lateral lumbar interbody fusion compared with posterior/transforaminal lumbar interbody fusion. Spine (Phila Pa 1976), 2023, 48(13): 901−907.
4. KRAMER D E, WOODHOUSE C, KEROLUS M G, et al. Lumbar plexus safe working zones with lateral lumbar interbody fusion: a systematic review and meta-analysis. European Spine J, 2022, 31: 2527−2535.
5. PU X, WANG D, GU S. Advances in Hounsfield units value for predicting cage subsidence on spinal interbody fusion surgery. Eur Spine J, 2023, 32(9): 3149−3157.
6. BRISKI D C, GOEL V K, WADDELL B S, et al. Does spanning a lateral lumbar interbody cage across the vertebral ring apophysis increase loads required for failure and mitigate endplate violation. Spine (Phila Pa 1976), 2017, 42(20): E1158−1164.
7. CALVO-ECHENIQUE A, CEGOÑINO J, CHUECA R, et al. Stand-alone lumbar cage subsidence: a biomechanical sensitivity study of cage design and placement. Comput Methods Programs Biomed, 2018, 162: 211−219.
8. TAO Y, HUANG C, LI F, et al. Magnetic resonance imaging study of oblique corridor and trajectory to L1-L5 intervertebral disks in lateral position. World Neurosurg, 2020, 134: E616−623.
9. KIM C, HARRIS J A, MUZUMDAR A, et al. The effect of anterior longitudinal ligament resection on lordosis correction during minimally invasive lateral lumbar interbody fusion: Biomechanical and radiographic feasibility of an integrated spacer/plate interbody reconstruction device. Clin Biomech (Bristol, Avon), 2017, 43: 102−108.
10. MAHATTHANATRAKUL A, KIM H S, LIN G X, et al. Decreasing thickness and remodeling of ligamentum flavum after oblique lumbar interbody fusion. Neuroradiology, 2020, 62(8): 971−978.
11. MASSEL D H, MAYO B C, SHIFFLETT G D, et al. Minimally invasive transforaminal lumbar interbody fusion: comparison of isthmic versus degenerative spondylolisthesis. Int J Spine Surg, 2020, 14(2): 115−124.
12. LI X Y, WANG Y L, YANG S, et al. Efficacy of oblique lumbar interbody fusion versus transforaminal lumbar interbody fusion in the treatment of lumbar degenerative diseases: a systematic review and meta - analysis. Arch Orthop Trauma Surg, 2023, 143: 5657−5670.
13. LEVEQUE J C, YANAMADALA V, BUCHLAK Q D, et al. Correction of severe spinopelvic mismatch: decreased blood loss with lateral hyperlordotic interbody grafts as compared with pedicle subtraction osteotomy. Neurosurg Focus, 2017, 43: E15.
14. PEREIRA P, PARK Y, ARZOGLOU V, et al. Anterolateral versus posterior minimally invasive lumbar interbody fusion surgery for spondylolisthesis: comparison of outcomes from a global, multicenter study at 12-months follow-up. Spine J, 2023, 23: 1494−1505.
15. DU X, OU Y, LUO W, et al. Evaluation of the efficacy of OLIF combined posterior internal fixation for single-segment lumbar tuberculosis: a single-center retrospective cohort study. BMC Surg, 2022, 22(1): 54.

第二节
侧路腰椎椎间融合术的术前评估

ASD 是发生于成年人的脊柱畸形，冠状面 Cobb 角大于 10°，伴或不伴矢状面失平衡以及骨盆倾斜。包括各种继发于发育、进展或退变的成人脊柱三维结构改变，主要分为三类[1]：①第一类为新发或原发性退行性脊柱侧凸（1 型）；②第二类为未经治疗的青少年特发性脊柱侧凸进展到成年期（2 型）；③第三类为继发于手术、创伤或代谢性骨病等椎体结构改变所形成的脊柱畸形 [3a 型：继发性退行性脊柱侧凸，即由之前已存在的情况导致的侧凸，或为内因（如邻近节段的退变）或为外因（如下肢不等长）；3b 型：骨代谢疾病继发的侧凸]。第一和第三类 ASD 在临床上最常见。

ADS 的评估，包括完整的病史、全面的体格检查和神经学检查、影像学检查。针对疑似脊柱畸形的成人进行评估的目的是发现提示脊柱畸形的临床表现，确定其病因和导致疼痛的因素，明确畸形的类型，这些会影响治疗方案和手术方式的决策。因为患者通常为老年人，常合并其他疾病，围术期并发症发生率较高，术前需要多学科评估以降低潜在的医疗风险并获得最大的收益。

一、ASD 患者病史采集

疼痛是 ASD 患者临床上常见的主诉。疼痛特点可能与脊柱退行性改变、脊柱畸形等多种因素相关。独立的腰背痛可能是由椎旁肌肉疲劳或者节段力学不稳导致的，疼痛的加剧通常意味着严重的冠状面或（和）矢状面失平衡[2]。如果出现根性疼痛，往往提示需要进行手术减压。应该注意的是疼痛的严重程度与影像学表现并没有良好的相关性。

成人退行性脊柱侧凸一般会在≥50 岁时发病，与脊柱退行性改变的进展密切相关[3, 4]。AIS 在青春期发病，但症状可能出现较晚。继发于基础疾病的脊柱侧凸发病时间因疾病而异。既往病史对 ASD 的诊断和治疗具有重要意义。

既往椎板切除术可增加脊柱畸形的风险，尤其是多个节段的椎板切除术或椎板切除翻修手术。脊柱融合手术史会增加手术邻近区域脊柱畸形和脊柱侧凸的风险，尤其是发生邻近节段失败（近端交界性失败或远端交界性失败）。骨质疏松或退行性椎间盘病变能够增加侧凸进展的风险。相关的神经系统疾病病史及影响骨和胶原的遗传性疾病病史需要被重视，其与患者预后密切相关（表 5-1、表 5-2）。

表 5-1 神经肌肉性脊柱侧凸的临床特征

神经肌肉性脊柱侧凸类型	临床特征
非结构性	
下肢不等长	髂嵴高度不对称。如果在较短的腿下放置物体纠正下肢长度，脊柱侧凸就会消失
原发性姿势性脊柱侧凸	前屈、后伸或仰卧时侧凸消失

(续表)

神经肌肉性脊柱侧凸类型	临床特征
神经病变	
脑瘫	运动功能障碍（如痉挛、运动障碍、共济失调、失语）
闭合性（隐匿性）脊柱发育不良（如脊髓栓系，脊髓纵裂畸形）	脊柱上的血管、色素或其他皮肤病变；进行性运动和感觉功能障碍；括约肌功能障碍；腰骶部、会阴部和腿部疼痛；进行性脊柱侧凸
弗里德赖希共济失调（Friedreich ataxia）	神经系统功能紊乱（如进行性共济失调、下肢无力、深肌腱反射丧失），心肌病，糖尿病
夏科-马里-图思病（Charcot-Marie-Tooth disease）	远端肌肉无力，高弓足畸形，锤状趾，手和脚的固有肌肉萎缩
脊膜脊髓膨出	脊柱缺陷水平以下的感觉和运动功能受损
脊髓灰质炎	虚弱、肌力低下、深肌腱反射下降或消失
脊髓性肌萎缩（spinal muscular atrophy，SMA）3型	弥漫性对称性近端肌肉无力，下肢大于上肢，深肌腱反射下降或消失
脊髓空洞症	手部固有肌肉萎缩；进行性的中枢性脊髓缺损（在一个或几个相邻的皮节分布中丧失疼痛和温度感觉）
肌病	
进行性假肥大性肌营养不良（Duchenne muscular dystrophy，DMD）	渐进性肌无力，最初影响下肢近端肌肉
面肩肱型肌营养不良（facioscapulo-humeral muscular dystrophy，FSHD）	面部、肩胛骨、上臂、小腿和腹部肌肉的不对称性肌无力
肢带型肌营养不良（limb-girdle muscular dystrophy）	涉及肩腰部和（或）骨盆腰部的渐进性无力和肌肉萎缩
线状体肌病（nemaline myopathy）	涉及脸部、颈部、躯干和脚部肌肉的无力和肌力减退
创伤性	有脊柱脊髓损伤、脊柱外损伤（如胸腔手术、躯干严重烧伤）或脊柱放射的病史
肿瘤性	
脊柱肿瘤（如骨样骨瘤、骨母细胞瘤）	渐进性疼痛，夜间加重，与活动无关，用非甾体类抗炎药物可缓解
脊髓肿瘤	腰骶部凹陷、背痛、感觉障碍、肌肉无力（尤其是髂腰肌）、行走困难、括约肌功能障碍
其他	
佝偻病	弓形腿、宽腕、肋软骨肿胀
脊柱感染	背痛、发热、叩击痛、脊柱旁肌肉痉挛

表 5-2 综合征性脊柱侧凸的临床特征

综合征性脊柱侧凸类型	临床特征
锁骨颅骨发育不良（cleidocranial dysplasia，CCD）	部分或完全没有锁骨，身材矮小，肱骨头畸形
埃勒斯-当洛综合征（Ehlers-Danlos syndrome）	皮肤过度松弛，关节过度活动，关节脱位或半脱位
家族性自主神经功能障碍（familial dysautonomia）	进行性感觉运动神经病，伴有自主神经功能紊乱（如直立性低血压、过度流涎、泪水减少、温度调节失调）
高胱胺酸尿症（homocystinuria）	近视、肌肉无力、麻痹感
青少年佩吉特病（Paget disease）（特发性高磷酸酶症）	大头畸形、身材矮小、四肢佝偻、肌肉无力
克利佩尔-费尔综合征（Klippel-Feil syndrome）	短颈，后发际线低，颈部活动受限，肩胛骨抬高
马方综合征（Marfan syndrome）	四肢长，蜘蛛趾，臂展与身高的比例增加，眼球外翻
黏多糖贮积症（mucopolysaccharidosis）	粗糙的面部特征，肝脾肿大，心脏畸形
神经纤维瘤病（neurofibromatosis）	牛奶咖啡斑、腋下雀斑、Lisch 结节
成骨不全症	过多或不典型的骨折，身材矮小，皮肤和韧带松弛
高位肩胛（Sprengel deforimty）	肩胛骨抬高

对计划行 LLIF 术的患者，在既往史中尤其应询问是否有腹部手术史。

二、ASD 患者基础状况评估

ASD 患者术前需评估其营养状态。可以通过检测患者人血白蛋白、前白蛋白、总蛋白和转铁蛋白水评估患者蛋白储备情况。白蛋白低于 3.5 g/L 的患者术后并发症发生率和致死率较高；前白蛋白水平低于 11 mg/L 时患者需要营养支持。

术前血红蛋白浓度低和长节段的融合是术中异体输血的重要预测因素。对于贫血患者，一般建议积极纠正贫血。如果患者无禁忌证，建议术前服用 2～4 周铁补充剂。另外，术前使用重组人红细胞生成类药物可以减少输血反应和并发症。

少数胸段脊柱侧凸患者的主诉症状表现为心肺功能受限。重度胸段脊柱侧凸（＞60°）和胸椎平背畸形往往导致心肺功能降低。另一方面，前路开放脊柱畸形矫正会对患者肺功能造成损害。对于有肺部症状、日常活动困难或耐力较差的患者，或有复杂或严重胸廓畸形患者（计划行 3CO），应进行肺功能检测，分析术后肺部并发症的潜在风险，同时进行围术期肺功能管理。建议患者术前戒烟至少 8 周以上。对于合并严重畸形的老年患者，尽管可通过矫正手术矫正脊柱畸形，然而并不能显著改善肺功能。

骨质疏松及肌少症在老年 ASD 患者中也很常见。在中国，对于需要进行脊柱手术的 50 岁以上患者，男性和女性骨质疏松症的发病率分别为 18.7% 和 52.8%，并且 ASD 患者的骨质疏松症发生率高于其余患者[5]。骨质疏松与术后融合率降低、医源性不稳定和术后断棒的发生相关。术前发现骨质疏松，以便及早进行抗骨质疏松治疗，提高患者骨密度，增加内固定强度，改善手术效果，并最终提高骨愈合/融合率。此外，腰背肌肉成分和力量与脊柱平衡、稳定性及功能密切相关，并与手术的预后有直接关联[6]。

患者的生活质量是影响 ASD 患者决定手术的主要因素。当生活质量严重受到影响时，一般需要更多或更积极地干预。SF-36、SF-6D、EQ-5D、ODI 和 SRS-22 等可用于定量评估生活质量。

对社会心理因素必须加以考虑。心理健康问题是老年人口常见问题，包括抑郁、焦虑、精神错乱或其他发病前心理状况，可能对手术效果和患者对手术的预期产生不利影响。对需行手术的患者，除对社会心理因素评估外，还应与患者本人和家属充分沟通，解释手术的方式，预期的结果以及并发症，使其对手术治疗有正确的预期。

三、ASD 患者的体格检查

1. 常规体格检查　　除全身的常规体检外，对 ASD 患者应着重关注其步态、下肢长度、四肢肌力、感觉和反射等以排除非脊柱性原因导致的脊柱畸形。出现肢体笨拙或痉挛可能表明有颈段或胸段脊髓病或有神经肌肉疾病；上、下肢的力量、感觉和反射异常可能提示存在脊髓病、神经根病或其他神经系统疾病；跛行步态可能表明存在下肢的关节炎。

2. 脊柱情况评估　　脊柱情况的评估应包括脊柱畸形、脊柱平衡和神经系统的评估。

(1) 脊柱畸形　　正视冠状位时可见躯干偏移，肩部或肩胛骨高度、腰线或双臂下垂时其与躯干间的距离不对称。侧视时，胸段脊柱后凸增加，提示存在骨质疏松或压缩性骨折和退行性椎间盘疾病，或者可能与潜在畸形（如休门氏病后凸畸形）相关；腰椎前凸变小（平背综合征）可能与 ADS 的进展相关。采用 Adam's 前屈试验评估脊柱畸形存在与否的最为简单有效的方法[7]；定期的身高测量有助于评估脊柱侧凸的严重程度和进展。对于≥40 岁的患者，身高每 10 年下降 1.3 cm 可能表明有骨质疏松性压缩骨折或畸形进展。

触诊脊柱和骨盆的压痛部位，并评估脊柱屈曲或伸展时疼痛减轻或加重的情况。脊柱局部压痛可能表示关节突关节炎或脊柱骨折。骶髂关节的局部压痛提示可能存在骶髂关节炎。对于老年骨质疏松患者，骨盆的压痛可能提示骶骨不全骨折。

体格检查时应关注侧凸的僵硬性，让患者俯卧于体检床上，在无重力情况下对侧凸柔韧度进行评估了解畸形的僵硬度；患者前屈和侧屈将能提供更多有用的信息；让患者仰卧于体检床上，对其髋关节和膝关节挛缩功能进行评估，有助于排除髋膝关节疾患导致的脊柱畸形；对患者耐受俯卧位情况和整体生理情况进行评估则对患者的手术耐受性有帮助，当患者独自翻身出现困难，提示患者可能具有较高的手术风险。

(2) 脊柱平衡　　脊柱不平衡是导致腰背痛的主要原因之一。这种不平衡参考了 Dubousset 提出的"经济圆锥"概念[8]。椎体起始于脚并向上展开，所以躯干的活动范围有限。在"经济圆锥"范围内，不需要外部支持和用最小的力量情况下就可以保持平衡；在"经济圆锥"范围外，需要更大的肌肉力量来维持人体的直立平衡，此时就需要进行矫正治疗。脊柱冠状面失平衡可能导致躯干偏移和肋骨－骨盆接触。矢状面畸形包括直立困难，可导致肌肉疲劳和由于矢状面代偿性后凸畸形所产生的不适。脊柱整体的畸形会进一步增加骶髂关节和髋关节的应力，进而导致臀部和腹股沟区疼痛。

(3) 神经系统　　由臀部放射到下肢的疼痛和神经源性间歇性跛行是神经根受压迫的典型临床表现。临床上皮肤浅感觉的检查为判断神经根受压的节段提供了有力的证据；若同节段支配的肌力出现减退，则更加证实该神经根受压。神经源性跛行通常源于由行走引发的臀部、大腿、小腿的疼痛，导致步行耐受能力的降低。

四、影像学评估

影像学评估一般包括 X 线、CT 和 MRI。通过 X 线片的冠状面、矢状面及脊柱动力位参数评估来量化脊柱畸形；CT 检查量化对骨性结构的评估；MRI 检查则为量化对神经/脊髓的相关评估[9]。

1. X 线评估 通过全脊柱 X 线片对患者侧凸角度和失平衡程度进行测量和评估，Cobb 角测量和脊柱骨盆失平衡程度的评估对于手术策略选择能够提供重要信息，这些参数对于手术方案的制订必不可少，对如何选择单纯减压或长节段/短节段融合极具价值。同时需要注意患者是否具有旋转半脱位、局部骨赘及前后/侧方滑脱（图 5-6）。

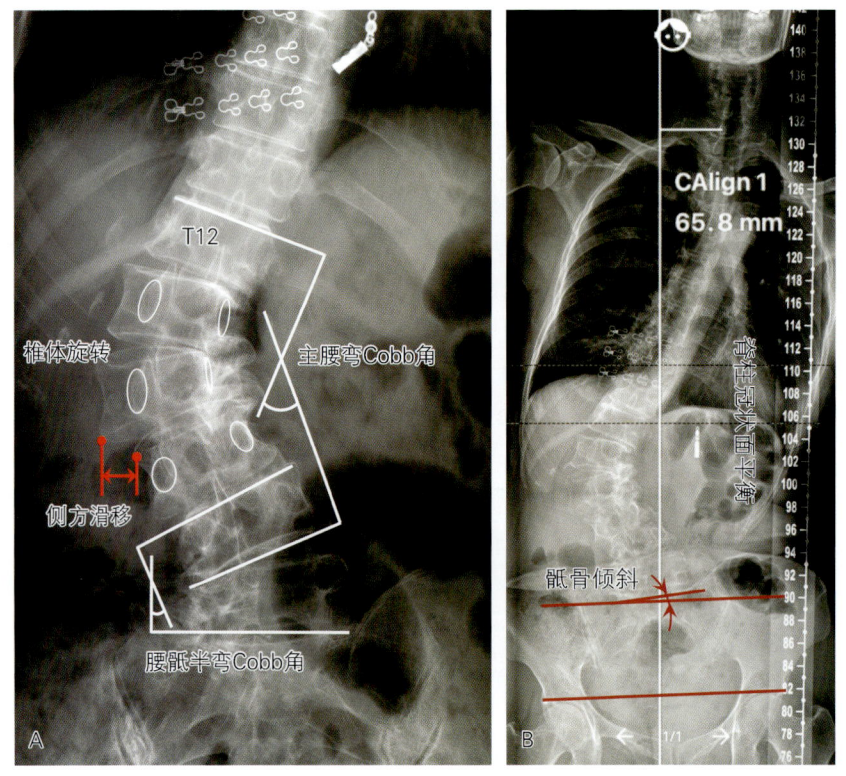

图 5-6 ASD 影像学评估

侧凸 Cobb 角、腰骶弯 Cobb 角，腰椎侧方滑移度、椎体旋转度的测量和评估（A）；脊柱整体冠状面平衡评估、骨盆倾斜情况和双下肢不等长的评估（B）

冠状面和矢状面参数评估需要获得包括髋关节的全脊柱冠状面和矢状面 X 线片。摄片时患者须完全伸直髋关节和膝关节以准确测量矢状面平衡各个参数，包括 SVA、TK、LL，以及包括 PI、SS 和 PT 在内的脊柱骨盆参数（图 5-7）。对于成人，SVA 的正常值为 ±4.8 cm，负值表示位于骶骨岬之后。T1SPI 不受拍摄 X 线后测量长度的误差的影响。一旦骨骼发育成熟，PI 是一个对每个人都恒定的形态学参数；PT 和 SS 是位置变量，根据代偿的需要而改变。Duval-Beaupère 等[10]总结了这三个骨盆参数之间关系的几何方程式：PI=PT+SS。

Le Huec 等[11]提出每个个体的 PI 角度都对应 LL 和 PT 的理论值，他们提出：PT=0.44PI−11.4°；LL=0.54PI+27.6°。

脊柱矢状面序列的后凸会导致骨盆的后倾（PT 增大），这是一种为了实现直立代偿表现。骨盆后倾继而会导致过多的能量消耗及患者直立行走能力的下降。

Schwab 等[8]提出了矢状面纠正的参考目标：① SVA＜50 mm；② T1SPI＜0°；③ PI 与 LL 匹配值＜9°；④ PT＜20°。

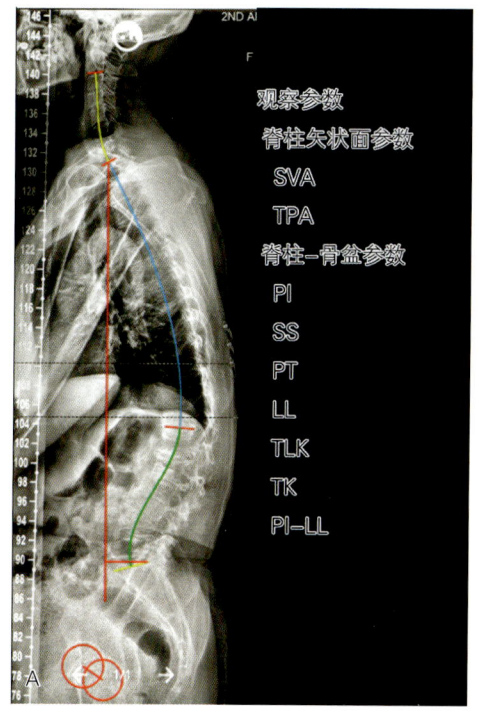

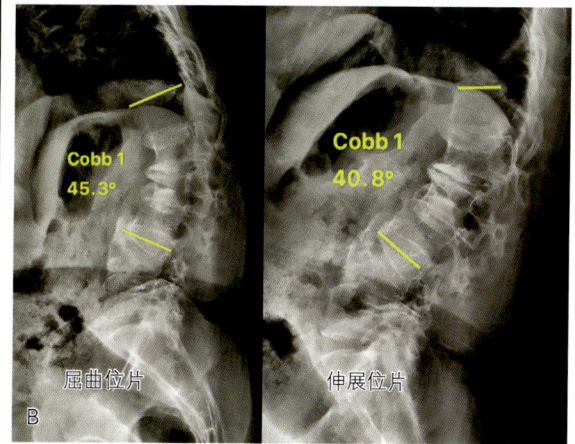

图 5-7 ASD 矢状面影像学评估

脊柱矢状面平衡和脊柱骨盆参数测量（A）；腰椎活动度检查，确定畸形的僵硬度（B）

脊柱冠状面平衡距离（CBD）是指 C7PL 与 CSVL 的相对位移。C7PL 到 CSVL 的偏移大于 4 或 5 cm 为冠状面失平衡。冠状面失平衡是功能障碍的潜在来源。在 SRS 的一项研究中，将成人脊柱侧凸按照 King/Moe 和 Lenke 分型进行分型，冠状面失平衡被认为是整体平衡修正的因素之一，并且把 C7PL 到 CSVL 的偏移大于 3 cm 定义为失平衡[12]。为了评估冠状位的平衡状态在 ASD 中的问题，可以参考 Obeid 分类法进行评估[13]。

还需拍摄站立位腰椎过伸－过屈侧位 X 线片，能帮助发现脊柱的不稳或滑脱；此外，脊柱卧位及 Bending 位 X 线片由于消除了重力的影响，有助于评估非重力情况下脊柱畸形自发纠正的情况和畸形的柔韧程度。

根据 X 线影像学检查，进行 SRS-Schwab ASD 分型，被众多研究所证实具有较好的信度[14]（表 5-3）。

另外，通过脊柱影像学的评估及动态随访，还会有助于判断脊柱畸形进展乃至需要手术干预的风险因素。文献报道 ASD 患者的弯曲角度每年会进展 1°～6°[15]。畸形进展的相关风险包括：既往的侧凸进展史，影像学参数包括不均匀的椎间盘退变、单侧的椎间盘楔形变以及骨赘形成[16]。当 Cobb 角＞30°、LL 丢失、顶椎旋转＞Ⅱ度（Nash-Moe 分型）、侧方滑移

表 5-3 SRS-Schwab ASD 分型

评估项目	评估参数
冠状面弯曲类型（coronal curve types）	
T 型弯曲（curve type T）	胸椎主弯 Cobb 角＞30°（顶椎为 T9 及以上节段）
L 型弯曲（curve type L）	腰椎或胸腰椎主弯 Cobb 角＞30°（顶椎为 T10 及以下节段）
D 型弯曲（curve type D）	双主弯且每个主弯 Cobb 角＞30°
S 型弯曲（curve type S）	未见 Cobb 角＞30°的弯曲但伴有矢状位畸形
骨盆倾斜角修正（pelvic tilt modifier）	
L 型	PT＜20°
M 型	PT 介于 20°～30°之间
H 型	PT＞30°
矢状位垂直轴修正（SVA modifier）	
N 型	SVA＜45 mm
P 型	SVA 介于 45～90 mm 之间
VP 型	SVA＞90 mm
骨盆入射角减去腰椎前凸角度的修正（PI-LL modifier）	
A 型	PI-LL＜10°
B 型	PI-LL 介于 10°～20°之间
C 型	PI-LL＞20°

≥6 mm，或 L5 椎间盘过高或过低（以髂嵴间连线为参照）时，侧凸容易进展；当存在顶椎区椎体旋转、旋转半脱位、侧方滑移和上位腰椎节段椎间盘退变时，也提示畸形进展风险增大[2, 17]。

2. CT 检查　　ASD 患者术前进行 CT 平扫，评估椎间关节改变范围以及自发融合节段和面积，帮助确定脊柱内固定的范围和可行性。对于需要翻修的患者，CT 平扫能够提供前期手术减压位置/范围，前期手术区域融合情况及脊柱内固定的位置情况。另外，CT 平扫对于复杂脊柱畸形患者，可通过使用 3D 打印模型进行术前计划，同时在术中通过局部解剖标志定位进行术中导航。

3. MRI 检查　　MRI 可用于评估椎管狭窄、关节突增生、椎弓根发育异常、椎间孔受压和椎间盘退行性疾病，为常规的术前检查。MRI 有助于规划减压手术的计划，单独行减压手术或与脊柱内固定和矫正相结合。MRI 亦有助于发现脊髓的畸形。

对于计划实施 LLIF 术的患者，术前仔细分析 MRI 轴位上的腰丛和腰大肌解剖结构十分重要，尤其是在 L4/5 水平，腰丛神经在该节段往往变得更靠前（尤其是经腰大肌入路），必须了解髂腰血管、腰丛神经和髂腰肌的相互解剖关系。笔者的研究[18, 19]显示在国人腰椎水平，LLIF 术入路具有安全合适的入路宽度和角度；在成人脊柱侧凸患者中，凸侧安全区均显著大于凹侧。

【结论】

ASD 患者病情复杂，疾病谱广泛，具有多个潜在病因和自然史，没有一种单一的手术方式可以应用于所用患者。Bess[20] 等的一项多中心研究报道了对老年患者行手术治疗主要考虑疼痛和功能障碍，而不是影像学的测量指标；而对于相对年轻的患者，考虑的是畸形加重。术前对患者的主诉、临床症状和影像学表现进行多学科评估，制定个体化治疗策略。ASD 患者多为 60 岁以上老人，并多有合并基础疾病或并发症，脊柱外科医生必须意识到其在围术期的潜在风险。复杂的三维病理解剖和相关的生物力学因素显著影响术后结果。因此，选择合适的患者，掌握所有的治疗方案和策略，患者术前的综合评估，同时意识到团队在围术期管理中的重要性，是 ASD 治疗获得良好临床效果的基石。

（陶轶卿）

本节参考文献

1. AEBI M. The adult scoliosis. Euro Spine J, 2005, 14(10): 925-948.
2. GRAHAM R B, SUGRUE P A, KOSKI T R. Adult degenerative scoliosis. Clin Spine Surg, 2016, 29(3): 95-107.
3. SILVA F E, LENKE L G. Adult degenerative scoliosis: evaluation and management. Neurosurg Focus, 2010, 28(3): E1.
4. YORK P J, KIM H J. Degenerative scoliosis. Curr Rev Musculoskelet Med, 2017, 10(4): 547-558.
5. MO X, ZHAO S, WEN Z, et al. High prevalence of osteoporosis in patients undergoing spine surgery in China. BMC Geriatr, 2021, 21(1): 361.
6. LLERAS-FORERO L, NEWHAM E, TEUFEL S, et al. Muscle defects due to perturbed somite segmentation contribute to late adult scoliosis. Aging (Albany NY), 2020, 12(18): 18603-18621.
7. GROSSMAN T W, MAZUR J M, CUMMINGS R J. An evaluation of the Adams forward bend test and the scoliometer in a scoliosis school screening setting. J Pediatr Orthop, 1995, 15(4): 535-538.
8. HASEGAWA K, DUBOUSSET J F. Cone of economy with the chain of balance-historical perspective and proof of concept. Spine Surg Relat Res, 2022, 6(4): 337-349.
9. NARESH-BABU J, KWAN K Y H, WU Y, et al. AO spine adult spinal deformity patient profile: a paradigm shift in comprehensive patient evaluation in order to optimize treatment and improve patient care. Global Spine J, 2023 Jul; 13(6): 1490-1501.
10. DUVAL-BEAUPÉRE G, SCHMIDT C, COSSON P. A barycentremetric study of the sagittal shape of spine and pelvis: the conditions required for an economic standing position. Ann Biomed Eng, 1992, 20(4): 451-462.
11. LE HUEC J C, THOMPSON W, MOHSINALY Y, et al. Sagittal balance of the spine. Eur Spine J, 2019, 28(9): 1889-1905.
12. LOWE T, BERVEN S H, SCHWAB F J, et al. The SRS classification for adult spinal deformity: building on the King/Moe and Lenke classification systems. Spine, 2006, 31 (19 Suppl): S119-125.
13. OBEID I, BERJANO P, LAMARTINA C, et al. Classification of coronal imbalance in adult scoliosis and spine deformity: a treatment-oriented guideline. Eur Spine J, 2019, 28(1): 94-113.

14. SCHWAB F, UNGAR B, BLONDEL B, et al. Scoliosis Research Society-Schwab adult spinal deformity classification: a validation study. Spine, 2012, 37(12): 1077-1082.
15. BRADFORD D S, TAY B K, HU S S. Adult scoliosis: surgical indications, operative management, complications, and outcomes. Spine, 1999, 24(24): 2617-2629.
16. JIMBO S, KOBAYASHI T, AONO K, et al. Epidemiology of degenerative lumbar scoliosis: a community-based cohort study. Spine, 2012, 37(20): 1763-1770.
17. PRITCHETT J W, BORTEL D T. Degenerative symptomatic lumbar scoliosis. Spine, 1993, 18(6): 700-703.
18. HUANG C, XU Z, LI F, et al. Does the access angle change the risk of approach-related complications in minimally invasive lateral lumbar interbody fusion? an mri study. J Korean Neurosurg Soc, 2018, 61(6): 707-715.
19. TAO Y, HUANG C, LI F, et al. Magnetic resonance imaging study of oblique corridor and trajectory to l1-l5 intervertebral disks in lateral position. World Neurosurg, 2020, 134: E616-623.
20. BESS S, BOACHIE-ADJEI O, BURTON D, et al. Pain and disability determine treatment modality for older patients with adult scoliosis, while deformity guides treatment for younger patients. Spine, 2009, 34(20): 2186-2190.

第三节
侧路腰椎椎间融合术术前患者优化及准备

MIS-LLIF 术通过大尺寸有角度的椎间融合器置入，恢复椎间孔高度，间接减压受压的神经根或硬膜囊，稳定椎间隙；并能通过选择性地处理 ALL、椎体侧方增生的骨赘和椎间盘，对脊柱侧凸起到椎间松解和恢复腰椎前凸的效果。在腰椎退行性疾患的治疗中优势明显[1]。但侧路腰椎手术的风险和并发症问题仍不容忽视；高龄患者对脊柱手术的耐受性降低也是外科医生面临的问题。手术前良好的患者优化和完善的术前准备对提高手术效果、增加手术安全性、减少手术风险、降低手术并发症发生率十分重要。

一、患者的术前风险评估和优化方案

1. 术前风险评估　　一旦确定手术治疗后，必须评估影响患者在手术全过程中的各种风险[2]，这些风险因素直接影响手术疗效，并与术后的并发症直接相关（表 5-4）[3,4]。这些风险因素分为不可调整性因素和可调整性因素[5]。可以通过优化措施，降低可调整性风险因素的影响，改进医疗照护方式、调整手术计划，降低围手术期并发症发生的风险[6]。应注意在采用风险评估表计分法中，脊柱外科医生往往会高估术后前 72 小时发生重大并发症和再次干预的风险，并严重低估术后 90 天和 2 年的相同风险。

2. 术前患者状态的优化
（1）虚弱患者的术前优化　　强调多学科团队术前讨论体系的建立，能减少虚弱患者的手术风险，其死亡率从 12.2% 下降至 3.8%，并能显著降低患者手术并发症的发生。
（2）营养状态　　药物措施包括每日维生素 D 补给能改善患者的步态和躯干姿态，蛋白补充有效防止肌肉的丢失，对老年患者推荐每日每公斤体重补充蛋白 1.0～1.2 g，对伴有营养不良患者推荐每日每公斤体重补充蛋白 1.2～1.5 g。

表 5-4　影响手术全过程的患者侧风险因素

风险因素	评估指标	并发症	可调整性
年龄	>70岁	内固定失败，切口感染，切口裂开	否
虚弱	成人脊柱畸形虚弱指数（adult spinal deformity frailty index, ASD-FI）<0.3无虚弱，0.3～0.5虚弱，>0.5重度虚弱；改良虚弱指数-5（modified frailty index 5, mFI-5）；0韧性好，1虚弱前期，≥2虚弱状态	深部切口感染，假关节，近端交界性后凸，切口裂开，再手术率，病死率	难调
营养状态	白蛋白<3.5 g/dL，前白蛋白<20 mg/dL	感染、深静脉血栓、病死率、再手术率、再入院率	是
贫血	血红蛋白（hemoglobin, Hb）<12 g/dL	术中输血量增加，手术切口感染率，术后并发症发生率，延长住院时间	是
体重	BMI >25～30 kg/m²	手术疗效差，费用增加	是
既往疾病史（心血管、呼吸系统、肾）	查尔斯共病指数（Charlson comorbidity index）和《美国麻醉学会患者健康状态评估》(American Society of Anesthesiologists physical status, ASA)：CCI 0或1，ASA评分Ⅰ或Ⅱ级为低风险；CCI 2或3，或者ASA评分为Ⅲ级为中风险；CCI≥4，或ASA评分Ⅳ或Ⅴ级为高风险。	心脏并发症，高血压增加围手术期静脉血栓并发症；慢性阻塞性肺病肺萎缩，肺炎，胸腔积液；慢性肾病病死率，并发症发生率，透析患者病死率增加	是
血糖水平	糖化血红蛋白（hemoglobin A1c, HbA1c）≥7.5%	症状缓解差，切口感染，围手术期并发症率，再入院率，内植物失败，椎间盘再突出，术后感染，住院时间延长	是
骨质疏松	骨密度（bone mineral density, BMD）T值<-1.6，QCT<116亨氏单位	内植物松动，椎间融合器下沉，近端交界区失败，内植物失败	是
免疫抑制剂和糖皮质激素应用	—	围手术期病死率，切口裂开，深静脉血栓，输血，切口感染，尿路感染	是
吸烟	>10支/天	手术切口感染，30天病死率，增加失血量，不融合，再手术率，内植物失败，再入院率	是（停止吸烟>40天）

(3) 骨质疏松处理　　对合并骨质疏松的患者需要术前的处理，维生素 D_3 联合钙摄入应是常规。甲状旁腺激素受体激动剂如特立帕肽被推荐为 ASD 术前常规一线用药。对骨量减少患者一般需应用 3 个月以上，严重骨质疏松患者需应用 6 个月以上。用药时间一般在 18～24 个月。短于 2 个月的术前应用或短于 8 个月的术后应用无明显效果。地舒单抗能防止骨质疏松性骨折，与特立帕肽联合应用有助于椎间融合。但应用后应注意停药后的药物反弹；另应注意抗骨质疏松联合用药中的顺序问题，有报道显示如果预先长期使用抗骨吸收药物（双膦酸盐或 RANL 受体抑制剂），然后再使用特立帕肽可能会导致骨密度暂时下降，需要 18～24 个月才能恢复。

(4) 血糖管理　　把 HbA1c 控制在 7.5%，能减少糖尿病导致的术后相关并发症，然而在脊柱外科，要求可能会更高，要求 HbA1c 控制在 6.5%～6.9%，高于 7.8% 可能与手术疗效不佳有关。

(5) 共病管理　　许多既往被认为是手术禁忌证的共病通过积极处理，能得到比较好的控制，甚至是功能改善，部分患者能有较好的生活质量，能接受 LLIF 术治疗，并能从手术中获益。高血压、心脏疾患、高凝状态、脑卒中、肝肾等合并疾患需根据病情由多学科团队确定改善方案。对合并恶性肿瘤的患者需根据抗肿瘤治疗和患者的生存期来决定是否手术。

(6) 预防性抗生素的应用　　手术切口感染（surgical site infection，SSI）是常见并发症，直接影响手术疗效。在术前 60 分钟内使用预防性抗生素，必要时可以联合用药。在青霉素过敏的患者，可以采用林可霉素；对耐药金葡菌感染患者，万古霉素应与头孢唑林联合应用。一般术后 24 小时内再使用一次。建议术前 2 周鼻腔耐甲氧西林金黄色葡萄球（methicillin-resistant staphylococcus aureus，MRSA）培养筛选，对阳性患者采用鼻腔内莫匹罗星；标准化术前氨苄青霉素给药和标准化术中抗生素应用；鼻腔和身体净化也能使切口感染率从 3.7% 下降至 0.7%；术前术区皮肤清洗、氯己定或酒精擦洗；限制手术室的人流、走动、保证密闭的层流环境；标准化的术后伤口护理均能有效降低手术切口感染。

(7) 围手术期的药物管理　　高血压药物中，术前停用复方利血平氨苯蝶啶片（复方降压片）至少 1～2 周，以免增加麻醉时顽固性低血压、大出血和心动过缓等风险；若条件允许术前应停用排钾性利尿剂，改用钙通道阻滞剂。抗血小板药物和抗凝药一般需停药 5～7 天，若有需要，可用血小板 GP Ⅱb/Ⅲa 拮抗剂替代波立维；对血栓高危患者，用小剂量低分子量肝素桥接。中枢神经系统用药中，需注意单胺氧化酶抑制剂（如苯乙肼、异唑肼、苯环丙胺、帕吉林等）由于可与很多麻醉药物以及阿片类药物相互作用，建议术前停用 2 周，并在精神科医生指导下进行药物调整。总之术前应关注患者日常用药的情况，在专科医生指导下停药或调整用药。

二、基于风险因素评估的个性化手术优化措施

1) 在循证医学证据支撑下，根据腰椎疾患的不同类型，以改善患者症状，提高其生活质量等为治疗目标，并与麻醉科、重症医学科、共病相关学科和脊柱外科组成的多学科团队共同讨论，拟定最有利于患者的个性化手术计划[7, 8]。

2) 选择风险低和侵袭性小，手术并发症少的手术方式；其中术中出血量每大于 500 mL，手术时间每延长 1 小时，手术并发症发生的概率就会增加 1.18～1.19 倍[9]，手术的出血量和施术时间是重要的考量指标。

3) 采用各种协同措施包括血管外科等多学科团队的介入，以降低术中并发症的发生，如对有下肢血栓形成患者的术前下腔静脉滤网放置，以防止深静脉血栓形成等。

4) 结合患者优化处理后的手术风险再次评估，并根据手术的侵袭程度、术者的经验、施术节段，制定具体的手术策略。

侧路腰椎手术是一种微创技术，在腰椎退行性疾患治疗中具有手术侵袭性小、疗效确切，并发症少，患者恢复快等优势，优于微创后路技术[10]；在手术优化中起着重要的作用。对前后联合手术病例，可以采用分期手术来减少同一天的手术时间，并分解整体外科手术的侵袭性，对老年患者尤为合适[11]；施术节段也是影响围手术期并发症发生的重要因素[12]，在退变性脊柱侧凸治疗中，采用侧路腰椎手术能缩短手术节段，对缩短手术时间、减少手术创伤，减少术中出血十分有益，需根据每位患者的收益风险比值确定手术节段。但应注意，文献报道 LLIF 术的隐形失血量大于术中显性出血量[13]，可达显性出血量的 8 倍[14]，术前和术中应用氨甲环酸，以减少手术的总体失血量和围手术期输血。

三、手术室准备

随着数字化手术室的建立，各种可视化设备、动力设备和检测设备的引入，要求手术室有足够的空间，和合理布局，对方便手术，减少手术区的污染等具有十分重要的意义。建议麻醉师及相关监测仪位于手术台头端，洗手护士位于尾端，外科医生位于手术台两侧，术中 C 型臂 X 线机则位于手术台的一侧，并应注意手术的目标椎间避开手术台的支柱，为 C 型臂 X 线机或导航设备在术中应用留下充分的空间。如果需要使用术中 CT 机或导航设备，患者头部应朝向术中 CT 机，而麻醉师及相关监测则需要转移到手术台尾端。

四、术中辅助设备

（一）常规设备

1. C 型臂 X 线机　　脊柱外科手术中，椎间融合器和螺钉的准确置入甚为关键。C 型臂 X 线机具有图像直观、清晰、可移动等优点，因此 CLIF 手术操作中需要多次用到 C 型臂 X 线机，包括术前术中目标节段的定位及术中椎间融合器、螺钉位置的确认和调整等。

2. 术中神经电生理检测仪　　术中腰丛神经损伤是 LLIF 术中常见的并发症[15]。术中神经电生理检测通过检测神经电位改变，预测神经损伤，减少运动神经的损伤并发症，使手术的神经安全性提高[16]。目前术中神经点生理检测的方法有 MEP、SSEPs、自发肌电图 (spontaneous electromyography, spEMG)、trEMG。其中，spEMG 和 trEMG 在 LLIF 中应用最为广泛，尤其是 trEMG 具有独到的优势，能够通过检测，了解手术器械与神经的距离，绘制神经地图（neural mapping），由此避免手术器械对神经的损伤。多种神经电生理检测方法联合应用能提高检出的敏感性[17]，尤其是 MEP 与 spEMG、trEMG 联合应用能显著减少术中神经损伤的发生率[18]。但术中神经电生理检测仍存在的问题为：需要专用设备、检测者的经验、存在假阴性或假阳性、麻醉效应、波形平均延迟、对感觉神经检测较为困难等问题[19]。近来有学者提出除 L4/5 节段需用神经电生理检测外，其余的节段无须常规应用[20]；通过改变腰大肌进入点和直视下技术可以在不用术中神经电生理检测时，也能保证神经的安全性[21]。

（二）进阶设备

1. 术中 CT 机及 MRI 机　　C 型臂 X 线机操作简单、价格低廉且辐射量少，但其二维透视不能获取脊柱的三维立体图像，对局部解剖显示并不令人满意，尤其是对螺钉与椎弓根内壁的位置关系显示不佳。术中 CT 可提供高清的三维影像，该优点对脊柱畸形患者尤为重要。因为脊柱畸形患者不仅椎弓根间形态差异较大，且普遍存在椎体三维旋转。术中 CT 可以清晰准确地呈现椎间融合器和螺钉局部解剖位置，术中 MRI 则有助于观察神经根是否仍然存在卡压、间接或/直接减压是否彻底，以及是否需要进一步术中精准减压。然而术中 CT 操作烦琐、耗时较多，通常在完成 CLIF 术和后路手术后才进行扫描评估。

2. 术中导航设备　　术中导航是脊柱外科常见的手术辅助系统。大量研究证明 O 型臂导航系统的置钉准确率（96.6%）显著要高于徒手置钉的准确率（90.4%），且手术时间无明显差异[22]。因此，O 型臂导航系统的使用可以有效地弥补年轻医师手术经验的不足，更有利于年轻医师的培养和成长。而对于高年资医师，使用 O 型臂导航系统并不能显著提高其置钉准确率，丰富的手术经验就已经让高年资医生的置钉准确率达到了一个比较高的水平。因此我们认为 O 型臂导航系统在处理困难置钉（脊柱畸形、儿童手术、年轻医师）上优势更加明显。

此外，很多脊柱手术的主要目的是解除神经压迫、重建脊柱稳定，压迫切除彻底与否直接影响最终的手术效果，但盲目地扩大减压会导致脊柱生物力学失稳，精准减压是保证术后疗效的关键。O 型臂导航系统术中扫描时对组织结构的清晰显示，可协助术者进行精准切除减压，这对于 LLIF 的间接减压尤为重要。但就 O 型臂导航技术而言，目前仍存在术中呼吸运动、术野显露牵拉组织时导致的导航图像漂移、导航误差等问题。随着计算机技术的日益发展，人工智能算法的应用可能为解决上述问题提供新思路。

3. 手术机器人　　手术机器人是导航和机械臂组合构成的手术操作系统。应用于脊柱手术的导航和机器人系统使脊柱外科医生能够在手术期间利用多平面 CT 或荧光透视图像确定非可视化解剖结构的方向，有助于提高脊柱手术的准确性，尤其在脊柱螺钉置入过程中。此外，它还可以通过最大限度地减少对传统 C 型臂 X 线机检查的需求，帮助减少患者和医护的辐射暴露。三种主要的机器人系统：主动系统（active system）、半主动系统（semi-active system）和主从系统（master-slave system）。目前在脊柱外科中应用的主要是半主动系统和主从系统机器人。

（1）半主动系统机器人　　如 Mazor X、ROSA One 和 Excelsius GPS 等，均为半主动手术机器人系统（semi-active robot system）。该类机器人系统采用改进的导航和可控钻孔技术，显著提高了椎弓根螺钉置入的效率和安全性，极大地帮助脊柱外科医生避免因复杂的脊柱解剖结构，如重度脊柱畸形等所导致的椎弓根螺钉置入困难等问题；而且，先进的抖动滤波技术可以显著降低术中外科医生的辐射暴露。因此，与传统徒手椎弓根螺钉置入相比，机器人辅助下手术可确保椎弓根螺钉准确置入、降低神经损伤的并发症、减少透视时间、降低感染率、减少手术时间和缩短住院时间[23]。

（2）主动系统机器人　　手术用主动系统机器人代表是达·芬奇手术机器人（da Vinci system），该系统由外科医生操作机械臂，并能通过使用放大 10 倍的三维视觉，进行术野细节观察，与传统的手术方法相比，术野死角少，可视化效果好；并通过机械臂的震动过滤功能和无范围限制的手腕样运动，使操作更为稳健和精准；还能实施远程的操控。目前，达·芬奇机器人在脊柱手术中的应用仅限于腹腔镜下腰椎前路椎间融术；且仍存在手术成本高、学习曲线陡峭、手术时间长以及脊柱手术适应证有限的缺点[24]。

笔者认为在以下六大领域，机器人辅助手术将在未来大有可为：①远程手术；②伴有高精准性的触觉和听觉反馈系统领域；③非线性轨迹的椎弓根螺钉置入的机器人辅助手术；④减少导航中的透视和辐射；⑤具有决策功能的人工智能应用；⑥机器人术中使用过程中的大规模数据收集。

4. 增强现实技术辅助的导航系统　　脊柱导航中的第一个技术辅助工具是 2D 透视。此后 30 年里，导航技术迅猛发展，2D 透视已被 3D 成像技术取代，术前成像也已在许多情况下被术中成像取代。增强现实（augmented reality，AR）是导航家族的最新成员，可将医学影像在手术视野上进行可视化叠加，为外科导航提供了新的维度。通过 AR 技术，外科医生可以在进行手术操作的同时，将术前检查的医学影像数据在监视器、头戴设备（head-mounted display，HMD）、显微视图或投影上在患者身上呈现出来。

2016 年，一项新型的专门用于脊柱外科手术的 AR 导航系统，首次对 AR 辅助下椎弓根螺钉置入进行研究，该 AR 导航系统使用四个视频摄像头对患者进行跟踪和图像增强，通过导航图像、三维重建和分割视图，将手术视野和影像学图像可视化叠加呈现在显示器上。研究结果显示 AR 导航系统辅助下手术效果良好，极大地提高了椎弓根螺钉置入的准确率[22]。

2021年，德国学者Pojskić等首先报道将AR导航系统用于侧方腰椎入路手术中，初步研究显示具有控制手术质量，避免并发症发生等效果[25]。

【结论】

完善的术前准备是手术成功的关键环节之一。良好的术前准备应该包括患者手术风险因素评估、患者状态的术前优化、手术方式和策略优化、手术可行性分析、手术辅助设备的准备。其中术前患者状态优化、手术方式和策略优化方面的进展提高了手术的适应性和治疗的质量。现代科技如深度学习、人工智能等引入可使手术辅助设备能如虎添翼，为安全、高效的手术治疗提供进一步保障。

(王智伟)

本节参考文献

1. 李方财, 陈其昕, 陈维善. 改良侧方入路腰椎椎间融合术及其临床应用. 中华骨科杂志, 2018, 38(4): 212-219.
2. ARORA A, CUMMINS D D, WAGUE A, et al. Preoperative medical assessment for adult spinal deformity surgery: a state-of-the-art review. Spine Deformity, 2023, 11(4): 773-785.
3. BURTON D C, SETHI R K, WRIGHT A K, et al. The role of potentially modifiable factors in a standard work protocol to decrease complications in adult spinal deformity surgery: a systematic review, part 1. Spine Deformity, 2019, 7(5): 669-683.
4. SETHI R K, BURTON D C, WRIGHT A K, et al. The role of potentially modifiable factors in a standard work protocol to decrease complications in adult spinal deformity surgery: a systematic review, part 2. Spine Deformity, 2019, 7(5): 684-695.
5. SETHI R, BOHL M, VITALE M, et al. State-of-the-art reviews: safety in complex spine surgery. Spine Deformity, 2019, 7(5): 657-668.
6. NAGATA K, DIMAR II J R, CARREON L Y, et al. Preoperative optimization risk factors for perioperative complications and preoperative modification. Neurosurg Clin N Am, 2023, 34 (4): 505-517.
7. LENZA M, BUCHBINDER R, STAPLES M P, et al. Second opinion for degenerative spinal conditions: an option or a necessity? A prospective observational study. BMC Musculoskelet Disord, 2017, 18(1): 354.
8. YANAMADALA V, KIM Y, BUCHLAK Q D, et al. Multidisciplinary evaluation leads to the decreased utilization of lumbar spine fusion: An observational cohort pilot study. Spine, 2017, 42(17): E1016-1023.
9. MIRZA S K, DEYO R A, HEAGERTY P J, et al. Development of an index to characterize the "invasiveness" of spine surgery: validation by comparison to blood loss and operative time. Spine, 2008, 33(24): 2651-2662.
10. AMARAL R, POKORNY G, MARCELINO F, et al. Lateral versus posterior approaches to treat degenerative lumbar pathologies-systematic review and meta-analysis of recent literature. Euro Spine J, 2023, 32(5): 1655-1677.
11. YAMATO Y, HASEGAWA T, YOSHIDA G, et al. Planned two-stage surgery using lateral lumbar interbody fusion and posterior corrective fusion: a retrospective study of perioperative complications. Euro Spine J, 2021, 30(8): 2368-2376.
12. PELLISÉ F, CASADEMUNT A V, NÚÑEZ-PEREIRA S, et al. The adult deformity surgery complexity index (ADSCI): a valid tool to quantify the complexity of posterior adult spinal deformity surgery and predict

postoperative complications. Spine J, 2018, 18(2): 216-225.
13. ZHU L, ZHANG L, SHAN Y, et al. Analysis of hidden blood loss and its risk factors in oblique lateral interbody fusion surgery. Clin Spine Surg, 2021, 34(9): E501-505.
14. MIMA Y, YAGI M, SUZUKI S, et al. Hidden blood loss in extreme lateral interbody fusion for adult spinal deformity. J Orthop Sci, 2023, 28(3): 509-514.
15. LUI D F, BUTLER J S, YU H M, et al. Neurologic injury in complex adult spinal deformity surgery: staged multilevel oblique lumbar interbody fusion (MOLIF) using hyperlordotic tantalum cages and posterior fusion versus pedicle subtraction osteotomy (PSO). Spine (Phila Pa 1976), 2019, 44(16): E939-949.
16. URIBE J S, F L VALE, and E. DAKWAR. Electromyographic monitoring and its anatomical implications in minimally invasive spine surgery. Spine (Phila Pa 1976), 2010, 35 (26 Suppl): S368-374.
17. BERENDS H I, JOURNÉE H L, RÁCZ I, et al. Multimodality intraoperative neuromonitoring in extreme lateral interbody fusion. Transcranial electrical stimulation as indispensable rearview. Eur Spine J, 2016, 25(5): 1581-1586.
18. SARWAHI V, PAWAR A, SUGARMAN E, et al. Triggered EMG potentials in determining neuroanatomical safe zone for transpsoas lumbar approach: are they reliable? Spine (Phila Pa 1976), 2016, 41(11): E647-653.
19. RILEY M R, DOAN A T, VOGEL R W, et al. Use of motor evoked potentials during lateral lumbar interbody fusion reduces postoperative deficits. Spine J, 2018, 18(10): 1763-1778.
20. ALLURI R K, VAISHNAV A S, SIVAGANESAN A, et al. Multimodality intraoperative neuromonitoring in lateral lumbar interbody fusion: a review of alerts in 628 patients. Global Spine J, 2023, 13(2): 466-471.
21. KRIEG S M, BOBINSKI L, ALBERS L, et al. Lateral lumbar interbody fusion without intraoperative neuromonitoring: a single-center consecutive series of 157 surgeries. J Neurosurg Spine, 2019, 30(4): 439-445.
22. LIANG J T, DOKE T, ONOGI S, et al. A fluorolaser navigation system to guide linear surgical tool insertion. Int J Comput Assist Radiol Surg, 2012. 7(6): 931-939.
23. ROBLES L A, SHAH S, URAKOV T. Robotic-assisted single-position lateral for multilevel circumferential lumbar interbody fusion: how I do it. Acta Neurochirurgica, 2023, 165(12): 3963-3967.
24. LONIEWSKI S, FARAH K, MALIKOV S, et al. Da Vinci robotic-assisted anterolateral lumbar arthrodesis: operative technique. Acta Neurochirurgica, 2023, 165: 2711-2716.
25. POJSKIĆ M, BOPP M, SAß B, et al. Intraoperative computed tomography-based navigation with augmented reality for lateral approaches to the spine. Brain Sci, 2021, 11(5): 646.

第四节
侧路腰椎椎间融合术的技术要点及注意事项

LLIF 术很好地避开了 PLIF 术、TLIF 术或 ALIF 术的入路相关并发症，也避免了经椎管内操作所带来的神经相关并发症以及椎管内静脉丛出血等。但是，LLIF 术同样有其特有的并发症，包括侧路入路相关并发症及椎间融合器相关并发症[1,2]；尤其值得重视的是，如果操作不当，LLIF 术不但难以达到手术目的，甚至会加重原有疾病、增加后路手术的处理难度[3,4]。

由于不同 LLIF 术的入路解剖及操作要点略有不同（见本书第三章），本节将介绍 LLIF 术的共同技术要点及术中注意事项。

一、技术要点及注意事项

1. 手术体位　　患者侧卧位、髋膝关节屈曲，手术台略屈曲，并且保证整个过程中体位固定确切。放射透视时，目标椎间隙上下椎体的终板、椎体后缘、双侧椎弓根影保持重叠，只有这样才能确保椎间隙与地面在冠状位、轴位上均垂直，从而确保在椎间隙操作及最终椎间融合器植入时不干扰后方的椎管及前方的内脏、大血管等重要结构。对于脊柱畸形患者，由于椎体旋转、侧方移位、椎间隙双侧不对称以及椎体楔形变等原因，难以使多个椎体的上述影像在透视时完全重叠。此时，可选择旋转较轻的椎体作为参照（多数选择 L5 椎体），使 L5 椎体的上述影像完全重叠，然后其余椎间隙的操作方向根据术前影像学特征于术中做相应调整。

2. 体表标记　　需同时标记髂嵴及第 11、12 肋骨，这样可以更加明确髂嵴及第 12 肋对入路的影响（图 5-8）。当髂嵴或 12 肋骨影响手术入路时，可以通过适当增加手术台屈曲来增加操作空间。如增加手术台屈曲后入路仍有影响，在 L4/5 节段可以将切口适当前移以避开髂嵴；L1/2 节段绝大多数患者需要切除部分第 12 肋骨。

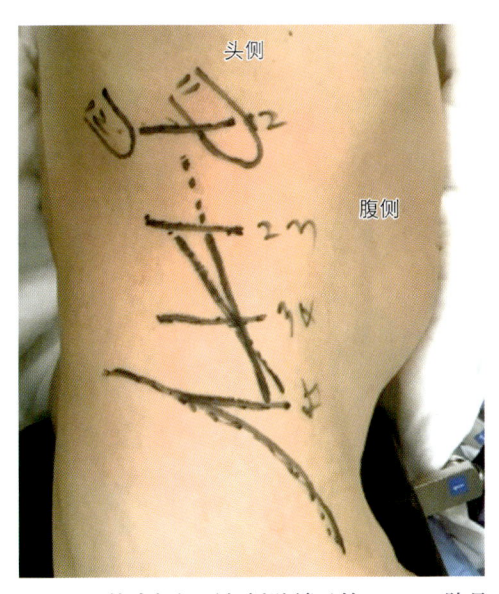

图 5-8　体表标记需包括髂嵴及第 11、12 肋骨

3. 注意事项

1) 不管采用何种 LLIF 术，所有操作均应在直视下进行，这是减少或避免入路相关并发症最重要的环节[5, 6]。

2) 腹壁三层肌肉钝性分离时，需仔细观察腰丛浅支（主要是肋下神经、髂腹下神经）分布（图 5-9），予以保护[7]；如难以避开，取少量肌纤维保护神经后再分离（图 5-10、图 5-11）。

3) 显露腹膜外脂肪时，术者手指先向后触摸到腰方肌，然后钝性将腹膜后组织向前推移，显露腰大肌，腰大肌是 LLIF 重要解剖标记，需清楚显露其前、后缘。

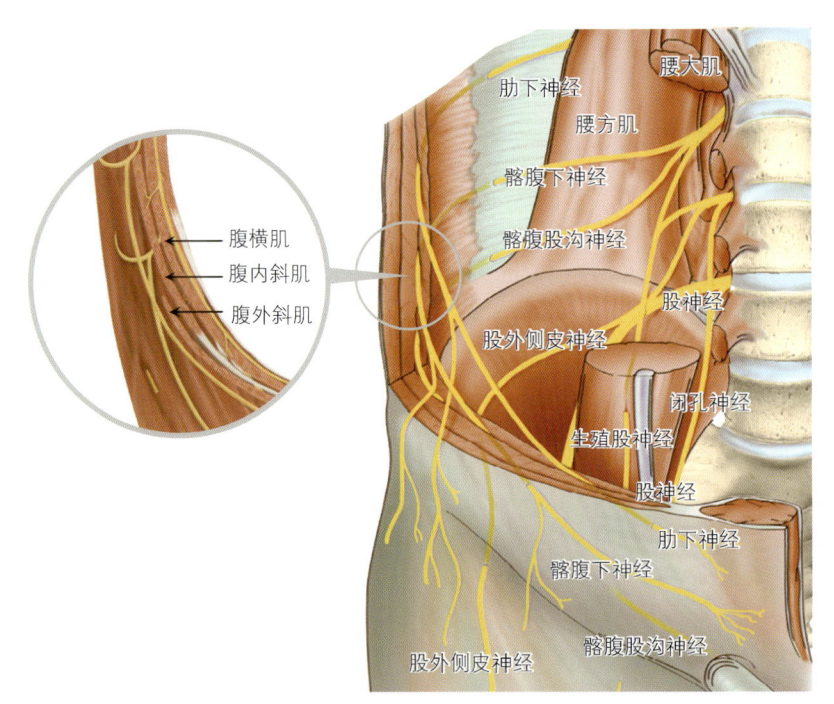

图 5-9 侧方腹壁神经分布

肋下神经、髂腹下神经、髂腹股沟神经和股外侧皮神经依次在腹横肌、腹内斜肌和腹外斜肌间行走，并穿越各层肌肉，在行肌肉分离中应注意该解剖特点，避免损伤

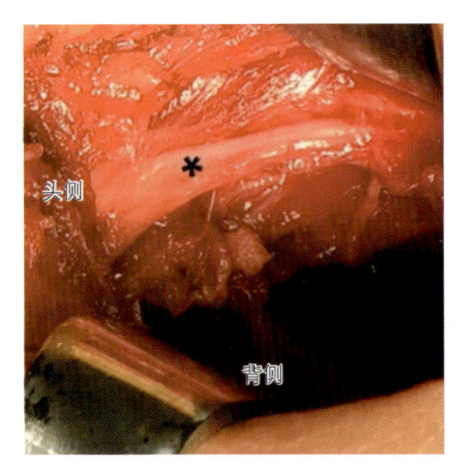

图 5-10 显露 L1/2 间隙

切除部分第 12 肋，并可见其下方的肋下神经（*）

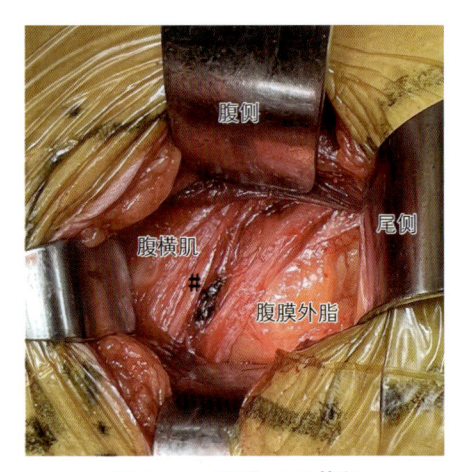

图 5-11 显露 L3/4 节段

腹内、外斜肌间见髂腹下神经（#）

4) 约 70% 患者生殖股神经于 L3 水平穿出腰大肌，然后在腰大肌表面下行，LLIF 术中需辨认并保护此神经。由于生殖股神经由后上向前下行走，如采用经腰大肌入路，尽量于生殖股神经前方劈开腰大肌，以减少工作通道对生殖股神经的牵张（图 5-12）[8]。

5) 采用经腰大肌入路时，在 L4/5 节段，工作通道应于 1 区、2 区建立，以减少对 L4 神经根的干扰或损伤；由于特殊原因无法在 1 区、2 区建立通道，至少应保证工作通道远离 L4 神经根 1 cm 以上。

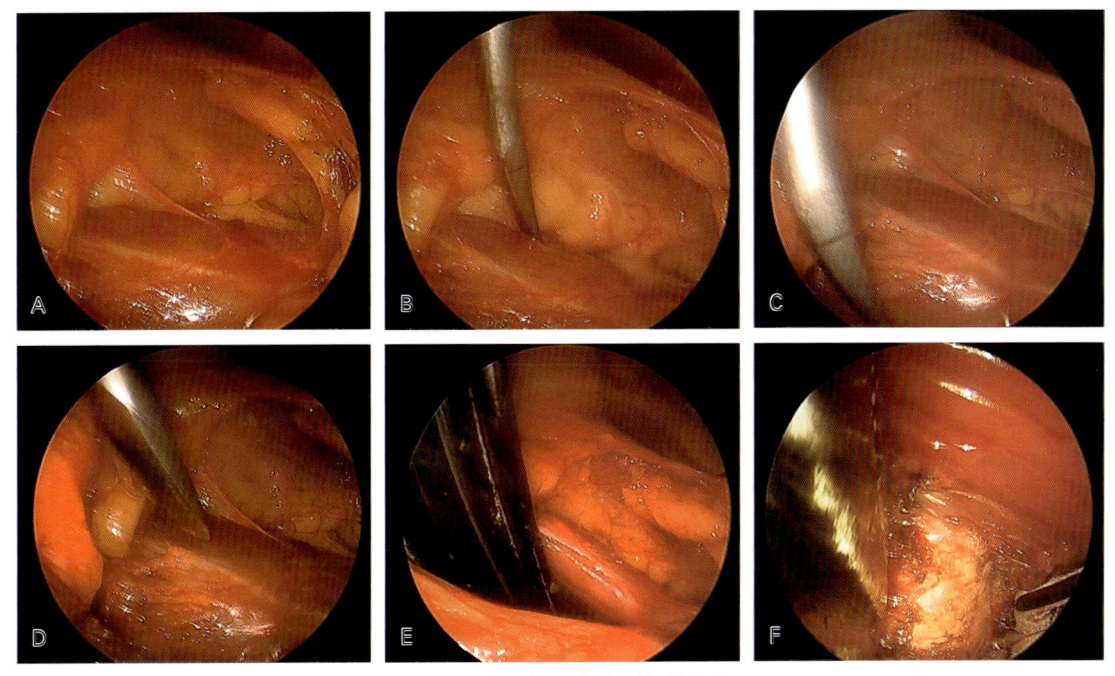

图 5-12 腰大肌显露的注意事项

显露腰大肌,并注意 L3 以下水平的腰大肌表面的生殖股神经(A);确定腰大肌前缘(B);腰大肌后缘(C);在腰大肌前 1/3 处及生殖股神经前方确定腰大肌劈开部位(D);把牵开通道顺腰大肌纤维置入腰大肌分离部位(E);通道撑开,显露目标椎间盘(F)

6)不管采用腰大肌前方入路还是经腰大肌入路,任何一步切开、分离操作前需仔细辨认其周围解剖结构,当遇到不认识的解剖结构时,禁忌直接切断。应仔细保护该结构,行钝性分离后牵开;或请相关专科医师协助辨认或显露[9]。

7)工作通道越小,越有利于减少对周围结构的损伤,因此,在建立工作通道时,术者不能为了操作方便而过于扩大工作通道。

8)当需要椎体固定针固定工作通道时,椎体固定针应紧邻终板进行固定,以避免损伤节段血管;对于因畸形、骨赘增生明显等无法确定终板位置时,应先确定椎间隙位置,切开术侧纤维环、明确终板位置后再行椎体固定针固定。

9)入路相关并发症的发生与手术时间长短呈显著正相关关系,因此,当工作通道建立后,需尽快完成手术;对于多节段融合患者,应该由非常熟练的医师来操作。

二、椎间隙操作技术要点及注意事项

1. 确认椎间隙位置及方向 对于椎间隙较高的患者,容易确认椎间隙的位置及方向;但部分严重退变或脊柱畸形患者,往往存在椎体边缘连续骨赘形成或椎间隙严重狭窄的现象。对于椎体边缘连续骨赘形成、无法用刀片切开纤维环者,推荐采用磨钻或超声骨刀切除连续骨赘,直至显露椎间盘组织;慎用骨刀切除骨赘,以免导致终板甚至椎体骨折。对于椎间隙严重狭窄患者,先使用神经剥离器或 Cobb 剥离器探查椎间隙方向,必要时 X 线机透视下确认(图 5-13);避免直接用椎体间撑开器强行进入椎间隙,以免造成终板损伤或至椎体骨折。

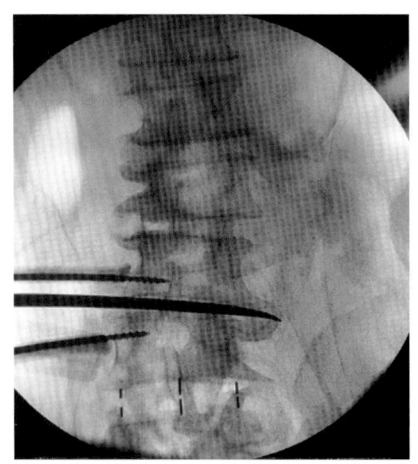

图 5-13　椎间隙确认

用 Cobb 剥离器探查椎间隙方向后，再进行撑开

2. 保护终板　　对于椎间隙高度较大的患者，可先用刮匙、髓核钳等切除椎间盘。处理椎间盘过程中非常重要的环节是融合范围的软骨终板需彻底刮除，同时又要确保骨性终板的完整性。

3. 椎体间撑开时需遵循的原则　　首先，撑开器在冠状面需平行于椎间隙以避免损伤终板或椎体；在矢状面需平行于椎体后壁（即垂直于地面），斜向后可能损伤硬膜囊、对侧神经根，斜向前可能损伤对侧内脏器官、大血管[10,11]。其次，每次撑开椎间隙过程中均需突破对侧纤维环，以保证双侧椎间隙均得到松解，保证脊柱冠状面平衡的恢复；同时，双侧均匀撑开可以避免因单侧受力而导致终板损伤。最后，椎间隙撑开要适度，过大撑开增加术中终板损伤及术后椎间融合器下沉的风险，在撑开过程中遇到较大阻力即可停止，一般撑开至 10～12 mm 即可[12]。

4. 合适椎间融合器　　撑开结束后，用椎间融合器试模进行测试，当徒手拔出试模困难时，即可选用该高度椎间融合器。根据术前测量或术中测量结果选择椎间融合器长度，保证椎间融合器横跨双侧骺环，以减少术后椎间融合器下沉（图 5-14）[13]。

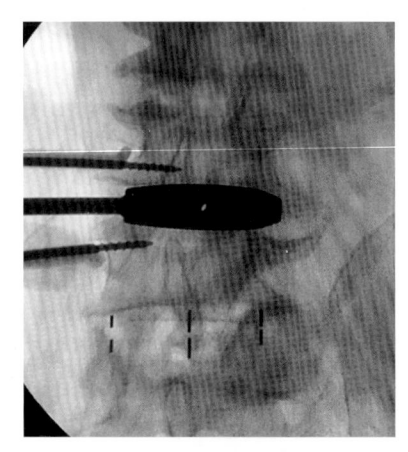

图 5-14　椎间融合器试模

测量椎间融合器长度，保证椎间融合器横跨双侧骺环

【结论】

LLIF 术是一项脊柱外科新技术，具有微创、间接减压、部分矫正脊柱力线等的优势。随着技术的发展，在手术体位、切口选择、腰大肌处理、椎间融合器材料选择和置入方式等方面均有一定的共识。掌握这些基本点对正确掌握技术，提高手术疗效，降低并发症的发生具有重要的价值。

（李方财）

本节参考文献

1. FUJIBAYASHI S, KAWAKAMI N, ASAZUMA T, et al. Complications associated with lateral interbody fusion: nationwide survey of 2998 cases during the first 2 years of its use in Japan. Spine (Phila Pa 1976), 2017, 42(19): 1478-1484.
2. SALZMANN S N, SHUE J, HUGHES A P. Lateral lumbar interbody fusion-outcomes and complications. Curr Rev Musculoskelet Med, 2017, 10(4): 539-546.
3. WHITE MD, URIB E JS. Transpsoas approaches to the lumbar spine lateral and prone. Neurosurg Clin N Am, 2023, 34(4): 609-617.
4. CREVECOEUR T S, SPERRING C P, DIGIORGIO A M, et al. Antepsoas approaches to the lumbar spine. Neurosurg Clin N Am, 2023, 34(4): 619-632.
5. 李方财, 陈其昕, 陈维善. 改良侧方入路腰椎椎间融合术及其临床应用. 中华骨科杂志, 2018, 38(4): 212-219.
6. XU Z K, CHEN Q X, CHEN G, et al. The technical note and approach related complications of modified lateral lumbar interbody fusion. J Clin Neurosci, 2019, 66: 182-186.
7. GEH N, SCHULTZ M, YANG L, et al. Retroperitoneal course of iliohypogastric, ilioinguinal, and genitofemoral nerves: a study to improve identification and excision during triple neurectomy. Clin Anatomy, 2015, 28(7): 903-909.
8. HE L, KANG Z, TANG W J, et al. A MRI study of lumbar plexus with respect to the lateral transpsoas approach to the lumbar spine. Eur Spine J, 2015, 24(11): 2538-2545.
9. GRAHAM R B, WONG A P, LIU J C. Minimally invasive lateral transpsoas approach to the lumbar spine pitfalls and complication avoidance. Neurosurg Clin N Am, 2014, 25(2): 219-231.
10. TAO Y Q, HUANG C N, LI F C, et al. Magnetic resonance imaging study of oblique corridor and trajectory to l1el5 intervertebral disks in lateral position. World Neurosurg. 2020, 134: E616-623.
11. HUANG C N, XU Z K, LI F C, et al. Does the access angle change the risk of approach-related complications in minimally invasive lateral lumbar interbody fusion? an MRI study. J Korean Neurosurg Soc, 2018, 61 (6): 707-715.
12. MACKI M, ANAND S K, SURAPANENI A, et al. Subsidence rates after lateral lumbar interbody fusion: a systematic review. World Neurosurg, 2019, 122: 599-606.
13. WEWEL J T, HARTMAN C, URIBE J S. Timing of lateral lumbar interbody subsidence: review of exclusive intraoperative subsidence. World Neurosurg, 2020, 137: E208-212.

第五节
侧路腰椎椎间融合术的并发症及处理、预防策略

近 20 余年来，LLIF 术发展迅速，已取得令人满意的治疗效果。然而手术并发症也日益引起关注，文献报道，在并发症的总发生率上，XLIF 术和 ALIF 术没有明显区别[1]。Jacob 等对 MIS-TLIF 术和 LLIF 术的并发症发生率进行了 Meta 分析[2]，结果发现 MIS-TLIF 组总的并发症发生率是 19.2%，而 LLIF 组是 31.4%，LLIF 组总并发症发生率明显高于 MIS-TLIF 组的主要原因是 LLIF 术后感觉功能减退和暂时性神经功能障碍发生率明显更高，这显然与 LLIF 术的入路，以及手术器械和操作过程相关。不过术中并发症和切口并发症发生率 LLIF 组明显低于 MIS-TLIF 组。一般认为与侧路手术相关的并发症主要可以归纳为手术入路相关，以及椎间融合器相关两大类。

一、手术入路相关并发症

（一）腰丛神经损伤

腰丛神经损伤是 LLIF 术最常见的并发症，平均约超过 30%[3]。暂时性神经功能损害最多见，持续性神经功能损害的可能性很低，但危害较大。

1. **临床表现**   LLIF 术后神经损害常见临床表现为感觉功能障碍，其中最常见的症状是腹股沟区、股前区的疼痛或感觉减退，或表现为操作节段相关神经根支配区域的感觉功能障碍（图 5-15）。运动功能障碍最常见症状是屈髋无力，相应神经根受损害则可以表现出关键肌无力。

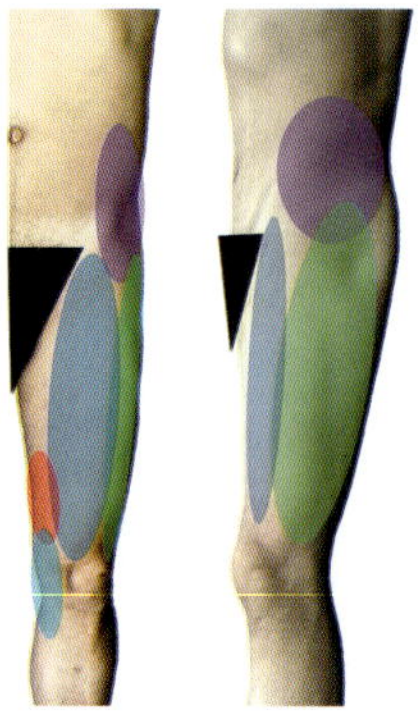

正面观　侧面观

图 5-15　不同神经支配区域的感觉功能障碍示意图

各神经支配区域的感觉功能障碍，紫色，髂腹下神经皮支；绿色股外侧皮神经；蓝色股神经前皮支；红色闭孔神经皮支；浅蓝色隐神经

2. **原因**   LLIF 术后神经功能并发症的发生与术中损伤有关。术中直接损害神经根的比率较低，主要与非直视下操作或定位错误有关。大部分神经并发症的原因是术中间接损害，如长时间的牵拉导致的神经缺血等。持续性感觉或运动功能损伤与多节段的融合，以及 BMP 使用有相关性[4]。

3. 手术安全区是否安全　　解剖学研究为神经操作的手术安全区提供了依据。不同节段的腰丛在腰大肌内都分布于腰大肌的后 1/3，因此腰大肌的前 2/3 分离腰大肌都比较安全[5]。在椎间盘平面，理论上的手术安全区是椎间盘的前 1/2，各个节段，左右侧稍有区别 (图5-16)。

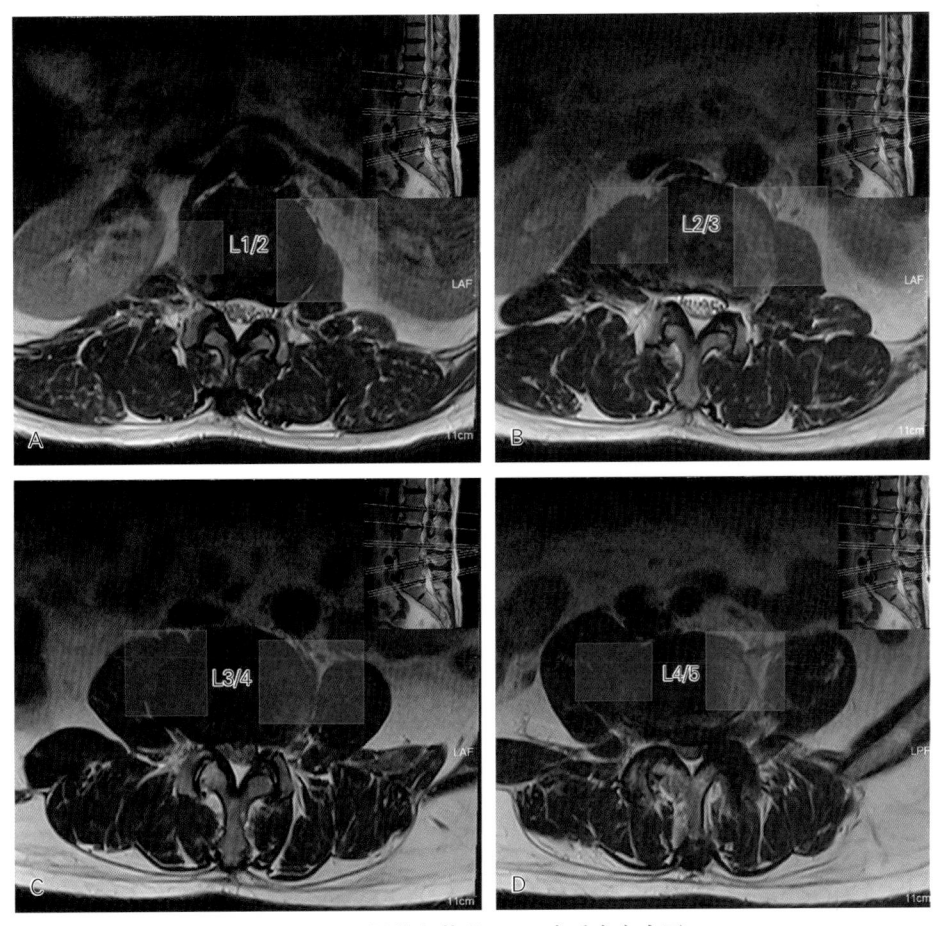

图 5-16　腰椎各节段 LLIF 术手术安全区

L1/2 节段（A）；L2/3 节段（B）；L3/4 节段（C）；L4/5 节段（D）；其中，绿色区域为左侧安全区，蓝色区域为右侧手术安全区，图中所示各个节段手术安全区范围各不相同，左右两侧差异明显

利用术前影像学检查充分评估腰大肌的形态及其与邻近结构的关系是划定手术安全区的关键。重要血管结构位于腰大肌的前内侧，而神经根则位于腰大肌的后部。手术安全区的评估需要结合椎间融合器置入侧和置入对侧，从 L1 到 L5，手术安全区的范围逐渐缩小。

手术安全区并不绝对，首先解剖结构的变异会导致手术安全区的变化。其次术前影像学的检查都是在仰卧位，而侧卧位时，重力的作用会使腹腔和腹膜后结构位置改变[6]。

术中操作时避免损伤神经的关键是直视下操作，能够发现神经结构并予以保护。此外，传统硬质全环型通道长时间的牵拉可能对肌肉神经结构的造成损害。而笔者所在浙江大学医学院附属第二医院脊柱外科中心研发的 CLIF 术采用弹性拉钩，可调节非封闭性通道，对软组织结构的牵拉较轻柔，因此术中牵拉对神经损害的风险较低。

4. 神经电生理监测的价值　　文献报道术中神经电生理监测不能降低术后暂时性神经损害的风险。笔者单位目前对侧路融合已不常规使用神经电生理监测。

5. 处理　　大部分侧路术后神经功能障碍均为暂时性，在术后 1～3 个月内均能恢复。术后如发现新发下肢神经症状，首先要进行影像学评估，排除椎间融合器或内固定位置不佳导致的神经损害。明确为入路相关神经系统并发症后，一般采用药物保守治疗，同时，尽早进行康复治疗。

（二）生殖股神经损伤

生殖股神经可分为腰大肌肌内段和肌外段。生殖股神经主要在 L3 或 L3/4 平面穿出腰大肌，也有少部分在 L4 水平穿出，此后即在腰大肌前外侧表面下行，即为肌外段。生殖股神经肌外段位于腰大肌表面，因此术中直接或间接损伤的风险相对较高。生殖股神经损伤后的临床意义还不十分明确，可能导致会阴部感觉障碍、勃起功能障碍及逆行性射精等。生殖股神经保护的关键也是直视下操作，术中辨识出生殖股神经后，笔者习惯将一部分腰大肌纤维连同生殖股神经一起向后牵拉开，能有效预防生殖股神经的损伤。而将操作通道放置在生殖股神经的背侧，将神经向前牵开会导致神经张力增加，导致神经损伤（图 5-17）。

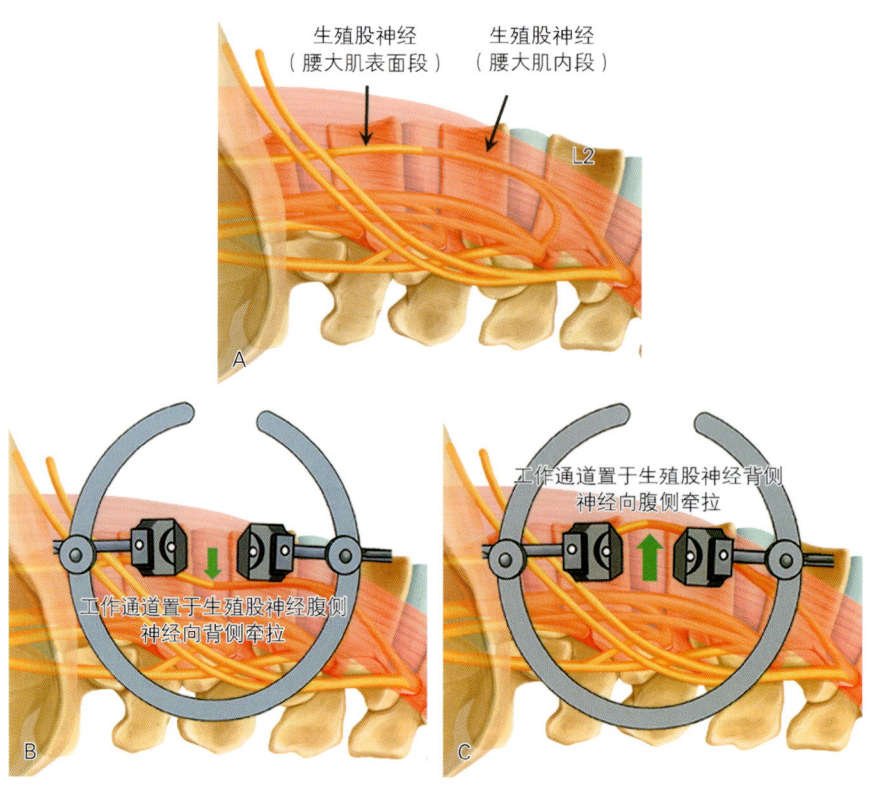

图 5-17　生殖股神经损伤预防

生殖股神经在腰大肌内走行的过程（A）；工作通道置于生殖股神经腹侧，将神经向背侧牵开，此时神经张力减小，可避免神经的牵拉损伤（B）；当工作通道置于生殖股神经背侧时，神经张力明显增加，可导致神经的牵拉损伤（C）

（三）股四头肌麻痹

股四头肌麻痹发生率约 1.7%，文献报道均发生在 L4/5 平面，为术中 L4 神经根损伤导致[7]。笔者单位曾有一例术后股四头肌功能障碍（图 5-18），术中发现腰大肌深面椎间盘表面有大量的疏松结缔组织和血管神经结构，回顾术前影像时发现患者 L4/5 平面存在"腰大肌上升征"。该名患者 L4 神经根为暂时性损伤，术后 1 个月时即恢复正常。但部分患者并非如此幸运，若不恢复，则会导致股四头肌萎缩（图5-19）。因此预防的关键在于对解剖结构的充分评估。

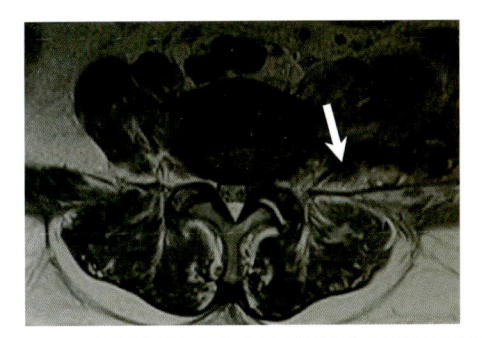

图5-18　侧路腰椎手术后神经根周围水肿导致股四头肌功能障碍

L4/5 CLIF术后左侧股四头肌麻痹，L4/5 MRI横断位显示左侧腰大肌和深部组织大片水肿信号（箭头）。术后1个月恢复正常

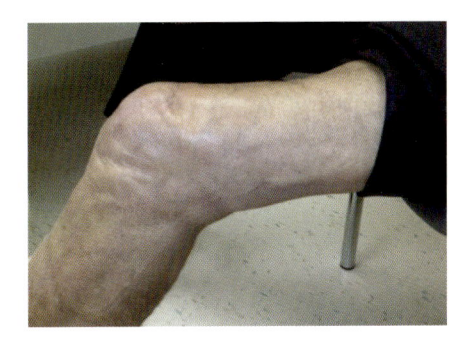

图5-19　股四头肌萎缩

（四）肌肉损伤

腰大肌损伤的发生率较高，文献报道为27%左右，发生率仅次于神经系统损伤[8]。主要临床表现为屈髋无力或腹股沟区不适与疼痛，症状与入路相关神经系统并发症相似。两者的区别在于腰大肌损伤最常见的症状是屈髋无力，而神经系统并发症以感觉功能障碍最多见。由于可同时存在肌肉损伤和神经损伤，术后明确区分肌肉损伤和神经损害有时可能较困难。

肌肉损伤的原因大多为术中过度牵拉导致，因此大部分临床症状较轻，多在2~3周内恢复（图5-20）。

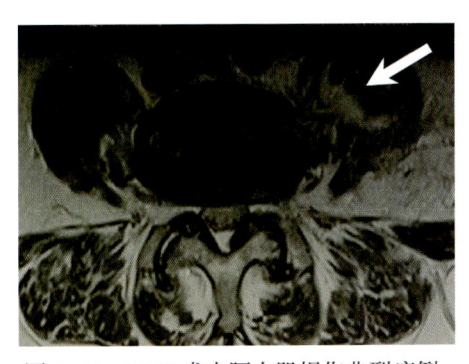

图5-20　LLIF术中腰大肌损伤典型病例

患者，男性，72岁，LLIF术后左侧屈髋弱，1周后明显改善；MRI横断位显示左侧腰大肌内水肿信号（箭头）

LLIF术中操作时，腰大肌分离需轻柔，熟练手术操作，彻底止血都能减少对腰大肌的侵扰。笔者所在团队采用的弹性拉钩，可非封闭性通道牵拉腰大肌，与腰大肌的接触面小，牵拉轻柔，因此对腰大肌的损伤较小。

术后使用脱水剂、小剂量激素能减轻肌肉损伤相应症状。此外笔者所在团队在术中使用地塞米松浸润明胶海绵填塞，能有效较少局部炎症反应，降低术中肌肉或神经系统损害的术后症状。

（五）血管损伤

大血管结构均位于腰大肌前内侧，因此侧方经腰大肌入路大血管损伤的风险较低[3]。然而术中重要血管损伤有致死风险。术前对血管结构的充分评估，把握禁忌证是预防大血管损伤的关键。

节段血管损伤是常见的入路相关血管并发症。节段血管起源变异较大，椎体前部区域会跨越椎间盘表面；且在腰椎侧方有较多分支，在椎间孔水平还会有吻合支存在（图5-21），术中损伤可能会导致大出血，若止血不彻底则可能导致术后血肿形成。预防节段血管损伤的关键是术前充分评估，术中直视下操作，必要时显露并预结扎节段血管。当侧路融合操作完成需拆除拉钩时，先取出椎体钉，然后缓缓退出拉钩，注意观察是否存在出血。

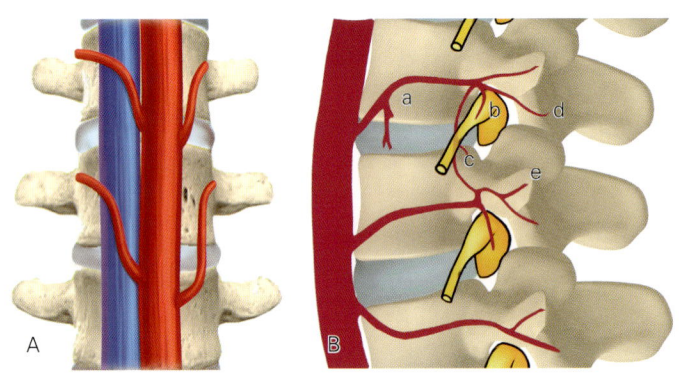

图5-21 腰椎节段血管分布示意图

部分腰椎节段血管自腹腔大血管分出后可跨越椎间盘，在大血管周围手术操作时应予以注意（A）；腰椎节段血管可以分为肌支（a），神经支（b），吻合支（c），背侧支（d），外侧支（e）（B）

侧路手术中的节段血管损伤，结扎多较困难，可以用双极电凝止血或压迫止血，无效则需扩大切口彻底止血。术后发现的腰大肌血肿，可能是术区渗血或节段血管隐匿出血造成，大多无须特殊处理。如腰大肌或腹膜后血肿增大，血红蛋白进行性下降，需要采用血管外科的介入治疗，若无效则需用侵入性方式止血。

（六）其他入路相关并发症

1. 交感干损伤 文献报道发生率约4%[3]，笔者所在单位交感干损伤很罕见，若有患者术后主诉单侧下肢有发凉或发热的感觉，可推测存在交感干损伤可能，不过该症状在随访中均能缓解。

2. 腹膜和腹腔内脏器损伤 较少见，文献多为个例报道。如存在既往腹膜后手术，或腹膜后感染病史，可能增加侧方显露时损伤腹膜的可能性。对于手术后出现不明原因的发热、腹痛腹胀等症状时就需高度怀疑本并发症的可能，可通过全腹增强CT检查，若仍无法排除则需腹部外科医生的介入。

3. 输尿管损伤 非常少见，只要正确进入腹膜后间隙并在直视下操作保护即可避免。

4. 切口疝/假性腹壁疝 切口疝在LLIF术中较罕见，与手术切口缝合不当有关。假性腹壁疝总体发生率约4%，在单节段LLIF术中少见，但在多节段LLIF术尤其涉及胸腰段LLIF术中则不少见（图5-22），假性腹壁疝发生的原因可能与腹壁切口显露时损伤肋下神经、髂腹下神经和髂腹股沟神经的运动支，腹部组织失神经支配后薄弱有关。笔者建议在多节段LLIF术时，采用多个分离切口处理，以减少此类并发症。

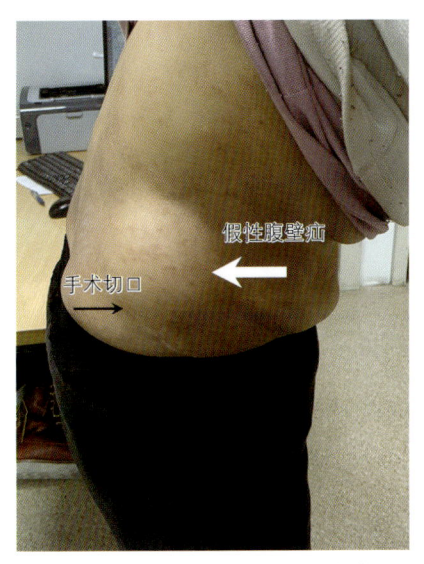

图 5-22 LLIF 术后假性腹壁疝

ASD 患者，女性，71 岁，L2/3、L3/4、L4/5 节段 LLIF 术后，手术切口上方出现局限性隆起，质软，平卧后消失。符合假性腹壁疝诊断

二、椎间融合器相关并发症

笔者结合经验和文献，将椎间融合器相关并发症分为术中相关并发症和术后相关并发症两大类。

（一）椎间融合器相关术中并发症

1. 椎间融合器尺寸不合适　　术前根据影像学，可以预估置入椎间融合器的尺寸。理想的侧路椎间融合器长度应跨过终板两侧，高度应能使椎间隙高度改善 1～2 mm。术中根据置入试模时的松紧度和正位透视同样能确定椎间融合器尺寸。椎间融合器过长可能导致术后椎间融合器侧方移位或导致腰大肌刺激症状。终板的侧前部和前部皮质骨厚度最高（图 5-23），支撑作用最强，因此融合器过短，术后发生椎间融合器沉降的可能性较高。

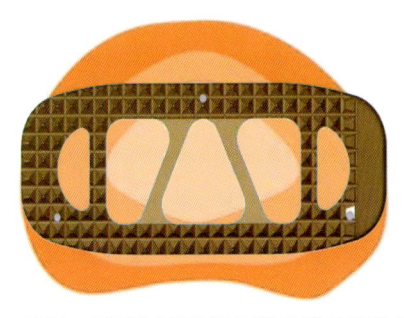

图 5-23 终板皮质骨厚度及椎间融合器放置位置示意图

椎间融合器的高度选择同样重要。笔者所在单位大多选择 10～14 mm 高度的椎间融合器，椎间融合器高度过低，椎间隙高度改善小，影响间接减压效果；而椎间融合器高度过高，会增加术中损伤终板的可能性。

2. 术中终板损伤　　术中操作不当可造成终板损伤，椎体骨折，导致椎间融合器置入不当，术后发生椎间融合器沉降或椎间融合器失败。椎间融合器相邻终板的完整性是成功融合的影响因素之一，因此术中的终板保护至关重要。

笔者的经验是，首先尽可能避免进行过度的椎体间撑开，通常使用到比预计置入椎间融合器高度低 2 mm 的椎间撑开器即可，然后使用光滑的试模逐级轻柔地撑开至需要的高度。其次，使用终板刮匙处理植骨面使动作需轻柔，特别是骨质疏松患者。

3. 椎间融合器置入位置不合适　　理论上理想的椎间融合器置入位置在横断面上应位于椎体的前中部，长度延伸至椎体边缘，椎间融合器的长轴与椎体的矢状轴垂直，矢状位上椎间融合器的前后中轴线与椎间隙中轴线平行（图 5-24）。实际上应根据临床需要，如有 ACR 或恢复脊柱前凸的要求，或更高的间接减压要求，可将椎间融合器置入的位置在矢状面上适当前移或后移，或选择更大角度的椎间融合器。

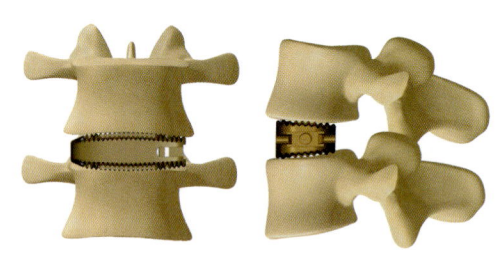

图 5-24　LLIF 术：椎间融合器置入示意图

实践中发现，当对解剖结构把握不清或术中操作不当时，可能导致椎间融合器置入位置不理想，引起相应的并发症。

（1）椎间融合器置入位置过前　　椎间融合器置入位置过前，置入的椎间融合器可能会偏长，此时存在损伤椎体前部周围结构的风险。椎间融合器置入位置过前还可能降低间接减压的效果。当采用 ACR 技术松解前纵韧带后，由于失去前纵韧带的保护，过前置入的椎间融合器还存在前脱位的风险。

（2）椎间融合器置入位置过后　　椎间融合器置入位置过后会增加腰骶丛损伤的风险。且由于终板后部相对较薄弱，终板骨损伤的风险可能也较高。

（3）椎间融合器过度斜置　　实践中发现有时会发生椎间融合器明显斜置，椎间融合器斜置大多是朝向背侧置入，即椎间融合器置入对侧更靠近椎体后缘。这时椎间融合器可能距离椎间孔过近，可能导致置入对侧的神经根刺激症状（图 5-25）。

（4）椎间融合器置入深度不合适　　椎间融合器置入深度不合适在标准的正位术中透视时很容易发现。置入偏浅的最主要的原因是置入对侧纤维环松解不足，而术中终板骨折，椎间融合器嵌入椎体内同样可能导致椎间融合器置入偏浅。置入偏浅时容易造成术后椎间融合器的侧方移位。椎间融合器置入偏深多发生在椎间隙松解充分、椎间融合器高度偏低时。椎间融合器置入偏深大多对预后影响较小，部分患者术后可能有对侧腰大肌刺激症状。此外，椎间融合器置入深度不合适、站立位时终板－椎间融合器界面载荷分布不均衡，可能会增加终板骨折或椎间融合器沉降的风险。

（5）预防椎间融合器置入位置不合适　　关键是术前体位摆放和术中透视。术中尽可能拍摄椎体标准正侧位以评估椎间融合器的位置。椎体旋转明显时易发生椎间融合器斜置，因此每个椎间融合节段均应单独拍摄标准正侧位。术中发现椎间融合器置入位置明显不合适时，应重新处理椎间盘并重新置入融合器。

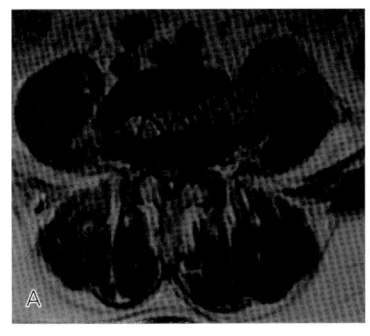

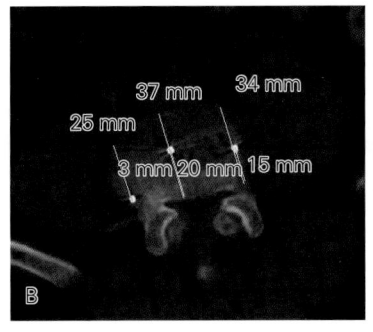

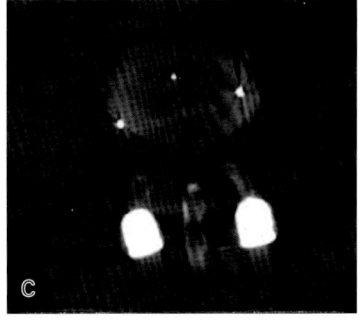

图 5-25 椎间融合器置入向对侧后方倾斜导致对侧神经根受压

患者，男性，68 岁。L3-L5 CLIF 术，术后新发右下肢疼痛，以 L4 根支配区域为主。术后 MRI 横断位显示融合器斜置，置入对侧（右侧）靠近椎体后缘（A）；术后 CT 显示 L4/5 融合器后影条距离椎体后缘距离（红色线条）/椎体前后径（绿色线条）分别为：0.12 mm、0.65 mm、0.44 mm（B）；2 期后路翻修术后，融合器斜置情况改善（C）

术后拍片时发现的椎间融合器置入位置不佳，如无明显症状，后路椎弓根钉固定后即可提供足够稳定性，可密切随访观察。如有相应神经症状则需翻修（图 5-25C）。

（二）椎间融合器相关术后并发症

1. 椎间融合器早期移位　　椎间融合器早期移位包括侧路术后早期椎间融合器向前，向后或侧方移位。

椎间融合器向前或向后移位增加了椎间盘前方或后方结构损伤的风险。椎间融合器向前或向后移位很少见，即使采用 ACR 技术时，尽管松解了前纵韧带，后方椎弓根钉棒系统可提供良好的稳定性，使 ACR 后椎间融合器向前移位的风险降低。

椎间融合器侧方移位多为椎间融合器向置入侧移位，患者主诉为术后活动后突发的腰痛或腹股沟、股前区疼痛，屈髋时疼痛明显（图 5-26）。椎间融合器早期侧方移位的最主要的原因是椎间融合器置入深度不足。因此预防的关键是术中充分松解对侧纤维环，椎间融合器置入深度合适。笔者单位在 CLIF 术应用早期偶有椎间融合器早期侧方移位的发生，目前已很罕见。侧方钢板的使用理论上也能预防椎间融合器侧方移位。

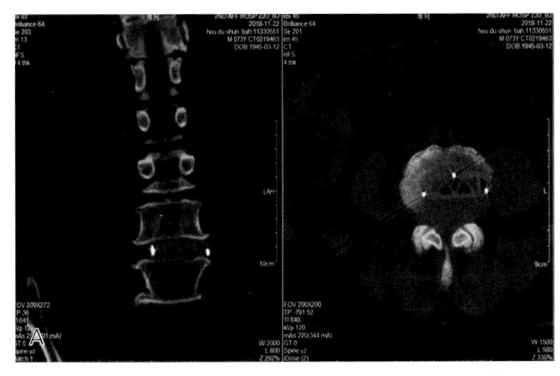

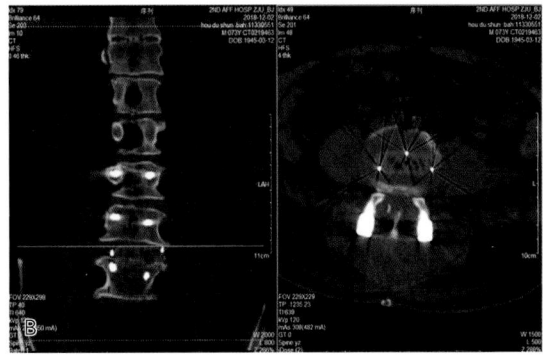

图 5-26 侧路腰椎椎间融合术后椎间融合器早期移位

患者，男性，72 岁。1 期 CLIF 术后，术后第 2 天起身后突感腰痛，CT 显示椎间融合器侧方移位（A）；2 期后路固定术后疼痛缓解（B）

大部分椎间融合器侧方移位无须侧入路翻修，2 期后路内固定术即可提供足够的稳定性。移位程度明显，或腰大肌刺激症状严重的患者，可能需要侧路翻修。

2. 椎间融合器沉降

(1) 定义和流行病学　　椎间融合器沉降的定义是腰椎椎间融合术后，椎间融合器向椎体内下沉以及终板塌陷的过程[9]。按照发生时间，可分为早期沉降和迟发沉降。早期沉降指术后 2 天内发现的沉降，术后 6 个月及以后发现的沉降则被称为迟发沉降。术后影像学发现的椎间融合器任意终板侧的塌陷即为影像学椎间融合器沉降，而术后发现影像学沉降，且患者存在与椎间融合器沉降相关的复发性疼痛，复发性神经症状或原有临床治疗效果显著下降则是临床椎间融合器沉降。

Meta 分析报道 LLIF 术后椎间融合器沉降发生率为 10.3%～13.8%，近期的文献报道发生率较早期文献低[10]。笔者单位的病例同样也有这个趋势，可能与技术改良，以及对椎间融合器沉降的了解深入有关。

高达 70% 的椎间融合器沉降发生在上终板。L4/5 节段有最高的椎间融合器沉降率[11]。

(2) 椎间融合器沉降的临床意义、分级与分型　　椎间融合器沉降的临床意义目前仍存在争议。早期沉降与术中终板损伤有关，迟发沉降的原因较为复杂。理论上，椎间融合器沉降可导致椎间隙高度丢失和椎间孔高度丢失，降低间接减压效果。此外，沉降导致的椎间隙高度丢失还可能导致融合节段前凸减少，进而造成脊柱矢状位失平衡。椎间融合器沉降还有可能导致椎体骨折，以及远期的不融合或假关节形成。但根据文献和临床实践，椎间融合器沉降大部分为影像学沉降，临床症状、预后与沉降的相关性目前仍尚不明确。

有文献报道大约 45% 的患者术后 2 年因椎间融合器沉降导致椎间孔高度降低，但不影响治疗效果，椎间融合器高度降低 <11% 不影响短期生活质量[12]。Rentenberger 等对 stand alone LLIF 术后患者早期翻修的情况进行了分析，椎间融合器沉降的严重程度与早期翻修没有相关性[13]。但 Tempel 认为高等级的椎间融合器沉降是 stand alone LLIF 术后需要翻修的明显预测因子[14]。

有学者提出，术后轻微的椎间融合器沉降可能是椎体在椎间融合器置入后机械负荷下的自适应过程，即终板-椎间融合器匹配的过程，是一种融合术后正常的病理生理现象。不过考虑到侧路融合的间接减压作用对治疗效果较重要，因此与后路融合相比，侧路特别是 stand alone LLIF 术后椎间融合器沉降的临床意义可能更大。同时，高等级或严重的椎间融合器沉降的临床价值可能更重要。

如何评估椎间融合器沉降的程度？Marchi 椎间融合器沉降分级系统的在文献中使用最广泛[15]。Marchi 根据椎间融合器陷入椎体终板的部分占比分级，0 级：0%～24%；1 级：25%～49%；2 级：50%～74%；3 级：75%～100%。他把椎间融合器轻度沉降定义为 0 级或 1 级，椎间融合器重度沉降则为 2 级或 3 级（图 5-27）。

Malham 根据椎间融合器沉降的方向和位置，提出了椎间融合器沉降分型系统（图 5-28）[9]。与 Marchi 椎间融合器沉降分级系统相比，Malham 椎间融合器沉降分型系统缺乏量化指标，因此文献应用较少。

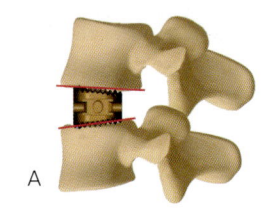

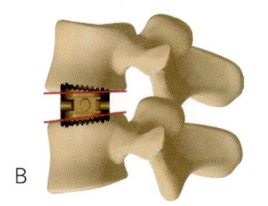

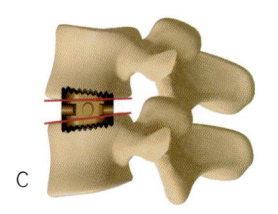

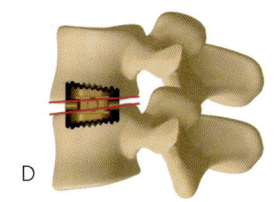

图 5-27　Marchi 椎间融合器沉降分级系统

0 级：0%～24%（A）；1 级：25%～49%（B）；2 级：50%～74%（C）；3 级：75%～100%（D）

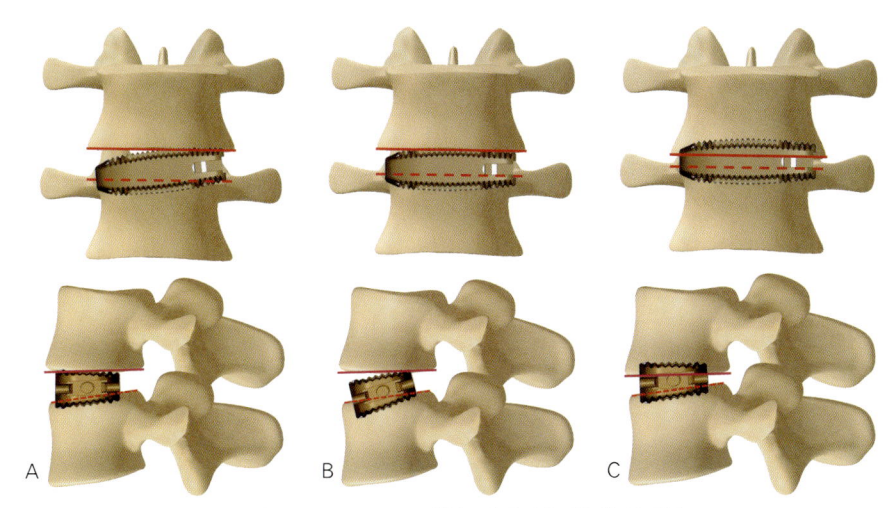

图 5-28 Malham 椎间融合器沉降分型系统

1 型：椎间融合器陷入置入对侧下位终板，椎间融合器无前倾（A）；2 型：椎间融合器陷入置入同侧和对侧下位终板，椎间融合器前倾，发生率最高，超过 50%，进展可能性最高（B）；3 型：椎间融合器陷入置入同侧和对侧的上位和下位终板，椎间融合器同样无前倾（C）

（3）椎间融合器沉降的影响因素　早期沉降多为术中终板损伤所致。终板皮质骨的完整性对预防椎间融合器早期沉降具有重要意义，因此，术中"充分而非过度"的终板处理是保护终板皮质骨的关键。

笔者将迟发沉降的影响因素归类为患者相关因素和手术相关因素两大类。

1）患者相关因素：骨质疏松与椎间融合器沉降的发生有相关性。对于 PLIF 术的研究发现，椎体骨密度（bone mineral density，BMD）与 PLIF 术后椎间融合器沉降相关，而 BMD 的 T 值＜−3.0 则与重度沉降有相关性[16]。股骨颈 BMD 值与 LLIF 术后椎间融合器沉降同样有一定相关性。Zachary 的研究认为股骨颈 T 值可以作为 stand alone LLIF 术后融合器沉降的预测因子[17]。近年有学者利用 CT 和定量 CT（quantitative computed tomography，QCT）研究椎体和终板局部骨量与侧路椎间融合器沉降的相关性。Xi 等认为椎体节段低 CT 值是 LLIF 术后椎间融合器重度沉降的独立危险因素[18]。Okano 则利用 QCT 分别定量测量了椎体平均骨密度和上下终板平均骨密度[19]，结果发现 stand alone LLIF 术后，椎间融合器是否发生重度沉降与椎体平均骨密度没有相关性，而与上下终板平均骨密度则明显相关。这些研究提示，LLIF 术后椎间融合器沉降特别是重度沉降与终板骨量的完整性密切相关，临床常用的双能 X 线法则为术前预测椎间融合器沉降风险提供较简便廉价的测量工具。

终板的完整性与椎间融合器沉降也可能有相关性。腰椎退行性疾病时可以发现终板的退变，影像学可表现为终板下骨信号改变，终板骨局部受侵蚀和硬化等。Okano 的研究发现，终板发生 Modic 2 型改变时，椎间融合器重度沉降的发生率明显更低，因此，Modic 2 型改变可能对椎间融合器严重沉降有预防作用[20]。

此外，患者的年龄、性别、吸烟史及 BMI 都可能与椎间融合器沉降有相关性。

2）手术相关因素：手术相关因素包括了技术因素和置入材料因素，前者即术中的终板保护。

椎间融合器的尺寸、置入位置与椎间融合器沉降有一定相关性。生物力学研究发现，放置于椎体前中部，更宽大的 ALIF/LLIF 融合器，对融合器沉降的保护作用明显优于 PLIF、TLIF

融合器[21]。融合器的尺寸越大，与终板的接触面积越大，抵抗沉降的能力也越强[22]。此外，椎间融合器高度也可能对术后椎间融合器沉降有影响。椎间融合器越高，术中终板损伤的风险更高，术后椎间融合器沉降风险也更大。综上，笔者认为，选择能跨过骨骺环，合适高度和最大宽度的椎间融合器，将椎间融合器放置在椎体前中部，对术后椎间融合器沉降有预防作用。

使用内固定对椎间融合器沉降也有一定相关性。大部分文献都指出，stand alone LLIF 术后，重度椎间融合器沉降发生率高于侧路融合联合内固定。生物力学研究也表明，stand alone 的稳定性低于联合单侧/双侧后路内固定，也低于联合侧方固定[23]。因此，笔者认为，需谨慎选择 stand alone LLIF 术的适应证，对于骨质疏松，股骨颈 T 值＜-1.0，超过 2 个以上融合节段，也许是 stand alone LLIF 术的相对禁忌证（图5-29）。

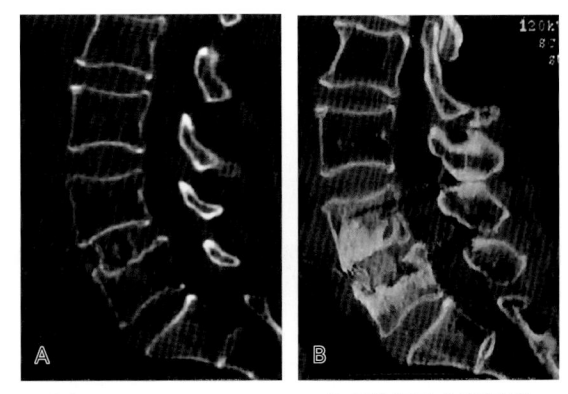

图 5-29　stand alone LLIF 术后椎间融合器沉降

术后即刻，Marchi 0 级（A）；术后 10 个月，Marchi 3 级（B），予后路固定

侧方固定在侧路融合术技术中有一定优势，1 期单体位单切口手术即能完成，操作也较简便。一项有限元分析的结果表示，在几乎所有 ROM 中，使用侧方固定时椎间融合器-终板界面上的应力是最低的，因此作者认为侧方固定也许能降低椎间融合器沉降的发生[24]。但也有文献指出，侧方固定并不能降低侧路椎间融合器的沉降率[11]。此外，有个案报道认为，侧路融合术后远期椎体骨折的发生可能与侧方固定有关[25]。根据笔者经验，在已有终板损伤时，侧方固定并不能提供足够的稳定性以保护终板，椎间融合器沉降进行性加重，导致椎体骨折并最终进行了翻修手术（图5-30）。因此，笔者认为侧方固定联合侧路融合目前仍有较多争议，适应证和禁忌证均尚不明确，临床实践中需要谨慎选择。

后路椎弓根钉固定对椎间融合器沉降的保护作用得到公认，根据病情需要，椎弓根钉可以经皮或开放置入，后路手术可以 1 期或 2 期进行。

(4) 椎间融合器沉降的预防　　笔者认为以下几点对椎间融合器沉降可能有一定预防作用：①充分评估患者相关因素，包括骨量、终板病变（图5-31）；②术中操作需谨慎，充分但不过度的终板准备是关键；③选择尽可能宽的椎间融合器，长度需跨过骨骺环；④注意间接减压和预防沉降的平衡，避免过度的椎间隙撑开；⑤谨慎选择 stand alone LLIF 术或侧方固定，椎弓根钉最可靠；⑥骨量减少、骨质疏松的患者需积极抗骨质疏松治疗。

(5) 椎间融合器沉降发生后的处理　　大部分的椎间融合器沉降都表现为影像学沉降，随融合最终可达到稳定。因此对于无症状的影像学沉降，笔者建议密切观察随访。对骨量减少、骨质疏松的患者需积极抗骨质疏松治疗，必要时可采用支具保护。

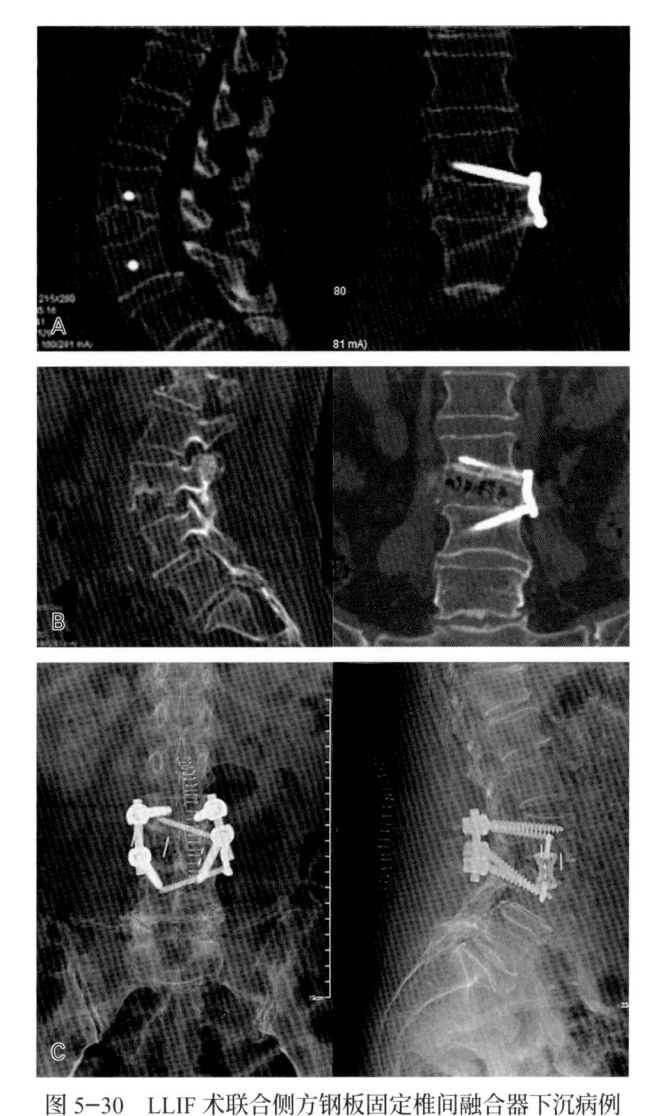

图 5-30　LLIF 术联合侧方钢板固定椎间融合器下沉病例

患者，女性，60 岁，LLIF 术联合侧方钢板固定，股骨颈 T=-1.2。术后 3 天，Marchi 1 级（A）；术后 1 个半月，Marchi 3 级（B）；延期后路内固定（C）

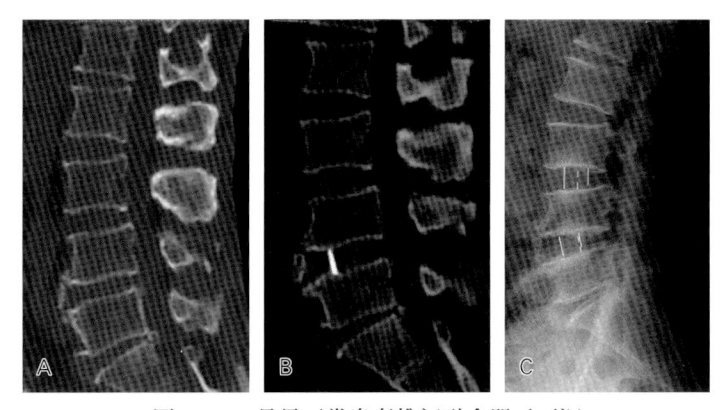

图 5-31　骨量正常患者椎间融合器无下沉

患者，男性，62 岁，骨密度正常，L3-L5 stand alone CLIF 术。术前 CT（A）；术后 3 天 CT（B）；术后 1 年 X 线片（C）

如果观察到进行性的影像学沉降，特别是有症状的临床沉降时，首先可考虑积极对症治疗，抗骨质疏松治疗和支具保护。临床症状不能缓解，或保守治疗无效的进行性沉降，可能需要进行翻修手术（图5-32）。大多数病例后路的翻修即可满足要求，部分患者可能需要侧路翻修。

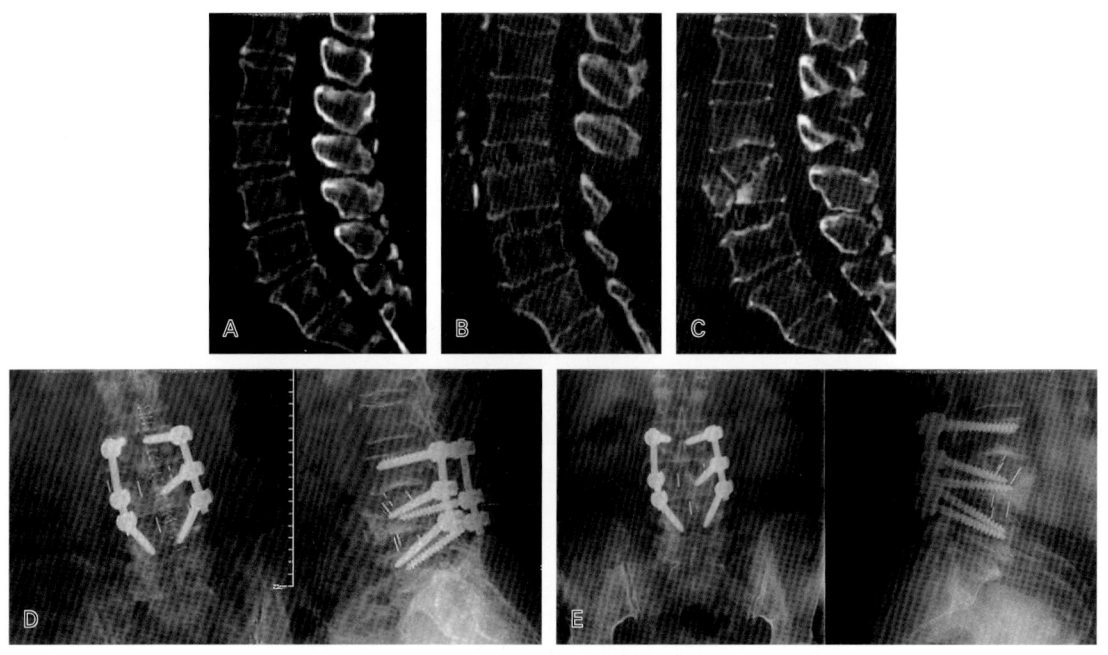

图 5-32　椎间融合器下沉返修

患者，女性，72岁，术前股骨颈T=-1.2，腰椎管狭窄，L3-L5 CLIF术。术前CT矢状位（A）；术后3天CT显示终板损伤，Marchi分级：L3/4 0级，L4/5 0级（B）；术后2个月CT显示L4椎体骨折，Marchi分级，L3/4 3级，L4/5 0级（C）；双侧L3/4椎间孔狭窄，患者诉腰背痛，双大腿前方疼痛。延期后路L3/4减压+L3-L5内固定＋支具保护，症状缓解（D）；术后地舒单抗骨质疏松。术后半年，椎间融合器沉降未加重（E）；患者无明显不适主诉

三、并发症处理策略

发生手术并发症后，早期识别和正确的早期处理是降低并发症对患者损害的关键。并发症的发生率、原因、影响因素和临床表现，以及处理方案已在前面章节详述。LLIF术中和术后主要并发症的处理策略进行归纳如表5-5、表5-6所示。

表 5-5　LLIF术中主要并发症的临床表现和处理策略

LLIF术中主要并发症	临床表现	处理策略
节段血管损伤	腰大肌深部明显出血	双极电凝，结扎，压迫止血
大血管损伤	腰大肌前方大量出血	压迫，术中血管外科会诊，扩大创口止血
腹膜/腹腔内脏器损伤	术野腹腔内脏器显露，出血，脏器内容物漏出	单纯腹膜损伤修补即可，如有腹腔内脏器损伤，需普外科术中会诊探查
椎间融合器位置不佳	术中透视椎间融合器位置过前/过后/明显斜置	取出椎间融合器，处理椎间盘和终板，重新置入椎间融合器

(续表)

LLIF 术中主要并发症	临床表现	处理策略
椎间融合器深部不合适	术中透视椎间融合器偏浅／偏深	偏浅：取出椎间融合器，再次松解对侧纤维环，重新置入椎间融合器 偏深：术中通常无须特别处理，过深则需取出椎间融合器后重新置入，必要时更换为更大尺寸椎间融合器
终板损伤	术中透视见椎间融合器塌陷	术后支具保护，抗骨质疏松治疗，尽早行 2 期后路固定术
椎体骨折	术中透视见椎间融合器明显塌陷或倾倒陷入椎体内，或发现椎体骨折	术后支具保护，抗骨质疏松治疗，尽早行 2 期后路固定术

表 5-6　LLIF 术后主要并发症的临床表现和处理策略

LLIF 术后主要并发症	临床表现	处理策略
术后出血	血红蛋白进行性降低、术后影像学见腰大肌或腹膜后血肿增大	纠正贫血，支持治疗，如持续出血需介入治疗或开放手术止血
入路相关腰骶丛神经损伤	术后腹股沟区、股前区疼痛和（或）感觉减退，屈髋无力等	影像学评估无明显其他神经损害因素（椎间融合器／内固定位置不佳，髓核脱出等）后保守治疗
入路相关 L4 神经根损伤	伸膝无力	影像学评估无明显其他神经损害因素（椎间融合器／内固定位置不佳，髓核脱出等）后保守治疗
腰大肌损伤	屈髋无力，腹股沟区不适、疼痛感	术后使用脱水剂，小剂量激素等保守治疗
术后新发根性症状	新发神经根支配区域疼痛，感觉减退，无力等，或原有症状加重	影像学评估原因，椎间融合器斜置：后路／侧路翻修；髓核脱出：后路减压手术
椎间融合器侧方移位	术后活动后突发的腰痛或腹股沟、股前区疼痛，屈髋时疼痛明显影像学见椎间融合器侧方移位	2 期后路内固定术 移位程度明显／腰大肌刺激症状严重：侧路翻修
椎间融合器沉降／椎体骨折	影像学见椎间融合器向椎体内下沉以及终板塌陷，或合并椎体骨折 症状：疼痛，根性症状，原有神经症状再发，脊柱矢状位失平衡	无临床症状：支具保护，加强抗骨质疏松治疗，观察随访 有临床症状：积极对症治疗，支具保护，加强抗骨质疏松治疗，临床症状不能缓解或保守治疗无效的进行性沉降需翻修

四、并发症预防策略

1. 充分掌握 LLIF 术的手术指征和禁忌证　　对手术指征和禁忌证的充分掌握是有效预防手术并发症的前提。详细的 LLIF 术的手术指征和禁忌证本书前面章节已有描述。对于初学者来说，L3/4 或 L4/5 节段的技术难度较低，最适合一开始的经验积累阶段。利用 LLIF 术进行 L1-L3 的融合或椎体次切建议在有一定经验基础后开展，L5/S1 融合需要更多的操作经验，患者选择的要求也更高，一般情况下不建议开展。对于操作经验非常丰富的术者，可以将融合范围扩展至胸椎。

LLIF 术的禁忌证同样需要充分掌握。既往腹膜后手术／感染史通常是侧路技术的禁忌。一些特别的病情，椎间盘脱垂、重度的椎管／椎间孔狭窄、黄韧带骨化等，单纯行 LLIF 术可能无法很好满足减压的要求。解剖学上的一些特殊情况，如髂血管分叉过高、腰大肌上升征、腰椎小关节融合等，可能都不适合行 LLIF 术。

因此，术前的影像学评估非常重要，需常规进行 CT 和 MRI 检查。

2. 熟悉操作相关部位的局部解剖　　局部解剖的熟悉是掌握手术技术的前提，同时也是安全进行手术操作，降低手术相关并发症的必要条件。因此术者必须对融合节段的局部解剖，包括横断位解剖结构充分熟悉，同时需对患者术前 CT 和 MRI 仔细阅读，充分了解个体的解剖特点。

3. 术前准备充分　　对患者一般情况，包括基础疾病、骨量等充分评估并充分控制基础疾病。对于择期手术患者，如存在骨质疏松症，特别是重度骨质疏松时，建议进行正规抗骨质疏松治疗后再进行手术。

制定充分的术前计划，包括手术侧（左或右），拟融合节段，对预估椎间融合器置入位置和尺寸等。

患者麻醉后体位摆放和术前体表标记很重要，特别是对初学者。需要标准侧卧位，腰桥位置合适。用 C 型臂 X 线机标准正侧位透视在体表标记出拟融合的节段。

正确的体位和体表标记能有效降低术中节段错误和椎间融合器置入位置不佳的可能性。

4. 术中操作要点

1）完全腹膜后操作，充分保护腹膜和腹腔内脏器。识别腰大肌和其前后缘。

2）利用定位导杆和定位针进行术中二次定位。理想状态下，定位针应位于椎间隙前中部。

3）在腰大肌前中部沿肌纤维方向钝性分离腰大肌，识别并保护生殖股神经。尽可能紧贴终板放置椎体钉，避免损伤节段血管。置入叶片拉钩后可再次透视确认工作通道位置合适。

4）通常在椎间隙前中部切开椎间盘，椎体间撑开器置入时需穿透对侧纤维环，避免使用过大尺寸的椎体间撑开器，减少终板损伤可能。处理终板软骨时动作需轻柔，充分而适度的终板操作可以降低术中终板骨损伤和术后椎间融合器沉降的可能。

5）对侧纤维环需充分松解。

6）选择长度能跨过终板两侧骨骺并尽可能宽的椎间融合器，椎间融合器高度以使原有椎间隙高度提升 1～2 mm 为宜，避免过撑导致的终板损伤。根据矢状位力线调整的要求选择合适角度的椎间融合器。

7）根据术前计划在手术安全区内置入椎间融合器，椎间融合器方向在横断位上应垂直于椎间隙前后轴。椎间融合器置入后需进行标准正侧位 C 型臂 X 线机透视下确认位置合适。

8）取出叶片拉钩前确认节段动脉未损伤。关闭切口前确认腹膜完整性。通常无须放置引流管。

5. 术后处理

1）通常 LLIF 术后即可在腰围保护下离床活动，骨质疏松严重或有术中终板明显损伤的患者需要穿戴胸腰骶支具。

2）对需要进行 2 期后路手术的患者进行 CT、MRI 和全脊柱正侧位 X 线片评估，以制定合适的 2 期手术计划。

3）骨质疏松症患者常规进行抗骨质疏松治疗。

4）标准化的术前评估和手术流程对降低 LLIF 术并发症至关重要[26]。根据笔者的以往的经验，笔者制订了 LLIF 术流程图（图 5-33），参考流程图进行和完成手术将有助于预防手术并发症。

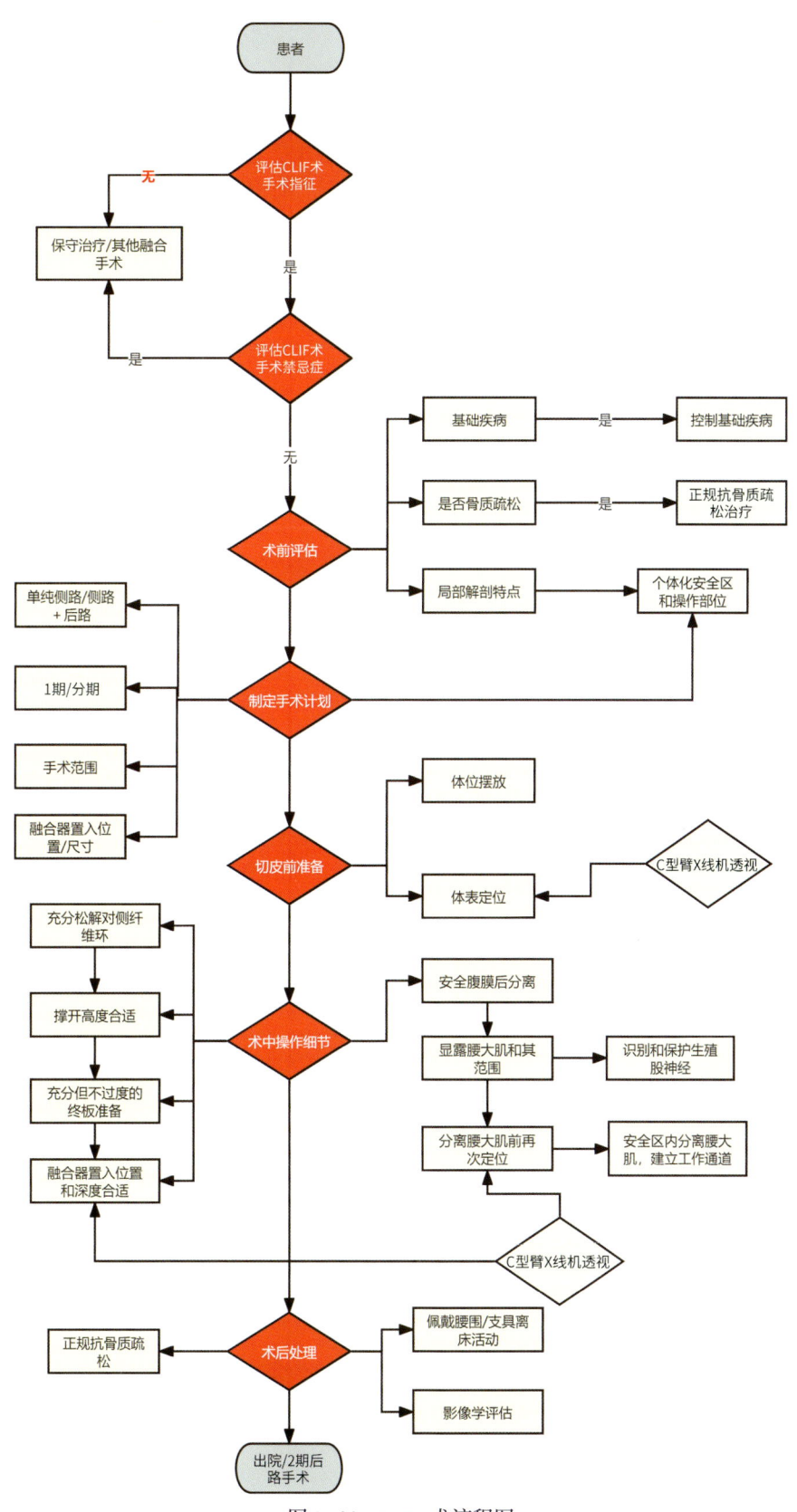

图 5-33　LLIF 术流程图

【结论】

侧路融合相关并发症重点需要关注的是神经损伤和术后椎间融合器沉降。神经损伤多为暂时性，预防的要点是术中直视下操作保护，这也是 CLIF 术的优势所在。LLIF 术后椎间融合器沉降日益受到重视，轻微的椎间融合器沉降可能是椎间融合器置入后正常的病理生理过程，是终板适应并匹配椎间融合器的自然过程。因此临床实践和后续研究关注的重点应是重度椎间融合器沉降。与 PLIF 术相比，LLIF 术相关并发症有其自身特点，熟悉解剖结构、充分的术前评估、合适的椎间融合器选择、合理的联用内固定，以及熟练的术中操作技术是预防并发症发生的关键。

(肖宇翔)

本节参考文献

1. LUMIR H, MILAN A, ADOLF G, et al. A comparison of complication rate between anterior and lateral approaches to the lumbar spine. Biomed Pap Med Fac Univ Palacky Olomouc Czech Repub, 2014, 158(1): 127-132.
2. JACOB R J, BRANDON W S, FRANK L M, et al. Comparison of complication rates of minimally invasive transforaminal lumbar interbody fusion and lateral lumbar interbody fusion: a systematic review of the literature. Neurosurgical Focus, 2015, 39(4): E4.
3. MICHAEL F S, VALERIE Z, VINCENT J A, et al. Lumbar spine surgery positioning complications: a systematic review. Neurosurgical Focus, 2015, 39(4): E16.
4. MARIOS G L, ALEXANDER A, ALEXANDER P H, et al. Nerve injury after lateral lumbar interbody fusion: a review of 919 treated levels with identification of risk factors. Spine J, 2014, 14(5): 749-758.
5. SPIVAK J M, PAULINO C B, PATEL A, et al. Safe zone for retractor placement to the lumbar spine via the transpsoas approach. J Orthop Surg (Hong Kong), 2013, 21(1): 77-81.
6. DEUKMEDJIAN A R, LE T V, DAKWAR E, et al. Movement of abdominal structures on magnetic resonance imaging during positioning changes related to lateral lumbar spine surgery: a morphometric study. J Neurosurg Spine, 2012, 16(6): 615-623.
7. CAHILL K S, MARTINEZ J L, WANG M Y, et al. Motor nerve injuries following the minimally invasive lateral transpsoas approach. J Neurosurg Spine, 2012, 17(3): 227-231.
8. TOHMEH A G, RODGERS W B, PETERSON M D. Dynamically evoked, discrete-threshold electromyography in the extreme lateral interbody fusion approach. J Neurosurg Spine, 2011, 14(1): 31-37.
9. MALHAM G M, PARKER R M, BLECHER C M, et al. Assessment and classification of subsidence after lateral interbody fusion using serial computed tomography. J Neurosurg Spine, 2015, 23(5): 589-597.
10. EPSTEIN N E. Review of risks and complications of extreme lateral interbody fusion (XLIF). Surg Neurol Int, 2019; 10: 237.
11. LE T V, BAAJ A A, DAKWAR E, et al. Subsidence of polyetheretherketone intervertebral cages in minimally invasive lateral retroperitoneal transpsoas lumbar interbody fusion. Spine (Phila Pa 1976), 2012, 37(14): 1268-1273.
12. JEREMY G K M, LIOW M H L, XU S, et al. Reduction in foraminal height after lateral access surgery does not affect quality of life: a 2-year outcome study on lateral lumbar interbody fusion. J Orthop Surg (Hong Kong), 2019, 27(1): 2309499019829336.

13. RENTENBERGER C, OKANO I, SALZMANN S N, et al. Perioperative risk factors for early revisions in stand-alone lateral lumbar interbody fusion. World Neurosurg, 2020, 134: E657−663.
14. TEMPEL Z J, MCDOWELL M M, PANCZYKOWSKI D M, et al. Graft subsidence as a predictor of revision surgery following stand-alone lateral lumbar interbody fusion. J Neurosurg Spine, 2018, 28(1): 50−56.
15. MARCHI L, ABDALA N, OLIVEIRA L, et al. Radiographic and clinical evaluation of cage subsidence after stand-alone lateral interbody fusion. J Neurosurg Spine, 2013, 19(1): 110−118.
16. OH K W, LEE J H, LEE J H, et al. The correlation between cage subsidence, bone mineral density, and clinical results in posterior lumbar interbody fusion. Clin Spine Surg, 2017, 30(6): E683−689.
17. TEMPEL Z J, GANDHOKE G S, OKONKWO D O, et al. Impaired bone mineral density as a predictor of graft subsidence following minimally invasive transpsoas lateral lumbar interbody fusion. Eur Spine J, 2015, 24 (Suppl 3): 414−419.
18. XI Z, MUMMANENI P V, WANG M, et al. The association between lower Hounsfield units on computed tomography and cage subsidence after lateral lumbar interbody fusion. Neurosurgical Focus, 2020, 49(2): E8.
19. OKANO I, JONES C, SALZMANN S N, et al. Endplate volumetric bone mineral density measured by quantitative computed tomography as a novel predictive measure of severe cage subsidence after standalone lateral lumbar fusion. Eur Spine J, 2020, 29(5): 1131−1140.
20. OKANO I, JONES C, RENTENBERGER C, et al. The association between endplate changes and risk for early severe cage subsidence among standalone lateral lumbar interbody fusion patients. Spine (Phila Pa 1976), 2020, 45(23): E1580−1587.
21. PALEPU V, HELGESON M D, MOLYNEAUX-FRANCIS M, et al. The effects of bone microstructure on subsidence risk for ALIF, LLIF, PLIF, and TLIF spine cages. J Biomech Eng, 2019, 141(3): 031002.
22. YUAN W, KALIYA-PERUMAL A K, CHOU S M, et al. Does lumbar interbody cage size influence subsidence? a biomechanical study. Spine (Phila Pa 1976), 2020, 45(2): 88−95.
23. SHASTI M, KOENIG S J, NASH A B, et al. Biomechanical evaluation of lumbar lateral interbody fusion for the treatment of adjacent segment disease. Spine J, 2019, 19(3): 545−551.
24. ZHANG Z, FOGEL G R, LIAO Z, et al. Biomechanical analysis of lateral lumbar interbody fusion constructs with various fixation options: based on a validated finite element model. World Neurosurg, 2018, 114: E1120−1129.
25. DUA K, KEPLER C K, HUANG R C, et al. Vertebral body fracture after anterolateral instrumentation and interbody fusion in two osteoporotic patients. Spine J, 2010, 10(9): E11−15.
26. BUCKLAND A J, HUYNH N V, MENEZES C M, et al. Lateral lumbar interbody fusion at L4-L5 has a low rate of complications in appropriately selected patients when using a standardized surgical technique. Bone Joint J, 2024, 106B(1): 53−61.

第六节
猫眼腰椎椎间融合术的术后护理和快速康复

CLIF 术采用了侧方腰椎入路，通过侧方腹壁肌层、腹膜后间隙和腰大肌显露腰椎间盘[1]，具有与 PLIF 术不同的术后特点和并发症，其术后护理和快速康复问题值得关注[2]。

一、指导术后腰大肌功能锻炼，促进 1 期术后腰大肌肌力减退的恢复

腰大肌是维持腰部稳定性的重要肌肉，能够传导上下肢力量，配合人体完成各种重要功能，当肌肉损伤后，会引起屈髋受限及脊柱侧凸等。多节段 CLIF 术中需多次分离腰大肌，术后腰大肌内有形成血肿风险[3,4]，使腰大肌肌力减退，患侧屈髋受限。但需与腰丛神经损伤鉴别。应向患者做好解释，避免产生焦虑等不良情绪。术后可采用微波治疗，加速局部血流及淋巴循环[5]。指导患者每天行腰大肌功能锻炼，耐受下床锻炼的患者可练习侧身弯腰，即双腿打开，形成弓步姿势，左手叉腰，右手向上伸直，手臂向单侧腰部弯曲，交替进行，每天多次。不能耐受长时间下床锻炼的患者练习空中蹬车运动。一般术后 1 个月，患者腰大肌肌力均可恢复。

二、控制术后运动疼痛，提高患者术后运动依从性

有效控制脊柱术后运动疼痛，能提高患者早期康复锻炼及早期下床活动的依从性。由于多节段 CLIF 术中会对周围组织结构持续施加压力，导致神经长时间牵张或过度伸展，进而可能发生缺血、变性，术后即可出现大腿前方疼痛和（或）感觉异常等生殖股神经痛表现，影响患者术后早期活动[3]。遵循定时、定评估工具、动态评估和干预后再评估原则，评估患者疼痛变化情况，以及评估疼痛对患者的日常生活能力（如吃饭、起床、坐起、走路等）及躯体功能活动（如变换体位、咳嗽、深呼吸等）的影响，尽早干预。按照三阶梯、多模式镇痛原则给药。除药物治疗外，采用（温热式）低周波治疗仪行物理治疗[6]，促进对炎性物质和水肿吸收，解除局部肌肉组织痉挛。一般需控制运动疼痛的 NRS 评分≤3 分，以不影响患者功能锻炼为准。对于疼痛难忍，NRS 评分最高分为 6 分，难以配合功能锻炼，可予消炎镇痛类药物，必要时可予以阿片类镇痛药，控制疼痛，以提高患者术后的运动依从性，积极配合术后功能锻炼。

三、个性化运动处方，加快适应术后新平衡

1 期术后第 1 天和 2 期术后拔除引流管后即鼓励患者下床早期活动，加速局部及周围血液循环[7]。CLIF 术后椎管容积及椎间孔高度均增加，能够达到间接减压有效率 75% 以上[2]，可有效缓解患者的疼痛症状，同时椎间融合器为腰椎前柱提供了强大支撑力，为早期下床活动提供了先决条件。但 1 期术后脊柱力线的改变、身体协调能力需要重建以及神经症状变化等，患者早期下床行走需要一段适应过程，如何尽早适应新的身体平衡状态也成为脊柱术后康复的关注点。主管医生、康复师、康复专科护士、主管护士为患者共同制订术后运动处方：遵循"循序渐进，量力而行"原则，按"1 踝泵 2 直腿 3 站立 4 踏步"顺序进行渐进下床训练。具体方案如下：

（1）手术当天主管护士床边指导患者卧床行踝泵运动，每次 10 秒，3～4 次/天，每次活动 10 分钟[8]。

（2）术后第 1 天，患者在主管护士指导下行直腿抬高锻炼，与常规直腿抬高不同，脊柱术后患者直腿抬高须 >30°时才能有效促进神经根移动，避免神经根粘连[7]。因此，指导患者下肢伸直，足背伸，在膝关节伸直状态下抬起下肢离床面 >30°维持 10～15 秒，双下肢交替活动，每次 50 个，3 次/天。

（3）1 期术后第 1 天或 2 期术后拔除引流管下地活动后，在康复师与康复专科护士指导

下行双下肢站立训练；嘱患者身体站直，双眼目视前方，行站立训练 3 分钟 / 天，观察双肩与双下肢平衡情况；患侧肢体站立训练：患侧肢体单脚站立训练 3 分钟 / 次，3 次 / 天；本体感觉训练：闭眼条件下患侧肢体站立训练 3 分钟 / 次，3 次 / 天。

(4) 1 期术后第 2 天或 2 期术后下床活动第 2 天，在康复师与康复专科护士指导下行原地踏步训练。患者身体站直，双上肢与下肢保持协同，足尖抬高，以脚跟着地步行，3 分钟 / 次，3 次 / 天。医护人员、家属全程陪同训练，保证患者安全，根据患者掌握度与耐受情况决定患者训练项目，同时康复师在旁及时纠正不良姿势，有异常时，应及时反馈给主管医生。

四、多通道预防脊柱术后麻痹性肠梗阻，降低发生率

术后麻痹性肠梗阻是指术后肠运动功能失调导致 3 天内无排便排气，伴恶心、呕吐、腹胀等[9]。脊柱术后麻痹性肠梗阻的发生率高达 77.9%[10]，是影响脊柱患者术后快速康复的重要因素之一[11]。年龄 > 60 岁、手术节段 > 3 个、腰椎前路融合、植骨等为本并发症的高危因素，因此早期预防、有效促进肠道功能恢复尤为重要。指导患者术后咀嚼木糖醇口香糖，激活头部迷走神经通路，刺激胃肠道激素的释放[12]，3 次 / 天，每次 5 分钟；术后在中医康复专科护士指导下采用脐部穴位（神阙穴、双侧天枢穴、关元穴、气海穴）中药贴敷疗法[13]，1 次 / 天，每次 4 小时；术后指导患者尽早经口进食，促进胃肠蠕动；遵医嘱予术后常规胃动力药如枸橼酸莫沙必利片饭前口服，3 次 / 天，每次 5 mg。每天评估患者腹部情况及是否排便排气，并详细记录。

五、术后递进式呼吸训练方案，降低术后肺部并发症

脊柱侧凸畸形患者存在胸廓变形，胸腔容积变小，改变了吸气和呼气的动态机械特性，从而使节能呼吸失效，导致限制性通气功能障碍[14]。由于脊柱矫正手术对膈肌和胸廓的影响，加之麻醉、手术刺激、切口疼痛等各种原因导致的肺部并发症，存在术后肺功能不全或呼吸衰竭的风险。入院即完善肺功能、血气分析等相关检查，评估患者肺功能状态，制订由易到难的术后递进式呼吸训练方案。

1. 缩唇呼吸　　指导患者经鼻深吸气，经口缓慢呼气，发出近似"呼"的声音，卧位、坐位、立位各 5 分钟，3 次 / 天。

2. 膈肌阻力加压呼吸训练　　上腹部放置 1 个沙袋，增加腹压，锻炼膈肌力量，每次 10 分钟，3 次 / 天。

3. 三球仪呼吸训练　　加强膈肌与肋间外肌，指导患者每天结合三球仪呼吸训练器训练 10～15 分钟。将纸质资料分发给患者，当熟练掌握一种方法后可进入下一训练。

六、医护联合宣教，降低患者焦虑

部分 ASD 患者年龄较大、病程较长，多例患者表现出明显的焦虑、悲观情绪，其中部分患者长期服用抗焦虑药物，对治疗信心明显不足，担心疾病预后。分期微创手术策略虽有效分解手术创伤，增加患者耐受性，但有可能增加患者住院时间和住院费用。护理团队联合医师团队共同向患者做好详细的术前准备解释，减轻患者顾虑，住院过程中多次与患者主动热情沟通，听取患者主诉，对其担忧表示理解，告知患者手术治疗会改善其目前症状、提高日后生活质量。此外，可酌情遵医嘱予抗焦虑药物与助眠药物。

【结论】

CLIF 术后护理应重点关注患者腰大肌的肌力、运动疼痛、腹部症状呼吸功能，以及住院期间的心理变化，联合康复师、康复专科护士、中医专科护士等提供最佳护理方案。进一步优化术后康复方案，可以有效帮助患者快速康复。

（余群飞　任英　马姚静　郭芝廷　许国萍）

本节参考文献

1. 李方财，陈其昕，陈维善. 改良侧方入路腰椎椎间融合术及其临床应用. 中华骨科杂志，2018, 38(4): 212-219.
2. DUFAULT C A. Patient Care During Minimally Invasive Lateral Spine Surgery. AORN J, 2018, 108(2): 127-139.
3. 钟泽祥，李方财，陈其昕，等. 腰大肌内封闭对多节段猫眼侧方入路腰椎椎间融合术后早期并发症的影响. 中华骨科杂志，2021, 41(13): 825-833.
4. 徐正宽，陈刚，李方财，等. 微创技术治疗重度退变性腰椎侧凸的分期手术策略. 中华医学杂志，2018, 98(25): 1996-2001.
5. 孙天胜，沈建雄，刘忠军，等. 中国脊柱手术加速康复：围术期管理策略专家共识. 中华骨与关节外科杂志，2017, 10(4): 271-279.
6. 中国中医药信息学会抗衰老分会. 物理治疗脊柱退行性疾病的临床应用指南. 生命科学仪器，2019, 17(6): 20-31.
7. 谌艳，吴俞萱，江伟，等. 踝泵运动对下肢静脉血流动力学影响的研究. 创伤外科杂志，2020, 22(1): 52-56.
8. 胡海，张智长，连小峰，等. 主动直腿抬高试验的生物力学机制. 国际骨科学杂志，2015, 36(6): 387-389.
9. 佟冰渡，李高洋，田雪，等. 青少年特发性脊柱侧凸患者术后麻痹性肠梗阻发生现状及影响因素分析. 中华现代护理杂志，2022, 28(1): 64-70.
10. DENG W W, LAN M, PENG A F, et al. The risk factors for postoperative ileus following posterior thoracolumbar spinal fusion surgery. Clin Neurol Neurosurg, 2019, 184: 105411.
11. LIU C, WANG J, ZHOU Y. Perioperative complications associated with minimally invasive surgery of oblique lumbar interbody fusions for degenerative lumbar diseases in 113 patients. Clin Neurol Neurosurg, 2019, 184: 105381.
12. LIAO X Q, LI S L, PENG Y C, et al. Effects of chewing gum on gastrointestinal function in patients following spinal surgery: a meta-analysis and systematic review. Eur Spine J, 2022, 31(10): 2536-2546.
13. 张利清. 通腑脐贴膏脐部贴敷联合穴位按摩防治腰椎术后便秘的临床研究. 中国肛肠病杂志，2020, 40(2): 37-39.
14. KATO S, MURRAY J C, GANAU M, et al. Does posterior scoliosis correction improve respiratory function in adolescent idiopathic scoliosis? a systematic review and meta-analysis. Global Spine J, 2019, 9(8): 866-873.

第七节
《腰椎侧方椎间融合技术中国专家共识》解读

随着 LLIF 术的发展，该类手术已被广泛应用于治疗各类腰椎退行性疾患[1-7]，并取得了良好的临床疗效。目前，临床上对此手术适应证与禁忌证的选择、术前评估的内容和方式、手术器械的选择，手术技术的关键、术后处理、并发症防治及术后随访等方面还存在不少争议[4-10]，为规范开展及推广 LLIF 术，中国康复医学会脊柱脊髓专业委员会腰椎研究学组，牵头组织了采用改良德尔菲调查研究法的问卷调查，经中国康复医学会脊柱脊髓专业委员会审核批准后，工作组撰写形成《腰椎侧方椎间融合技术应用中国专家共识》（以下简称共识），已经在国内外权威学术期刊《全球脊柱杂志》（*Global Spine Journal*）、《中华医学杂志》等刊登发布[11,12]。笔者对此共识进行详细解读，帮助同行更好地理解、掌握共识内涵并正确应用于临床。

一、共识内容

1. LLIF 术的定义　　LLIF 术是指通过侧方腰椎入路，经过或不经过腰大肌，对腰椎退行性疾患等进行治疗的手术技术。主要包括：XLIF、OLIF、CLIF、DLIF、LaLIF 等。

2. LLIF 术在退行性 LSS 中的应用（此部分内容所提及为 LSS 单纯退行性病变，均不合并 ADS）

1) LLIF 术适用于治疗由于黄韧带增生、关节囊肥厚、神经根管狭窄等原因引起的 LSS，尤其是 Schizas A 级（硬膜内脑脊液清晰，但分布不均一）及 Schizas B 级（神经根占据整个硬膜囊，但仍可分辨）的中央椎管狭窄。椎间隙高度与正常节段相比，椎间盘高度降低 30%～50%；小关节退变在 Ⅱ 度以下，即关节间隙变窄或轻度骨赘形成时，也适用 LLIF 技术。

2) LLIF 术在治疗 LSS 时存在一定的优势，该技术通过侧方入路能够保护脊柱后方稳定结构；通过间接减压一定程度上避免侵扰椎管，降低了神经损伤风险。同时，对于已经掌握该项技术的手术医生而言，术中出血相对较少、手术时间与术后康复时间较短，并且该技术拥有较好的脊柱序列恢复能力，椎间融合率较高等优势。

3) LLIF 术治疗 LSS 是否需要辅助侧路或后路内固定，应根据患者术前的脊柱节段稳定性及术中椎间融合器的稳定程度来决定。目前能够选择的置钉方式包括后路开放置钉、经肌间隙入路及经皮置钉等。若决定辅助后路内固定，应根据患者全身情况以及手术时情况来确定采用分期还是 1 期手术方式。采用分期手术能够减少单次手术时间和麻醉时间，降低手术风险，并且有助于进一步评估病情而决定下一步治疗方案。

3. LLIF 术在 ADS 中的应用

1) LLIF 术治疗 ADS 具有保护脊柱后方结构、避免侵扰椎管、减少神经损伤风险、术中出血少、手术时间短、恢复脊柱序列能力强、减少手术固定节段、提高椎间融合率、加快患者术后康复等优势。

2) LLIF 术治疗 ADS 可以选择由侧凸凹侧或凸侧入路。凹侧入路的优势在于较小的软组织显露范围和较好的椎间松解能力而获得较好的矫正，但要注意避免节段性血管损伤。而凸侧入路相对易于显露和处理椎间隙，同时存在较低的神经并发症发生率。

3）LLIF 术治疗 ADS 中通常建议进行神经电生理监测，并采用多模式神经监测。

4）术中是否松解 ALL 应根据术中情况决定。而是否需要辅助侧路或后路内固定应根据患者畸形情况来决定。是否进行辅助前路或后路内固定的判断依据有：患者骨质疏松程度、术中椎间融合器稳定程度、畸形矫正程度以及后方韧带复合体的完整度。若采用后路内固定辅助，1 期或分期手术方式应根据患者情况决定。采用分期手术可以减少单次手术 / 麻醉时间、减小手术风险、减小手术矫正难度、有助于进一步评估病情来确定下一步治疗。若辅助后路内固定，可以采取的置钉方式包括后路开放经肌间隙入路、经皮置钉及传统开放手术。

4. LLIF 术在腰椎滑脱症的应用（此部分内容所提及的腰椎滑脱症均不合并 ADS）

1）LLIF 术治疗腰椎滑脱症具有保护脊柱后方稳定结构、避免侵扰椎管、减少神经损伤风险、术中出血少、恢复脊柱序列能力更强、提高椎间融合率、加快患者术后康复等优势。

2）LLIF 术治疗峡部裂性腰椎滑脱症可选择 1 期后路手术或分期后路手术。

5. LLIF 术在腰椎融合术后邻近节段退变及翻修手术中的应用

1）LLIF 术作为治疗腰椎术后邻近节段退变导致的失稳、狭窄的方法之一，具有减少后方软组织损伤、增加椎间融合率、出血少、不延长手术节段、避免后方翻修手术较高的神经损伤并发症等优势。

2）LLIF 术治疗邻近节段退变是否需要辅助侧路或后路内固定应根据患者具体情况决定。

6. LLIF 术的优缺点

1）LLIF 术相对于传统的腰椎后方入路技术优势明显。但因为其只是腰椎融合技术的手术入路和技术选择之一，会受到患者病情、患者个体差异以及术者经验和习惯等诸多条件的限制，应当严格把握其适应证和禁忌证，以更好地发挥其优势、规避其劣势。

2）在合理使用 LLIF 术，严格把握手术适应证与禁忌证的前提下，LLIF 术能够获得较好的脊柱稳定性与融合率，并可以一定程度改善冠状面以及矢状面失平衡。同时，LLIF 术具有间接减压作用，手术创伤较小，可以缩短手术时长和住院时间等优势。

3）LLIF 术通过间接减压减轻神经压迫，其减压作用有限，可能存在减压不充分而造成术后神经症状残留的风险；同时，手术解剖入路经过重要的神经、血管结构，对于入路不熟悉的手术医生，可能存在大血管损伤及腰骶丛神经损伤风险等，具有一定的学习曲线。

7. 术前评估

术前评估对于患者病情全面掌握及治疗方案的制定具有重要意义。

1）在选择 LLIF 术治疗 LSS 多节段退变时，对于目标节段的识别与确定十分重要。应根据患者全面的病史采集与症状特点，完整的体格检查以及影像学检查（X 线、CT、MRI）、椎间盘造影、神经根封闭等辅助检查与诊断性操作能够确定目标节段。

2）选择 LLIF 术治疗 ADS 需要评估的主要内容包括：患者症状特点、椎管狭窄程度、神经压迫程度、冠状面平衡、椎体滑移、冠状面侧凸柔韧度、矢状面脊柱序列、矢状面脊柱－骨盆参数、骨密度、既往手术史等。LLIF 术治疗 ADS 能够达到的目标有：稳定脊柱缓解腰痛、间接减压缓解症状、恢复脊柱冠状面和矢状面序列平衡等。

3）选择 LLIF 术治疗邻近节段退变需要评估的内容包括：患者症状特点、椎管狭窄程度、腰椎冠状面和矢状面的平衡和稳定性以及骨密度等。LLIF 术治疗邻近节段退变可以缓解腰痛，间接减压而解除下肢症状、恢复脊柱冠状面和脊柱矢状面平衡等。

8. 术后随访

术后随访时评价的内容应包括患者的疼痛、生活质量、功能状况、影像学评估以及心理评估等。

1) 腰椎正侧及过屈过伸位 X 线片需要观察的内容：腰椎冠状位及矢状位序列、腰椎前凸角、腰椎活动度、手术节段是否有滑移、融合节段是否有活动、椎间隙高度、融合相邻节段的关节突关节退变增生情况、椎间活动范围、侧方椎体螺钉/后方椎弓根螺钉是否松动、椎间融合器是否塌陷及塌陷程度等。

2) 站立位全脊柱正侧位 X 线片中需要观察的内容：冠状位平衡、矢状位脊柱－骨盆序列参数等。

3) 腰椎 CT 需要观察的内容：各节段神经根是否存在骨性压迫、非手术节段椎管狭窄程度、手术节段植骨是否融合、螺钉周围是否有透光影、椎间融合器上下是否有透光影、相邻节段是否有退变的表现（关节突增生、腰椎间盘突出、黄韧带增生骨化等）。

4) 腰椎 MRI 需要观察的内容：各节段神经根是否受压、椎管内后纵韧带及黄韧带增生程度、腰椎间盘突出程度、腰椎管狭窄程度、邻近节段腰椎间盘退变程度等。

5) 术后随访时，判断椎间植骨融合的标准为：连接相邻终板的桥接骨小梁穿过或环绕内植骨、融合间隙活动度＜5°、融合节段相对位移≤3 mm、椎间植骨上下两端透亮线均未超过 50%。

6) 术后随访时，需要进行翻修手术的情况：影像学邻近节段退变合并相应神经症状，植骨不融合假关节形成合并节段失稳症状，中重度的椎间融合器沉降合并对应症状，内固定失败、松动、断裂等导致腰痛及下肢症状。

9. 并发症防治

常见 LLIF 术相关并发症包括：腰骶丛神经损伤、腰大肌损伤、交感干损伤、血管损伤、腹部脏器损伤、椎体骨折、假关节形成、终板塌陷、术后感染、出血及血肿形成等。

1) 术中出现神经损伤的主要原因包括术中显露直接损伤、术中牵拉损伤、内固定压迫等。LLIF 术中神经损伤最常出现在 L4-L5 节段，且通常以短暂神经损害为主。多数患者术后神经症状能够在 2 周左右自行缓解，肌力无明显下降。术中应尽量避免经腰大肌入路、确保钝性分离、缩短术中持续牵拉时间、改良工作通道、应用神经监测等措施，可以在一定程度上减少 LLIF 术中神经损伤发生的概率。术后出现神经症状是否需要处理应根据患者具体情况决定。若需要处理，可以采取的方式有：营养神经药物治疗、激素治疗、神经电刺激、翻修手术等。

2) LLIF 术中的血管损伤常见原因包括手术直接损伤、牵拉损伤、椎间融合器植入损伤等。血管损伤的危险因素为下腰椎手术。术中出现腹部大血管或其他脏器损伤时，若为完全损伤，应及时进行开腹/腹腔镜探查修补术。在一般情况下，LLIF 术无须普外科及血管外科医生协助，但当出现相应并发症时应及时请相应科室会诊。若术中出血量＞1 000 mL 或者合并围手术期贫血等，应及时为患者进行输血治疗。

3) LLIF 术后常见的腹腔脏器损伤有肾、输尿管及肠道和腹膜损伤等。如患者出现腹胀、肠梗阻等情况时，应及时对症治疗，密切监测患者的生化电解质变化并请普外科会诊协助治疗。

4) LLIF 术后椎间融合器塌陷常见原因包括患者术前合并有骨质疏松、BMI 较大，未联合使用侧方或者后方固定、融合器位置不佳、椎间隙处理造成终板损伤、椎间融合器大小选择不当、植骨不融合等。通过围术期抗骨质疏松治疗、术中避免损伤骨性终板、选取合适大小的椎间融合器（高度、宽度）、侧方或后方内固定辅助以及选取合适的植骨材料等措施能够在一定程度上避免椎间融合器的塌陷。一旦出现椎间融合器塌陷合并下肢神经症状及或假关节形成时，应当进行翻修手术；若塌陷程度较轻，可选择密切观察而不进行翻修手术。术中如由于侧方钢板或者椎体螺钉造成椎体骨折，应辅助后方内固定以确保稳定性。

5) 在手术入路不熟悉、操作不熟练的情况下，出现手术误伤和术后并发症的概率大大增加。在实施 LLIF 术时，应当重视其学习曲线及并发症的发生。

二、共识推荐意见

推荐意见 1：LLIF 术的适应证主要包括：腰椎间盘突出症（lumbar disc herniation，LDH）、Ⅰ°和Ⅱ°腰椎滑脱症（lumbar spondylolisthesis）、非骨性及占位性轻中度腰椎管狭窄症（Lumbar Spinal Stenosis，LSS）、ADS、腰椎术后邻近节段退变及翻修手术等。

推荐意见 2：LLIF 术的禁忌证主要包括：严重的腹膜后疾病史或手术史、发育性 LSS、重度 LSS、Ⅲ度和Ⅳ度椎体滑脱、腰椎重度关节突关节退变以及肋骨（胸段）及髂骨阻挡的腰椎节段等。

推荐意见 3：LLIF 术在治疗 LSS 时可适用于包含 L1～L5 的任何节段，尤以 L2/3、L3/4 及 L4/5 节段为最佳，融合节段的数量可以为 1～4 个节段，且优先推荐左侧入路。

推荐意见 4：LLIF 术可适用于治疗包括 L1-L5 节段的 ADS，但应谨慎应用于 L1/2 及 L5/S1 节段。

推荐意见 5：LLIF 术主要适用于峡部裂性滑脱、退行性滑脱、医源性滑脱等Ⅰ°或Ⅱ°的腰椎滑脱症，其中退行性腰椎滑脱症为最佳适应证。

推荐意见 6：如患者存在骨密度降低、节段存在明显失稳、冠状面及矢状面失平衡、术中判断椎间融合器稳定性欠佳以及后方韧带复合体完整度不佳等情况，建议 1 期辅助侧路或后路内固定。

推荐意见 7：术前需要采集的患者基本信息应包括：身高、体重、BMI、年龄、吸烟史、有无腹部手术史等。必须的影像学检查应包括：站立位腰椎正侧及过屈过伸位 X 线片、站立位全脊柱正侧位及左右屈曲位 X 线片、卧位腰椎正侧及过屈过伸位 X 线片、腰椎 CT 三维成像、腰椎 MRI、骨密度检查、腹部 CT 血管造影等。

推荐意见 8：术后初次下地时间一般为：术后 1 天。LLIF 术后应设置的患者随访时间节点包括：术后 1 个月、术后 3 个月、术后 6 个月、术后 12 个月、术后 24 个月、术后 36 个月。LLIF 术后常规随访的终点为术后 3 年。

推荐意见 9：术后随访时必要要评估的影像学检查应包括：站立位腰椎正侧及过屈过伸位 X 线片、站立位全脊柱正侧位 X 线片、腰椎 CT 及 MRI 等。术后随访时，评价临床疗效常用的标准有：疼痛 VAS、ODI、JOA、SF-36 健康调查量表等。

推荐意见 10：LLIF 椎间融合器应尽可能放置在椎间隙中部 1/2 或略偏前的位置。其高度应适当增加手术节段术前椎间隙高度或者匹配邻近正常椎间隙高度。植骨材料可以选择自体髂骨松质骨、异体骨、自体联合异体（或人工）骨、BMPs 等。

三、共识解读

德尔菲法[13]是一种经过匿名方式进行多轮问卷调查征求专家组意见的常用的科学研究

方法，研究分析总结现有研究结果和文献证据，制定科学的调查问卷，通过多轮严谨的调查，汇总相关领域专家的意见，得到一个一致性及可靠性高的结论或方案。是国际上通用的临床问题专家共识形成的主要方法之一。

选择专家是改良德尔菲法制定专家共识成败的关键，专家选择不当就会增加调查中的偏倚及导致咨询过程中应答率的下降。该共识专家组成员来自目前中国唯一的侧方腰椎入路研究组织——中国康复医学会脊柱脊髓专业委员会腰椎研究学组侧方入路手术研究组，代表了全国十几个省、自治区、直辖市的医疗系统，在年龄及从医实践方面都具有很好的代表性。最终形成的专家共识中的大部分治疗方案都具有很好的循证医学支持。

该共识的形成也存在一些不足：①应用解剖学对于手术入路、手术技术、并发症防治等方面具有重要影响，本轮调查问卷因涉及专家均为领域内的有丰富临床经验的医生，因此没有涉及应用解剖学相关内容，对于技术的初学者，还需查阅相关书籍，完善应用解剖学相关知识；②没有详细区分 XLIF 术、OLIF 术、CLIF 术以及 DLIF 术等，尽管这些技术都是 LLIF 术的典型代表，却都有各自的不同和优劣势。

LLIF 术相比较于传统的 PLIF 术存在一定的优势，近年来有较多的临床应用报道，成为目前脊柱外科领域的热门话题之一。但是该技术只是腰椎椎间融合技术的手术入路和技术选择之一，会受到患者病情、患者个体差异以及术者经验和个人习惯等诸多因素的限制，因此在临床应用时应根据患者具体情况确定。在实施 LLIF 术时，应警惕减压不充分、大血管损伤、腰骶丛神经损伤等并发症的发生。

该共识并非 LLIF 术的标准化规范，仅为学术性的专家指导建议，不作为法律依据。随着 LLIF 术的发展，该共识的内容尚需不断进行完善。

【结论】

应用改良德尔菲法形成的共识，专家代表性强，意见趋同性好，在 LLIF 术仍缺乏充足的高等级循证医学证据支持的情况下，该共识为临床上规范开展和推广 LLIF 术提供了科学的参考。

(海涌　刘景伟)

本节参考文献

1. CAPENER N. The evolution of lateral rhachotomy. J Bone Joint Surg Br, 1954, 36-B(2): 173−179.
2. LARSON S J, HOLST R A, HEMMY D C, et al. Lateral extracavitary approach to traumatic lesions of the thoracic and lumbar spine. J Neurosurg, 1976, 45(6): 628−637.
3. OZGUR B M, ARYAN H E, PIMENTA L, et al. Extreme lateral interbody fusion (XLIF): a novel surgical technique for anterior lumbar interbody fusion. Spine J, 2006, 6(4): 435−443.
4. AGARWAL N, FARAMAND A, ALAN N, et al. Lateral lumbar interbody fusion in the elderly: a 10-year experience. J Neurosurg Spine, 2018, 29(5): 525−529.
5. AREIAS B, CAETANO S C, SOUSA L C, et al. Numerical simulation of lateral and transforaminal lumbar interbody fusion, two minimally invasive surgical approaches. Comput Methods Biomech Biomed Engin, 2020, 23(8): 408−421.

6. BLIZZARD D J, THOMAS J A. MIS single-position lateral and oblique lateral lumbar interbody fusion and bilateral pedicle screw fixation: feasibility and perioperative results. Spine (Phila Pa 1976), 2018, 43(6): 440-446.
7. KEOROCHANA G, SETRKRAISING K, WORATANARAT P, et al. Clinical outcomes after minimally invasive transforaminal lumbar interbody fusion and lateral lumbar interbody fusion for treatment of degenerative lumbar disease: a systematic review and meta-analysis. Neurosurg Rev, 2018, 41(3): 755-770.
8. SCHNAKE K J, RAPPERT D, STORZER B, et al. Lumbar fusion-indications and techniques. Orthopade, 2019, 48(1): 50-58.
9. SELLIN J N, BRUSKO G D, LEVI A D. Lateral lumbar interbody fusion revisited: complication avoidance and outcomes with the mini-open approach. World Neurosurg, 2019, 121: E647-653.
10. SHIMIZU T, FUJIBAYASHI S, OTSUKI B, et al. Indirect decompression with lateral interbody fusion for severe degenerative lumbar spinal stenosis: minimum 1-year MRI follow-up. J Neurosurg Spine, 2020: 1-8.
11. HAI Y, LIU J, LIU Y, et al. Expert consensus on clinical application of lateral lumbar interbody fusion: results from a modified delphi study. Global Spine J, 2023, 13(4): 995-1004.
12. 中国康复医学会脊柱脊髓专业委员会腰椎研究学组. 腰椎侧方椎间融合术应用中国专家共识. 中华医学杂志, 2021, 101(3): 199-204.
13. HASSON F, KEENEY S, MCKENNA H. Research guidelines for the Delphi survey technique. J Adv Nurs, 2000, 32(4): 1008-1015.

第六章
侧路腰椎椎间融合术的临床策略

第一节
侧路腰椎椎间融合术治疗成人脊柱畸形的若干基本问题

由于采用不同于常规后路腰椎矫正术的入路，LLIF 术具有不同的脊柱畸形矫正原理和治疗路径，形成了独特的 ASD 的治疗体系，并已获得了良好的治疗效果[1,2]。根据 LLIF 术的基本原理，正确掌握 LLIF 术在 ASD 诊疗中的基本流程，并根据 ASD 分型选择个性化手术策略能提高手术疗效、降低并发症发生率、增加患者对手术的耐受性，让更多的患者受益[3]。

一、LLIF 术的矫正原理和影响因素

（一）LLIF 术的基本矫正原理

应根据 LLIF 术各种基本技术的各自优势、不足及应用场景，选择施术关键间隙是 ASD 手术成功的主要因素之一。了解 LLIF 术的矫正原理，有助于该手术能在 ASD 治疗中发挥最大的手术效果。

1. 支撑原理　　对远端椎间隙作为固定的基座，对存在重度退变和不稳定因素椎间隙（腰椎峡部裂、椎弓缺陷、腰椎 I° 以内滑脱等）一般也应作为施术节段，在增加融合节段稳定效果的同时，可借助其一定的矫正和支撑能力，发挥更好的手术疗效。

2. 稳定原理　　对不稳定的节段，尤其对有滑脱、椎间高度丢失的节段，可实施 LLIF 术，增加节段的稳定性，也为后路复位固定创造有利的条件。

3. 矫正原理　　对不对称椎间隙退变、连接骨赘形成、椎间前方挛缩导致脊柱畸形的节段，可分别采用侧路椎间隙松解、均衡撑开、前柱撑开延长、骨性松解和 ACR 等侧路腰椎矫正技术，矫正腰椎节段性畸形。其中骨性松解和 ACR 具有脊柱前柱撑开、矫正角度较大等特点，但这两项技术也存在手术风险较大，术后即刻节段稳定性较差等缺陷；一般只需做两个关键节段的 ACR 手术就能达到良好的矢状面矫正效果。

4. 驱动弯矫正原理　　ASD 根据脊柱弯曲不同平面有多种类型，临床上主要表现有胸腰弯型、腰弯型和腰骶弯。决定躯干倾斜方向的弯曲为驱动弯，应对这一弯曲予以施术，以矫正躯干倾斜，为恢复脊柱平衡或脊柱平衡重建奠定基础；一般不建议对所有节段都采用 LLIF，尤其对相邻于近端固定椎的节段，应予以避免使用，以免导致应力突变而导致近端交界区后凸（PJK）或 PJK 失败（PJK failure，PJF）的发生[4]。LLIF 术的施术节段选择在矢状面和冠状面节段矫正中略有不同，方法详见第六章第六、七节。

(二) 影响 LLIF 术矫正效果的因素

采用各种 LLIF 术矫正效果受多种因素的影响如下。

1. 术者经验　　研究表明术者经验对矫正效果有重要影响，对于施术者有明显的学习曲线，一般在学习曲线平坦后能掌握最佳的脊柱矫正效果；可能与缩短手术时间，减少出血量有关；同时，经验积累后能采用更多种手术技巧，选择更为理想的节段，合理的椎间融合器尺寸、角度和放置位置，提供更好的矫正效果。

2. LLIF 矫正策略　　LLIF 术通过椎间隙均衡撑开，使矫正不对称椎间隙平行化，由此矫正了腰椎退变节段的 Cobb 角，侧路椎间骨赘松解使这一效应更加显著。但对腰椎节段的矢状面畸形，单独行 LLIF 术并不理想，需要通过实施 ACR 实现[5]。

3. 施术节段　　腰弯 Cobb 的矫正与侧路椎间融合器放置的节段数量有关，多枚椎间融合器能提供更好的 Cobb 角的矫正。但腰椎矢状面矫正似乎与椎间融合器置入的节段数量并无关联，而与所选择的施术节段和施术方式有关。一般认为顶椎区椎间隙，尤其对有不对称病变伴连接性骨赘的椎间隙是腰弯的关键节段，对这些间隙实施 LLIF 术对改善节段性腰椎曲度具有现实的价值。由于 ASD 常常存在脊柱三维平面上的畸形，因此需针对不同的矫正需求确定施术节段的数量及其关键节段。此外，盘源性疼痛节段、腰椎管狭窄节段和（或）腰椎不稳定节段，虽不是腰弯的关键节段，也可通过 LLIF 术实现病灶清理、间接减压和稳定性重建，应纳入至 LLIF 术的施术节段。

4. 不同分期策略　　分期手术中的先后再前策略，根据后路矫正原理进行 1 期的后路固定节段选择和矫正，2 期采用 LLIF 术补充后路的矫正不足。此时，冠状面的畸形已经被矫正并能维持，因此主要需考虑腰椎矢状面的重建，因此，采用 2 个节段 ACR，或加 ALIF 术辅助重建下腰椎的矢状面力线。而在先前在后的分期策略中，则 1 期 LLIF 术发挥主要的腰椎畸形矫正作用，后路固定是其辅助和补充矫正作用，因此，1 期 LLIF 术的目标是尽可能矫正包括 Cobb 角和节段后凸等腰椎畸形，一般会采用多个关键节段的椎间隙松解、骨赘松解和 ACR，为缩短 2 期后路固定节段创造条件。近来的研究显示采用不同的策略会有不同的矫正效果，先后再前的策略因先有后柱结构的松解，可能会获得更好的畸形矫正，但手术创伤较大，且固定节段较长[6]。

二、LLIF 术治疗 ASD 的基本诊疗流程

神经受压、腰椎不稳定和躯干失平衡是导致 ASD 临床症状的主要病理基础。当外科医生选择 LLIF 术前，必须回答如下问题：①能否充分解除神经压迫？②能否缓解患者的腰痛？③能否充分恢复脊柱冠状面和矢状面平衡？④ LLIF 术的可行性？

(一) 能否充分解除神经压迫

LLIF 术主要通过间接减压和椎间稳定达到解除神经压迫症状的效果[7]。因此在设计 LLIF 术治疗 ASD 的椎管狭窄时，应注意以下几项事宜：① LLIF 术间接减压的适应证：对于 Schizas 分级 D 级以下的 LSS 可以获得良好的中央椎管和椎间孔的间接减压，但对椎间隙高度未丢失的椎管狭窄因无法获得良好的椎间高度恢复，间接减压效果不佳；对重度狭窄、骨性椎管狭窄和侧隐窝狭窄无效；②目标节段和责任病灶精准确定是影响间接减压成败的关键因素之一，ASD 的椎管狭窄并非只是涉及交界区，可能涉及多个节段；并应分析责任侧别和责任病灶，分别对主弯区的凹侧或凸侧、小关节突、椎间盘、椎弓根等做详细的分析和临床甄别。对于特发性脊柱侧凸成人期患者，椎管狭窄相对较为少

见，且其狭窄部位一般位于主弯与代偿弯的交界区和腰骶交界区；③应关注 ASD 矫正后的继发性椎管狭窄；④应做好 2 期补充性减压准备：原有压迫未彻底减压、或其他节段的压迫。

（二）能否缓解患者的腰痛

LLIF 术通过置入大尺寸椎间融合器，提供了超大融合面积和良好终板接触界面，改善植骨床的微环境从而提高椎间融合效果，对治疗盘源性腰痛及腰椎节段不稳所导致的腰痛有效，但对其他来源的腰痛如：小关节源性疼痛、骨质疏松源性疼痛、其他疼痛来源（肋骨－骨盆撞击症）效果不佳；同时，由于手术时椎间松解较为广泛，在不加附加内固定时稳定效果堪忧，因此对伴有腰椎极度不稳定患者如：峡部裂性腰椎滑脱症由于存在三柱的不稳定，应采用后路椎弓根螺钉固定，以消除脊柱后部结构疼痛源、并增加术后的稳定性。骨质量尤其是骨性终板质量是影响融合效果的重要因素，对有骨质疏松的患者，当 BMD 的 T 值＜-1.0 时，尤其当终板骨质量不佳者，由于椎间融合器的下沉、移位和椎体骨折的发生率增加，不建议采用 stand alone LLIF 术，但对于骨的质量良好或有终板硬化节段可以 stand alone LLIF 术策略，可获得临床症状持续性改善，且其不稳定和椎间融合器沉降的相关失败率较低[8]。目前尽管有报道显示加用腰椎侧方钢板、椎间融合器自带骨性固定片、和加用后路的棘突间稳定系统能增加稳定性、防止椎间融合器移位和下沉，但多数的观点仍认为对这些患者应加用经椎弓根螺钉系统以进一步增加稳定性。

（三）能否充分恢复脊柱冠状面和矢状面平衡

LLIF 术通过椎间隙纤维环和骨性结构的松解、对称性撑开和椎间融合器的支撑，发挥对腰椎畸形的矫正作用（图 6-1）。但应注意 ASD 常常有多个弯曲结构存在，其中胸椎的代偿弯和腰骶半弯，是影响脊柱冠状面力线不可忽视的因素。LLIF 术主要应用在腰弯区即 L1-L5 的矫正，当矫正腰弯后，这些弯曲的影响因素会凸显出来，成为影响脊柱冠状面力线的主要因素，甚至出现所谓的"起飞征"，导致新的脊柱冠状面失平衡（图 6-2）。

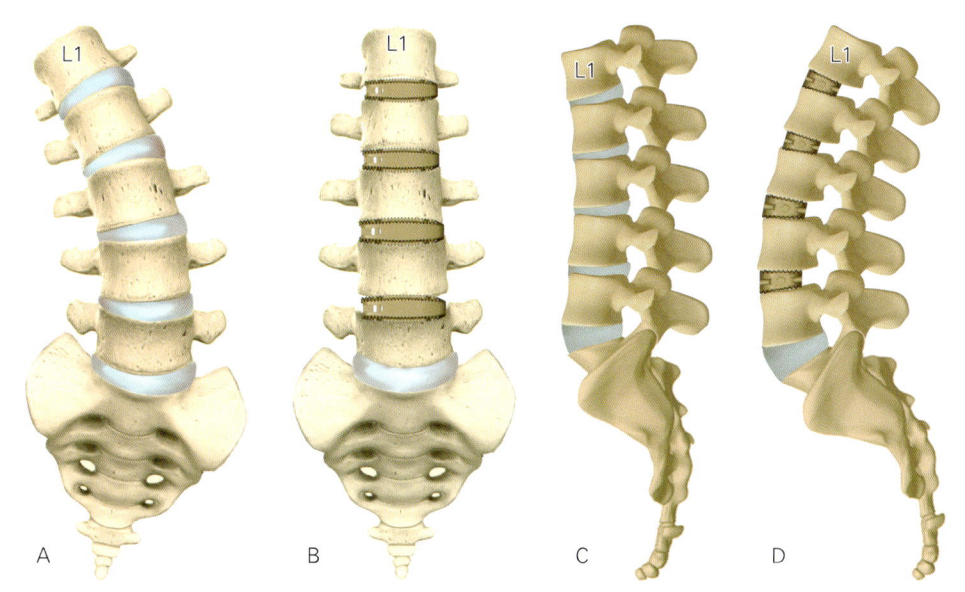

图 6-1 LLIF 术对腰椎畸形的矫正原理

腰椎侧凸，冠状面畸形（A）；LLIF 术后冠状面畸形矫正（B）；矢状面畸形（C）；术后矢状面畸形矫正（D）

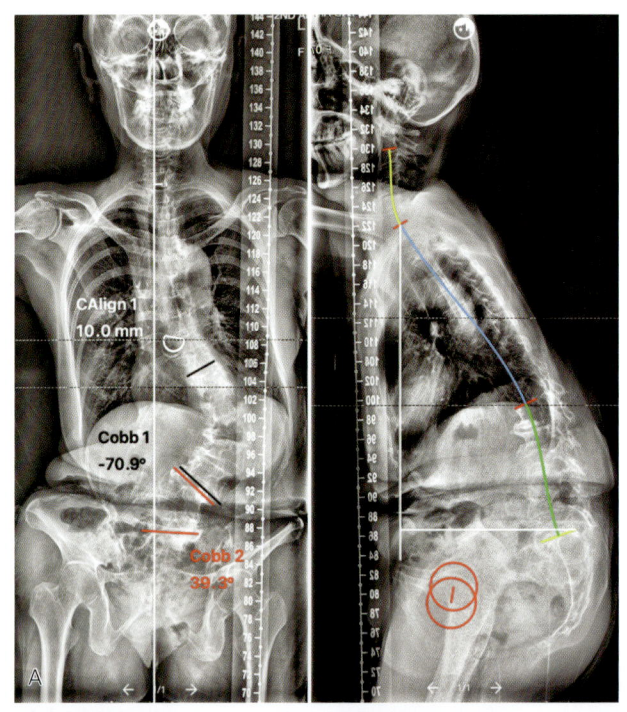

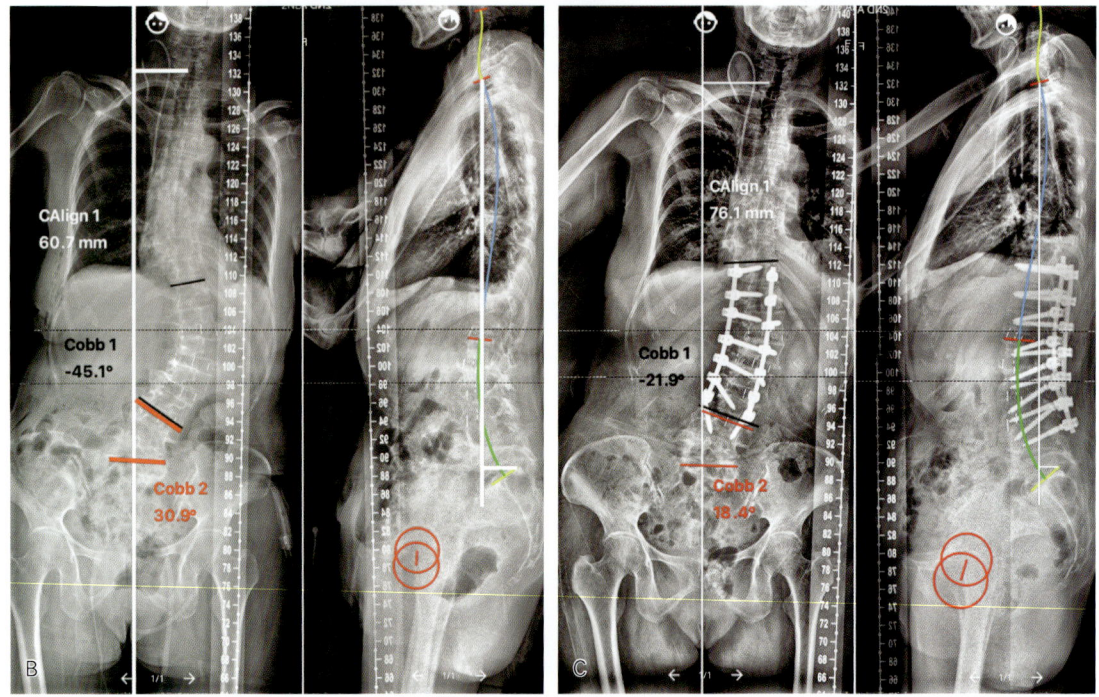

图 6-2 LLIF 术后 "起飞征"

患者，女性，71 岁，ASD，术前腰弯 Cobb 角 70°，腰骶半弯 39°，CBD=10 mm，冠状面 A 型平衡，脊柱矢状面参数 PI=81°，PT=6°，LL=4°，PI-LL=85°，SVA=186 mm，提示重度矢状面失平衡（A）；因 L4/5 节段已发生椎间和小关节间的自发融合，无法实施 LLIF 术，1 期 LLIF 术施术节段选择为：T12/L1、L1/2、L2/3、L3/4，术后 Cobb 角矫正至 45°，残留腰骶半弯≈31°，脊柱矢状面参数恢复较满意，但出现术后躯干向腰弯凸侧倾斜，CBD=60 mm（B）；T10～L4 固定，腰弯 Cobb 进一步矫正至 22°，腰骶半弯残留，为 18°，矢状面平衡保持，但躯干向腰弯凸侧倾斜更明显，CBD 增加至 76 mm，即起飞征（C）；该病例提示 ASD 可由多个弯曲组成，治疗中应协调各个弯曲间的相互关系单独 LLIF 术在脊柱矫正中主要通过松解和均匀撑开椎间隙达成，而该项技术本身并未赋予脊柱矫正功能，通过单纯的 LLIF 术无论术前弯曲严重程度大小和施术节段多少，获得的脊柱畸形矫正具有"天花板效应"（ceiling effect），一般只能获得 23°左右的弯曲矫正[9]；单独 LLIF 术只能在部分 ASD 患者有效，有其相应的手术适应证（见本章第二节），一般需联合后部结构矫正技术以提高矫正效果；对重度僵硬性节段畸形的矫治需加用骨赘松解和 ACR 等技术得以实现；但对脊柱的后部结构的挛缩、僵硬或融合 LLIF 术则无作用；此外，对于胸腰段和腰骶部的畸形，由于受到手术可及性的限制，也无法获得良好的矫正（图 6-3）。

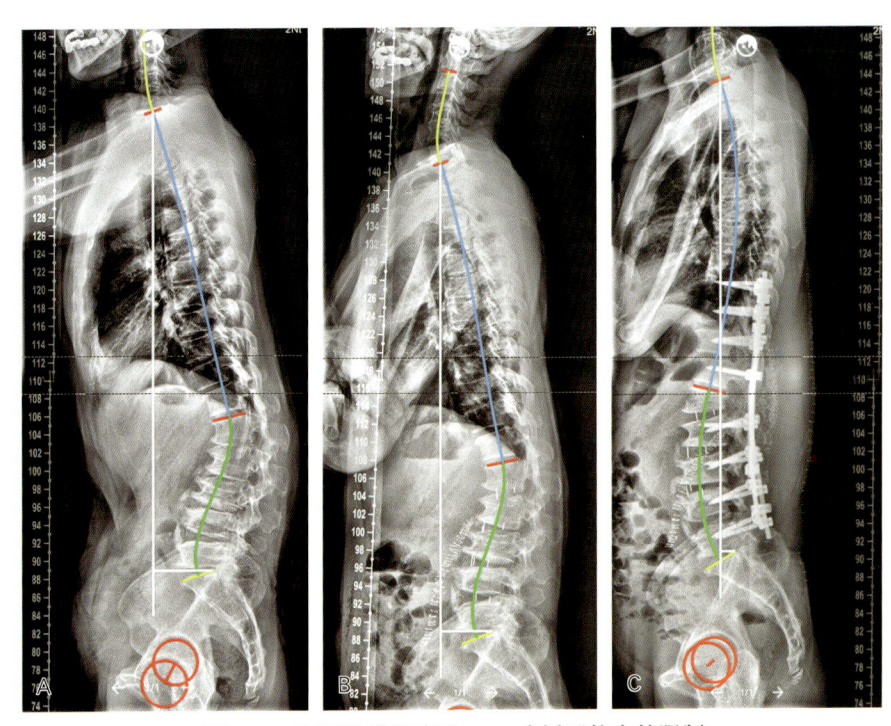

图 6-3 胸腰段后凸畸形 LLIF 术矫正能力的限制

脊柱胸腰段后凸畸形，SVA=67 mm，LL=−4.5°，TLK=33.7°，TK=2.4°，PI=35°，PT=17°，PI−LL=30°，矢状面失平衡（A）；L1/2、L2/3、L3/4、L4/5 节段 LLIF，联合 L1/2、L2/3、L3/4 节段 ACR，术后 SVA 改善至 58 mm，PI−LL 改善至 26°，TLK=27°，TK=3°，PT=14°，仍残留较明显的胸腰段后凸，伴骨盆和胸椎代偿（B）；L1 椎 PSO（Uribe-Schwab 分型 3 级 ACR），术后脊柱矢状面力线恢复，SVA=17 mm，LL=−43°，TLK=−4.9°，TK=20°，PT=5.8°，PI−LL=−7.4°（C）

LLIF 术联合后路固定能提供良好的减压、稳定和矫正效果，但同期前后路矫正技术属于一个大型复杂手术，术中需更换体位和铺巾，增加了术区感染的风险；且手术时间较长，患者的耐受性下降[10]。大量的研究结果显示 LLIF 术后出现了新的脊柱力线形态，根据原有的脊柱力线形态作出的手术矫正规划未能充分发挥 LLIF 术的优势；对 1 期 LLIF 术后再次评估，可对后路的矫正作出新的规划和策略，以便获得更好的脊柱平衡重建，并为 1 期 LLIF 术后残留的畸形"打补丁"[11]。基于上述理由，笔者建议对 ASD 患者将 LLIF 术和分期进行，在 LLIF 术后间隔 1～4 周后，再次评估评估患者的神经症状和脊柱参数，再以此为依据实施相应的 2 期后路固定术或减压固定术。关于分期手术的方法和策略将在相关章节介绍。

（四）LLIF 术的可行性

手术的可行性是影响手术是否能够顺利进行的关键。受到解剖学结构上的限制，当胸廓、肋骨、髂嵴等解剖结构的阻挡，使 LLIF 术在这些区域变得十分困难，一般认为 LLIF 术区域主要限制在 L1/2 间隙～L4/5 间隙。在上述解剖阻挡不明显的一些病例，在胸腰段和腰骶段可尝试行 LLIF 术，但手术风险较大；血管和神经间的手术安全区因患者的个体差异有时会很小，且大血管与椎体间的疏松间隙也影响了手术操作的安全性，使手术的风险大幅度增加；既往的腹部手术常常会导致腹膜外间隙的粘连，使分离该间隙十分困难，增加进入腹腔，甚至是损伤相应脏器的可能性；在 ASD 患者这种变异常常会更加明显，增加了手术操作的难度；尽管已有一些策略包括；改变入路的方向、改变切口的位置等试图克服这些限制，但在部分患者仍是步履艰难的。因此术前必须对手术的可行性作出良好的评估，包括仔细询问病史，通过影像学预估胸廓、肋骨、髂嵴对手术入路和器械放置可能的阻挡，术野的深度，大血管和椎体相应的位置，是否存在解剖变异，手术安全区的宽度，腰大肌的形态大小及对椎体的覆盖，椎体的旋转、前后位移、侧方位移及其严重程度等；进一步还需评估是否存在骨赘及骨赘的形态、连接性骨赘的部位，椎间隙内是否骨化融合，小关节是否已融合等。

国际脊柱研究会（International Spine Study Group，ISSG）的一项汇集全球 21 名微创脊柱外科医生问卷的德尔菲法结果提供了一份有关《脊柱畸形复杂度清单》(*Spinal Deformity Complexity Checklist*，SDCC)，根据此表能反映脊柱畸形的复杂程度，可为脊柱外科医生是否能实施微创技术治疗 ASD 提供参考（表 6-1）[12]。清单共分 4 大类，各大类含多个项目及各自的分数。根据 4 大类的计分可以确定 ASD 的复杂程度和微创手术对外科医生的适用性。具体方法为：当总积分为 1，则患者适于微创脊柱外科初学者施术；当任何一类中积分为 2，适于有一定经验的微创脊柱外科医生施术；当任何一类中积分为 3，则应在有规模的脊柱外科中心，由富有经验的微创脊柱外科医生实施手术；但当任何一类中的积分大于 4 分，应视为畸形复杂程度极高，微创脊柱外科手术适用性差，对此类 ASD 患者，即使对极有经验的微创脊柱外科医生也不推荐实施微创手术。

表 6-1　脊柱畸形复杂度清单

项目分类	分数			
	1	2	3	4
第一类：X 线				
畸形类型	退行性	退行性合并明显椎体旋转/特发性	—	—
Cobb 角（°）	<30	30～50	>50	—
椎体旋转（级）	Nash-Moe 1 或 2	Nash-Moe 3	Nash-Moe 4	—
冠状面 CBD（mm）	0～10	10～30	>30	—
冠状面弯曲方向	躯干倾斜向凹侧	—	躯干倾斜向凸侧	—
入路侧 L4/5 冠状面倾斜度	倾斜远离骨盆	倾斜进入骨盆	—	—
内植物 UIV	腰椎	—	胸椎（下胸椎或上胸椎）	—
内植物 LIV	骶骨	骨盆	—	—

(续表)

项目分类	分数			
	1	2	3	4
脊柱骨盆参数				
PI (°)	≤50	≥50	—	—
PT (°)	<20	20～30	>30	—
PI-LL (°)	<10	10～20	>20	—
SVA (mm)	<60	60～95	>95	—
TK (°)	<60	>60	—	—
第二类：MRI				
椎管狭窄	—	重度韧带性狭窄	巨大中央型椎间盘突出/游离型椎间盘突出	
椎间隙高度 (mm)	>4	2～4	<2	
血管解剖	低血管分叉	高血管分叉	—	
腰大肌解剖	低腰大肌升高	—	高腰大肌升高	
椎间盘质量	腰椎区椎间盘质量1级	胸椎区椎间盘质量1级		
第三类：CT				
椎间盘质量	椎间隙/小关节间隙有空气征	椎间盘/小关节间隙无空气征	—	
脊柱骨赘	无	—	连接性骨赘	
既往脊柱融合	无	—	椎间/小关节融合	
假关节	—	后路融合返修	椎间融合返修	
第四类：患者因素				
BMI (kg/m^2)	<20	20～40	>40	—
BMD	T值<-2.0	T值-2.5～-2.0	T值-3.5～-2.5	T值>-3.5
对代谢因子反应	—	是	—	无，T值>-3.5
神经肌肉疾患	—	—	是	
局部瘢痕形成或既往有内固定	—	是	—	
既往腹膜后间隙手术史	—	—	是	

三、个性化 ASD LLIF 术分级治疗路径

尽管 ASD 患者临床表现各不相同，且其原因复杂、求诊因素多样，是否存在脊柱失平衡是仍是重要的指标，对指导临床手术策略有重要的价值。对于脊柱力线无失平衡的患者，

主要针对患者的腰腿痛症状的原因处理，解决腰椎管狭窄症、腰椎节段性不稳定、椎间盘源性疼痛等就能达到治疗目标。而针对伴有脊柱力线失平衡的患者，则除了上述问题外，需重建脊柱平衡。Mummaneni 的 ASD 的 MISDEF 为不同类型患者提供了相应的微创手术策略[13]。以此为基础，结合 Uribe 的 LLIF 术的分级法并综合了冠状面失平衡的概念，笔者制定了个性化 ASD 的 LLIF 术分级治疗路径图（图 6-4）。

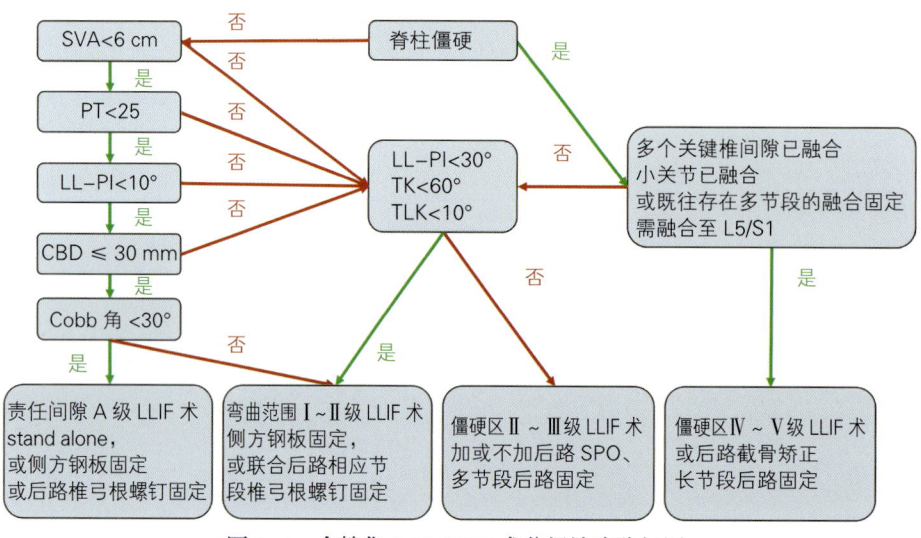

图 6-4　个性化 ASD LLIF 术分级治疗路径图

在 LLIF 治疗路径的应用中应注意下列事项。

1）对于无脊柱失平衡或进展性侧凸合并腰椎管狭窄和腰椎不稳定的患者，若 Cobb 角小于 30°，多数观点认为对固定节段不需考虑顶椎问题（图 6-5）[14]。但对 Cobb 角大于 30°，尽管无明显术前矢状面和冠状面失平衡的患者，手术固定端椎若放置在顶椎区，则会导致进展风险进一步地增加，应予以包括弯曲在内的节段施行融合、固定，避免固定端椎置于顶椎区。另外需要关注的是部分患者会出现 2 期后路固定术后的冠状面失平衡，应注意把控 2 期冠状面评估和后路固定策略（见本章第七节）。

2）对伴有脊柱力线失平衡的患者：首先，应关注脊柱的柔韧性，是否存在椎间连接性骨桥和小关节的自发性融合，其中骨性僵硬的累及节段与 LLIF 术治疗策略选择有关，当僵硬＜3 节段或＜2 个脊柱区段，可选择该僵硬节段的 LLIF 术；但当僵硬区＞上述范围时则可选择失平衡驱动脊柱区段的 LLIF 术，且以骨性松解为主，为 2 期后路矫正奠定基础；其次，失平衡的严重程度是需关注的另一焦点；根据 PI-LL、TK 和 TLK 的参数变化，需选择不同的 LLIF 术策略；最后，在 LLIF 术融合节段的选择中，应注意躯干倾斜的主要驱动因素，尤其应关注腰骶半弯和胸腰弯是否存在，而非单纯关注腰弯的 Cobb 角，以免出现术后的冠状面失平衡。

3）部分患者因侧凸进展，会发展成严重侧凸，出现躯干的冠状面和矢状面失平衡。对这些患者应采用的手术策略同脊柱力线失平衡。术前可根据进展风险因素进行判断。

4）部分患者存在假性或功能性脊柱失平衡表现，为腰椎不稳定、椎管狭窄所导致，这些患者在目标节段减压或固定后躯干就会恢复平衡（图 6-6），不应作为脊柱失平衡处理。

5）老年性 ASD 合并骨质疏松、退行性神经肌肉疾患并不少见。其治疗策略会有明显的不同。但目前研究较少，LLIF 术在此领域的应用只是尝试阶段，缺乏长期随访。

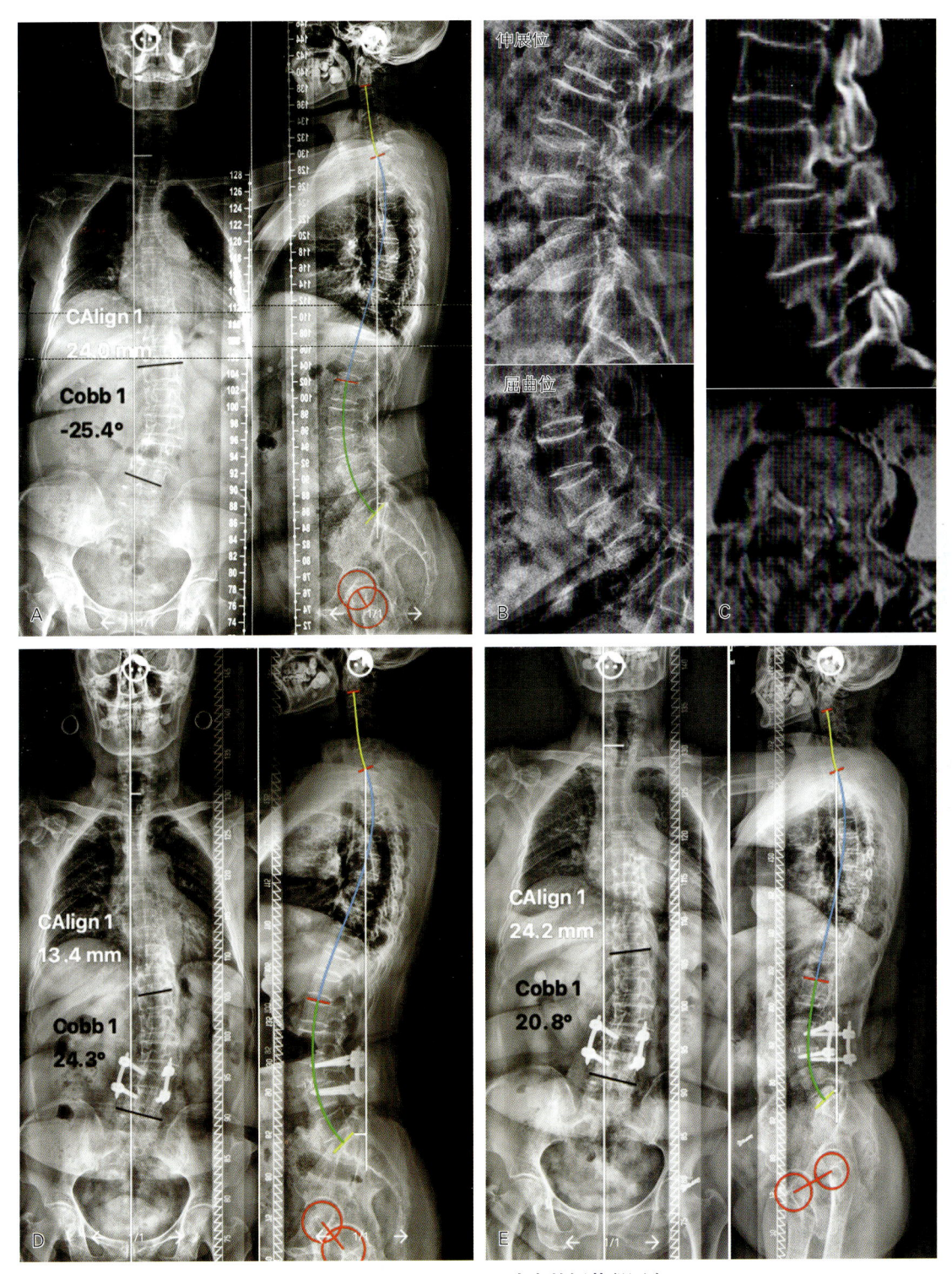

图 6-5 Cobb 角小于 30°患者的短节段固定

患者，女性，62 岁，脊柱参数：Cobb 角 25°，冠状面和矢状面力线可（A）；L3 峡部裂性腰椎滑脱症，不稳定（B）；椎管狭窄（C）；单节段 CLIF 术 + 后路经皮椎弓根螺钉固定，原脊柱力线维持（D）；术后 4 年复查，临床症状改善，脊柱力线无明显改变（E）

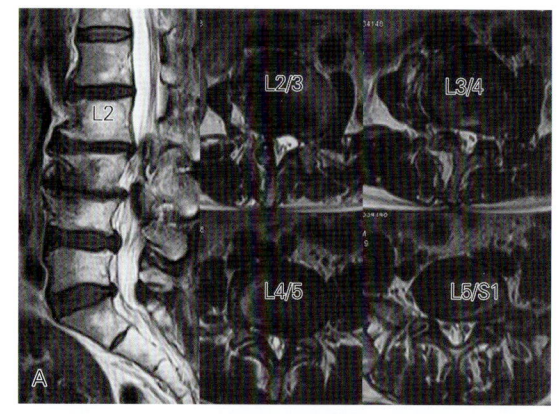

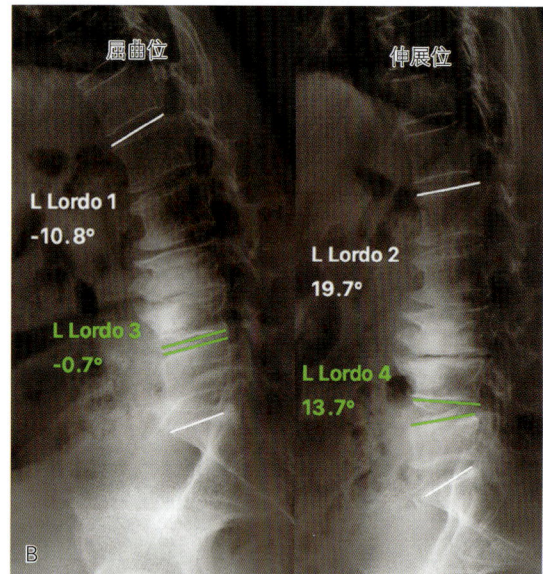

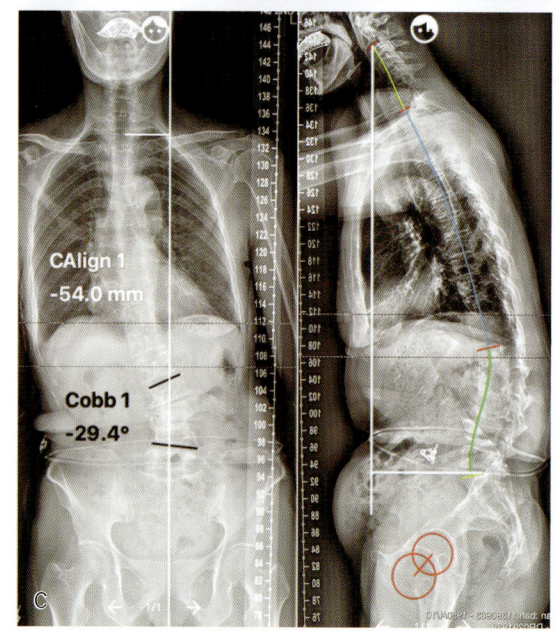

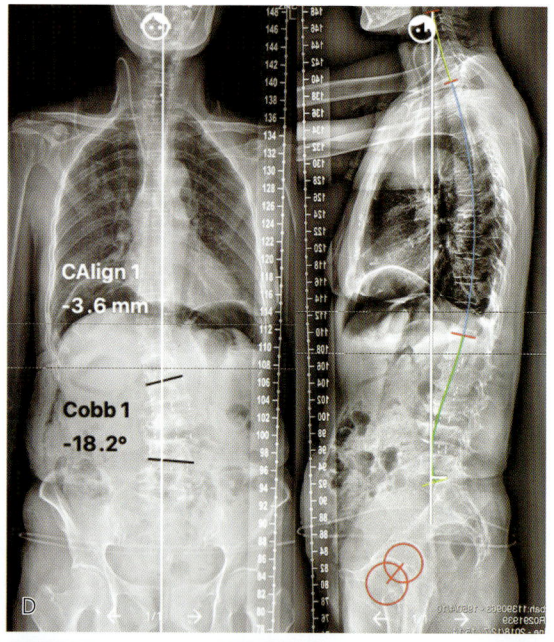

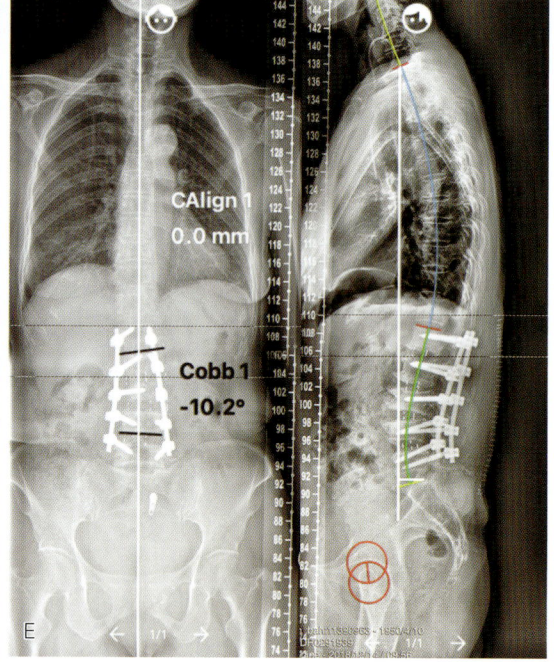

图 6-6 腰椎不稳定导致 ASD

患者，女性，68岁，腰痛伴双侧下肢间歇性跛行1年，近3个月出现躯干倾斜，站立和行走后加重。影像学检查显示：多节段腰椎管狭窄（A）；腰椎不稳定（B）；腰椎 Cobb 角29°，冠状面力线大于 5 cm，矢状轴大于 13 cm，考虑脊柱失平衡因椎管狭窄和腰椎不稳定所致（C）；行 L1～L5 节段 CLIF 术，术后症状缓解，脊柱平衡恢复（D）；LLIF 术后 1 周，行后路原位固定，脊柱力线维持（E）

四、侧方腰椎入路凹侧或凸侧的选择

多数研究显示放射学结果显示脊柱侧凸的凹侧或凸侧两种入路侧别对矫正效果并无明显差异[15]。但凹侧入路有其特有的一些优势[16]：①椎间骨赘和软组织挛缩常常发生在凹侧，易于直接松解；且硬化骨赘及周围的骨性终板能有利于椎间融合器的撑开、支撑，使脊柱畸形易于矫正；②胸廓或肋骨的阻挡效应较少，显露上腰椎时所需切除肋骨较少，扰动胸腔的可能性也较小；③髂骨的阻挡效应较小，显露L4/5节段较为方便，有时甚至可以显露L5/S1间隙；④凹侧入路更能利用小切口到达多个间隙，大大增加了操作的便利性和微创化（图6-7）；⑤椎间孔狭窄常常发生在凹侧，通过凹侧椎间撑开，有助于间接减压。

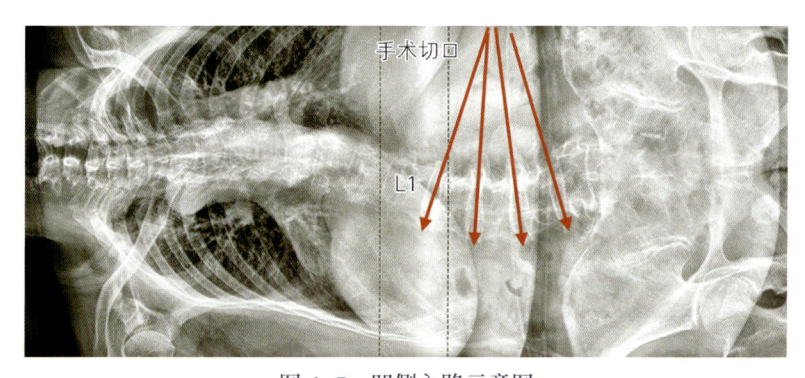

图 6-7 凹侧入路示意图

凹侧入路，通过一个小切口显露多个椎间盘

由于椎体旋转畸形，腰大肌和腰丛在腰弯凹侧向前平移，使这些结构与牵开器在手术入路上更为接近，血管神经所面临的风险更高；且凹侧骨赘较多，常常会包裹椎体节段血管，使节段血管损伤的风险增加；另外，椎体旋转对大血管和腰丛神经的走行也有不同的影响：当椎体向凸面旋转时，主动脉、髂静脉和动脉以及腔静脉等大血管旋向凹侧，同样凹侧的腰大肌向后侧移位、覆盖较少的椎体；同时，椎体旋转所导致的凸侧神经根后移相对不是那么明显，使得大血管-腰丛神经间距相对减小，导致手术安全区明显减小，增加了凹侧入路的风险（图6-8）。同时，包括生殖股神经和股外侧皮神经在内的浅表感觉神经的行走方向也出现后移，使它们更容易受伤。因此从解剖学上看凹侧入路的安全性较凸侧入路要差[17]。

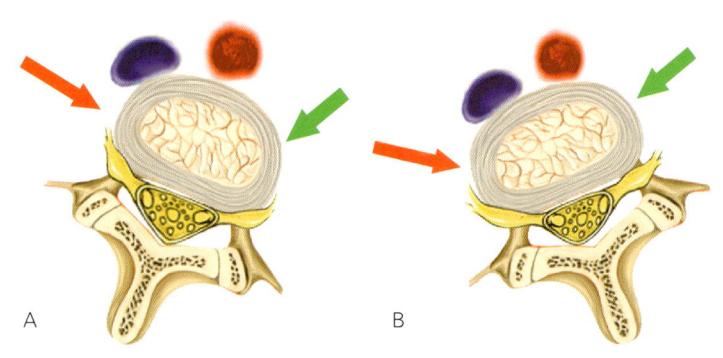

图 6-8 脊柱侧凸，椎体旋转，手术安全区改变

凹侧手术安全区较窄（A）；凸侧手术安全区较宽（B）

无论选择凹侧还是凸侧入路均应注意以下问题。

1) 手术操作的可及性：因冠状面和矢状面的畸形导致凹侧肋髂距离的短缩，髂骨和胸廓或肋骨的进一步阻挡，尤其是 L4/5 间隙的可及性，应从 X 线正侧位片上作出初步的评估；另外，当手术节段涉及胸腰段时，应注意右侧入路可能有肝脏的影响，右侧横膈较左侧约高 2 cm。

2) 手术操作的安全性：与解剖变异有关，应关注"手术安全区"及与"手术安全区"相关的指标，腰大肌抬高征；另外，畸形后由于椎体三维结构的空间位置改变导致与大血管和腰丛神经距离发生变化，常常出现手术安全区减小，应根据 MRI 评估腰大肌、大血管和腰丛神经位置。

3) 手术操作全过程的可视性：注意术前成像和术中 X 线检查的差异，应在术中直视下进行适当的临床调整，以避免对这些重要结构造成损伤。

4) 在顶椎区首先施术，随着冠状畸形矫正可能会将最头端或尾端椎间移位到髂嵴下和肋骨下方，从而阻碍其他间隙的施术。因此，在选择凹侧入路时，首先施术节段应考虑最尾部和头部的椎间隙，而不是顶椎间隙（图 6-9）。

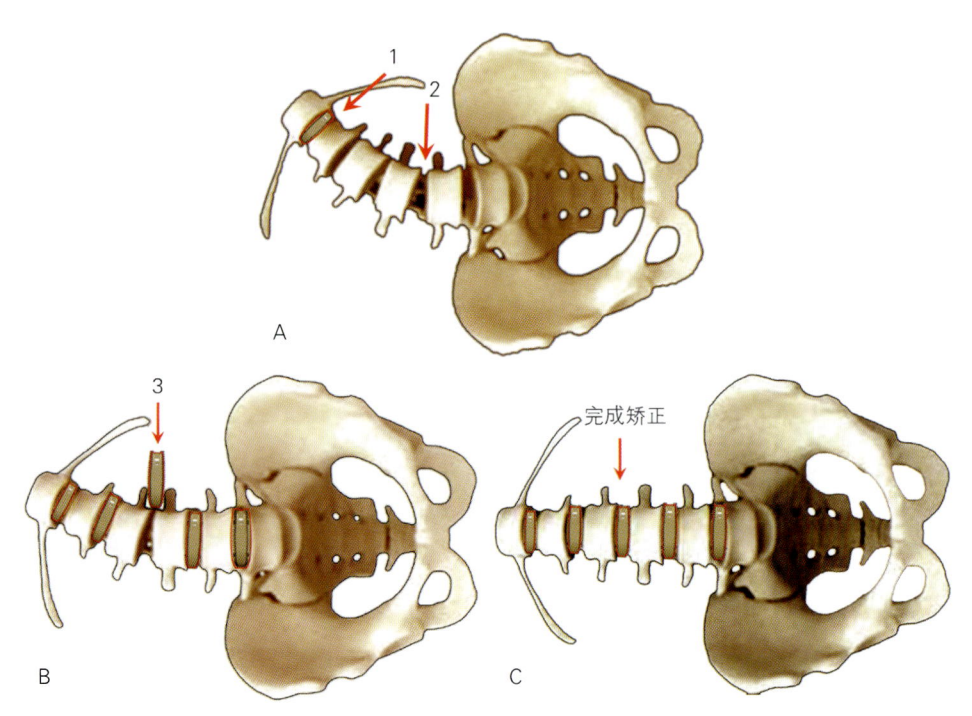

图 6-9 凹侧入路融合顺序

凹侧入路，应注意肋骨和髂骨的阻挡。尽管中间椎间隙较为容易可及，但施行椎间融合后，会使肋骨和髂骨的阻挡加重。可以通过上下两端节段先做椎间融合 (A)；逐步撑开间隙，然后固定中间节段 (B)；最终达到矫正目的 (C)

5) 在椎间隙的前 1/3 处放置前凸型椎间融合器，可以最大限度地前凸矫正，而在椎间隙中 1/3 放置常规椎间融合器有助于间接减压，应根据术前设计予以正确放置。

6) 在严重冠状面失平衡的大腰弯病例，由于胸廓和髂骨阻挡，若腰弯僵硬的话，从大腰弯的凹侧进入十分困难。有两种选择，其一是选择腰主弯的凸侧入路或腰骶弯的凹侧，进行 LLIF 术；另一种方法为选择在腰骶弯凸侧入路做 1 期手术（L3/4，L4/5）；术后能把腰大弯打开，减少了胸廓和髂骨的阻挡，为 2 期再在腰大弯凹侧施行 LLIF 术提供了条件。

五、LLIF 术治疗 ASD 的临床疗效及影响因素

LLIF 术在 ASD 中的临床应用疗效已经得到了很好的证实，联合微创后路固定后，Cobb 角和矢状面畸形的矫正率、各骨盆脊柱参数（SVA、PT、PI-LL 匹配度）改善与常规后路开放手术比较无明显差异；手术后下肢疼痛 VAS、腰痛 VAS 等临床症状和 ODI 等的改善亦与常规开放手术一致。与常规手术并发症发生率 46%～56% 相比较，LLIF 术并发症的发生率明显降低（18.2%～33.3%）。同时，LLIF 并发症有其自身的特点，以入路相关并发症和椎体终板并发症为主（详见第五章第五节）。

随着 LLIF 术在 ASD 治疗中的逐步推广应用，其临床疗效已获得明显的提高，而手术并发症发生率则进一步降低。这与术者的经验积累，LLIF 施术节段精准化；正确的手术方式和策略；患者的正确选择等密切相关[5]。

值得注意的是，LLIF 术治疗 ASD 的中期随访结果显示，患者的临床症状改善会在术后第 2 年达到最佳峰值，此后则随着时间的推移 ODI 改善率会逐渐丢失，至术后第 4 年患者的 ODI 可丢失达 24%。这种现象同样也发生在常规开放后路矫正术的 ASD 患者及其他骨关节手术患者。此现象的可能原因有多种，与手术相关的原因包括：邻椎病（adjacent level disease）、症状性骨不连（symptomatic non-union）、内植物失败、长节段固定所导致的腰椎活动度丧失、近端交界区后凸等；在骶髂关节固定的患者，随访中出现的骶髂关节炎也会导致新临床症状的出现；另外，一些手术非相关因素如患者新出现的疾患、脊柱以外骨关节炎的进展、颈椎退行性变和创伤事件也是中期随访 ODI 丧失的常见原因[18]。

【结论】

LLIF 术自首次报道以来，在 ASD 治疗中已显示出强大的生命力。然而并非所有的脊柱畸形患者均能适用本项技术。在充分理解 LLIF 术脊柱矫正基本原理的基础上，正确掌握手术适应证和禁忌证、判断手术的可行性、根据患者的需求设计个性化的手术方案，以及采用相应的手术技巧是治疗成功的关键。

（陈其昕）

本节参考文献

1. HUSSAIN I, FU K M, URIBE J S, et al. State of the art advances in minimally invasive surgery for adult spinal deformity. Spine Deform, 2020, 8(6): 1143-1158.
2. SMITH J S, SHAFFREY C I, AMES C P, et al. Treatment of adult thoracolumbar spinal deformity: past, present, and future. J Neurosurg Spine, 2019, 30: 551-567.
3. SCIUBB D, JAIN A, KEBAISH K M, et al. Development of a preoperative adult spinal deformity comorbidity score that correlates with common quality and value metrics: length of stay, major complications, and patient-reported outcomes. Global Spine Journal, 2021, 11(2): 146-153.
4. ARORA A, SHARFMAN Z T, CLARK A J, et al. Proximal junctional kyphosis and failure: strategies for prevention. Neurosurg Clin N Am, 2023, 34: 573-584.
5. AHN J, HA K Y, KIM Y C, et al. Anterior column realignment through open pre-posterior release-anterior-

posterior fusion versus hybrid minimally invasive-anterior-posterior fusion for dynamic sagittal imbalance of the spine. Global Spine J, 2024, 11: 21925682241226658.

6. KANTER A S, TEMPEL Z J, AGARWAL N, et al. Curve laterality for lateral lumbar interbody fusion in adult scoliosis surgery: the concave versus convex controversy. Neurosurgery, 2018, 83(6): 1219−1225.

7. LI J, LI H, ZHANG N, et al. Radiographic and clinical outcome of lateral lumbar interbody fusion for extreme lumbar spinal stenosis of Schizas grade D: a retrospective study. BMC Musculoskelet Disord, 2020, 21: 259.

8. AGARWAL N, WHITE M D, ROY S, et al. Long-term durability of stand-alone lateral lumbar interbody fusion. Neurosurgery, 2023, 93(1): 60−65.

9. WANG M Y, MUMMANENI P V, FU K M G, et al. Less invasive surgery for treating adult spinal deformities: ceiling effects for deformity correction with 3 different techniques. Neurosurg Focus, 2014, 36 (5): E12.

10. PARK P, WANG M Y, LAFAGE V, et al. Comparison of two minimally invasive surgery strategies to treat adult spinal deformity. J Neurosurg Spine, 2015, 22(4): 374−380.

11. LI H, XU Z K, LI F C, et al. Does Lateral lumbar interbody fusion decrease the grading of Lenke-Silva classification and determine the optimal fusion level in severe adult degenerative scoliosis? World Neurosurg, 2020, 139: E335−344.

12. ANAND N, MUMMANENI P V, URIBE J S, et al. Spinal deformity complexity checklist for minimally invasive surgery: expert consensus from the minimally invasive international spine study group. World Neurosurg, 2023, 173: E472−E477.

13. YAMADA K, NAKAMAE T, NAKANISHI K, et al. Long-term outcome of targeted therapy for low back pain in elderly degenerative lumbar scoliosis. Eur Spine J, 2021, 30(7): 2020−2032.

14. CHAN A K, EASTLACK R K, FESSLER R G, et al. Two-and three-year outcomes of minimally invasive and hybrid correction of adult spinal deformity. J Neurosurg Spine, 2022 36: 595−608.

15. WEWEL J T, OZPINAR A, WALKER C T, et al. Safety of lateral access to the concave side for adult spinal deformity. J Neurosurg Spine, 2021, 35(1): 100−104.

16. EGUCHI Y, NORIMOTO M, SUZUKI M, et al. Diffusion tensor tractography of the lumbar nerves before a direct lateral transpsoas approach to treat degenerative lumbar scoliosis. J Neurosurg Spine, 2019, 25: 1−9.

17. MUMMANENI P V, PARK P, SHAFFREY C I, et al. The MIS-DEF2 algorithm: an updated algorithm for patient selection in minimally invasive deformity surgery. J Neurosurg Spine, 2019, 32(2): 221−228.

18. Wang M Y, Park P, Tran S, et al. Intermediate-term clinical and radiographic outcomes with less invasive adult spinal deformity surgery: patients with a minimum follow-up of 4 years. Acta Neurochirurgica, 2020, 162: 1393−1400.

第二节

stand alone 侧路腰椎椎间融合术在成人脊柱畸形治疗中的应用价值

多数情况下，LLIF 术需结合后路椎弓根螺钉固定，以避免椎间融合器的移位、塌陷等并发症[1-3]。侧路与后路可以一个体位完成也可以两个体位完成，可以 1 期也可以分期进行[4]。一些学者也采用结合单侧椎弓根螺钉固定、侧方钢板固定[5]或两者结合[6]等方法来获得节段稳定。尽管如此，由于后路椎弓根螺钉、侧方钢板的并发症，以及增加创伤、手术时间、费用等缺点，临床医师仍然更愿意采用 LLIF 术的 stand alone LLIF 术。stand alone LLIF 术成功的关键是如何避免并发症的发生，其主要的并发症包括融合器沉降、侧方移位及间接减压失败[7, 8]，下面就 stand alone 侧路腰椎椎间融合术以上三大并发症的发生率、预后及笔者的策略分别进行阐述。由于融合器沉降、侧方移位都可视为融合器移位，因此，本节将同时进行讨论。

一、术后融合器移位

（一）术后融合器移位类型

1. 术后融合器沉降　　stand alone LLIF 术后融合器沉降的发生率文献报道很不一致，3%～32%（甚至更高），这可能与不同文献病例选择（如年龄、性别、骨密度、身高体重指数等）、融合器尺寸、随访时间、评价标准、手术医师的操作等不同有关。Marchi 等采用 CT 评价 LLIF 术后融合器的沉降，根据融合器沉降入椎体终板的百分比分为 0～Ⅲ级，0 级 0～24%，Ⅰ级 25%～49%，Ⅱ级 50%～74%，Ⅲ级 75%～100%，同时将 0～Ⅰ级定义为低级、Ⅱ～Ⅲ级定义为高级；22% 患者术后 1 年出现高级沉降，其中 90% 以上患者于术后 6 周发生，术后 3 个月绝大多数（95%）患者不会发生融合器继续沉降[9]。Tohmeh 等研究发现，融合器沉降＞4 mm 与患者术后功能改善、生活质量及腰痛显著相关，因此将＞4 mm 作为融合器沉降的判断标准；其发生率为术后即刻 5%、术后 12 个月 24%[10]。Malham 等将 CT 重建片上任何终板损害均定义为影像学融合器沉降，并且定义了早期融合器沉降（术后 2 天）及远期融合器沉降（术后 6 个月以上）概念，它们的发生率分别为 3%、10%；同时作者将融合器沉降分为 3 型，1 型：对侧尾端终板沉降，2 型：双侧尾端终板沉降，3 型：双侧头、尾端终板沉降；多数患者为 2 型，未发现仅表现为头端终板沉降的现象[4]。笔者采用 CT 测量了 34 例手术治疗的退行性腰椎管狭窄症患者的终板厚度，发现椎间隙头端终板的厚度显著大于尾端终板，该研究结果进一步证实了 Malham 等的结论；同时笔者也发现，融合器放置于椎间隙前 1/3 可显著降低融合器的沉降[11]。

2. 术后融合器侧方移位　　迄今，关于 stand alone LLIF 术后融合器侧方移位的报道较少。Daffner 等报道了 1 例 XLIF 术后 1 个月融合器侧方移位[12]；Towers 等也报道了 1 例术后 3 个月发现融合器侧方移位[13]。笔者回顾了 335 例计划分期手术（1 期 CLIF 术，2 期后路椎弓根螺钉内固定）患者的临床资料，发现 5.7% 患者于 1 期 CLIF 术后 3～7 天出现融合器侧方移位[14]。

（二）术后融合器移位的危险因素及预后

stand alone LLIF 术后融合器移位（沉降、侧方移位）的确切机制仍未明确，其危险因素众多，总结起来，融合器移位的危险因素包括以下三大类：患者因素、术中椎间隙操作因素、融合器参数选择、融合器放置位置以及椎体间植骨材料。

1. 患者因素　　包括年龄、性别、BMD、BMI、吸烟史及术前运动节段稳定性等。一些作者报道年龄＞60 岁、女性患者是术后融合器移位的危险因素；但年龄与性别因素的最终原因仍然是患者的 BMD。尽管目前对 BMD 与 stand alone LLIF 术后融合器移位的相关性仍存在争议，但多数学者认为 BMD 的 T 值＜-2.5 是融合器下沉的危险因素[3, 14]。BMI＞25 kg/m^2、吸烟、术前运动节段显著不稳定也是 stand alone LLIF 术后融合器移位的原因之一，但目前对上述三个因素目前同样缺少确切证据。

2. 术中椎间隙操作因素　　主要包括融合区域软骨终板是否处理彻底、对侧纤维环是否满意松解以及骨性终板是否损伤，关于术中椎间隙操作因素与术后融合器移位之间的关系，文献意见较为一致[15]。融合区域软骨终板的彻底清除是所有椎间融合的基本要求，对于 stand alone LLIF 术，为确保融合器的稳定以及椎体间更快、更确切地融合，更需要重视上、下软骨终板的处理。首先，对侧纤维环松解是实现椎体间有效撑开以获得神经组织间接减压的重要保证；其次，对侧纤维环松解更有利于脊柱冠状位、矢状位力线的恢复；第三，对侧纤维环松解可以使椎体间撑开器在椎体间实现平行撑开、减轻终板压力，并使融合器跨过双侧坚强的骺环，增加融合器的稳定性及其与终板的接触面积，有利于最终实现椎体间骨性融合。术中的骨性终板损伤与术后融合器移位关系更加密切，有学者[16]认为这是导致术后融合器移位最关键的因素。笔者的一组数据也证实了这一点，同时笔者也发现，骨性终板损伤主要发生于融合器的植入过程中[14]。

3. 融合器参数选择　　融合器参数的选择也与融合器移位密切相关。首先是融合器高度，融合器越高一方面使纤维环、周围韧带的张力增加，提高节段稳定性；另一方面，融合器与终板界面间的应力也相应提高，易导致融合器沉降；遗憾的是，目前对融合器高度的选择尚缺乏明确的标准，一些学者建议以融合器试模置入椎间隙后需器械拔出即可。其次是融合器长度，研究表明，融合器的长度横跨双侧骺环可提高它与终板的接触面积、分散融合器与终板间界面的应力，从而减少融合器沉降[17]。第三是融合器的宽度，融合器越宽、与终板接触面积越大，因此终板界面承受的应力越小，从而减少融合器的沉降[18]；但宽大的融合器意味着对周围组织的损伤所引起的并发症也相应增加，这一点也应重视。此外，融合器的角度也与终板塌陷、融合器沉降相关；大角度融合器更有利于恢复腰椎前凸角、重建脊柱矢状面力线，但同时也发现，融合器角度越大，术中终板损伤、术后融合器沉降的发生率也越高[19]。总之，关于融合器各参数的选择，需要根据患者、椎间隙的具体情况进行多方面的考虑。例如，对于男性、无骨质疏松患者、节段后凸的患者，尽可能选择融合器高度偏高、角度偏大的融合器；对于女性、骨质疏松患者，应尽可能选择常规角度、宽的融合器。此外，由于不同个体、不同节段间的终板形态各不相同，因此，如何根据不同终板的形态特征对融合器进行个体化的设计是未来的研究方向。

4. 融合器放置位置　　Abbushi 等认为在腰椎后路手术中将融合器放置于后方能够减少沉降率，其随访结果显示腰椎术后融合器沉降率最高的部位是中间内侧（84.6%），其次为后外侧（42.9%），最低是后内侧（16%）[20]。Barsa 等则发现靠近椎间隙前部的融合器沉降率较低，主要原因为终板前缘骨赘增生区域的骨密度较大，能够为融合器提供良好的支撑[21]。笔者将融合器沉降定义为融合器嵌入骨性终板 ≥ 2 mm，前置组融合器沉降率为 15.8%，中后置组为 24.4%，虽然两组间差异无统计学意义，但前置组融合率沉降率较低[11]。

5. 椎体间植骨材料　　stand alone 融合器位于承担脊柱 80% 载荷的前中柱，在椎体间获得坚强融合之前，融合器均有可能发生移位，因此植骨材料的选择也与融合器移位密切相关。自体髂骨植骨是最安全有效的植骨材料，但由于供骨量限制、供骨区的并发症等原因，目前临床上多数选择骨移植替代物来填充融合器，包括同种异体骨、人工合成骨替代材料及 BMPs 等。研究表明，rh-BMP2 在胸、腰椎融合中的融合率高达 100%[22]；但是，rh-BMP2 除了有致癌副作用外，还可导致难以控制的骨形成、骨溶解及炎症等并发症。而同种异体骨、人工合成骨替代材料由于骨诱导作用差，使 stand alone LLIF 术后的不融合率高达 27%[23]。Chen 等以自体红骨髓结合同种异体骨作为植骨材料，2 年融合率达 85.7%[24]。近年来笔者所在脊柱外科中心也采用自体红骨髓 10 mL（取自髂后上棘，每个点取约 3 mL）结合人工合成骨替代材料作为植骨材料。

尽管融合器移位是 stand alone LLIF 术的常见并发症，一些学者认为融合器沉降是椎间融合过程中融合器与终板的再匹配所导致，多数并不引起相应的临床症状而需要翻修，也与患者的术后疼痛改善及功能恢复无显著相关[9]。但严重沉降仍会导致严重的临床症状而需要翻修[10]，如因融合器移位、终板塌陷甚至椎体骨折导致腰痛不缓解或进行性加重；融合器移位导致椎管间接减压失败；节段假关节形成、骨赘增生导致椎管再狭窄等。因此，如何避免 stand alone LLIF 术后严重的融合器移位是外科医生关注的重点。

二、间接减压失败及其危险因素

LLIF 术通过椎体间的撑开，使椎管横截面积以及椎间孔的高度、前后径获得改善，从而到达椎管间接减压的作用。Oliveira 等研究发现，由于椎体间的撑开，LLIF 术后椎间孔面积增加 24.7%，中央椎管直径增加 33.1%[25]。笔者回顾性 34 例 CLIF 术治疗严重腰椎管狭窄症患者的临床资料，术后左、右侧椎间孔高度分别增加了 11.9% 和 15.0%，手术节段椎管横截面积平均增加 32.6%[11]。

此外，LLIF 术后椎管的重塑形也使椎管形态、横截面积获得持续的改善。Nakashima 等研究结果显示，102 例患者中硬膜囊横截面积术前平均 62.0 mm^2、术后 2 周 86.8 mm^2、术后半年 107.4 mm^2、术后 1 年 117.4 mm^2、术后 2 年 126.2 mm^2 [26]；但作者同时发现，虽然随着时间的推移椎管出现重塑、硬膜囊横截面积逐渐增加，但患者的临床症状并不随着继续改善，因此作者认为，可能是节段的稳定导致患者症状改善，而不是间接减压。尽管如此，目前对于间接减压的有效性仍存质疑，Nemani 等报道了 117 例采用 stand alone LLIF 术患者的临床资料，12 例患者最终接受翻修手术，其中 8 例患者为间接减压失败所致[27]。Rentenberger 等报道了 133 例 stand alone LLIF 术后患者，1 年内的翻修率达 15.8%，其中术前椎间孔狭窄是术后下肢神经症状或疼痛不缓解而需要早期翻修的主要原因[28]。笔者分析了 557 例 901 个节段计划 1 期 LLIF 术、2 期后路内固定术的腰椎管狭窄症患者的临床资料，其中 270 个节段（29.97%）需要 2 期后路内固定时予以直接减压；进一步研究发现，严重的中央椎管狭窄（Schizas D 级）是导致间接减压失败最重要的原因；侧隐窝狭窄（Bartynski 3 级）、椎间孔狭窄（Lee 3 级）、中央椎管狭窄 Schizas C 级，以及严重的小关节退变（Pathria 3 级）也是间接减压失败的可能危险因素[29]。

三、手术策略

基于 stand alone LLIF 术存在上述的并发症及较高的翻修率，笔者对 stand alone LLIF 术有更加慎重的态度，对术前适应证的选择、术中操作、术后随访以及术前沟通均需有严格的要求。至 2024 年 3 月，笔者所在的浙江大学医学院附属第二医院脊柱外科中心已完成 1 934 例 4 074 个节段 CLIF 术，其中仅 10% 的病例行 stand alone 侧路融合术。

（一）术前排除标准
1) 下肢痛为主且休息缓解不显著。
2) 骨性椎管狭窄。
3) 伴游离型椎间盘突出。

4) 椎间隙高度丢失不显著。
5) 严重骨质疏松，BMD T 值＜-2.5。
6) BMI＞25 kg/m²。
7) 严重椎管狭窄，Schizas D 级。
8) 侧隐窝狭窄，Bartynski 3 级。
9) 椎间孔狭窄，Lee 3 级。
10) 严重的小关节退变，Pathria 3 级。
11) 侧路融合节段＞2 个节段。
12) 严重的矢状位失平衡。

（二）术中操作要求

术中保护骨性终板的完整性也是避免术后椎间融合器移位关键的环节之一。因此，在完成上述排除标准、对于拟行 stand alone LLIF 术的患者，除了术中需严格遵守侧路椎间融合的操作规范外，尤其需重视以下操作要点。

1) 入路侧纤维环切除范围需足够大，以更好辨认椎间隙方向。
2) 刮除椎间盘软骨终板避免使用带齿刮匙，为此，笔者也设计了一种三角形的平头刮匙，以最大程度保护骨性终板的完整性。
3) 在行椎体间撑开前，对侧纤维环必须明确突破，使撑开器跨过双侧骺环进行逐级撑开，减少终板应力。
4) 在刮除终板、撑开器及试模应用过程中，动作需轻柔；如在椎间隙操作过程中出现异常出血，绝大多数是终板损伤所致，此时应果断放弃 stand alone LLIF 术。
5) 椎间融合器长度应跨过双侧骺环，并且尽量放置于椎间隙前 1/3；椎间融合器高度也不应过大，当试模难以用徒手拔出时，其高度已合适。

（三）术后注意事项

stand alone LLIF 术除了需要严格把握手术适应证、规范并谨慎的术中操作外，术后也需注意以下事项：

1) 术后硬腰围或支具制动 2～3 个月，一般 1～2 个节段选择硬腰围，3 个节段选择支具更为安全。
2) 由于椎间融合器移位主要发生于前 3 个月，因此术后前 3 个月需每个月随访一次。
3) 如随访发现椎间融合器沉降 0～Ⅰ级且患者无腰痛或下肢症状，可继续观察；如发现椎间融合器沉降Ⅱ～Ⅲ级，或虽然 0～Ⅰ级但患者出现相关症状，则终止观察，及时予以后路椎弓根螺钉补救。
4) 此外，对于任何采用 stand alone LLIF 术的患者，均应保留需后路椎弓根螺钉内固定的可能。

四、临床应用

Ahmadian 等的一项多中心研究表明，stand alone LLIF 术能够降低 59 名 ADS 患者的 ODI 和 VAS[30]。Wang 等队列研究发现与微创后路和环形固定的矫正上限 34°～55°相比，stand alone LLIF 术的冠状畸形矫正上限较低，为 23°[31]。Agarwal 等的临床病例显示没有因延迟的 2 期手术而发生任何不良事件[32]。因此对 Cobb 角小于 25°的成人脊柱侧凸来说，可先施行 stand alone 侧路椎间融合术，观察患者的临床症状及其改善情况，如果达到某些放射学和患者自我评分（patient-reported outcome measures，PROM）标准，则可延迟 2 期后路固定，部分患者可能无须进一步地后路固定手术（图 6-10）。

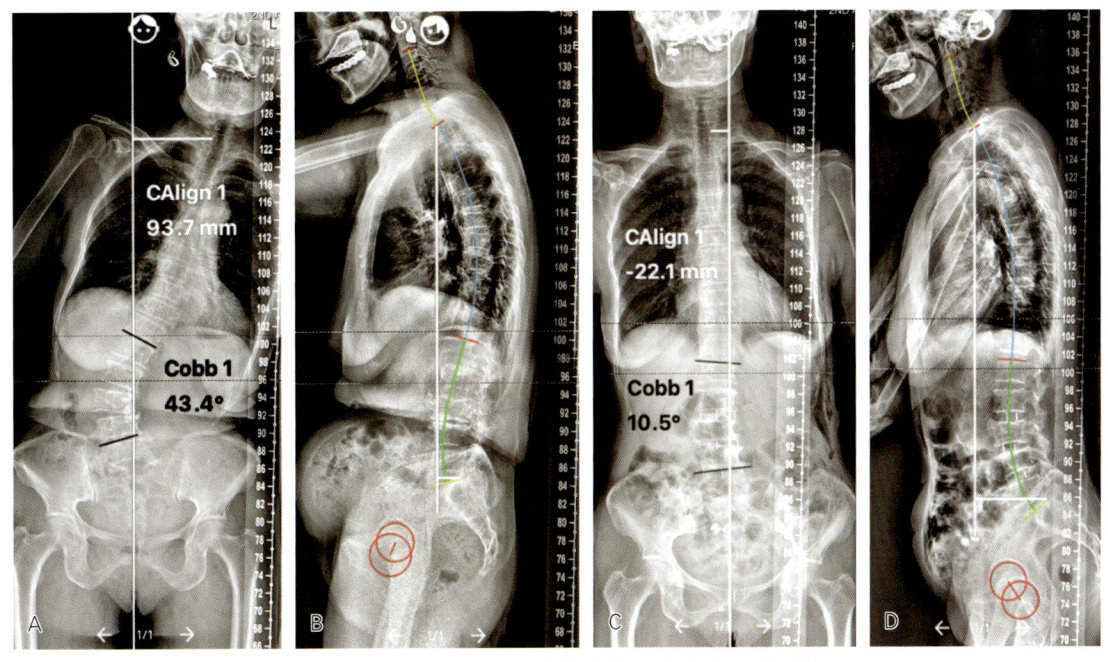

图 6-10　stand alone 侧路腰椎椎间融合术典型病例

患者，女性，73 岁，术前冠状面失平衡（coronal-alignment，C-Align）=-94 mm，Cobb 角 37°（A）；矢状面 TPA=35.7°，PT=41°（B）；L2/3、3/4、4/5 的 CLIF 术，术后冠状面和矢状面平衡恢复，Cobb 角 8°，C-Align=20 mm（C）；TPA=20°，PT=15°（D）；未做 2 期手术

【结论】

stand alone LLIF 术能够提供的减压和稳定性，对于部分在成人脊柱侧凸患者能获得良好的治疗效果。但应关注术后椎间融合器移位和间接减压失效等问题。掌握术前排除标准和操作技巧对避免相关并发症具有重要的价值。

（李方财）

本节参考文献

1. CAPPUCCINO A, CORNWALL B, TURNER A W, et al. Biomechanical analysis and review of lateral lumbar fusion constructs. Spine, 2010, 35 (Supplement): S361-367.
2. PAWAR A, HUGHES A, GIRARDI F, et al. Lateral lumbar interbody fusion. Asian Spine J, 2015, 9(6): 978-983.
3. YANG H, LIU J, HAI Y. Is instrumented lateral lumbar interbody fusion superior to stand-alone lateral lumbar interbody fusion for the treatment of lumbar degenerative disease? A meta-analysis. J Clin Neurosci, 2021, 92: 136-146.

4. MALHAM G M, ELLIS N J, PARKER R M, et al. Maintenance of segmental lordosis and disk height in stand-alone and instrumented extreme lateral interbody fusion (XLIF). Clin Spine Surg, 2017, 30(2): E90−98.
5. CHEN E, XU J, YANG S, et al. Cage subsidence and fusion rate in extreme lateral interbody fusion with and without fixation. World Neurosurg, 2018, 122: E969−977.
6. KEPLER C K, SHARMA A K, HUANG R C. Lateral transpsoas interbody fusion (LTIF) with plate fixation and unilateral pedicle screws. J Spinal Disord Tech, 2011, 24(6): 363−367.
7. NEMANI V M, AICHMAIR A, TAHER F, et al. Rate of revision surgery after stand-alone lateral lumbar interbody fusion for lumbar spinal stenosis. Spine, 2014, 39(5): E326−331.
8. MORGAN C D, WALKER C T, GODZIK J, et al. When indirect decompression fails: a review of 220 consecutive direct lateral interbody fusions and unplanned secondary decompression. Spine, 2021, 46(16): 1081−1086.
9. MARCHI L, ABDALA N, OLIVEIRA L, et al. Radiographic and clinical evaluation of cage subsidence after stand-alone lateral interbody fusion. Journal of Neurosurgery. Spine, 2013, 19(1): 110−118.
10. TOHMEH A G, KHORSAND D, WATSON B, et al. Radiographical and clinical evaluation of extreme lateral interbody fusion. Spine, 2014, 39(26): E1582−1591.
11. 李君, 李方财, 陈其昕, 等. 融合器位置对侧方入路腰椎椎间融合术间接减压疗效的影像学评估. 中华骨科杂志, 2019, 39(4): 216−225.
12. DAFFNER S D, WANG J C. Migrated XLIF cage: case report and discussion of surgical technique. Orthopedics, 2010, 33: 518.
13. TOWERS W S, KURTOM K H. Stand-alone LLIF lateral cage migration: a case report. Cureus, 2015, 7: E347.
14. LI H, XU Z K, ZHANG N, et al. Incidence and risk factors of lateral cage migration occurred after the first-stage lateral lumbar interbody fusion surgery. Orthop Traumatol Surg Res, 2021, 107: 103033.
15. WEWEL J T, HARTMAN C, URIBE J S. Timing of lateral lumbar interbody subsidence: review of exclusive intraoperative subsidence. World Neurosurgery, 2020, 137: E208−212.
16. TOHMEH A G, KHORSAND D, WATSON B, et al. Radiographical and clinical evaluation of extreme lateral interbody fusion: effects of cage size and instrumentation type with a minimum of 1-year follow-up. Spine (Phila Pa 1976), 2014, 39(26): E1582−1591.
17. LOWE T G, HASHIM S, WILSON L A, et al. A biomechanical study of regional endplate strength and cage morphology as it relates to structural interbody support. Spine (Phila Pa 1976), 2004, 29(21): 2389−2394.
18. RENTENBERGER C, OKANO I, SALZMANN S N, et al. Perioperative risk factors for early revisions in stand-alone lateral lumbar interbody fusion. World Neurosurg, 2020, 134: E657−663.
19. MELIKIAN R, YOON S T, KIM J Y, et al. Sagittal plane correction using the lateral transpsoas approach: a biomechanical study on the effect of cage angle and surgical technique on segmental lordosis. Spine, 2016, 41(17): E1016−1021.
20. ABBUSHI A, CABRAJA M, THOMALE U W, et al. The influence of cage positioning and cage type on cage migration and fusion rates in patients with monosegmental posterior lumbar interbody fusion and posterior fixation. Eur Spine J, 2009, 18(11): 1621−1628.
21. BARSA P, SUCHOMEL P. Factors affecting sagittal malalignment due to cage subsidence in standalone cage assisted anterior cervical fusion. Eur Spine J, 2007, 16(9): 1395−1400.
22. PIMENTA L, MARCHI L, OLIVEIRA L, et al. A prospective, randomized, controlled trial comparing radiographic and clinical outcomes between stand-alone lateral interbody lumbar fusion with either silicate calcium phosphate or rh-BMP2. J Neurologica Surg, 2012, 74: 343−350.
23. WATKINS R 4TH, WATKINS R 3RD, HANNA R. Non-union rate with stand-alone lateral lumbar interbody fusion. Medicine (Baltimore), 2014, 93(29): E275.

24. CHEN E, XU J, YANG S, et al. Cage Subsidence and fusion rate in extreme lateral interbody fusion with and without fixation. World Neurosurg, 2019, 122: E969-977.
25. OLIVEIRA L, MARCHI L, COUTINHO E, et al. A radiographic assessment of the ability of the extreme lateral interbody fusion procedure to indirectly decompress the neural elements. Spine (Phila Pa 1976), 2010, 35: S331-337.
26. NAKASHIMA H, KANEMURA T, SATAKE K, et al. Indirect decompression on MRI chronologically progresses after immediate post-lateral lumbar interbody fusion: the results from a minimum of 2 years follow-up. Spine (Phila Pa 1976), 2019, 44(24): E1411-1418.
27. NEMANI V M, AICHMAIR A, TAHER F, et al. Rate of revision surgery after stand-alone lateral lumbar interbody fusion for lumbar spinal stenosis. Spine (Phila Pa 1976), 2014, 39(5): E326-331.
28. RENTENBERGER C, OKANO I, SALZMANN S N, et al. Perioperative risk factors for early revisions in stand-alone lateral lumbar interbody fusion. World Neurosurg, 2020, 134: E657-663.
29. LI J, XU T Z, ZHANG N, et al. Predictors for second-stage posterior direct decompression after lateral lumbar interbody fusion: a review of five hundred fifty-seven patients in the past five years. Int Orthop, 2022, 46(5): 1101-1109.
30. AHMADIAN A, BACH K, BOLINGER B, et al. Stand-alone minimally invasive lateral lumbar interbody fusion: multicenter clinical outcomes. J Clin Neurosci, 2015, 22(4): 740-746.
31. WANG M Y, MUMMANENI P V, FU K M, et al. Less invasive surgery for treating adult spinal deformities: ceiling effects for deformity correction with 3 different techniques. Neurosurg Focus, 2014, 36(5): E12.
32. AGARWAL N, ROY S, LAVADI R S, et al. Durability of stand-alone anterolateral interbody fusion in staged minimally invasive circumferential scoliosis surgery with delayed posterior instrumentation due to medical necessity. Spine Deformity, 2023, 11(6): 1495-1501.

第三节
成人脊柱畸形分期手术策略

LLIF 术包括 OLIF 术、XLIF 术、DLIF 术、CLIF 术等，可以提供强大的脊柱前中柱松解、延长和重建，为复杂脊柱畸形矫正提供了新的手术思路[1,2]。有学者在 1 期行多节段 LLIF 术松解重建，既松解了前中柱，又进行了脊柱序列重建支撑；2 期再行后路矫正固定，部分联合 SPO，发现可以获得与传统 3CO 相似的矫正效果，且并发症较少。提出 LLIF 术联合 2 期后路矫正固定术是避免行传统开放 3CO 的另一个选择[3-5]。本节旨在介绍治疗 ASD 的二次评估系统及分期手术策略，以及一些操作细节和注意事项。

一、ASD 分期手术策略的分类和优势

1. 分期手术策略的时序分类　　根据前后路顺序的不同分为两种，具有不同的治疗原理和逻辑。

（1）先后再前的分期手术策略：1 期后路固定，2 期 LLIF 术。该策略为在确定矫正的固定节段基础上，1 期行后路长节段固定，2 期再在关键节段行 ACR 手术，完成矫正。该分期

策略的基本逻辑是在原有的后路 ASD 矫正原则下，利用 LLIF 术中 ACR 技术的强大矢状面矫正能力，辅助或增强后路畸形矫正手术的矢状面矫正效果。

(2) 先前再后的分期手术策略：1 期 LLIF 术，2 期后路固定。该策略为在确定矫正关键区的基础上，施行该区域的 LLIF 术、重建术，完成矫正关键区的减压、椎间支撑、稳定和前柱力线重建；术后在行走试验后（7～10 天的站立、行走），再次对脊柱力线评估。根据再次评估结果，制定 2 期后路固定节段的范围和后路矫正方法（是否需要后路补充截骨和截骨方式），并根据本次制定方案完成 2 期手术。该种策略的基本逻辑是以 LLIF 术为主要矫正和治疗手段，2 期后路则起辅助矫正或"打补丁"作用。

2. ASD 分期手术策略的主要优势　　上述两种分期手术策略在 ASD 治疗中的共同优势是把一个大型复杂的脊柱矫正手术分解为两个微创手术并分期进行，其中 LLIF 术承担椎间支撑、椎间稳定、间接解压、纠正椎间隙不对称塌陷和前柱力线重建，后路手术则完成后柱结构的松解，矫正固定，获得与常规后路脊柱矫正手术相似的脊柱畸形矫正效果；还能减少手术创伤和并发症，减少再手术率，增加患者对手术的耐受性，缩短患者的住院周期。

第二种分期策略还具有下列优势：①将 LLIF 术作为脊柱矫正的主体手术，利用了其强大的椎间松解、均衡撑开、支撑和前柱延长的矫正特点，充分发挥侧路手术的矫正优势；采用 CLIF 术，手术在全程直视下操作，并经改良经腰大肌入路，以及新型设计的弹性拉钩，能进一步降低 1 期手术的入路相关并发症，发挥 1 期矫正的优势[6]；②可调整性大，即可以根据 1 期 LLIF 术后的矫正和椎管减压情况，做出相应的调整，以确定 2 期后路手术的方案；③在 1 期术后，部分患者的脊柱侧凸分级可由原来的 Lenke-Silva 5 级变为 3～4 级，由此可以改变原有的后路固定节段，即在不改变既定手术疗效和脊柱参数治疗目标基础上，减少 2 期后路的固定节段（图 6-11）。采用已建立的分期策略路线图将为提供良好的手术效果提供必要的保障[6]。

二、ASD 分期手术与 2 期评估系统

1. 1 期评估和 1 期 LLIF 施术节段选择　　重点评估需行 LLIF 术及 ACR 的节段。对腰椎节段有以下影像学特征之一行 LLIF 术和 ACR。

1) 冠状位椎间隙没有平行化，椎间盘不对称性退变且僵硬。
2) 矢状位椎间隙存在后凸角度，椎间盘前低后高。
3) 腰椎管狭窄。
4) 椎间隙高度丢失椎间孔狭窄。
5) 严重的椎间隙塌陷且有"空气征"。
6) 椎体侧方或前后滑脱。
7) 椎间隙侧方有骨性桥接。

对存在下列特征之一避免行 ACR：
1) Ⅱ°及以上滑脱。
2) 影像学评估 L4/5 水平腹主动静脉血管分叉较高。

2. 2 期评估系统　　在 1 期行选择性多节段 LLIF 术，加或不加 ACR 后，脊柱力线会发生改变，但一般仍会残留约 50% 脊柱畸形，且部分患者由于为多发弯曲的脊柱畸形，会出现新的脊柱平衡形态；需针对残留或新的畸形，制定相应的后路矫正策略，以获得理想的全脊柱平衡。另外，一些患者还会残留神经症状，部分甚至出现新发神经症状，也需要重新

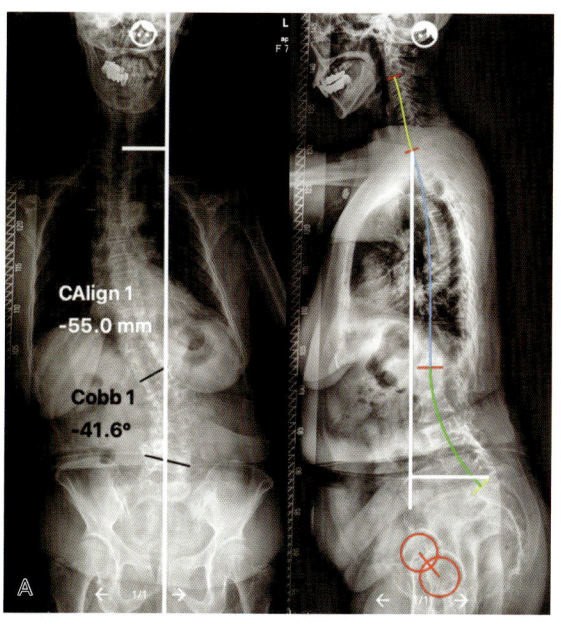

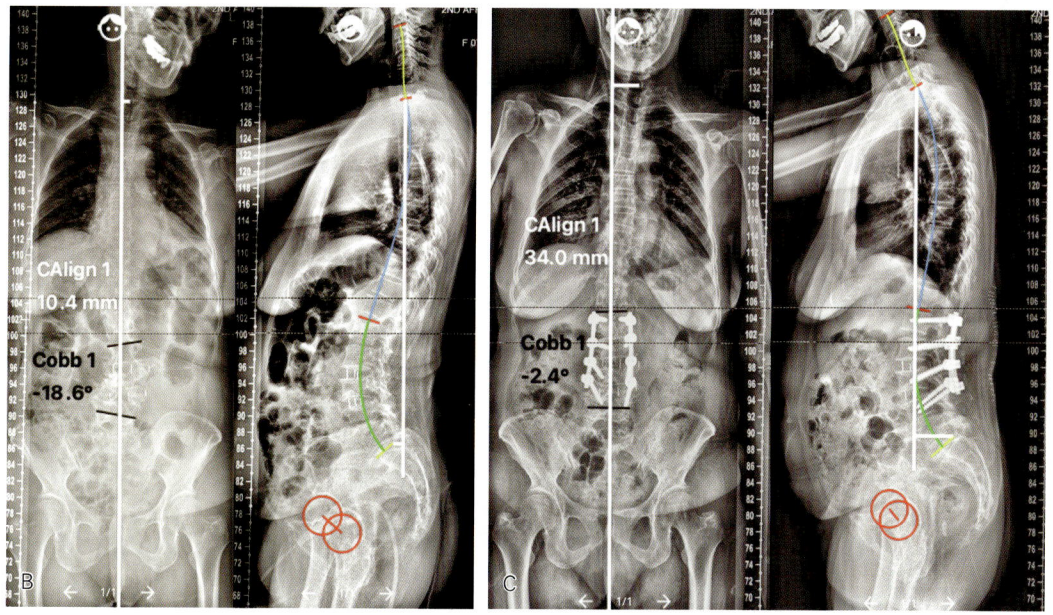

图 6-11 脊柱侧凸 Lenke-Silva 5 级的分期治疗

躯干冠状面及矢状面失平衡（A）；1 期 LLIF 术（L2/3、L3/4 节段），术后脊柱冠状面和矢状面恢复良好（B）；遂 2 期参照 Lenke-Silva 4 级行后路短节段原位固定（C）

评估。因此对 1 期术后患者神经症状和脊柱力线 2 期评估对制定 2 期手术是否需要进行和如何实施非常重要[7]。既往只是矢状面评估，缺乏对冠状面平衡的再评估。笔者制定了患者的冠状面和矢状面 2 期评估路径图（图 6-12），确定是否需要做补充减压和进一步矫正，指导和制定 2 期后路固定术的策略。

(1) 2 期评估准备　　1 期术后第 2 天即鼓励患者站立及下床行走，第 3～5 天可站立行走达 100 m 后，就可以进行 2 期评估。对患者的下肢神经症状和躯干外形做初步评估，并再次拍摄站立位全脊柱 X 线片。为 2 期手术方案的决策提供依据。

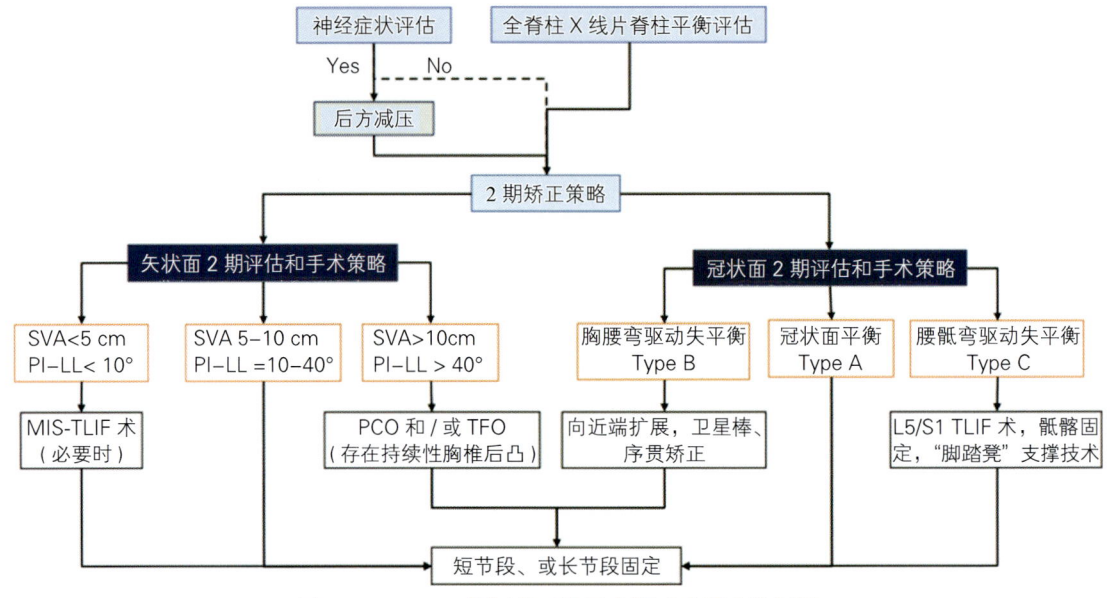

图 6-12　ASD 2 期评估系统及分期手术策略路径图

(2) 下肢神经症状评估　　评估站立行走后的残留神经根性症状、放射性疼痛、间歇性跛行等，确定间接减压的有效性。对有残留症状的患者需行 CT 和 MRI 检查，重点关注是否存在椎管狭窄，主要观察腰椎侧隐窝和椎间孔，同时也应关注矫正节段是否存在潜在的狭窄。对有症状性狭窄的患者，在确定责任间隙后，可在后路手术时予以相应节段的减压；对有椎间孔狭窄的病例应关注是否有相应节段的上关节突增生，该种增生的关节突在后路进一步矫正后可能会突入椎间孔，具有诱发后路矫正术后椎间孔狭窄加重的风险，应对这些节段行预防性减压（图 6-13）。

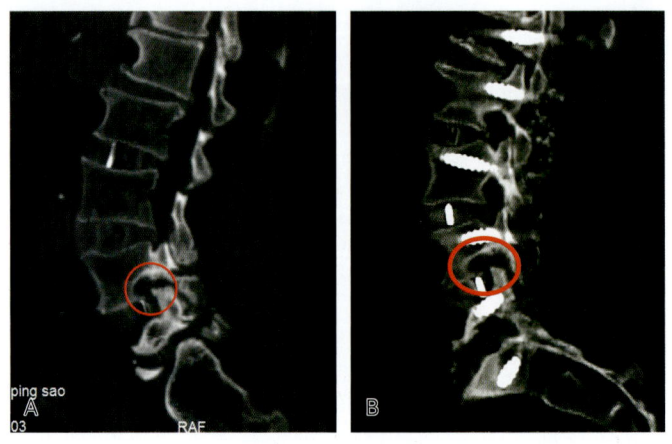

图 6-13　ASD 患者 LLIF 术后上关节突凸入椎间孔

LLIF 术后上关节突凸入椎间孔，导致潜在性椎间孔狭窄（红色圈内所示）（A）；后路矫正术后，上关节突随 LL 的增加，进一步凸入椎间孔，导致症状性椎间孔狭窄（B）

(3) 矢状面参数　　评估 1 期 LLIF 术后 SVA、LL-PI、TLK 及 TK。据此，选择 2 期手术方式：①短节段椎弓根螺钉内固定术：SVA ≤ 6 cm，腰椎矢状位匹配 LL-PI < 10°，

TLK ≤20°；②长节段椎弓根螺钉内固定术：SVA ≤6 cm，或腰椎矢状位匹配 LL-PI：10°～30°，且 TLK ≤20°或 TK <60°；③长节段 SPO（1 级或 2 级截骨）+内固定术：腰椎矢状位匹配 LL-PI >30°，或 TLK >20°或 TK ≥60°。

(4) 冠状面参数　　评估 1 期 LLIF 术后脊柱冠状面力线和平衡类型，制定相应的 2 期后路手术方式和固定范围。①冠状面 A 型：端、端椎原位固定；②冠状面 B 型：原则上端、端椎固定；失平衡 >4 cm，延长近端固定椎至 T10，必要时延长至上胸椎；③冠状面 C 型：需延长远端固定椎至骶椎，并加 L5/S1 的 TLIF；对明显的 C 型失平衡，可增加骶髂固定，或加用髂骨固定及采用脚踏凳矫正技术（kickstand technique）。

(5) 综合分析　　制定最终 2 期后路减压范围、固定节段和矫正策略。当冠状面和矢状面预设固定节段在同一水平时，就按此作为固定范围，当冠状面和矢状面的预设固定节段不在相同水平时，按长的那个节段固定（图 6-14）。

三、LLIF 术 +ACR 治疗 ASD 的技术要点的不同点

LLIF 术及 ACR 技术在本书相关章节中有介绍，这里不再赘述。重点介绍 LLIF 术 +ACR 在 ASD 临床应用中的不同点。LLIF 术矫正目的为：

1) 提供强大的前柱松解能力和前中柱支撑。
2) 冠状面椎间隙的平行化。
3) 矢状面椎间隙的前凸化。
4) 重视腰骶弯的矫正。

与 LLIF 术在单纯退行性椎管狭窄、没有畸形存在的病例相比较，LLIF 术 +ACR 的操作有较大的不同，要点为：

1) 手术安全区内不安全。既往学者所划定的手术安全区并不安全，因为腰椎椎体序列均不在正常位置，腰大肌、大血管及腰骶丛等也不能再按照正常腰椎前凸影像进行分区，只能在全程直视下来辨别，采用腰大肌及弹性拉钩等来避开重要结构。

2) 椎体旋转及左右侧入路选择。多数腰椎主弯凸侧在左，凹侧在右，但往往存在腰骶弯（L4/5、L5/S1）并容易忽略，腰骶弯处理不好极易造成冠状面失平衡，如果 L4/5 间隙属于腰骶弯，则向右上倾斜，右侧入路更易于进入，且右侧为凹侧，椎间隙延长线都向右侧汇聚，操作方便，但也要考虑大血管分叉情况，若血管与椎体之间在 MRI T2 像上存在脂肪间隙，便可以剥离避开，如果没有脂肪间隙，则只有在另一侧寻找机会。同样，若腰椎主弯向右，则反向考虑。所以左右侧入路选择需要综合考虑主弯、腰骶弯、椎体旋转、血管分叉、脂肪间隙及髂嵴阻挡情况等，还要考虑手术医生熟练度和习惯综合考虑。

四、ASD 分期手术策略主要不足

ASD 分期手术的主要不足包括：需要 2 次麻醉，增加了麻醉带来的可能风险和并发症，尤其对老年患者；若两次手术间隔单次住院的话，可能增加住院时间；可能增加手术费用；患者接受度较低[6]。

目前 LLIF 术对 ASD 矫正治疗的临床应用经验主要在腰椎节段，因此对下列情况为反指征。

1) 侧后凸主弯在胸椎。
2) 腰椎关节突关节骨性融合。

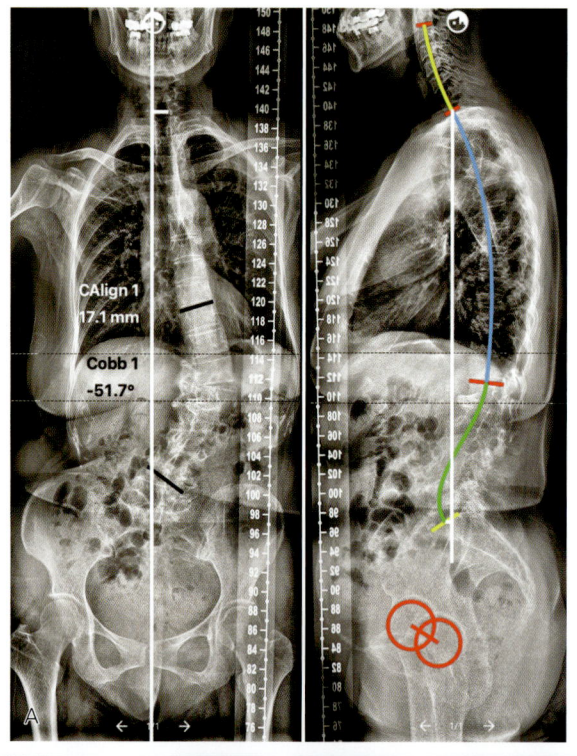

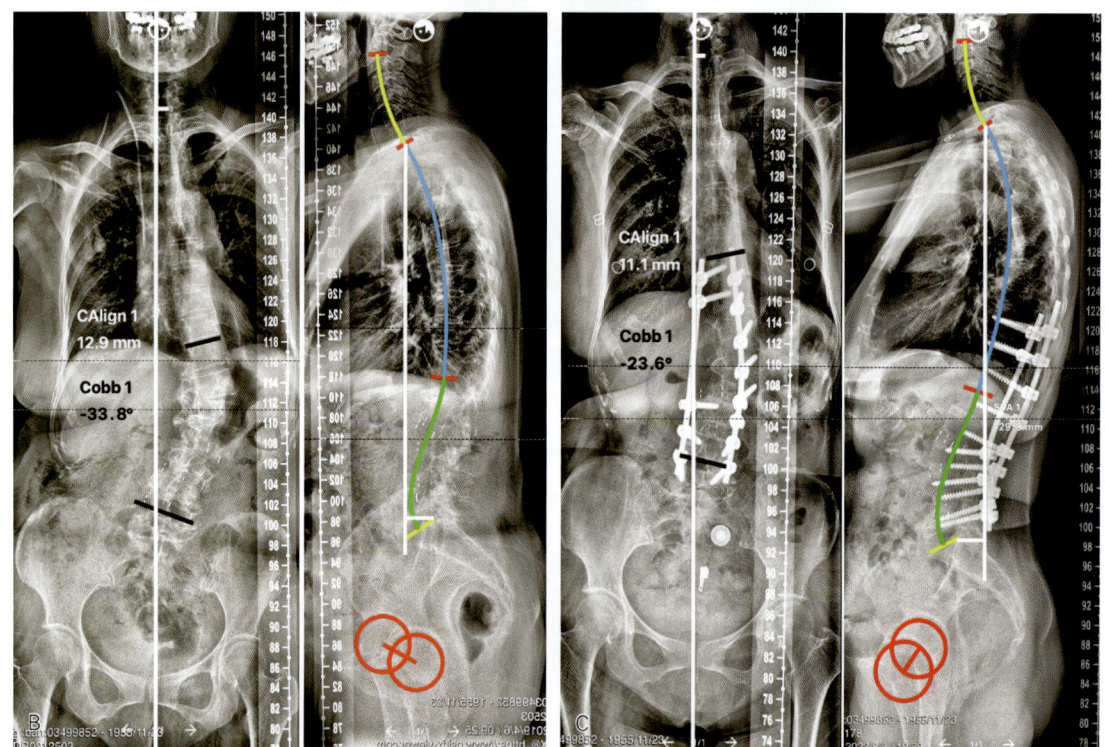

图 6-14　LLIF 术 2 期手术综合分析

患者，女性，75 岁，ASD 术前（A）；1 期术后评估，Cobb 角从 51°矫正至 33°，冠状面 A 型，躯干有向凸侧倾斜趋势，预设冠状面固定节段 T11 至 L5；矢状面平衡，PI-LL=4°，TLK=20°，可行短节段固定（B）；综合分析冠状面需要的固定节段长于矢状面的固定节段，因此 2 期参照冠状面畸形矫正节段，选择长的固定节段，即 T11 至 L5 固定，2 期术后 4 年复查，冠状面和矢状面脊柱力线维持良好（C）

3) 腰椎椎体间自发骨性融合。
4) 腰椎椎体严重骨质疏松。
5) 既往腹腔手术史等。

【典型病例 1】

患者，男性，75 岁，因"腰痛伴行走困难 7 个月余"入院。7 个月余来腰痛及臀部逐渐加重，晨轻暮重，躯干逐渐右倾。无下肢放射痛及麻木。既往史无阳性发现。体格检查躯干向右侧倾斜，严重影响生活质量，无明显神经体征。全脊柱片显示脊柱侧凸伴躯干失平衡（图 6-15）。

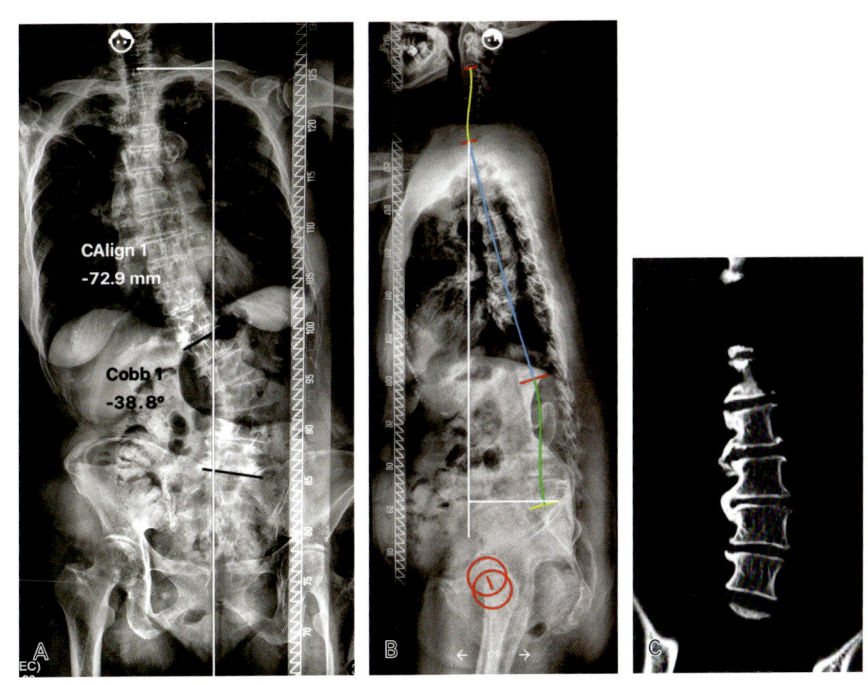

图 6-15 ASD 分期手术策略：患者 1 期术前评估

脊柱全长片显示：ADS，主腰弯向左侧，侧凸顶椎在 L3，没有胸椎代偿弯，腰椎 Cobb 角 =39°，冠状面平衡 CBD=7.3 cm，L2/3、L3/4 及 L4/5 椎间隙左高右低（A）；矢状面脊柱片示：L2/3 及 3/4 椎间隙前低后高，后凸，PI=50°，LL=3°，PI-LL=50°，SVA=10 cm，TLK=14°，TK=-3.7°（B）；L2/3、3/4 均有右侧椎体间骨桥连接（C）

(1) 诊断　　ASD（Lenke-Silva Ⅳ）。

(2) 1 期手术方案及理由　　手术方案：选择 L2/3、L3/4 及 L4/5 三个节段 CLIF 术，右侧入路。理由：①三个节段椎间隙冠状面均左高右低，椎间盘不对称性退变，为腰椎侧凸主要节段；② L2/3、L3/4 右侧椎体间有侧方骨桥连接，右侧入路能直视下打断骨桥，且三个节段右侧经腰大肌入路没有血管结构阻挡；③三个节段椎间隙矢状面上没有前凸角度。

(3) 2 期手术评估　　术后第 2 天患者下地行走，第 5 天时可一次性独立行走 100 m 以上，没有出现神经根性症状。遂进行影像学 2 期手术评估（图 6-16）。

(4) 2 期手术方案及理由　　术后第 7 天行 2 期手术，根据 ASD 的 2 期评估系统及分期手术策略，手术方案选择 L1～L5 固定，没有行减压及 SPO。理由：①没有出现新的神经根性症状；② SVA ≤6 cm；③ TLK ≤20°，TK <60°，但 LL-PI <10°。

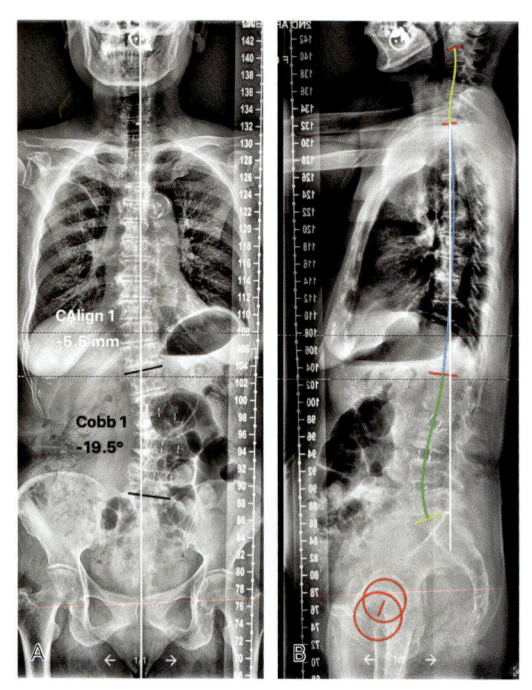

图 6-16　ASD 分期手术策略：患者 1 1 期术后 2 期评估

站立位全脊柱 X 线片，冠状面 Cobb 角 =19°，CB=0 cm，冠状面已达到平衡状态 (A)；站立位全脊柱 X 线片矢状面：LL=-26°，PI-LL=21°，SVA=0.6 cm，TLK=10°，TK=7° (B)；1 期术后 Lenke-Silva 分级降为 2 级

（5）结果　2 期术后患者临床症状改善，躯干平衡恢复，术后 6 个月复查，生活质量明显改善中，影像学检查影像见图 6-17。

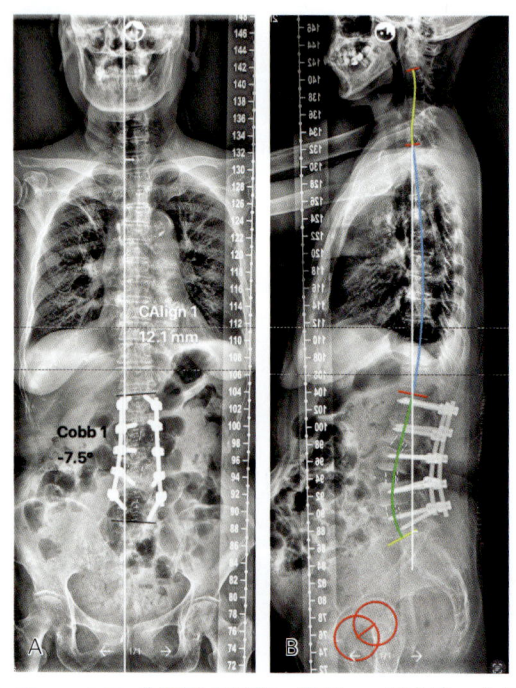

图 6-17　ASD 分期手术策略：患者 1 2 期术后 6 个月复查

站立位全脊柱 X 线片，脊柱平衡恢复良好。冠状面 Cobb 角 =7°，CBD=0 cm (A)；矢状面 LL-PI=10°，SVA＜1 cm (B)

(6) 病例点评　　此病例为高龄的全脊柱失平衡，冠状面尤为明显，CBD 达到 7 cm。此病例躯干严重冠状面倾斜的原因 L2/3、L3/4 及 L4/5 间隙，在 L2/3 及 L3/4 间隙右侧已经存在明显的骨性桥接，固化了这种畸形状态，可见胸椎矢状面后凸角减小，提示胸椎代偿。腰椎局部椎间隙左高右低的不对称退变预期可获得躯干失平衡的矫正。1 期行 CLIF 术后，二次评估时可见冠状面椎间隙平行化、矢状面椎间隙前凸化，并恢复了整体脊柱平衡，所以 2 期手术选择了短节段固定。

传统的后路手术无法松解侧方骨桥，只能通过不对称性 3CO 来矫正，但固定节段长、手术创伤大，时间长，出血量多；且多个椎间盘的退变所造成的多节段畸形，只通过单个椎体骨性结构的截骨来矫正，脊柱稳定性受到了医源性损害，并使矫正应力集中在单个节段或一个点上，不符合正常生理状态，并成为内固定失败的独立风险因素[8, 9]。

【典型病例 2】

患者，女性，68 岁，因"发现躯干倾斜 5 年余，行走困难 1 年"入院。5 年余前出现躯干右倾，逐渐加重，1 年余前右下肢疼痛，行走困难，站立开始行走既出现，平卧后缓解。既往史无阳性发现。体格检查躯干向右侧倾斜，驼背畸形，站立后右下肢放射痛及麻木，从右侧臀部放射至大腿后方、小腿后外侧及足背，右足蹞趾背伸肌力较左侧弱。余无明显阳性表现。影像学检查影像见图 6-18。

(1) 诊断　　ASD（Lenke-Silva 4 级）。

(2) 1 期手术方案及理由　　手术方案：选择 L1/2、L2/3、L3/4 及 L4/5 四个节段 CLIF 术，L1/2 术中加行 ACR，右侧入路。理由：① L1/2、L2/3 和 L3/4 三个节段椎间隙冠状面均左高右低，椎间盘不对称性退变，为腰椎侧凸主要节段，L4/5 节段存在侧方滑脱，椎间盘左低右高不对称退变；② L1/2、L2/3 和 L3/4 右侧椎体有大量骨赘形成，虽未形成骨性桥接但韧带及纤维环挛缩，是导致前中柱畸形僵硬的主要因素，右侧入路能直视下松解，且左侧卧位手术台上有腰桥角度存在时，执行椎间隙松解程序时，可直视下见到椎间隙逐级张开过程，再则四个节段右侧经腰大肌入路没有血管结构阻挡；③ L1/2 椎间隙矢状面上为后凸角度；④ T12/L1 间隙的暴露会破坏同侧膈肌脚，此位置行 CLIF 术会打开膈肌进入胸腔，且小切口技术不利于严密修补，故本例未采用 T12/L1 间隙 LLIF 术。

(3) 2 期评估　　术后第 3 天患者下地行走，第 5 天时可一次性独立行走 50 m 以上，右下肢放射痛症状消失，麻木和蹞趾背伸肌力恢复不明显。复查站立位全脊柱 X 线片（图 6-19）。

(4) 2 期手术方案及理由　　术后第 7 天行 2 期后路手术，根据 ASD 的二次评估系统及分期手术策略，手术方案：选择 T10～L5 固定，右侧 L4/5 间隙减压及 T10～L2 的 SPO。理由：①右侧 L5 神经根疼痛症状已缓解，但麻木及蹞趾背伸肌力恢复不明显，行探查松解；② SVA≤6 cm；③ LL-PI＜10°；④ TLK≥20°；⑤后凸顶椎在 T12。

(5) 结果　　2 期术后 6 个月随访右下肢疼痛症状消失，麻木及蹞趾背伸肌力明显好转。站立位全脊柱 X 线片（图 6-20）。

(6) 病例点评　　此病例为全脊柱失平衡状态，侧凸顶椎在 L2 椎体，后凸顶椎在 T12 椎体，这种冠状面及矢状面畸形的顶椎位置并不是同一椎体的病例并不少见，增加了治疗策略的复杂性。冠状面上，本例 T12-L4 为向左的主弯，顶椎为 L2。L4-S1 为向右的腰骶弯，L4 向左侧方滑脱，形成明显的 L4/5 椎间隙左低右高状态（与主弯相反），L5 椎体左侧横突与 S1 左侧之间有骨性结构直接接触，有一定的稳定作用。冠状面矫正上需要重视腰骶弯，

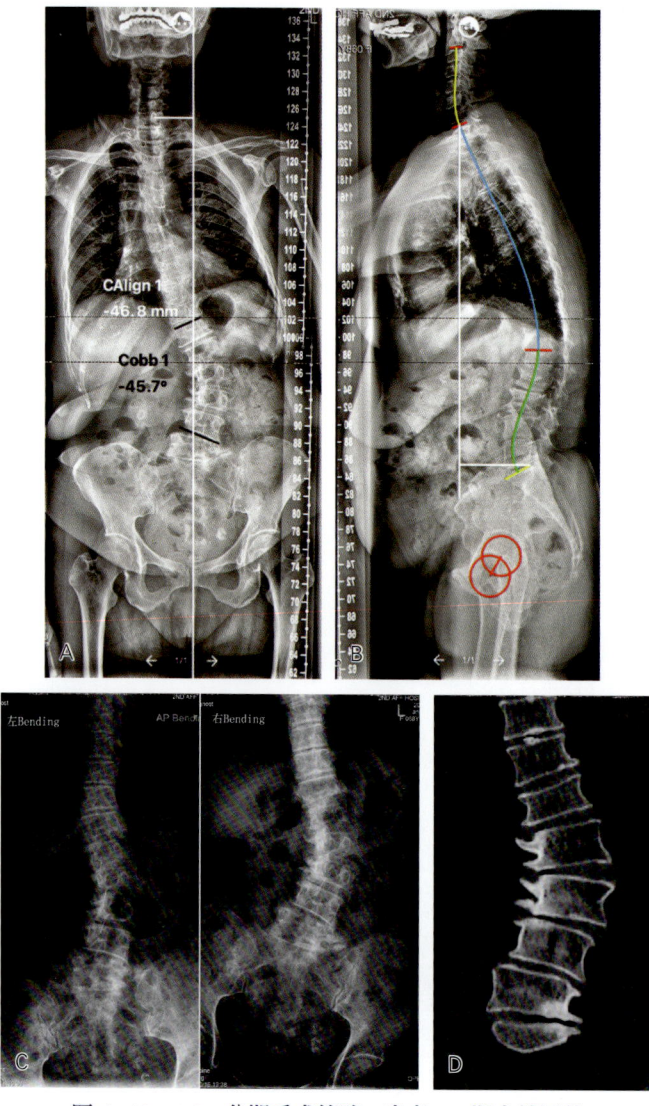

图 6-18　ASD 分期手术策略：患者 2 1 期术前评估

ADS，主腰弯向左侧，侧凸顶椎在 L2，腰椎 Cobb 角 T12～L4=42°，CBD=5 cm，L1/2、L2/3、L3/4 椎间隙左高右低，属于腰椎主弯，L4/5 侧方滑脱，椎间隙左低右高，属于腰骶弯（A）；全脊柱 X 线片矢状面显示：T12/L1 和 L1/2 椎间隙前低后高，存在后凸畸形。L2/3、L3/4 及 L4/5 椎间隙前凸仍然存在，后凸顶椎在 T12 椎体。PI=41°，LL=29°，PI-LL=12°，SVA=8.5 cm，TLK=31°，TK=21°（B）；腰椎 Bending 像显示侧凸僵硬（C）；L1-L4 椎体右侧均有骨赘形成，但未形成骨性桥接（D）

腰骶弯只能算"半个弯"，可操作的椎间隙少，腰骶弯角度的矫正在冠状面平衡中尤为重要，即 L4/5 侧方滑脱的矫正需要尽量达到椎间隙冠状面上的平行化，以避免出现主弯矫正后的冠状面失衡；本病例为冠状面 B 型，LLIF 术可选择在腰主弯实施；但如果是 C 型，不应以主弯的冠状面矫正为主要目标，而应尽量矫正腰骶弯的冠状面弯曲。矢状面的参数中，LL 仅仅描述了 L1-S1 的状态，PI-LL 也仅仅是考虑了腰椎前凸的匹配情况，忽略了胸腰段后凸情况。本病例术前 1 期评估时 LL 正常前凸，PI-LL 失匹配情况并不明显，但却 SVA 达到 8.5 cm，考虑其主要来源为胸腰段的后凸畸形，故矫正此后凸对改善患者的矢状面畸形尤为重要。

尽管 2 期评估时本病例的 SVA 及 PI-LL 都达到可接受状态，但是因为 TLK 残留 26°，后凸顶椎在 T12，但若选择短节段固定，即上端固定椎选择 L1，会不可避免地把应力集中

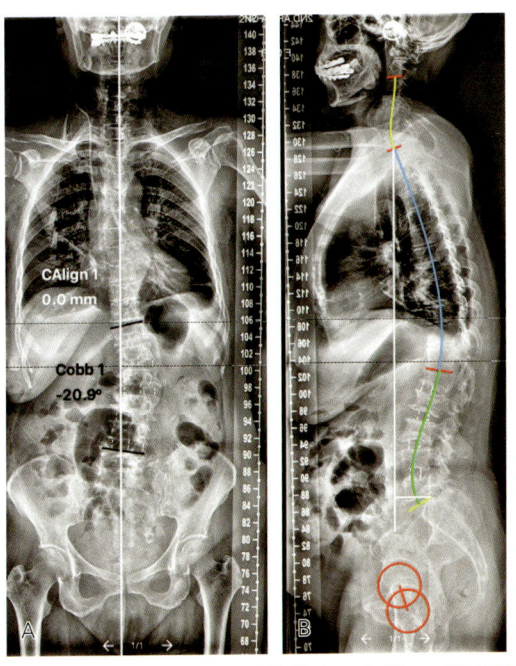

图 6-19　ASD 分期手术策略：患者 2 1 期术后

冠状面 Cobb 角 =20°，CBD=0.5 cm，冠状面已达到平衡状态（A）；站立位全脊柱 X 线片矢状面：LL=39°，PI-LL=2°，SVA=4 cm，TLK=26°，TK=20°（B）；Lenke-Silva 分级降为 2 级

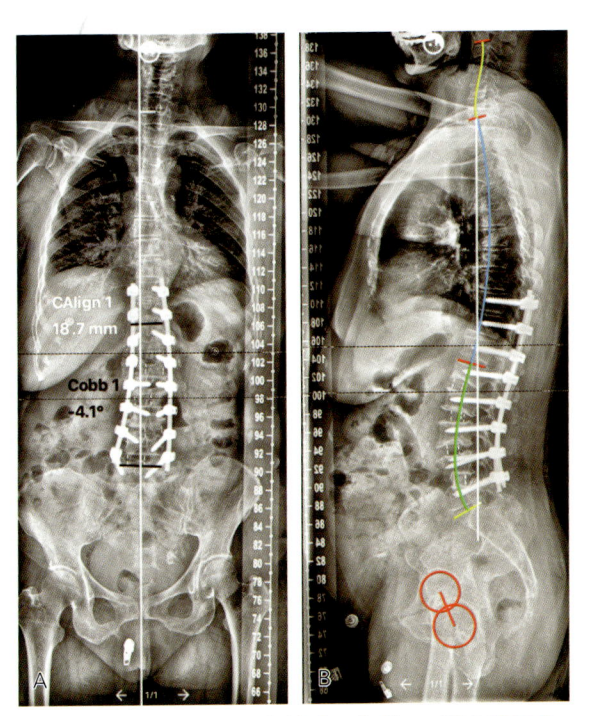

图 6-20　ASD 分期手术策略：患者 2 2 期术后复查

冠状面 Cobb 角 =4°，CBD=-1.5 cm（A）；矢状面 LL-PI=-2°，SVA=0 cm（B）

在后凸顶点上。有学者认为上端固定椎选择靠近后凸顶椎，是造成近端交界区后凸（PJK）的独立风险因素[10]，笔者的经验也是如此。根据笔者的2期评估系统及分期手术策略，综合考虑了整体参数CBD、SVA、PI、PI-LL以及局部参数TLK及TK，最终将上端固定椎选择为T10。

【结论】

综合笔者目前CLIF术在ASD中的应用经验，提出了2期评估系统及分期手术策略，为临床应用提供一个标准流程，把复杂的问题先分解简单化，避免过大过多的医源性创伤、化繁为简、化整为零，然后通过两次的评估和手术机会，可以更充分而且合理的应用现有的减压、固定、融合及矫正技术，达到更加理想的结果。

（徐正宽）

本节参考文献

1. MAYER H M. A new microsurgical technique for minimally invasive anterior lumbar interbody fusion. Spine (Phila Pa 1976), 1997, 22(6): 691-700.
2. OZGUR B M, ARYAN H E, PIMENTA L, et al. Extreme lateral interbody fusion (XLIF): a novel surgical technique for anterior lumbar interbody fusion. Spine J, 2006, 6(4): 435-443.
3. AKBARNIA B A, MUNDIS G M, J R, MOAZZAZ P, et al. Anterior column realignment (ACR) for focal kyphotic spinal deformity using a lateral transpsoas approach and ALL release. J Spinal Disord Tech, 2014, 27(1): 29-39.
4. ANAND N, COHEN J E, COHEN R B, et al. Comparison of a newer versus older protocol for circumferential minimally invasive surgical (CMIS) correction of adult spinal deformity (ASD)-evolution over a 10-year experience. Spine Deformity, 2017, 5(3): 213-223.
5. ANAND N, KONG C, FESSLER R G. A staged protocol for circumferential minimally invasive surgical correction of adult spinal deformity. Neurosurgery, 2017, 81(5): 733-739.
6. ZHENGKUAN X, QIXIN C, GANG C, et al. The technical note and approach related complications of modified lateral lumbar interbody fusion. J Clin Neurosci, 2019, 66: 182-186.
7. DANIELS A H, DEPASSE J M, DURAND W, et al. Rod fracture after apparently solid radiographic fusion in adult spinal deformity patients. World Neurosurg, 2018, 117: E530-537.
8. SMITH J S, SHAFFREY E, KLINEBERG E, et al. Prospective multicenter assessment of risk factors for rod fracture following surgery for adult spinal deformity. J Neurosurg Spine, 2014, 21(6): 994-1003.
9. ARZENO A, KOLTSOV J, ALAMIN T, et al. Short-term outcomes of staged versus same-day surgery for adult spinal deformity correction. Spine deformity, 2019, 7(5): 796-803.
10. WU H, CHOU D, HINDOYAN K, et al. Upper instrumented vertebra-femoral angle and correlation with proximal junctional kyphosis in adult spinal deformity. Spine deformity, 2022, 10(2): 449-455.

第四节
侧路腰椎椎间融合术治疗腰椎管狭窄症

退行性 LSS 是老年人群中的常见疾病，可以导致椎管内的神经和血管受压迫，引起以间歇性跛行、臀部和下肢疼痛为主的临床综合征，可以伴有或不伴有腰痛，由此影响患者的工作和日常生活质量。经保守治疗无效，或神经障碍加重的患者需行手术治疗。LLIF 术是近年来兴起的治疗 LSS 的手术方案。相比后路腰椎手术，LLIF 术能够获得椎管的间接减压和良好的椎间稳定性，具有对椎管内神经等结构干扰少、创伤小、并发症少、术后康复更快等优势。由于使用尺寸更宽大的椎间融合器，LLIF 术能更好地改善脊柱冠状位和矢状位序列，尤其适用于 LSS 合并 ASD 的治疗[1]。

一、LLIF 术的间接减压原理和效果

在退变的腰椎节段，椎间隙高度的降低使椎间盘-韧带结构皱缩突入椎管，是导致 LSS 的最重要机制之一。LLIF 术是一种间接减压手术，主要通过侧方入路切除椎间盘内的组织，使用大尺寸椎间融合器撑开椎间隙，从而增加椎管横截面积和椎间孔高度，减少黄韧带皱缩，完成对神经的间接减压。

（一）中央管的间接减压

通过间接减压机制，LLIF 术后能够显著增加中央管面积。Oliviera 等报道 LLIF 术后 2 周，中央管面积平均改善 12.4 mm^2（8.4%），椎管前后径平均改善 2.4 mm（33.1%）[2]。Castellvi 等报道 LLIF 术后 3 个月，中央管面积平均改善 10 mm^2（7%）[3]。Isaacs 等报道 LLIF 术后 3 个月，中央管面积平均改善 20.8 mm^2，中央管前后径平均改善 1.2 mm[4]。基于 LLIF 术后 1 周内的 MRI 影像，笔者发现中央管面积平均改善 21.25 mm^2（28.03%），中央管前后径平均改善 2.11 mm（38.46%）。

Shimizu 等报道了 LLIF 术在一组严重 LSS 中的应用，平均术前中央管面积为 54.5 mm^2，LLIF 术后 3 周增加至 84.7 mm^2；在平均为术后 28.3 周的末次随访时，中央管面积增加至 132.6 mm^2[5]。Takahashi 等也报道了这一现象，他们的病例平均术前中央管面积只为 35.8 mm^2，LLIF 术后 3 周增加至 81.4 mm^2，术后两年增加至 105.7 mm^2[6]。提示 LLIF 术后随访过程中的椎管形态重塑是间接减压的另一重要机制（图 6-21）。这一现象可能与术后黄韧带逐步退缩变薄，导致椎管面积进一步增大有关。

近年来越来越多学者发现当患者只有腰痛伴/不伴间歇性跛行时，即使患者存在严重的影像学狭窄，间接减压也能取得良好的手术疗效（图 6-22），可能与 LLIF 术的椎间稳定作用有关。

（二）椎间孔的间接减压

相比 PLIF 术，由于 LLIF 术使用了更大的椎间融合器，LLIF 术后的椎间孔高度和面积改善常常优于后路手术。Oliviera 等报道，LLIF 术后椎间孔面积平均增加 24.7%，椎间孔高度增加 13.5%[2]。Li 等报道，LLIF 术后椎间孔高度平均增加约 2 mm（12%）[7]。Alimi 等报道 LLIF 术后椎间孔高度平均增加约 3.1 mm（20%）[8]。Castellvi 等报道 LLIF 术后左右侧椎间孔面积分别增加 24% 和 31%，术后 1 年时，两侧的面积较术前增加 29% 和 36%[3]。Malham 等报道 LLIF 术后左右侧椎间孔面积平均增加 27% 和 26%，左右侧椎间孔高度平均增加 17% 和 20%[9]。Isaacs 等的随机对照研究表明，术后 3 个月时，LLIF 组手术侧的椎间孔面积改善平均 23%，显著优于 MIS-TLIF 组（4.9%）；对侧平均改善 13%，显著优于 MIS-TLIF 组（4%）[4]。因此，LLIF 术能够有效改善因椎间孔狭窄引起的神经根性疼痛。

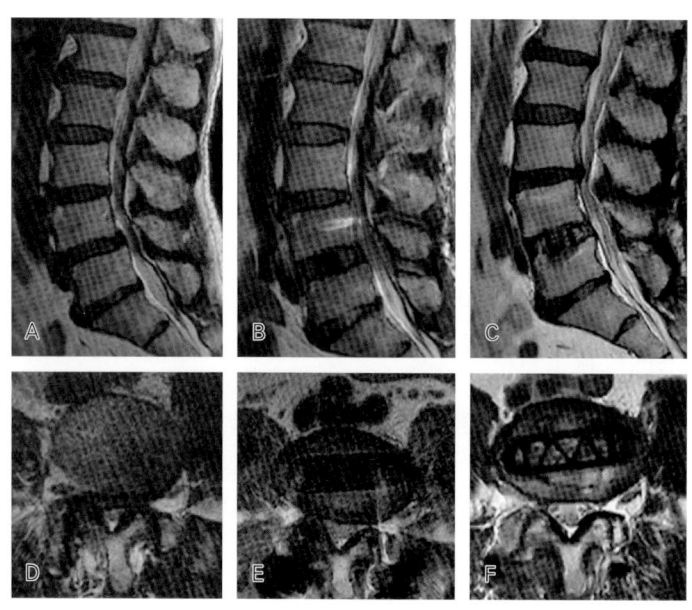

图 6-21　LLIF 术后椎管重塑

术前 L4/5 轴位 MRI 显示 C 级狭窄（A、B）；术后 1 周降为 B 级（C、D）；术后 1 年降为 A 级（E、F）

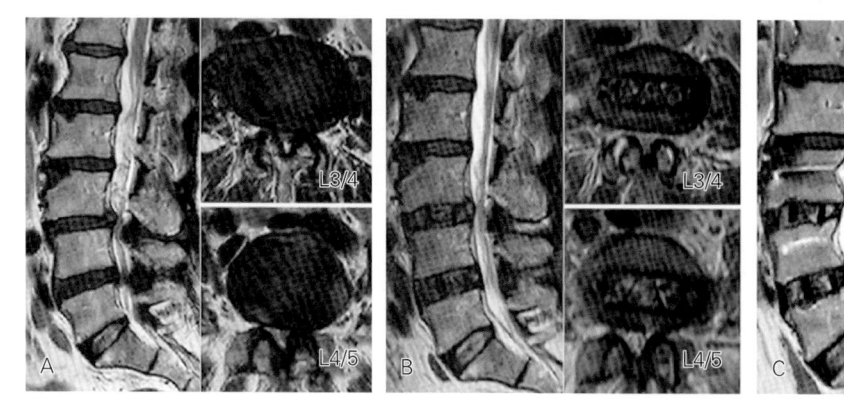

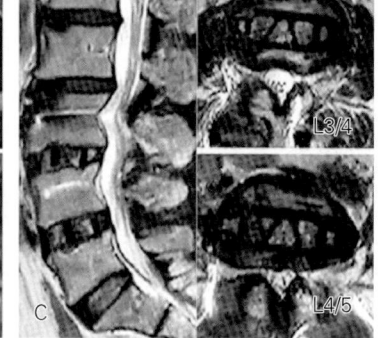

图 6-22　LLIF 术治疗严重 LSS

术前 L3/4 和 L4/5 轴位 MRI 显示 D 级狭窄（A）；术后 1 周降为 B 级（B）；术后 1 年降为 A 级（C）

（三）侧隐窝的间接减压

侧隐窝狭窄在腰椎退行性疾病中非常多见，但是目前对于侧隐窝狭窄的定义和分级缺乏统一的标准。LLIF 术能够有效改善侧隐窝狭窄（图 6-23），但并不包括骨性侧隐窝狭窄[10]。严重关节突增生、关节突囊肿、终板后缘骨赘引起的侧隐窝狭窄，可能是间接减压失败的危险因素。

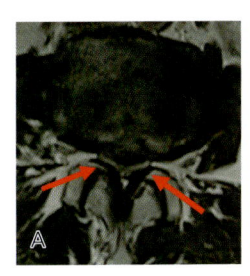

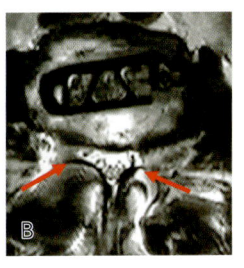

图 6-23　LLIF 术后侧隐窝增宽

术前 MRI（A）；术后 MRI（B）；箭头提示侧隐窝

综上，只要掌握正确的适应证，LLIF 术能够取得与后路直接减压手术相当的手术疗效；而且，LLIF 术具有手术出血少、住院时间短、椎间隙高度恢复更佳、椎间融合器沉降率低、椎间融合更快等优势。通过一项为期 2 年的 RCT 研究表明[4]，虽然 MIS-TLIF 术对中央管面积的改善显著优于 LLIF 术，但 MIS-TLIF 术术后更容易发生椎间融合器沉降；而 LLIF 术对椎间孔高度和面积的改善优于 MIS-TLIF 术，尤其是对侧椎间孔。当然，这种影像学的优劣并不一定代表临床疗效的优劣。术后两年，两种术式对患者的腰腿疼痛评分，ODI 及 SF-36 评分的疗效相当。术后 1 年 MIS-TLIF 术术后的融合率为 74%，LLIF 术后为 100%。这可能是由于 LLIF 术宽大的椎间融合器能够提供更强的前柱稳定性及更大的植骨面积。术后 2 年 MIS-TLIF 术后的融合率为 95%，LLIF 术术后为 100%。

二、影响间接减压疗效的因素

（一）关节突关节

研究表明 LLIF 术的减压效果不受关节突病变程度的影响[9]。对于伴有严重关节突退变的节段，LLIF 术也能够撑开椎间隙，达到间接减压（图 6-24）。然而，需要注意的是，严重关节突退变节段往往伴随着相对严重的椎间盘退变。因此，其平均中央管、侧隐窝和椎间孔狭窄程度，比关节突退变较轻的节段更为严重。最终导致严重关节突退变节段间接减压失败率大于退变较轻的节段。

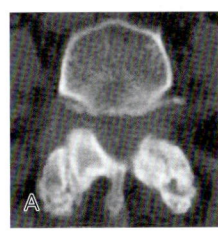

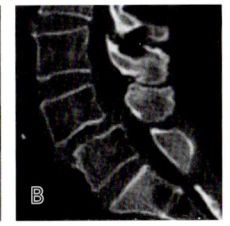

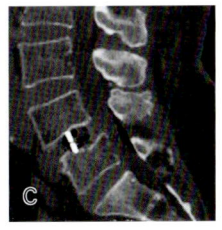

图 6-24　LLIF 术撑开严重关节突退变节段

腰椎退行性滑脱，LLIF 术前 CT（A，B），LLIF 术后（C）；椎间隙高度增加，滑脱复位

（二）椎间融合器的尺寸和放置位置

目前的研究分析认为，椎间融合器的位置对间接减压疗效无显著的差异[11]。尽管位于椎间隙后部的椎间融合器更有利于椎间隙后缘高度及椎间孔高度的恢复[11]，但也会增加神经损伤的风险。由于椎间隙中部可以放置更长的椎间融合器，且手术操作比较简单和安全，笔者建议将椎间融合器放置于椎间隙中部。此外，将椎间融合器放在椎间隙前部更有利改善手术节段前凸[12]。

关于椎间融合器大小的选择，目前认为横截面积较大的椎间融合器能够提供更多的稳定性。椎间融合器的长度最好能横跨双侧终板骨性骺环。太高的椎间融合器会导致椎间融合器沉降风险增高，太小的椎间融合器可能导致椎间融合器移位。而前后径较宽的椎间融合器能够减少椎间融合器沉降的风险。因此，选择椎间融合器高度时应采用适度原则，避免过度撑开椎间隙[13]。

（三）椎间融合器沉降

椎间融合器沉降是可能导致LLIF术术间接减压失败的常见手术并发症（图6-25）。一项荟萃分析研究表明，LLIF术术后椎间融合器沉降发生率为10.3%（141/1 362），因椎间融合器沉降而再次手术率为2.7%（41/1 362）[14]。LLIF术术后椎间融合器沉降的危险因素包括女性、高龄（大于65岁）、吸烟、肥胖、骨质疏松等。相对于椎间融合器选择，骨密度是影响术中终板损伤和LLIF术术后椎间融合器沉降的更重要因素。相对于整体的骨密度，终板局部的骨密度更能够预测椎间融合器沉降风险。Modic改变和终板硬化能够减少椎间融合器沉降。而术中终板损伤也是椎间融合器沉降的重要危险因素。术中终板损伤的两个常见原因是手术操作不当和椎间融合器过高。此外，由于椎体上终板的最大破坏载荷比下终板低40%，椎间融合器沉降更容易发生在上终板。

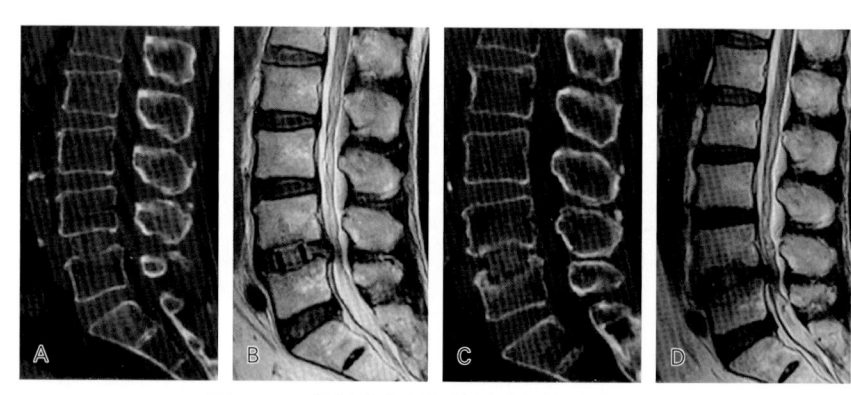

图6-25 椎间融合器沉降导致间接减压失败

LLIF术后即刻复查，CT（A），MRI（B），未见明显椎间融合器下沉；在术后2个月发生椎间融合器沉降（C），导致椎管狭窄重现（D）

（四）术前椎间隙高度

研究显示LLIF术后仍需附加后路直接减压的病例为0～60%。Park等的研究显示术前的椎间隙高度直接关乎椎间隙的可撑开率，是影响LLIF术间接减压有效性的重要指标，置入椎间融合器高度与术前椎间隙高度的差异是决定是否能发挥中央椎管和椎间孔间接减压的重要因素[15]。术前椎间隙高度丢失不明显的LSS病例应视为LLIF术的相对禁忌证。

（五）是否联合内固定

stand alone LLIF术不需要行椎弓根螺钉固定，手术创伤小，术后康复快，目前该技术一直被广泛应用（图6-26）。根据目前的回顾性研究，stand alone LLIF术在椎间融合器沉降率、改善腰椎曲度、恢复椎间隙高度、间接减压效果等方面的疗效均不如LLIF/后路椎弓根内固定术[16]。这一方面是因为缺少了椎弓根螺钉提供稳定性，另一方面是因为病例选择不当。但是，多数椎间融合器沉降属于轻度沉降，并不会影响手术疗效。只要通过合理的病例选择，stand alone LLIF术能取得与LLIF术、后路椎弓根内固定术相当的手术疗效。严重椎管狭窄、肥胖、骨质疏松、合并容易导致骨质疏松的内科疾病、术中终板损伤患者不建议采用 stand alone LLIF 术。高龄患者接受 stand alone LLIF 术的收益大于风险，但术前应常规进行骨密度检查，股骨颈 BMD T 值＜-1.0 预示着椎间融合器沉降风险高[17]。

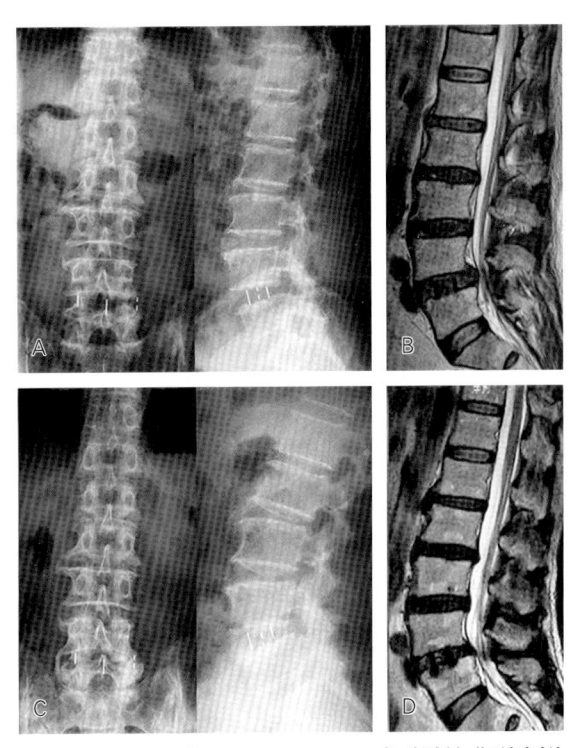

图 6-26　LLIF 术 stand alone LLIF 术后随访典型病例

LLIF 术 stand alone LLIF 术后 1 周检查（A，B）；术后 2 年椎间隙融合良好（C）；术后 2 年复查手术节段椎管矢状径（D）较术后 1 周改善

三、LLIF 术治疗 LSS 的手术适应证及禁忌证

由于缺乏高级别的循证医学证据，对于 LLIF 术治疗 LSS 的最佳手术适应证和禁忌证的认识仍然不够精确。一般而言，LLIF 术的手术适应证主要包括：①因腰椎不稳、滑脱或椎间盘退变引起的腰痛；②因椎管狭窄引起的间歇性跛行；③体位变化后能够缓解的下肢疼痛；④ MRI 表现为 Schizas 分级 A～C 级的 LSS。

目前研究认为 LLIF 术的相对禁忌证包括：小关节融合、游离髓核、致压物为小关节囊肿、黄韧带显著肥厚、严重骨质疏松、先天性或严重椎管狭窄、骨性神经压迫。目前普遍认为，LLIF 术不适用于严重 LSS，但是对于严重 LSS 缺乏明确的定义。目前，多数学者认为 Schizas 分级 D 级不适宜采用 LLIF 术。尽管也有少数文献报道 LLIF 术也能治疗 D 级狭窄，并取得良好疗效[5]。鉴于 LLIF 术治疗 D 级狭窄的间接减压失败率高，不建议将 D 级狭窄作为 LLIF 术的常规适应证[18]。

四、间接减压成功的判断

临床症状是否缓解是判断间接减压是否成功的主要标准。严格把握手术适应证，只针对 Schizas 分级 A～C 级的 LSS 实施 LLIF 术。对于术后根性疼痛消失或术前无根性损害（肌力减弱）症状的患者，术后就没有必要进行后路直接减压。

术后影像学检查能够为术者提供间接减压成功的证据。椎管狭窄显著改善、马尾冗余征消失（图 6-27）、椎间隙高度增加都是间接减压成功的影像学征象。而椎间隙撑开失败、椎间融合器沉降、术中椎体骨折则提示可能存在间接减压疗效不佳（图 6-28）。

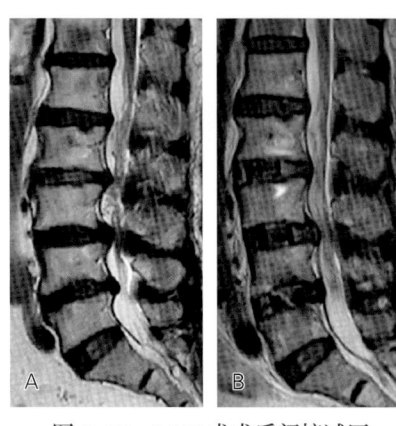

图 6-27 LLIF 术术后间接减压

LSS，LLIF 术前 MRI 显示马尾冗余征明显（A）；术后 MRI 显示马尾冗余征明显改善（B）

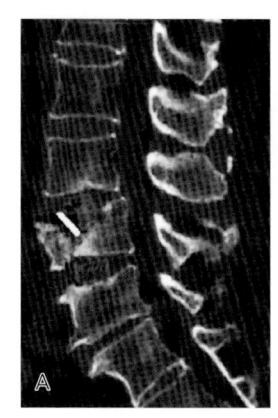

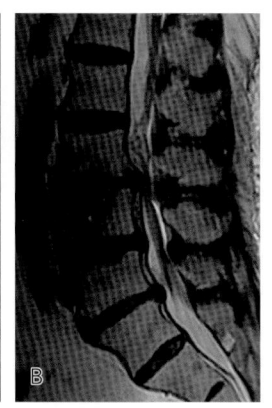

图 6-28 LLIF 术术后间接减压失败

LLIF 术后下位椎体骨折（A）；MRI 显示腰椎管狭窄症复现，出现马尾冗余征（B）

五、合并 ASD 的 LLIF 术治疗策略

ASD 患者约 97% 合并有 LSS。当保守治疗无效，症状严重影响患者的生活质量时，可以手术治疗。合并 ASD 的 LSS 的病理机制更加复杂，患者求诊原因多样，使得手术方案的选择变得更加多样化；神经致压的原因、部位、腰椎节段的稳定性、椎体旋转和脊柱平衡参数是确定手术方式的重要参考依据。可以把合并 ASD 的 LSS 分为两种类型（表 6-2）[19]。在应用本分型中应注意的是：①临床上的实际病例要复杂得多，不少患者可能会同时出现狭窄和畸形症状，应予以综合判断；②部分 LSS 患者因椎管狭窄或腰椎不稳定，存在姿势性或功能性脊柱前倾或侧凸，尽管 SVA > 50 mm 的临界值，减压后脊柱侧前方倾斜症状会改善[20]，不应视为失平衡型 LSS（图 6-29）。

表 6-2 合并 ASD 的 LSS 分型

分型	临床症状	脊柱形态	脊柱-骨盆参数
脊柱平衡型	下肢症状或间歇性跛行，伴或不伴腰痛	Cobb 角 < 30°，顶椎偏离 < 20 mm，侧方滑脱 < 5 mm，顶椎旋转 < Nash-Moe 2 级	SVA < 50 mm，PI-LL < 20°，PT < 20°
脊柱失平衡型	腰痛、躯干侧前倾等畸形相关症状伴或不伴椎管狭窄症状	Cobb 角 > 30°，顶椎偏离 > 20 mm，侧方滑脱 > 5 mm，顶椎旋转 > Nash-Moe 2 级	SVA > 50 mm，PI-LL > 20°，PT > 20°

1. **脊柱平衡型 LSS 的处理** 对脊柱平衡型 LSS 患者，单纯减压能够显著改善下肢痛和行走功能，但因椎间盘塌陷、腰椎不稳定未纠正，对腰背痛的改善并不理想；且术后椎管狭窄容易复发[21]；Bayerl 等认为对于无失平衡患者中小 PI 和小 SS 伴有骨盆后倾的患者，应采用减压固定，并尽可能恢复下腰椎力线[22]。侧凸弯曲的进展是手术后疗效变差的因素之一，Cobb 角 > 20°患者的单纯减压、腰椎侧方旋转滑脱[23]，是弯曲进展的危险因素，对这些

患者也应在采用减压固定术时，关注脊柱力线的恢复及躯干平衡的保持。总之，对脊柱平衡型 LSS 的手术治疗应该包括两个目的：神经减压、恢复脊柱稳定性和腰椎节段力线。忽略任何一个都会导致临床疗效不佳。

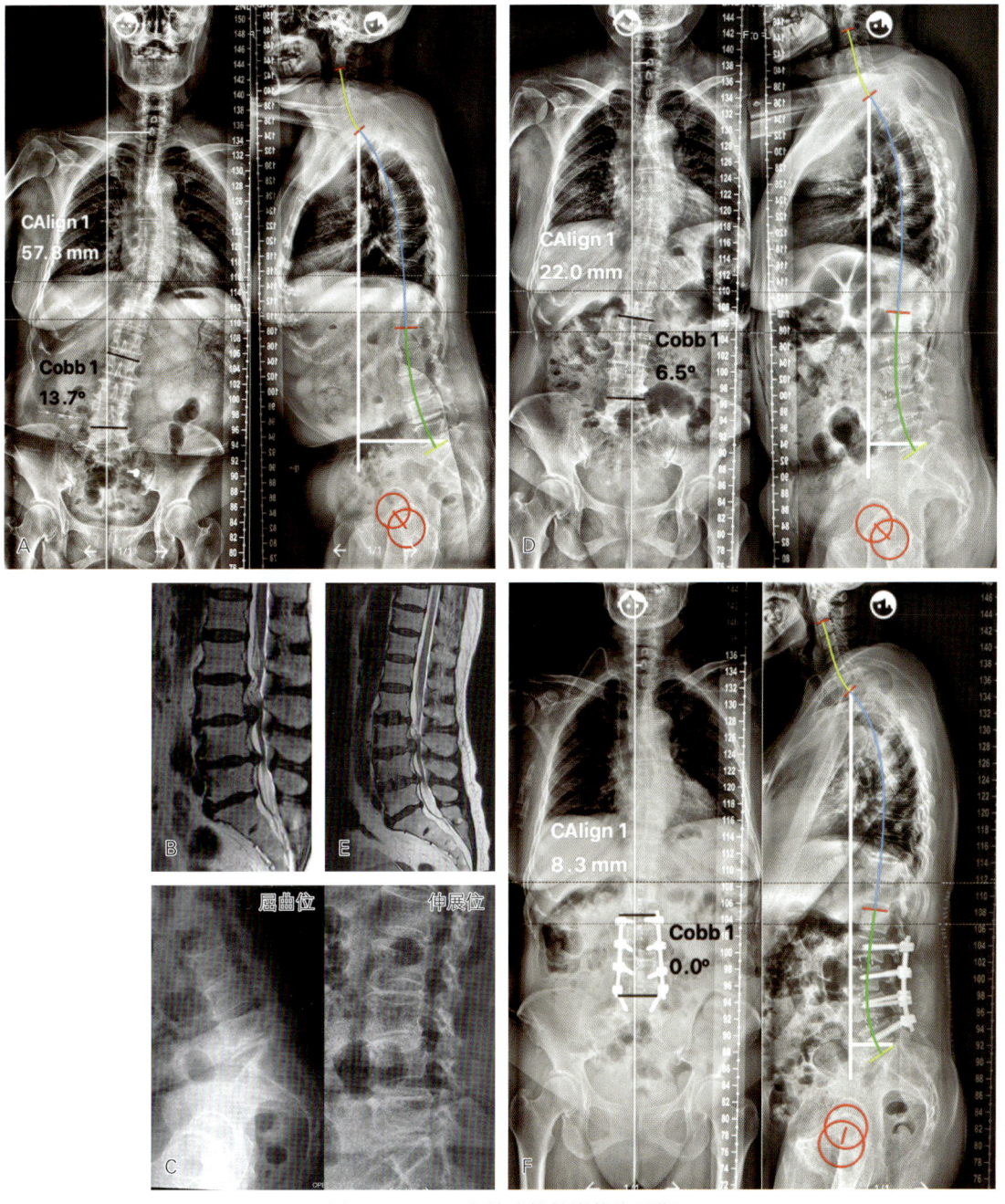

图 6-29 LSS 合并功能性脊柱失平衡

患者，女性，71 岁，腰痛伴间歇性跛行 2 年，行走距离 200 m。经保守治疗后无缓解。全脊柱 X 线片显示 ADS，Cobb 角 13.7°，伴冠状面 CBD=57.8 mm 和矢状面畸形 SVA=13.5 cm（A）；MRI 显示 L3/4、L4/5 椎管狭窄（B）；动力位片显示腰椎不稳定（C）；L2/3、L3/4、L4/5 行 CLIF 术，全脊柱 X 线片显示脊柱冠状面和矢状面力线明显改善（D）；术后 MRI 显示椎管狭窄改善（E）；2 期后路予以原位固定，联合 L3/4 后方减压。脊柱平衡进一步恢复（F）

选择性目标节段 LLIF 术是治疗此类患者较好的选择（图 6-30）。相比单纯椎板切除减压及后路椎体间减压融合，LLIF 能够提供中央椎管和椎间孔的间接减压、椎间稳定恢复及椎间节段的矫正效果；同时具有手术创伤小、手术时间短、出血量少、住院时间短、康复速度快等优势[24]。选择性 LLIF 的节段主要在 LSS 需行减压及腰椎不稳定的节段实施；应尽可能避开腰弯的顶椎区；UIV 尽可能避开关节突退变严重的区域[25]；至于融合的上端和下端

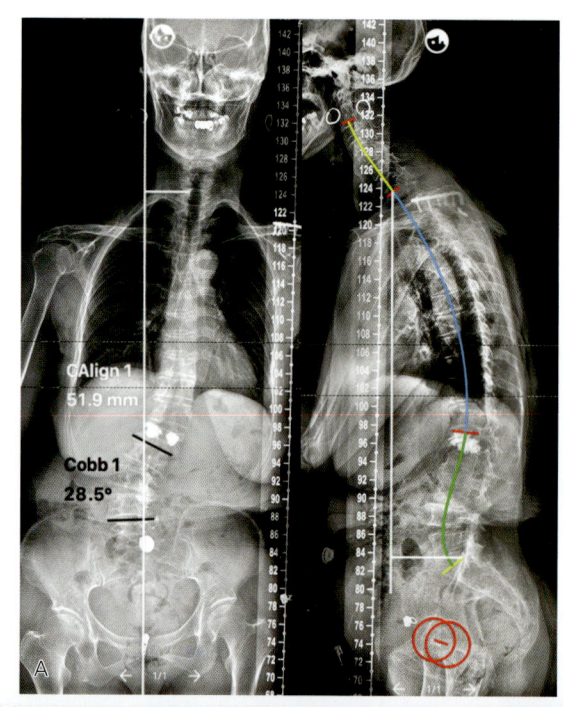

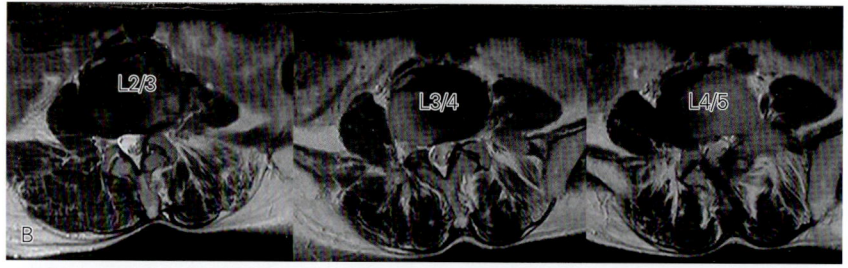

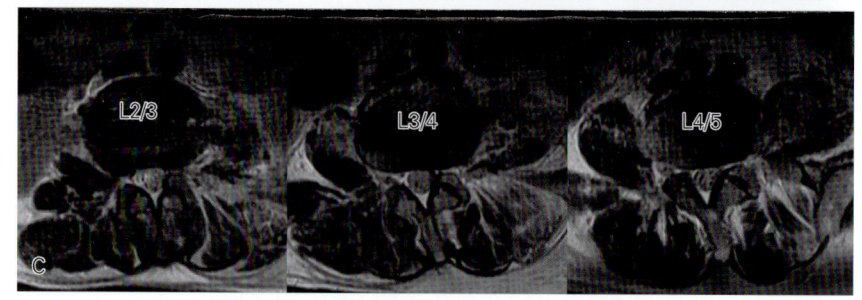

图 6-30 平衡型 LSS 的 CLIF 术治疗策略

患者，女性，63 岁，腰痛伴间歇性跛行 1 年余，经保守治疗无效，全脊柱 X 线片显示 ADS，腰弯 Cobb 角 28°，腰弯顶椎旋转 < Nash-Moe 2 级，腰椎侧向滑脱 < 10 mm，脊柱－骨盆参数尚可，PI=45°，PT=10°，LL=42°，PI-LL=3°（A）；MRI 检查显示 LSS，以 L2/3、L3/4、L4/5 椎间孔狭窄为主（B），为平衡型 LSS，予椎管狭窄相应的节段行 CLIF 术，术后 MRI 显示椎间孔狭窄获得良好的减压；患者术后 2 期评估，下肢神经症状明显改善（C）

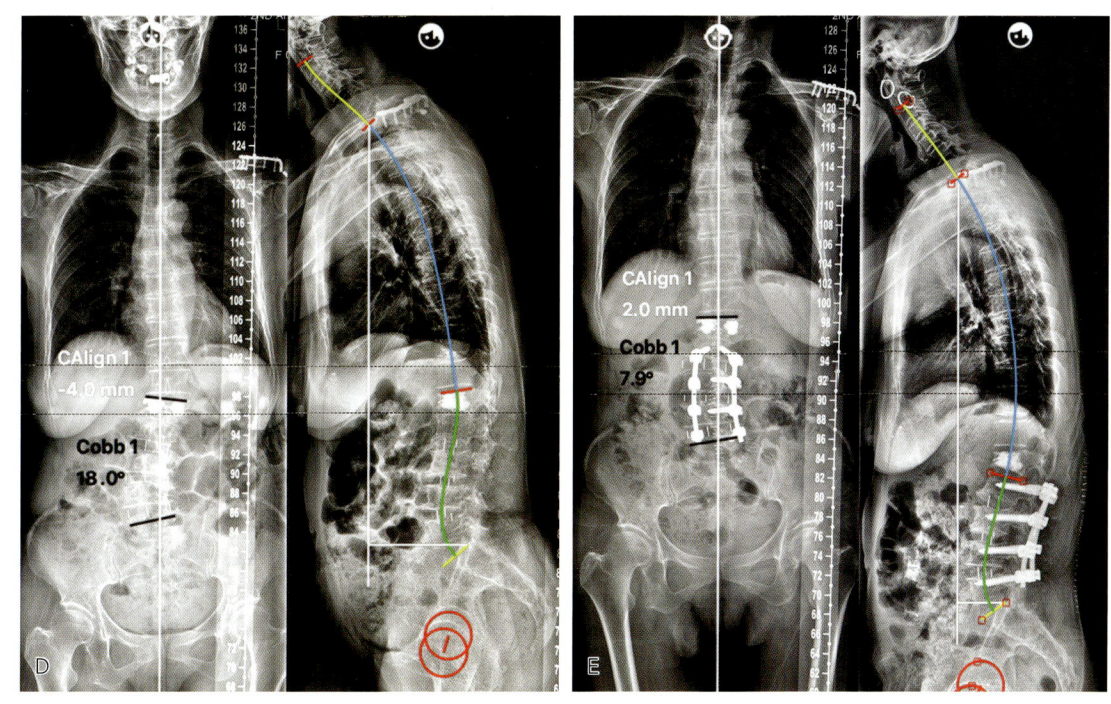

图 6-30　平衡型 LSS 的 CLIF 术治疗策略（续）

术后全脊柱 X 线片显示脊柱冠状面平衡恢复，矢状面脊柱骨盆参数有所改善（D）；2 期予以 L2～L5 后路原位固定，全脊柱 X 线片显示脊柱冠状面和矢状面平衡良好，患者临床症状改善明显（E）

是否平行于骶骨，并非考量的重点[26]；Lee 等认为在正确选择适应证前提下短节段融合后的侧凸进展与疾病的自然进展无显著差异[25]；但由于术后残留的矢状面失平衡也会影响手术效果，是术后腰痛的重要原因[20]，需将 SVA 恢复至小于 50 mm。LLIF 术对骨性侧隐窝狭窄减压效果较差，部分严重椎管狭窄减压可能不够充分，需行 2 期评估，后路再补充直接减压。

2. 失平衡型 LSS 的处理　　对冠状面和矢状面失平衡或代偿性平衡（SVA > 50 mm，CBD > 30～40 mm），Cobb 角 > 30°，顶椎旋转 > Nash-Moe 2 级，顶椎偏离中线 > 20 mm，LL 减小，PI-LL > 35°，PT > 20°，提示脊柱失平衡，可呈现相应的临床症状，严重影响患者的日常生活质量。对此类患者的手术目标是在减压的同时，重建脊柱冠状面和矢状面平衡，手术方式显然与脊柱平衡的病例有所不同。对这些患者的 LLIF 术治疗方法和策略将在相关章节介绍。

（李君）

本节参考文献

1. OZGUR B M, ARYAN H E, PIMENTA L, et al. Extreme Lateral Interbody Fusion (XLIF): a novel surgical technique for anterior lumbar interbody fusion. Spine J, 2006, 6(4): 435-443.
2. OLIVEIRA L, MARCHI L, COUTINHO E, et al. A radiographic assessment of the ability of the extreme lateral interbody fusion procedure to indirectly decompress the neural elements. Spine, 2010, 35(26 Suppl): S331-337.

3. CASTELLVI A E, NIENKE T W, MARULANDA G A, et al. Indirect decompression of lumbar stenosis with transpsoas interbody cages and percutaneous posterior instrumentation. Clin Orthop Related Res, 2014, 472(6): 1784−1791.
4. ISAACS R E, SEMBRANO J N, TOHMEH A G. Two-year comparative outcomes of MIS lateral and MIS transforaminal interbody fusion in the treatment of degenerative spondylolisthesis: Part II: radiographic findings. Spine, 2016, 41 Suppl 8(S): 133−144.
5. SHIMIZU T, FUJIBAYASHI S, OTSUKI B, et al. Indirect decompression with lateral interbody fusion for severe degenerative lumbar spinal stenosis: minimum 1-year MRI follow-up. J Neurosurg Spine, 2020, 13: 1−8.
6. TAKAHASHI Y, FUNAO H, YOSHIDA K, et al. Sequential MRI changes after lateral lumbar interbody fusion in spondylolisthesis with mild and severe lumbar spinal stenosis. World Neurosurg, 2021, 152: E289−296.
7. LI J, LI H, ZHANG N, et al. Radiographic and clinical outcome of lateral lumbar interbody fusion for extreme lumbar spinal stenosis of Schizas grade D: a retrospective study. BMC Musculoskelet Disord, 2020, 21(1): 259.
8. ALIMI M, HOFSTETTER C P, CONG G T, et al. Radiological and clinical outcomes following extreme lateral interbody fusion. J Neurosurg Spine, 2014, 20(6): 623−635.
9. MALHAM G M, PARKER R M, GOSS B, et al. Indirect foraminal decompression is independent of metabolically active facet arthropathy in extreme lateral interbody fusion. Spine, 2014, 39(22): E1303−1310.
10. WANG T Y, NAYAR G, BROWN C R, et al. Bony lateral recess stenosis and other radiographic predictors of failed indirect decompression via extreme lateral interbody fusion: multi-institutional analysis of 101 consecutive spinal levels. World Neurosurg, 2017, 106: 819−826.
11. ALIMI M, LANG G, NAVARRO-RAMIREZ R, et al. The impact of cage dimensions, positioning, and side of approach in extreme lateral interbody fusion. Clin Spine Surg, 2018, 31(1): E42−49.
12. PARK S J, LEE C S, CHUNG S S, et al. The ideal cage position for achieving both indirect neural decompression and segmental angle restoration in lateral lumbar interbody fusion (LLIF). Clin Spine Surg, 2017, 30(6): E784−790.
13. TOHMEH A G, KHORSAND D, WATSON B, et al. Radiographical and clinical evaluation of extreme lateral interbody fusion: effects of cage size and instrumentation type with a minimum of 1-year follow-up. Spine (Phila Pa 1976), 2014, 39(26): E1582−1591.
14. MACKI M, ANAND S K, SURAPANENI A, et al. Subsidence rates after lateral lumbar interbody fusion: A systematic review. World Neurosurg, 2019, 122: 599−606.
15. PARK D, MUMMANENI P V, MEHRA R, et al. Predictors of the need for laminectomy after indirect decompression via initial anterior or lateral lumbar interbody fusion. J Neurosurg Spine, 2020, 32: 781−787.
16. YANG H, LIU J, HAI Y. Is instrumented lateral lumbar interbody fusion superior to stand-alone lateral lumbar interbody fusion for the treatment of lumbar degenerative disease? A meta-analysis. J Clin Neurosci, 2021, 92: 136−146.
17. AGARWAL N, FARAMAND A, ALAN N, et al. Lateral lumbar interbody fusion in the elderly: a 10-year experience. J Neurosurg Spine, 2018, 29(5): 525−529.
18. LI J, XU T Z, ZHANG N, et al. Predictors for second-stage posterior direct decompression after lateral lumbar interbody fusion: a review of five hundred fifty-seven patients in the past five years. Int Orthop, 2022, 46(5): 1101−1109.
19. ZENG Y, WHITE A P, ALBERT T J, et al. Surgical strategy in adult lumbar scoliosis the utility of categorization into 2 groups based on primary symptom, each with 2-year minimum follow-up. Spine, 2012, 37(9): E556−561.
20. HIKATA T, WATANABE K, FUJITA N, et al. Impact of sagittal spinopelvic alignment on clinical outcomes after decompression surgery for lumbar spinal canal stenosis without coronal imbalance. J Neurosurg Spine, 2015, 23: 451−458.
21. DAUBS M D, LENKE L G, BRIDWELL K H, et al. Decompression alone versus decompression with limited fusion for treatment of degenerative lumbar scoliosis in the elderly patient. Evid Based Spine Care J, 2012, 3: 27−32.
22. BAYERL S H, PÖHLMANN F, FINGER T, et al. The sagittal spinal profile type: a principal precondition for

surgical decision making in patients with lumbar spinal stenosis. J Neurosurg Spine, 2017, 27: 552-559.
23. PLOUMIS A, TRANSFELDT E E, GILBERT T J, et al. Degenerative lumbar scoliosis radiographic correlation of lateral rotatory olisthesis with neural canal dimensions. Spine, 2006, 31(20): 2353-2358.
24. SHAPIRO G S, TAIRA G, BOACHIE-ADJEI O. Results of surgical treatment of adult idiopathic scoliosis with low back pain and spinal stenosis: a study of long-term clinical radiographic outcomes. Spine, 2003, 28(4): 358-363.
25. LEE N, YI S, SHIN D A, et al. Progression of coronal cobb angle after short-segment lumbar interbody fusion in patients with degenerative lumbar stenosis. World Neurosurg, 2016, 89: 510-516.
26. BRIDWELL K H. Selection of instrumentation and fusion levels for scoliosis: where to start and where to stop. J Neurosurg Spine, 2004, 1: 1-8.

第五节
侧路腰椎椎间融合术治疗腰椎滑脱症

腰椎滑脱症（lumbar spondylolisthesis）指的是一个椎体相对于另一个椎体的非生理性滑移。它通常指向前滑移（前滑脱），也可表现为向后滑移或侧向滑移，侧向滑移通常合并旋转。成人中最为常见的是退行性腰椎滑脱症和峡部裂性腰椎滑脱症。腰椎滑脱症可因椎管狭窄，导致间歇性跛行或根性症状，当合并 ASD 伴有侧方滑脱及椎体旋转时，导致凸侧头端椎体的上关节突挤压出口神经根[1]；腰椎滑脱症常合并腰椎不稳定，是导致腰痛，腰部支撑能力下降，不能胜任体力劳动的主要原因[2]。15%～43% 的腰椎滑脱症合并 ASD，这一比例在 L4/5 滑脱中比较高。有研究发现腰椎滑脱症还可伴有脊柱矢状面力线改变[3]。

当保守治疗无效后，手术就成为腰椎滑脱症的主要治疗手段。手术方式包括椎管、侧隐窝和椎间孔减压、固定和融合[4]，以及恢复脊柱的矢状面平衡[5]。MIS-LLIF 术通过经腹膜后的侧方入路，在直视下撑开滑脱椎间隙，起到良好的腰椎节段矫正、复位和椎管间接减压等作用，并通过置入大尺寸椎间融合器获得良好的椎间支撑和融合面积，提高节段稳定和融合的效果。因 MIS-LLIF 术手术时间短、出血少、住院时间短、术后恢复快，在治疗脊柱滑脱合并脊柱侧凸方面有其独到的特点和优势[6]。

一、适应证、禁忌证和手术注意事项

1. 适应证 Meyerding Ⅰ级和Ⅱ级的腰椎滑脱症；腰椎过伸过屈片矢状位移＞3 mm；DLS，冠状面 COBB 角＞10°，包括 1～2 个节段＞3 mm 的侧方滑脱；腰痛保守治疗＞3 个月无效；间歇性跛行或根性症状保守治疗＞3 个月无效。

2. 禁忌证 Meyerding Ⅲ～Ⅴ级；关节突关节融合；感染；肿瘤。

3. 手术注意事项

1) 腰椎滑脱症，尤其是Ⅱ°及以上的滑脱，由于腰丛比正常情况更靠近腹侧，增加了拉钩放置时股神经损伤的风险[7]。通常，当将 LLIF 术牵开器放置在椎间隙时，应使用上位椎体作为目标参考，将牵开器中心放置在上位椎的下终板宽度的前 50% 处，同时后侧拉钩片不超过上位椎体后缘（图 6-31）。

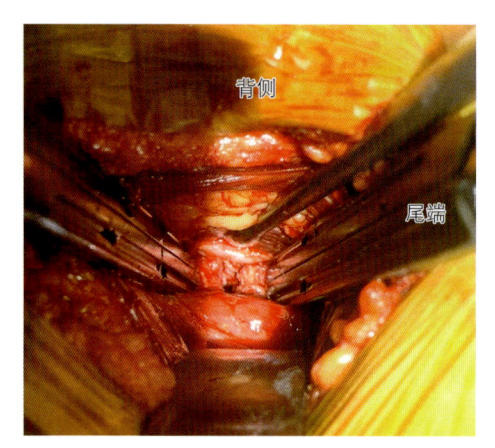

图 6-31　LLIF 术治疗腰椎滑脱症：术中牵开器放置

对于Ⅱ°及以上滑脱，由于腰丛比正常情况更靠近腹侧，这更增加了腰丛神经损伤的风险；图中可见弹性拉钩上方的腰丛神经，在切开纤维环之前应用长柄剥离器探查隐藏在腰大肌内的腰丛神经，避免这类严重并发症

2）在牵开过程中，通过连续定向肌电图监测，以及直视下用弹性拉钩将腰大肌连带腰丛推向后方，以便安全地解剖。

3）撑开前必须用剥离器探明终板方向，始终不要偏离这一方向，避免损伤终板。

4）撑开时铰刀可顺时针旋转，此种操作有助于滑移复位。

5）Petraco 发现对于腰椎滑脱症，部分复位比完全复位更安全，恢复腰椎的前凸对神经根有保护作用[8]。逐级撑开、部分复位、恢复腰椎前凸，可以避免在Ⅱ°滑脱复位过程中的神经根损伤。

6）Ⅱ°滑脱必须特别注意椎间融合器放置位置，上位椎体下终板参考点类似普通手术，而下位椎体终板参考点较普通手术明显偏前，甚至可到达椎体前缘，如此放置椎间融合器可避免损伤股丛神经。如果试模敲入后发现位置偏后/偏前，可通过改变椎间融合器敲入方向进行微调，如果发现偏离较大，则必须重新切除纤维环和处理终板。

7）不损伤终板的前提下，尽可能选择较大的椎间融合器，充分的撑开有利于滑脱的复位和腰椎前凸的恢复。

8）对Ⅲ°、Ⅳ°级腰椎滑脱症在复位椎体时容易造成对神经根的牵拉损伤，穿过腰大肌操作时损伤腰丛的风险，以及间接复位对神经孔或中央管减压不足，行侧路腰椎手术应持谨慎态度。

二、应用策略

椎体滑脱复位可增加椎管前后径；而椎间隙的撑开增加椎间孔上下径[9]。Oliveira 等 24 对 21 名接受独立 LLIF 术的患者术前和术后获得的腰椎 MR 图像进行了体积分析，发现神经孔高度增加了 13.5%，神经孔横截面积增加了 24.7%，中央椎管直径增加了 33.1%[10]。Khajavi 等发现 LLIF 术治疗退行性腰椎滑脱症效果明显，滑脱程度、椎间隙和椎间孔高度及临床症状都改善显著[11]。Tamburrelli 等发现 LLIF 术治疗峡部裂性腰椎滑脱症效果确切，并发症少[12]。对腰椎滑脱症有以下的手术策略可供选用。

（一）stand alone LLIF 术在腰椎滑脱症治疗中的应用

stand alone LLIF 术的临床优势包括：间接减压、低费用、避免与脊柱后路手术相关的并发症、避免既往腰椎手术干扰及治疗邻椎病等。Manzur 等系统性回顾了 stand alone LLIF 术的融合率，包括 736 名患者和 1 103 个融合节段，发现 stand alone LLIF 术和附加椎弓根钉组融合率分别为 85.6% 和 91.0%，没有显著性差异；单节段和多节段 stand alone LLIF 术的融合率无显著差异[13]。

笔者认为：退行性腰椎滑脱症，Ⅰ°或Ⅱ°滑脱，1 个节段或 2 个节段滑脱均可进行 LLIF stand alone LLIF 术（图 6-32）。但应注意：①对伴有腰椎侧凸患者，其 Cobb 角不能＞20°；②患者骨密度不能太低，尤其是终板骨密度不能太低，伴有终板炎的腰椎滑脱症患者反而容易取得成功；椎体骨质疏松明显，尤其女性患者容易发生椎间融合器下沉；③尽管 stand alone LLIF 术增加侧方钢板后，其椎间融合率没有差异，侧方钢板的放置能防止术后的椎间融合器移位；④帕金森病和脑瘫等肌张力障碍疾患是单纯椎间融合器置入的手术禁忌证。

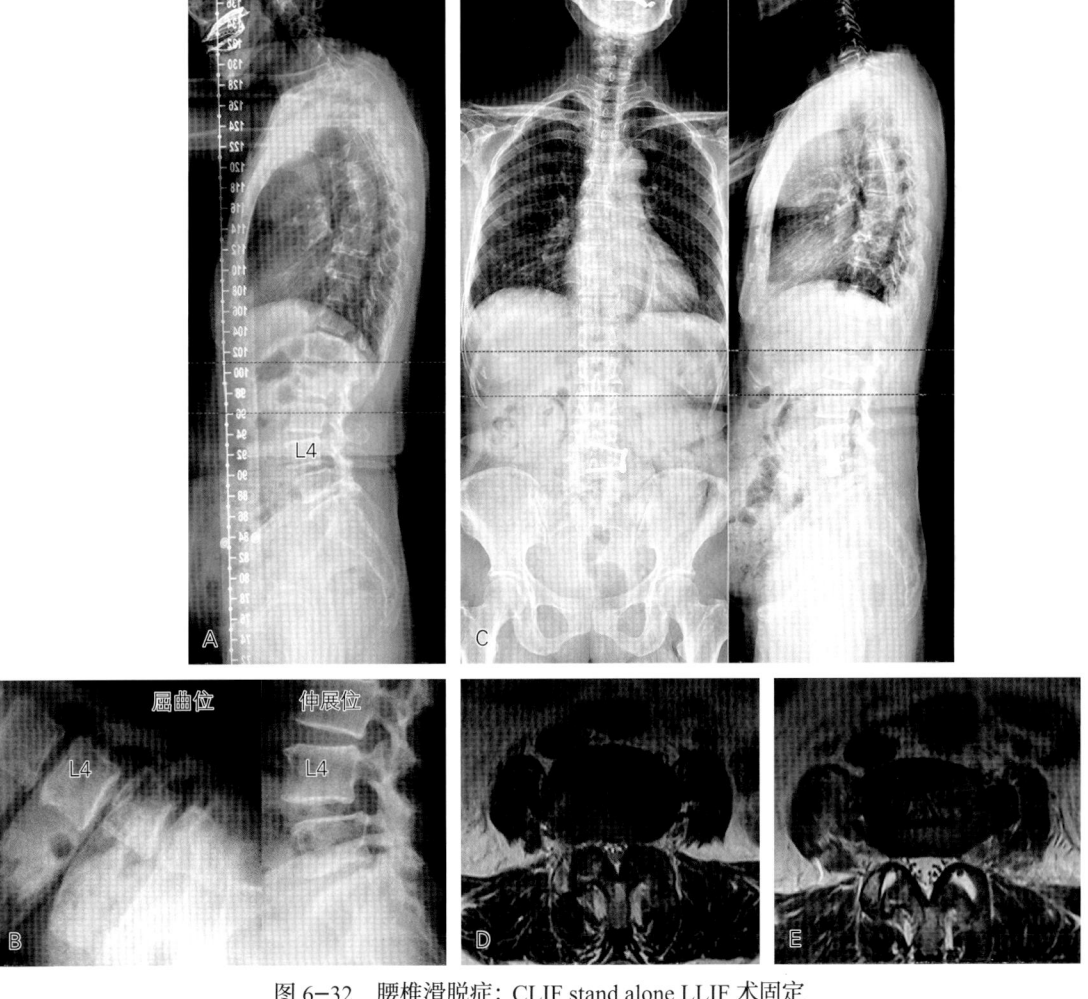

图 6-32　腰椎滑脱症：CLIF stand alone LLIF 术固定

患者，女性，64 岁，腰痛伴间歇性跛行，L4 退行性腰椎滑脱症（A）；腰椎不稳定（B）；CLIF stand alone 加腰椎侧方钢板固定（C）；术后滑脱复位，与术前比较（D），椎管狭窄改善（E）

（二）LLIF 联合后路固定策略

生物力学实验证明峡部裂模型中，在剪切载荷下，stand alone LLIF 术的前后位移增加了 2.2 倍，增加双侧椎弓根钉能最大程度减少前后移位[14]。回顾文献，ALIF stand alone LLIF

术在治疗 L5S1 滑脱中，对伴有峡部裂和高 PI 的患者容易导致融合失败。LLIF stand alone LLIF 术的翻修率为 3.4%～26%，其中最常见的原因是神经症状或是疼痛（68%），邻椎病（16%），假关节（16%）和内固定失败（8%）。Rentenberger 等研究发现术前存在椎间孔狭窄的患者不适合 stand alone LLIF 术[15]。有学者认为椎间融合器下沉是椎间融合重塑的必然过程，会影响 LLIF 效果，后路固定与 LLIF 术结合使用，可以增加结构稳定性，降低下沉风险，并增加融合成功的可能性[16]。因此，对峡部裂性腰椎滑脱症，骨盆参数为高 PI、合并骨质疏松（T 值＜-1.5）、术前椎间高度明显丢失、术中终板有损伤等因素存在的患者需行后路椎弓根螺钉固定。

多数腰椎滑脱症患者，通过 LLIF 术撑开复位后，中央管和椎间孔得到扩大，临床症状可以缓解；另外，通过 LLIF 术充分松解后，2 期椎弓根螺钉提拉可轻松完成对滑脱椎体的复位（图 6-33）。对术前影像学显示椎管狭窄程度不严重的患者，LLIF 术联合后路微创椎弓根螺钉固定在多数患者能获得理想的临床效果，并不需要直接减压。

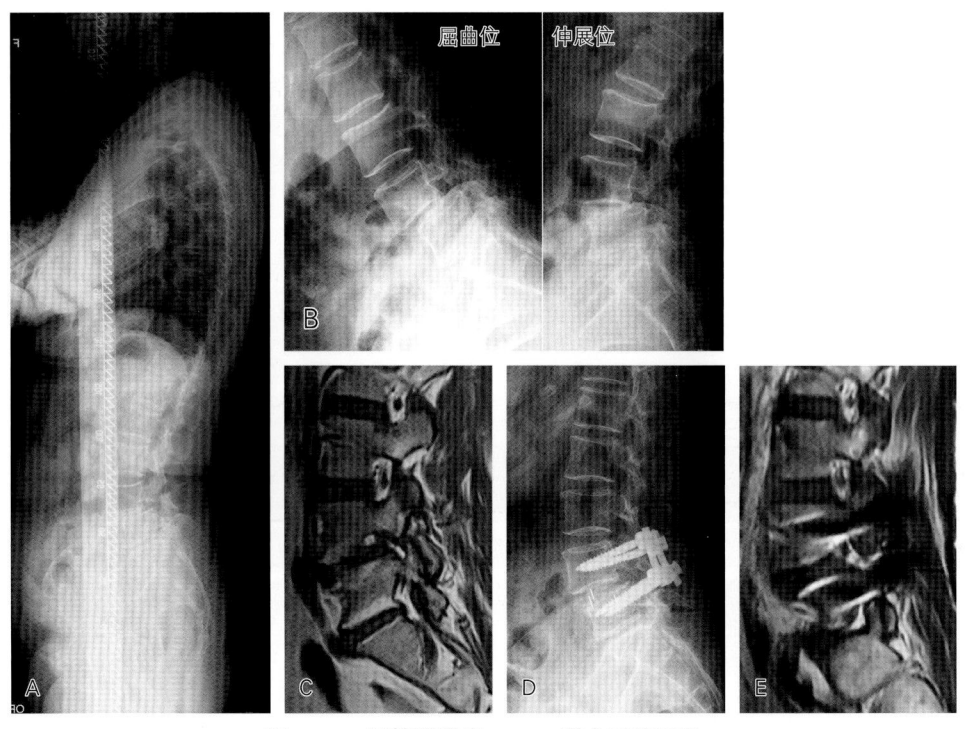

图 6-33　腰椎滑脱症：CLIF 联合后路固定

L4/5 峡部裂性腰椎滑脱症，椎间隙高度丢失（A）；腰椎不稳定（B）；MRI 显示椎间孔狭窄（C）；CLIF 术加同期后路固定（D）；复位后神经症状改善，未行直接减压（E）

Takahashi 等研究发现，LLIF 术间接减压能明显改善腰椎滑脱症引起的 LSS 的临床症状[17]。然而，在临床上，术前影像学检查显示椎管狭窄程度比较严重的患者，间接减压具有不确定性。Kim 等报道，LLIF 术后 60% 的 LSS 患者需要额外后路减压[18]。在一项针对 1 080 例患者 1 753 个施术节段的系统回顾中，435 名患者进行了分期手术，Lang 等发现其中 145 名（30%）患者因间接减压后症状恢复不理想而接受了后路直接减压，认为中央管狭窄、明显的关节突关节面不活动和椎间孔中存在骨赘被认为是单独间接减压无效的原因[19]。Park 回顾了 86 例 LSS 和腰椎滑脱症病例，其中 62 例（72.1%）接受了 2 期椎板切除术，他们认为术前腿痛 VAS 分值高，合并多节段狭窄的患者需要 2 期减压[20]。因此对腰椎滑脱症 LLIF 术后神经根病或神经性跛行的缓解不足的患者应在 2 期后路固定时，行椎板切除术。术前椎间隙高度好，重度椎管狭窄尤其是骨性侧隐窝狭窄者，是撑开间接减压无效的风险因素。

（三）腰椎滑脱症合并 ASD 的侧路腰椎手术策略

退行性腰椎滑脱症合并退行性脊柱畸形的治疗中，恢复脊柱的生理力线对术后临床症状改善非常重要[21]。LLIF 术能获得良好的椎间支撑和腰椎节段性前凸角，与 PLIF 术比较能获得更好的脊柱矢状面力线[22]。对于多节段腰椎滑脱症，侧凸的 Cobb 角 > 25°，腰椎屈曲时的节段后凸角 < 5°，PI-LL 不匹配，脊柱矢状面失平衡的患者，可以通过下述的分期手术策略，恢复脊柱矢状面力线。

1.腰椎滑脱症合并矢状面失平衡固定策略　在退行性腰椎滑脱症中，由于椎体滑脱导致的节段性后凸，并伴腰骶区（L4～骶椎）的前凸消失，导致脊柱前倾，脊柱矢状面失平衡，发生率约为 24%；其中，多节段的腰椎滑脱更易发生脊柱前倾[23]。在未发生脊柱前倾的患者中，有 50% 的患者存在骨盆后倾，提示有腰椎后凸的骨盆代偿。因此脊柱失平衡问题在腰椎滑脱症中并不少见[24]。近来的文献强调手术治疗腰椎滑脱症中恢复脊柱的矢状面平衡的重要性。不同的类型手术治疗策略并不相同。对于低 PI 患者，即 PI < 49°，LL 消失或减少导致的矢状面失平衡或失平衡骨盆代偿期，滑脱节段的 LLIF 术就能获得良好的矫正效果（图 6-34）；对于高 PI 患者，即 PI > 68°，则需在 1 期 LLIF 术后，2 期实施后路腰椎固定，并联合下腰椎 2 级截骨，以获得良好的矢状面矫正；而对胸椎后凸导致的矢状面失平衡，则需行 2 期后路的长节段固定，矫正脊柱整体矢状面失平衡。

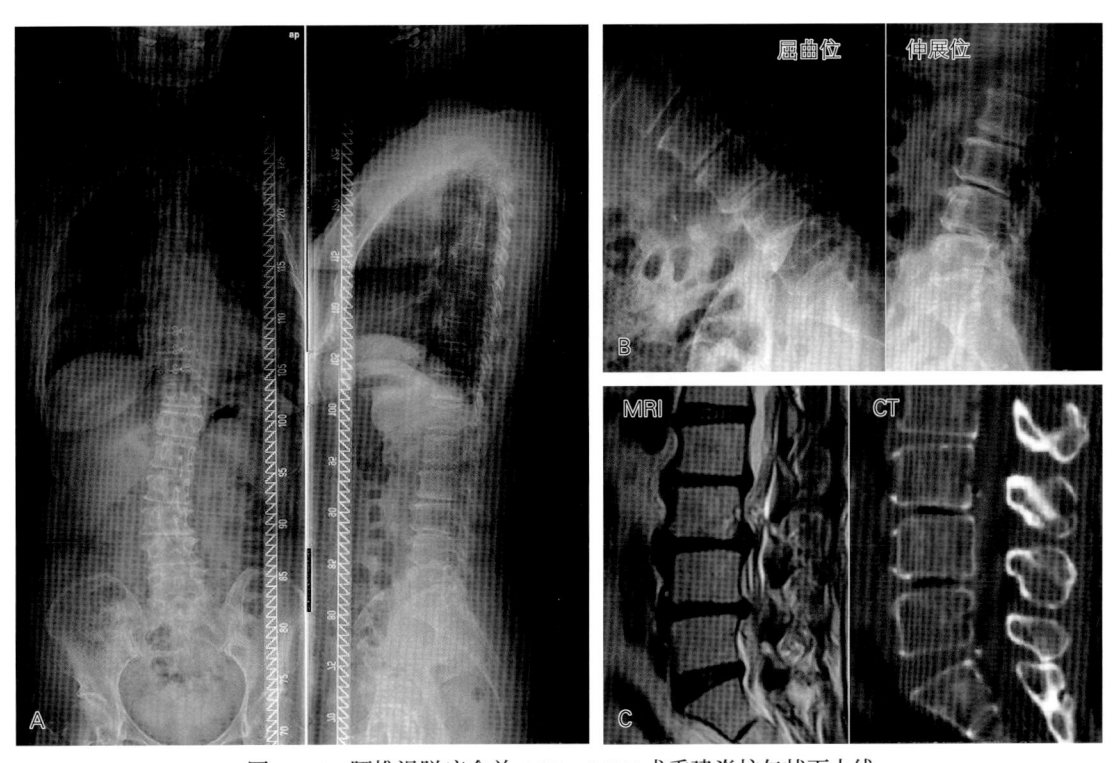

图 6-34　腰椎滑脱症合并 ASD，LLIF 术重建脊柱矢状面力线

患者，女性，64 岁，L3 Ⅰ°滑脱，腰椎 COBB 角 18°。腰椎前凸消失，胸椎生理后凸代偿性减小（A）；动力位片显示 L3/4 不稳定（B）；MRI 显示 L3/4、L4/5 水平椎管狭窄，椎管显现马尾冗余征（C）

图 6-34 腰椎滑脱症合并 ASD，LLIF 术重建脊柱矢状面力线（续）

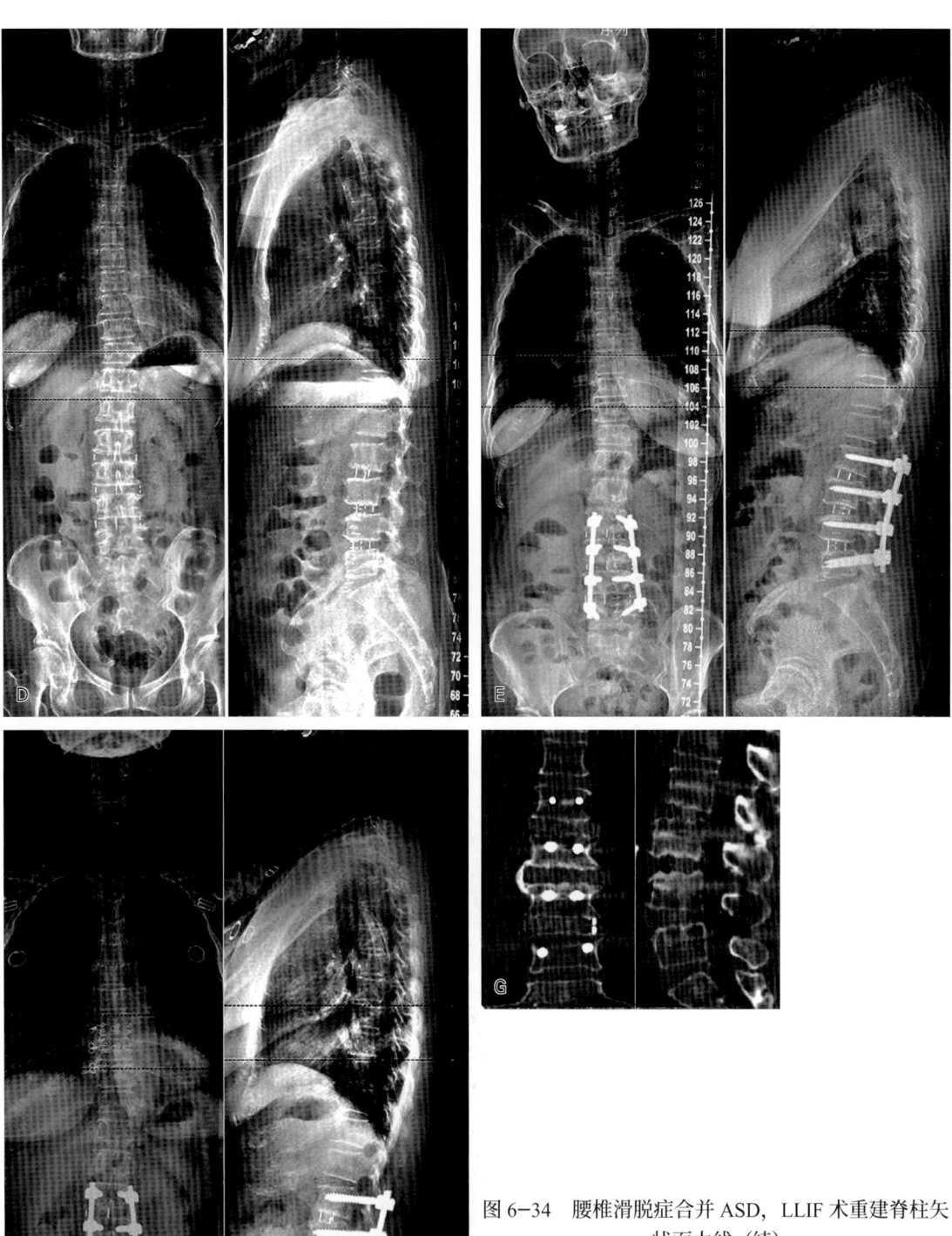

CT 显示 L3/4、L4/5 节段椎间隙退变，显现椎间盘内真空征（D）；施行 L2～L5 LLIF 术，撑开椎间隙，实现了椎间高度恢复，滑脱复位，腰椎节段性前凸恢复和椎管的间接减压（E）；2 期行后路椎弓根螺钉内固定，进一步恢复腰椎前凸（F）；患者术后症状缓解。术后 1 年复查，脊柱力线恢复情况良好，椎间融合已完成（G）

2. 腰椎滑脱症合并成人脊柱侧凸治疗策略 腰椎滑脱症合并脊柱侧凸临床上并不少见。对无脊柱失平衡的患者，按腰椎滑脱症的治疗原则进行处理；对伴有脊柱失平衡的患者，尤其是在 1 期 LLIF 术后脊柱的冠状面和矢状面仍残留明显的失平衡，则需在 2 期后路手术时予以实施矫正，恢复脊柱冠状面和矢状面的平衡（图 6-35）。矫正的原则应根据 ASD 的原则进行。

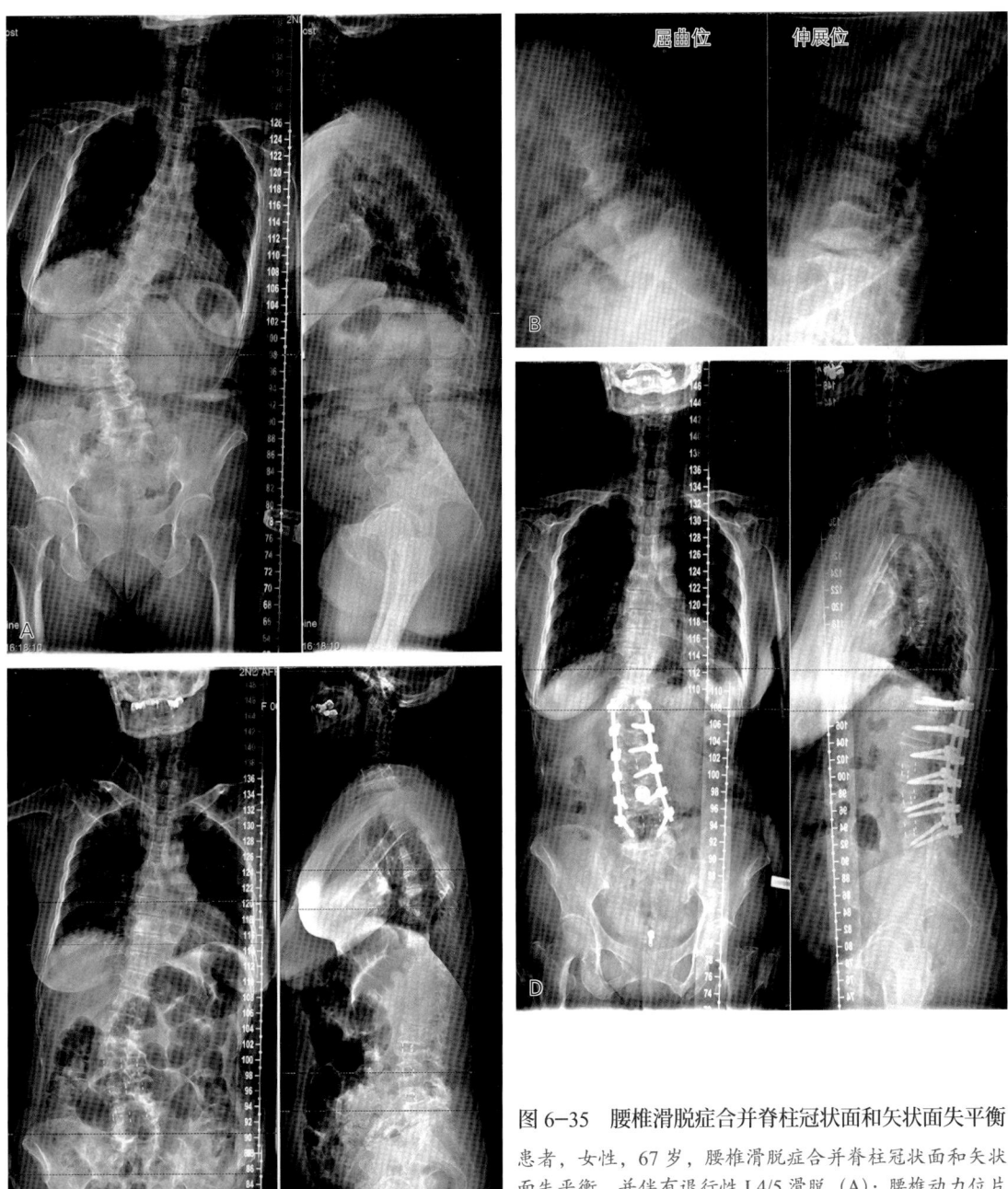

图 6-35 腰椎滑脱症合并脊柱冠状面和矢状面失平衡

患者，女性，67 岁，腰椎滑脱症合并脊柱冠状面和矢状面失平衡，并伴有退行性 L4/5 滑脱（A）；腰椎动力位片显示 L4/5 不稳定，椎间隙高度丢失（B）；实施 L2～L5 LLIF 术，术后脊柱冠状面和矢状面平衡恢复，L4/5 椎间高度恢复，滑脱复位（C）；2 期实施了 L2～L5 经椎弓根螺钉固定（D）；术后患者临床症状改善

3. 合并 L5/S1 滑脱的处理 L5/S1 节段腰椎滑脱并不少见，是 LLIF 的限制。在该区域实施 LLIF 术难度和风险均会大幅度增加，一般前路可采用大血管分叉后的下方径路，行 ALIF 术或 ALLIF 术，也可选择 2 期后路 TLIF（图 6-36）。

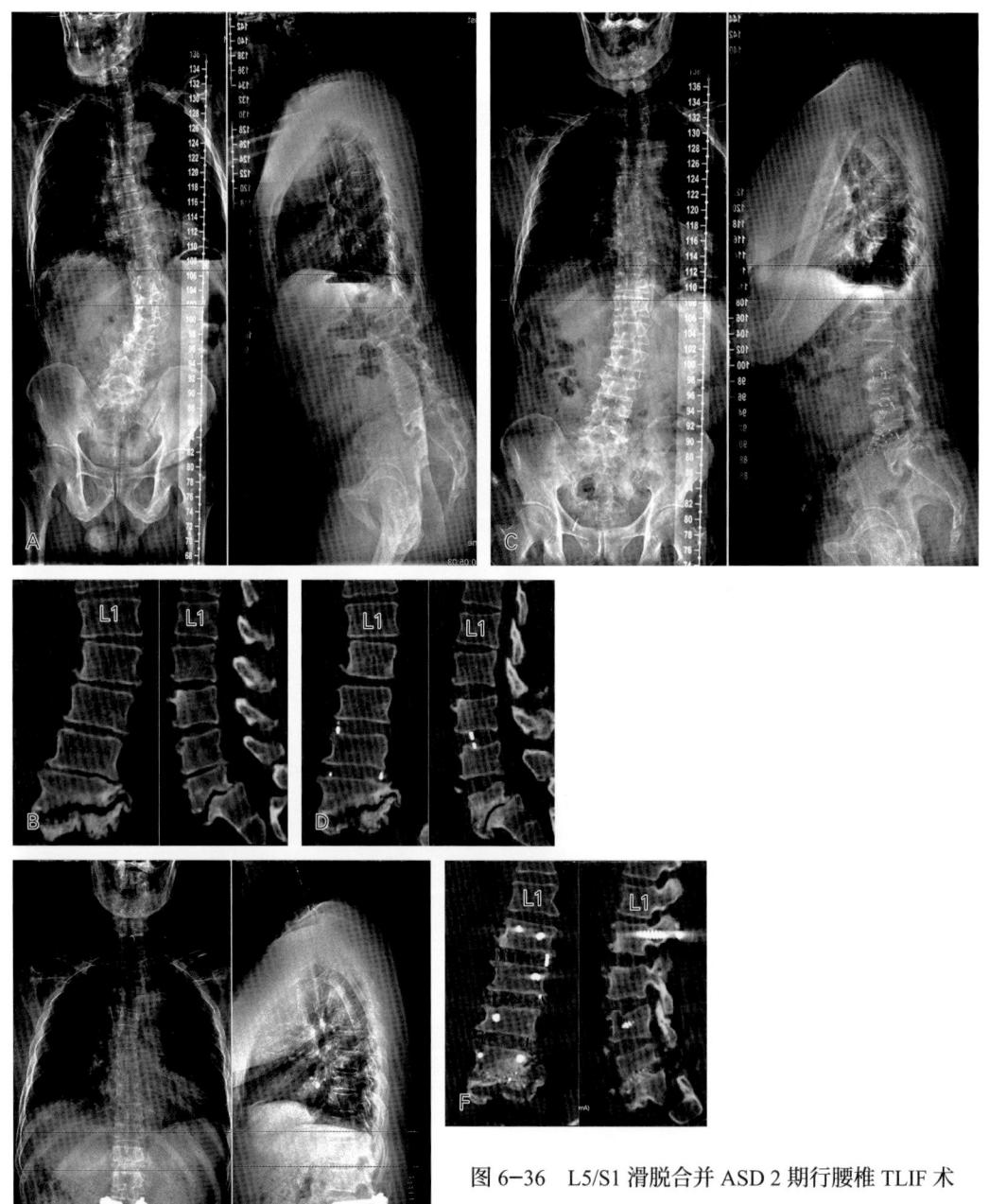

图 6-36 L5/S1 滑脱合并 ASD 2 期行腰椎 TLIF 术

患者，女性，55 岁，L5 向前滑脱，L2 向侧方滑脱，伴 ASD，脊柱冠状面和矢状面失平衡（A）；L2～S1 节段椎间高度丢失，椎间隙呈现真空征（B）；1 期 L2～L5 的 LLIF 术，恢复相应节段椎间高度，L2 侧方滑脱复位，并获得脊柱冠状面和矢状面力线部分恢复（C）；因解剖学限制，实施 L5/S1 侧路椎间融合风险较大，1 期手术中予以旷置（D）；2 期 L2～S1 固定，并予以 L5/S1 的 TLIF 术，使 L5/S1 椎间高度恢复，稳定性重建（E，F）

【结论】

LLIF 术使用大型椎间融合器可间接减压椎管，对矫正冠状面失平衡和椎体横向滑移效果很好，对矢状面矫正也有一定的作用，并可避免后路长节段矫正手术可能带来的诸多围手术期和手术后的并发症，缩短患者住院时间，有助于患者快速康复。同时应注意针对不同的类型采用不同的手术策略。

(陈临炜)

本节参考文献

1. HERKOWITZ H N. Degenerative lumbar spondylolisthesis: a surgeon's perspective of 30 years in practice. Spine J, 2010, 10: 916-917.
2. SIMMONDS A M, RAMPERSAUD Y R, DVORAK M F, et al. Defining the inherent stability of degenerative spondylolisthesis: a systematic review. J Neurosurg Spine, 2015, 23(2): 178-189.
3. SCHWAB F, PATEL A, UNGAR B, et al. Adult spinal deformity-postoperative standing imbalance: how much can you tolerate? An overview of key parameters in assessing alignment and planning corrective surgery. Spine, 2010, 35: 2224-2231.
4. CHAN A K, SHARMA V, ROBINSON L C, et al. Summary of guidelines for the treatment of lumbar spondylolisthesis. Neurosurg Clin N Am, 2019, 30: 353-364.
5. RADOVANOVIC I, URQUHART J C, GANAPATHY V, et al. Influence of postoperative sagittal balance and spinopelvic parameters on the outcome of patients surgically treated for degenerative lumbar spondylolisthesis. J Neurosurg Spine, 2017, 26: 448-453.
6. MOBBS R J, PHAN K, MALHAM G, et al. Lumbar interbody fusion: techniques, indications and comparison of interbody fusion options including PLIF, TLIF, MI-TLIF, OLIF/ATP, LLIF and ALIF. J Spine Surg, 2015, 3(1): 2-18.
7. AHMADIAN A, DEUKMEDJIAN A R, ABEL N, et al. Analysis of lumbar plexopathies and nerve injury after lateral retroperitoneal transpsoas approach: diagnostic standardization. J Neurosurg Spine, 2013, 18: 289-297.
8. PETRACO D M, SPIVAK J M, CAPPADONA J G, et al. An anatomic evaluation of L5 nerve stretch in spondylolisthesis reduction. Spine, 1996, 21, 1133-1139.
9. XU D S, BACH K, URIBE J S. Minimally invasive anterior and lateral transpsoas approaches for closed reduction of grade II spondylolisthesis: initial clinical and radiographic experience. Neurosurgical focus, 2018, 44: E4.
10. OLIVEIRA L, MARCHI L, COUTINHO E, et al. A radiographic assessment of the ability of the extreme lateral interbody fusion procedure to indirectly decompress the neural elements. Spine, 2010, 35, S331-337.
11. KHAJAVI K, SHEN A, HUTCHISON A. Substantial clinical benefit of minimally invasive lateral interbody fusion for degenerative spondylolisthesis. Eur Spine J, 2015, 24 (Suppl 3): S314-321.
12. TAMBURRELLI F C, MELUZIO M C, BURROFATO A, et al. Minimally invasive surgery procedure in isthmic spondylolisthesis. Euro Spine J, 2018, 27: 237-243.
13. MANZUR M K, STEINHAUS M E, VIRK S S, et al. Fusion rate for stand-alone lateral lumbar interbody fusion: a systematic review. Spine J, 2020, 20: 1816-1825.
14. FOGEL G R, TURNER A W, DOOLEY Z A, et al. Biomechanical stability of lateral interbody implants and supplemental fixation in a cadaveric degenerative spondylolisthesis model. Spine, 2014, 39: E1138-1146.

15. RENTENBERGER C, OKANO I, SALZMANN S N, et al. Perioperative risk factors for early revisions in stand-alone lateral lumbar interbody fusion. World Neurosurg, 2020, 134: E657-663.
16. MALHAM G M, ELLIS N J, PARKER R M, et al. Maintenance of segmental lordosis and disk height in stand-alone and instrumented extreme lateral interbody fusion (XLIF). Clin Spine Surg, 2017, 30: E90-98.
17. TAKAHASHI Y, FUNAO H, YOSHIDA K, et al. Sequential MRI changes after lateral lumbar interbody fusion in spondylolisthesis with mild and severe lumbar spinal stenosis. World Neurosurg, 2021, 152: E289-296.
18. KIM S J, LEE Y S, KIM Y B, et al. Clinical and radiological outcomes of a new cage for direct lateral lumbar interbody fusion. Korean J Spine, 2014, 11: 145-151.
19. LANG G, PERRECH M, NAVARRO R R, et al. Potential and limitations of neural decompression in extreme lateral interbody fusion-A systematic review. World Neurosurg, 2017, 101: 99-113.
20. PARK D, MUMMANENI P V, MEHRA R, et al. Predictors of the need for laminectomy after indirect decompression via initial anterior or lateral lumbar interbody fusion. J Neurosurg Spine, 2020, 24: 1-7.
21. KAWAKAMI M, TAMAKI T, ANDO M, et al. Lumbar sagittal balance influences the clinical outcome after decompression and posterolateral spinal fusion for degenerative lumbar spondylolisthesis. Spine, 2002, 27: 59-64.
22. MOHANTY S, BARCHICK S, KADIYALA M, et al. Should patients with lumbar stenosis and grade I spondylolisthesis be treated differently based on spinopelvic alignment? A retrospective, two-year, propensity matched, comparison of patient-reported outcome measures and clinical outcomes from multiple sites within a single health system. Spine J, 2023, 23(1): 92-104.
23. FERRERO E, SIMON A L, MAGRINO B, et al. Double-level degenerative spondylolisthesis: what is different in the sagittal plane? Eur Spine J, 2016, 25: 2546-2552.
24. FERRERO E, OULD-SLIMANE M, GILLE O, et al. Sagittal spinopelvic alignment in 654 degenerative spondylolisthesis. Eur Spine J, 2015, 24: 1219-1227.

第六节
成人脊柱畸形矢状面矫正中的侧路腰椎椎间融合术策略

脊柱矢状面平衡主要基于人体直立链结构，其中脊柱-骨盆参数：PI与LL的匹配程度（PI-LL）与ASD患者生活质量直接相关。脊柱矢状面平衡的治疗目标为恢复脊柱SVA、PI与LL的协调性（PI-LL match）和降低PT。常规后路开放性手术复杂、创伤大、并发症发生率较高，老年患者进行复杂手术时手术相关并发症发生率高达80%。部分手术时间长达7.9~8.3小时，术中出血量可达1 700~3 000 mL[1]。近年来，微创或微创手术（minimally invasive spine surgery，MISS），尤其是LLIF术+ACR已成为治疗ASD脊柱矢状面失平衡的有效方法，且手术相关并发症也较低，具有很好的应用前景。

一、1期LLIF术策略

1. 脊柱矢状面失平衡的类型与LLIF术策略　脊柱矢状面失平衡可以分为功能性失平衡和结构性失平衡。LLIF术通过经椎间盘操作，纤维性和骨性松解、撑开、支撑，完成对椎间隙的不对称性塌陷的矫正。ACR 技术则通过进一步地椎间盘、纤维环和前纵韧带的松解，和角度支撑达到椎间矫正的效果[2]。

对脊柱矢状面功能性失平衡需要针对病因进行处理。对脊柱矢状面结构性失平衡则需通过手术矫正，以恢复患者的脊柱平衡和功能。脊柱矢状面结构性失平衡的脊柱主要病理改变包括：椎间盘退变，不对称高度丢失，椎间纤维性僵硬、连接性骨赘形成、椎体形态的退行性改变等[3]。这些病理改变发生的区域与躯干倾斜的方向密切相关。

2. 失平衡驱动因素与 LLIF 术策略　　正确判断躯干失平衡的主要驱动因素对确定畸形的手术靶点十分重要。腰骶段、腰椎、胸腰段及胸椎均可成为脊柱倾斜的驱动因素。脊柱参数评估对判断脊柱畸形主要驱动因素具有一定的参考价值：单纯腰椎骨盆参数改变是因腰椎和腰骶椎所驱动；伴有胸腰段后凸角大于 20° 的患者，胸腰段后凸是重要的参与因素；而胸椎后凸大于 40° 时，则胸椎后凸是驱动的重要参与因素。

3. 脊柱的活动度和柔韧性　　直接影响选择 LLIF 术入路、确定融合节段、预测矫正效果。ASD 柔韧性的评估方法一：通过比较仰卧位 X 线和（或）CT 扫描与站立位全脊柱 X 线片的差异，根据差值大小判断脊柱柔韧性[4]。方法二：定义 PI-LL 不匹配程度小于 10° 为柔韧性退行性脊柱侧凸[3, 5]。方法三：通过计算 [(直立位 LL - 卧位 LL)/ 直立位 LL]×100 的方法，定义柔韧性，如计算获得的参数大于 33% 定义畸形为柔韧性侧凸[6]。方法四：比较仰卧位 MRI 检测得的 LL 与站立 X 线检测得的 LL 差值大于 10° 定义为柔韧性矢状面畸形[7]。方法五：通过比较腰椎侧屈 bending 像与站立位全脊柱 X 线片 Cobb 角度数变化情况判断柔韧性，如两者相差大于 30% 认为是柔韧性退行性脊柱侧凸[8]，或者计算（1-bending 像 Cobb 角度数 /Cobb 角度数）×100% 定义畸形的柔韧性，如获得数值大于 25% 定义为柔软性脊柱侧凸[9]。在脊柱活动度和柔韧性评估中应关注僵硬的来源是椎间盘及其周围结构、骨桥形成、退行性椎体变形还是源自小关节突的融合，需行 CT 检查进行确认。对已发生椎间骨性融合及小关节已发生骨性融合的僵硬性脊柱畸形，无法经由 LLIF 术解决。

4. LLIF 术的适用性　　一般 LLIF 术的适用椎间隙为 L1-L5 节段。受到 LLIF 术可及性的限制，并非所选节段均能施术。腰骶段的施术受髂骨阻挡，且此处大血管和腰骶神经结构复杂，腰椎侧方显露手术安全区缩小，血管神经损伤的风险会大幅度增加。T12/L1 水平以上则受肋骨和胸廓下缘的阻挡，牵开困难，手术难度增加；同时由于膈肌附着点左右侧别不同，患者个体间也存在差异，尤其对于脊柱畸形患者，该部位的操作难度会进一步增加；文献描述 T12 以上水平可采用胸膜后间隙入路，但因壁层胸膜较薄，实际操作中常常会进入胸腔，成为胸腔内的操作，使手术创伤增加。

原则上可对以下椎间隙实施 LLIF 术，进行腰椎矢状面平衡的重建。

1) 导致畸形的责任椎间盘，实施均衡椎间隙支撑。
2) 僵硬区：实施包括纤维性僵硬和骨性僵硬的松解。
3) 僵硬后凸区：实施 ACR。
4) 下端椎的上位椎间隙：实施椎间融合，达到稳定基座的效果。

5. LLIF 术分级矫正策略　　Uribe 等根据手术对椎间隙的松解范围及矫正效果将 ACR 技术联合后柱截骨术分为 6 个等级[10]（见本书第四章第二节），其中 A～2 级为单纯的侧路腰椎矫正手术。我们推荐根据脊柱矢状面失平衡类型，分别采用不同级别的策略。

1) 柔软性矢状面失平衡，撑开不对称塌陷椎间隙，并予以支撑，即 A 级手术，就能取得良好的脊柱矢状面平衡的恢复（图 6-37）。

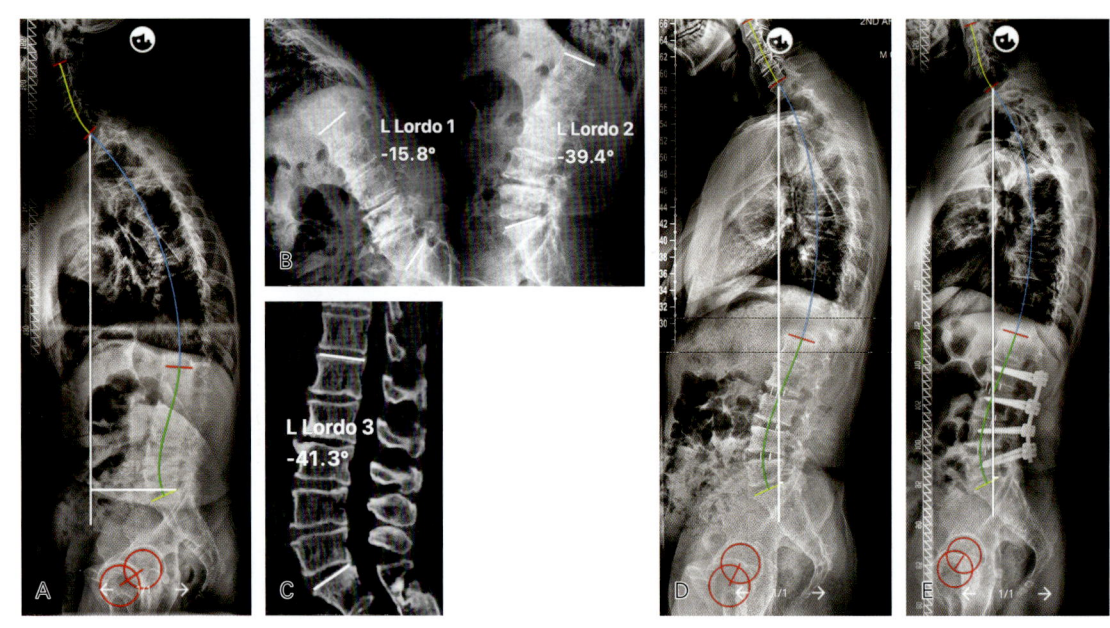

图 6-37 柔韧性矢状面失平衡的 A 级手术策略

患者，男性，69 岁，躯干前倾，矢状面失平衡（TPA=27°，PT=22°，PI-LL=19°）(A)；腰椎柔软性尚可：过伸过屈位差值 23°（B）；站立位与卧位 CT 差值 14.5°（C）；L2/3、L3/4、L4/5 节段 CLIF 术，术后脊柱矢状面力线改善（TPA=16°，PT=22°，PI-LL=48°）(D)；2 期后路短节段固定后，脊柱力线进一步恢复（E）

2) 僵硬性节段性腰椎后凸矢状面失平衡，需采用骨赘松解基础上的 1 级手术，改僵硬性弯曲为柔软性弯曲，并部分恢复脊柱力线，并为 2 期脊柱矢状面平衡进一步矫正奠定基础（图 6-38）。

3) 僵硬性腰椎后凸伴腰椎椎体楔形变，应对僵硬后凸多个节段实施 ACR，彻底松解，并做前柱的撑开延长（anterior elongation），即 2 级手术（图 6-39）。

4) 僵硬性腰椎合并胸腰段后凸或腰骶段畸形的失平衡，受到胸廓、肋骨和髂骨的阻挡，腰椎侧路手术显露困难。对此类患者单纯的 LLIF 术只能提供腰段脊柱矫正，需加用后柱矫正技术，并向上或向下扩展矫正和扩展固定节段（图 6-40）。

二、2 期手术策略

2 期手术的目标是解除残留或新出现的神经压迫、矫正残留的脊柱畸形，使患者获得最佳的神经功能恢复和脊柱的平衡。

1. 2 期减压　　1 期手术后，部分患者可残留或由于椎间盘操作出现新的神经症状，CT、MRI 检查对明确椎管狭窄以及狭窄部位，指导 2 期手术精确减压节段具有重要的价值。尤其应该关注关节突位置的改变，可能会导致新的椎间孔狭窄。

2. 2 期再矫正目标　　LLIF 术可矫正部分患者的脊柱冠状面和矢状面力线，改变 Lenke-Silva 分级。另外，1 期手术后部分患者仍会残留脊柱的矢状面失平衡，包括潜在的失平衡和显著的失平衡。需要 2 期手术做进一步矫正，并应根据 1 期手术后的残留畸形，制定新的 2 期后路固定和矫正策略。对于 2 期手术则应根据 2 期评估，在遵循脊柱畸形矫正和固定共识的基础上，确定固定范围和矫正方法[11]。

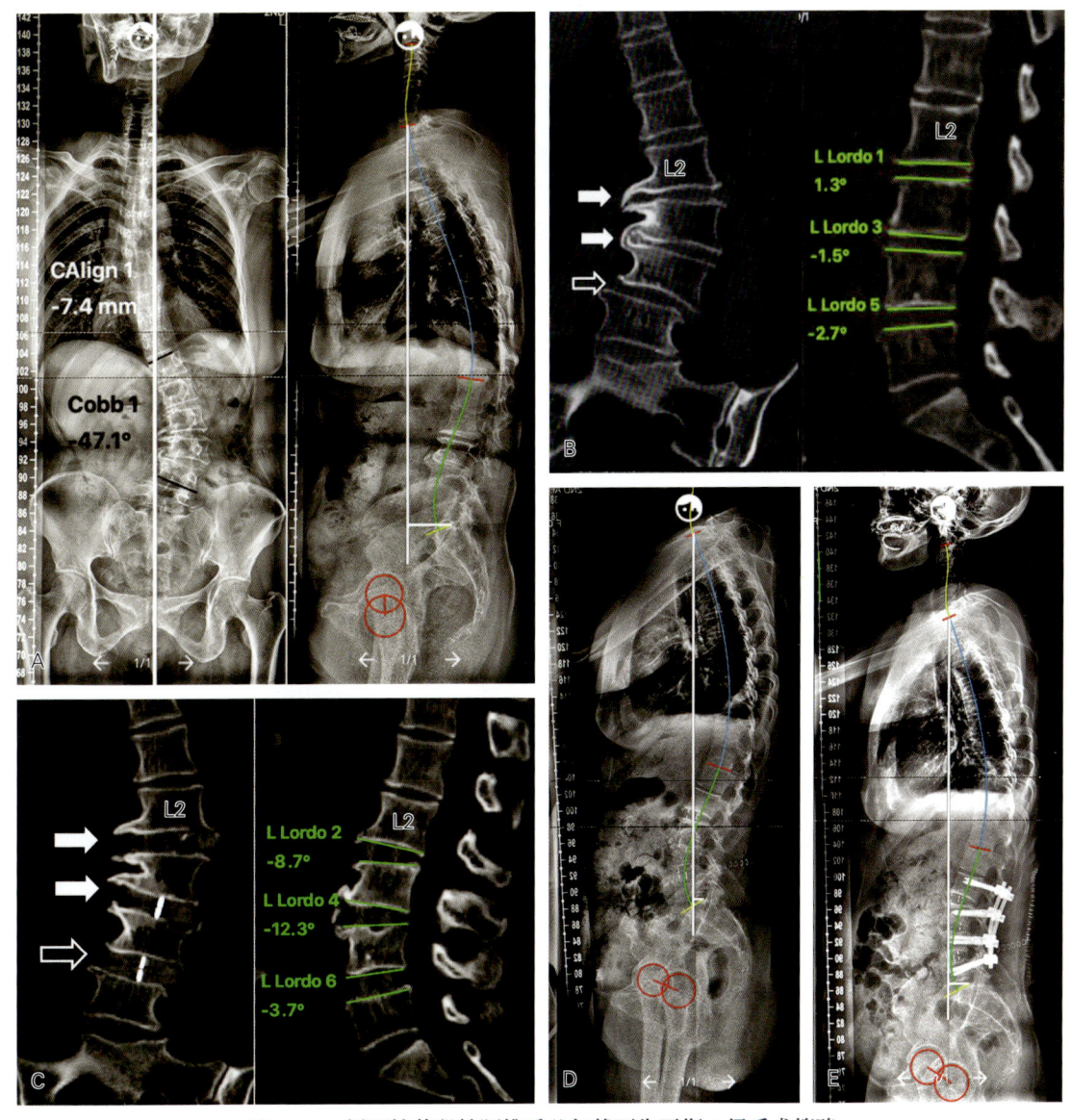

图 6-38　僵硬性节段性腰椎后凸矢状面失平衡 1 级手术策略

患者，女性，63 岁，退行性脊柱侧后凸畸形。腰椎 Cobb 角 47°，冠状面力线可，矢状面失平衡（TPA=33°，PT=36°，LL=29°，PI-LL=28°）（A）；腰椎活动度差，L2/3、3/4 侧方桥接性骨椎形成，椎间隙塌陷，L4/5 侧向滑脱（B）；L2/3、L3/4、L4/5 节段 CLIF 术，其中 L2/3、L3/4 节段侧方骨赘松解和前纵韧带切断，L4/5 节段试行滑脱复位（C）；术后腰椎生理曲度改善（TPA=15°，PT=19°，LL=48°，PI-LL=2°）（D）；2 期行 L2～L5 后路经皮椎弓根螺钉固定（E）

2 期手术对脊柱矢状面失平衡矫正应达到下列目标：SVA＜60 mm，PI-LL＜10°，PT＜25°。TPA 是描述成人脊柱矢状面畸形的新的重要指标，已证明与患者的健康相关结果评分相关，患者的体位改变对此参数影响较小。无症状患者 TPA 平均 12°，基于 ODI，一般将 20°作为严重躯干失平衡的临界值，即应将 TPA 矫正至该范围内；对胸椎后凸，应将胸椎后凸角矫正至小于 PI，并控制在等于腰椎前凸角 ±10～15°范围内[12]。在制定手术规划时应注意个体差异极大，且不同年龄具有不同的参数。个性化的 PI 值需要纳入术前手术

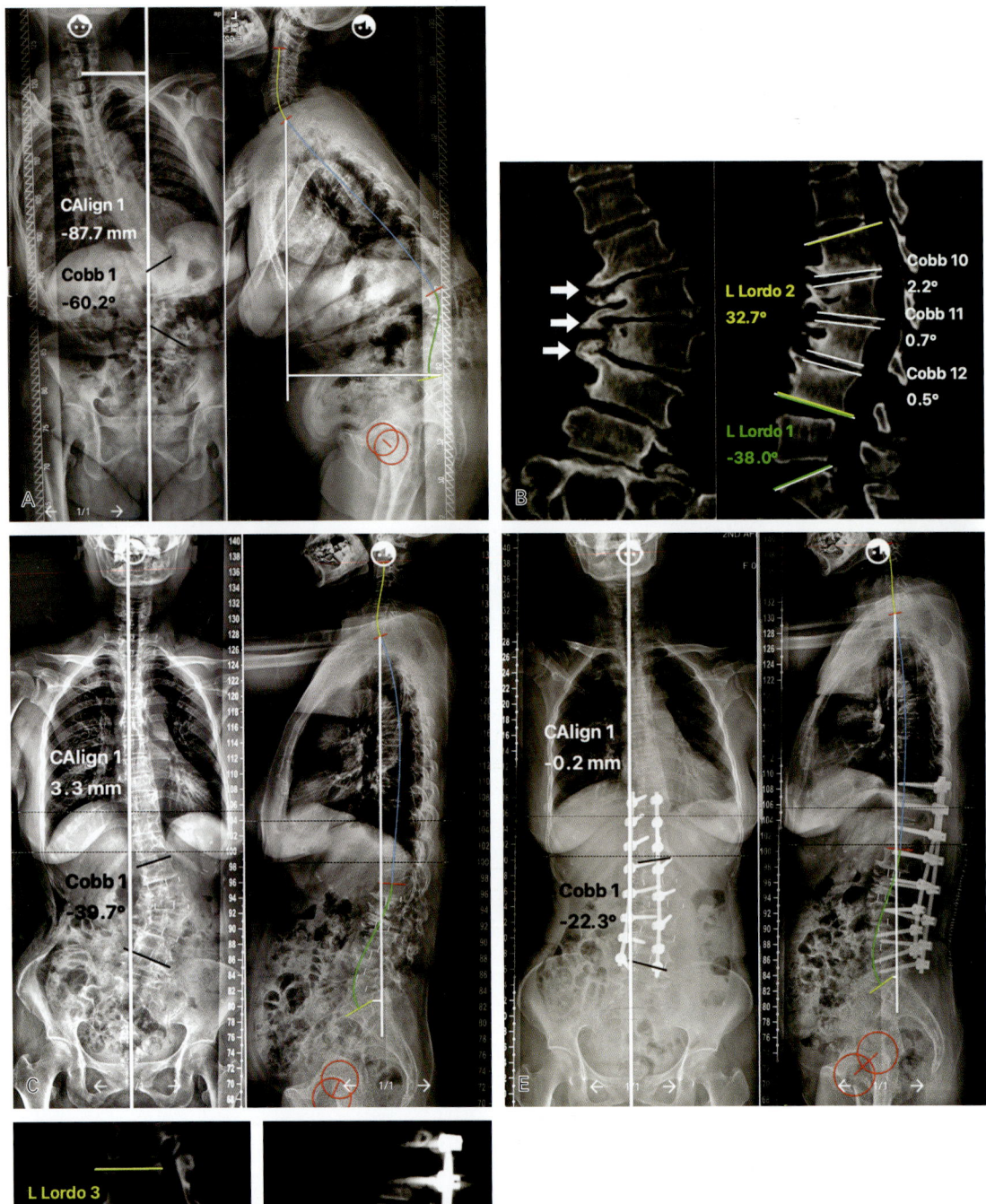

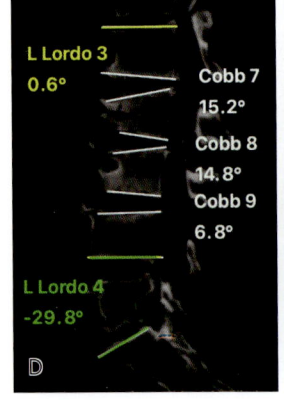

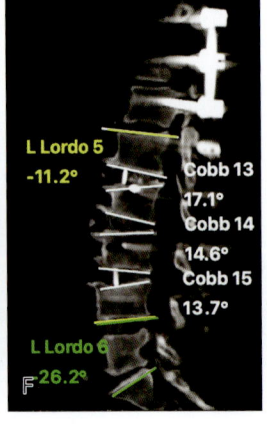

图6-39 僵硬性腰椎后凸的多节段2级手术策略

患者，女性，68岁，脊柱冠状面向凹侧倾斜，Cobb角=60°，躯干前倾，脊柱后凸明显（SVA=21 cm，TPA=51°，PT=34°，PI-LL=64°）（A）；腰椎活动度明显受限，侧方桥接性骨赘形成，导致畸形僵硬的主要原因（B）；1期L1-L5 CLIF术联合L2/3、L3/4节段ACR，术后矢状面部分改善（C）；连接骨桥被松解，腰椎前凸角部分恢复（D）；2期行经椎弓根螺钉固定，脊柱冠状面和矢状面平衡恢复（E，F）

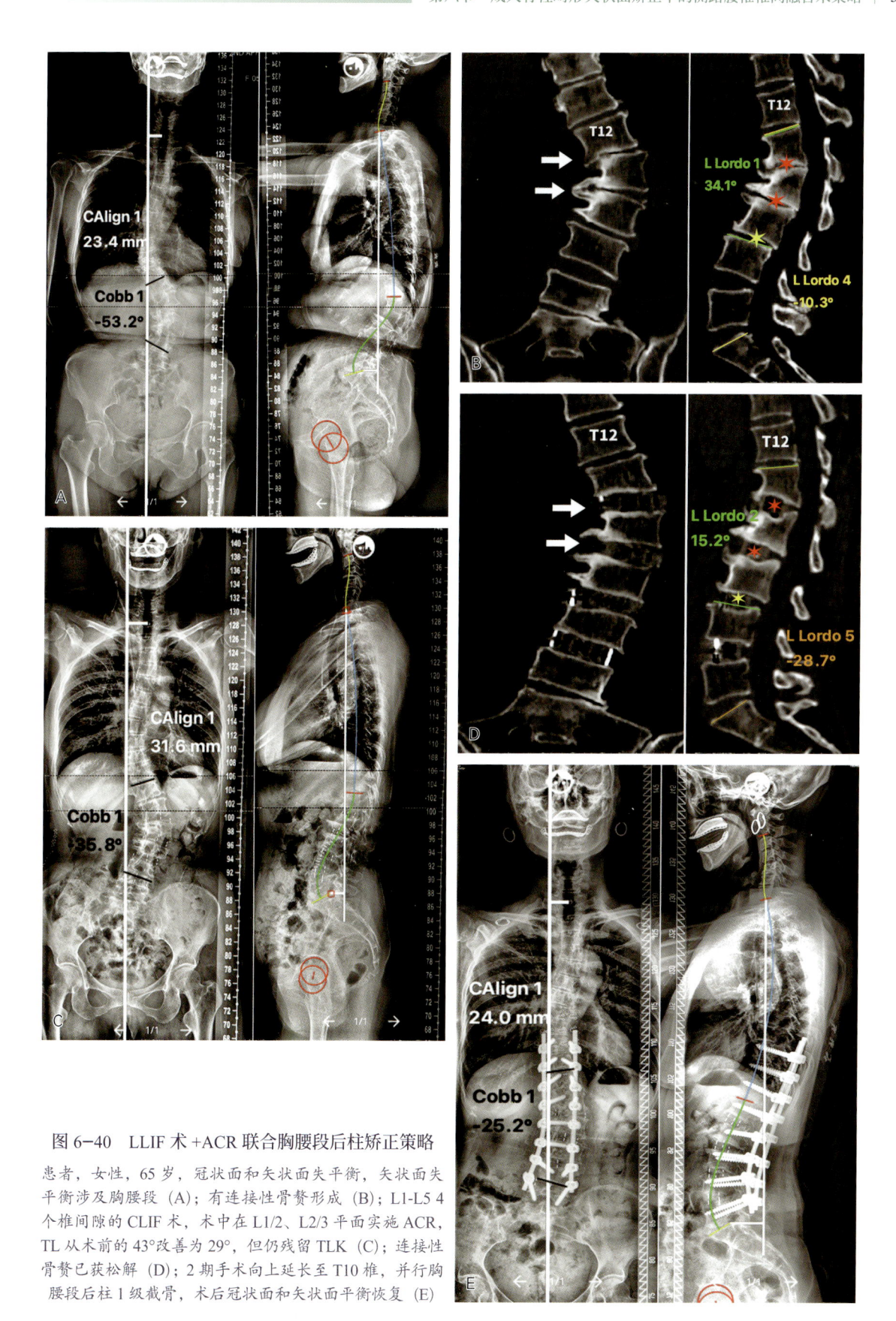

图6-40 LLIF术+ACR联合胸腰段后柱矫正策略

患者，女性，65岁，冠状面和矢状面失平衡，矢状面失平衡涉及胸腰段（A）；有连接性骨赘形成（B）；L1-L5 4个椎间隙的CLIF术，术中在L1/2、L2/3平面实施ACR，TL从术前的43°改善为29°，但仍残留TLK（C）；连接性骨赘已获松解（D）；2期手术向上延长至T10椎，并行胸腰段后柱1级截骨，术后冠状面和矢状面平衡恢复（E）

计划中。小的 PI 患者需要更大的 LL 矫正（LL=PI+10°），大的 PI 患者需要较小的 LL 矫正 (LL=PI-10°)。另外，正常情况下，腰椎前凸角在上腰椎 (L1～3) 和下腰椎 (L4～S1) 并不相同。其中 2/3 的腰椎前凸分布在下腰椎。手术矫正中若分配不当可能导致并发症发生率增高。最后，应注意老年患者这些参数会发生一定的变化，75 岁人群 SVA 阈值为 88.2 mm，PT 阈值则可增加至 27°。但对老年患者脊柱后凸来说，脊柱后凸可能涉及脊柱年龄相关的自然进程，过度矫正会增加固定近端交界性失败的可能性，建议腰椎前凸角以 40°～50°为矫正目标。

3. 2 期评估的方法和手术方式选择的策略　　1 期手术后，拍摄站立位全脊柱 X 线片，重点评估 SVA 或 TPA、PI-LL、TLK 及 TK，并根据 -9°＜PI-LL＞9°、LL 目标值为 0.45×PI+31.8°等原则确定 2 期手术方案，确定 2 期手术的施术节段和是否需附加后柱截骨术（PCO）（图 6-41）。鉴于患者的个体差异和年龄等因素，在临床具体使用中应根据患者的脊柱形态 Roussouly 分型、年龄等情况做出适当的调整。

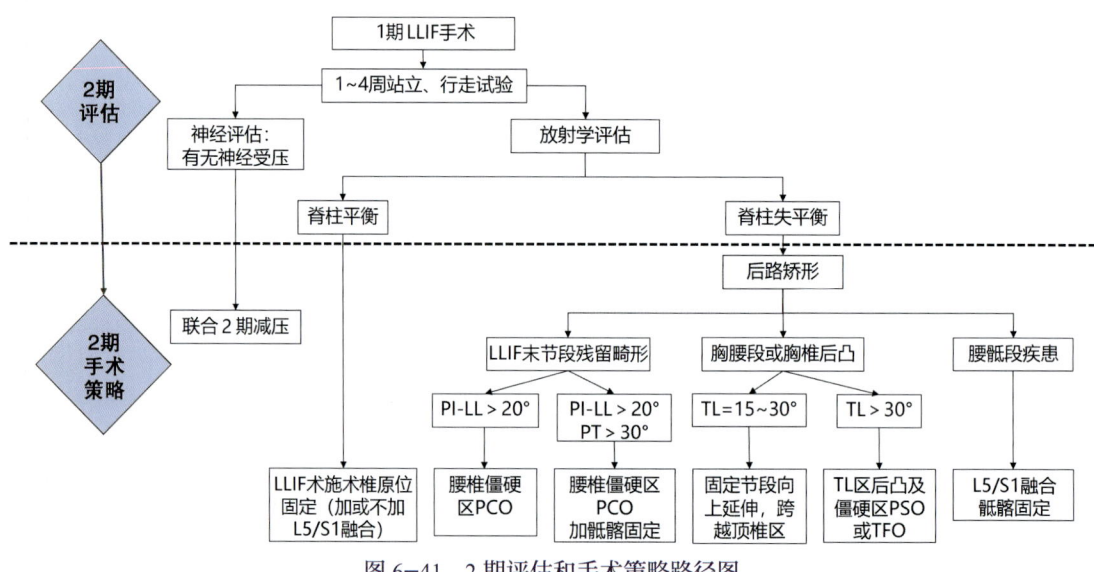

图 6-41　2 期评估和手术策略路径图

(1) 对无残留畸形或已或脊柱平衡者：行 LLIF 术施术节段的单纯后路原位固定融合（图 6-42）。

(2) 对未获得脊柱平衡者：应根据 PI-LL 的匹配程度、PT 及 TL 和 TK 等作出再次判断，根据 ADS 的矫正治疗原则，确定 2 期手术的手术节段、近端和远端固定椎以及其他辅助的矫正方式。

对 PI-LL 不匹配度大于 20°患者，CLIF 术施术节段及相邻节段残留后凸的患者，予以施术节段的后柱 1～2 级截骨，加短节段固定或截骨节段固定（图 6-43）。

对 PI-LL 不匹配度仍较大（大于 20°）伴 PT 也增大（大于 35°）患者，2 期施术节段需扩展至骶骨，并予以 L5/S1 椎间融合。必要时可加用腰髂固定（图 6-44）。

(3) 对合并 L5/S1 的不稳定、结构缺陷及有滑脱等疾患，在矫正节段后路固定的基础上，需加用 L5/S1 椎间融合固定，必要时需加用腰髂固定；另外，对伴有骨质疏松，T 值＜2.5 患者，以及需行后路矢状面矫正角度大的患者，也需要做骶髂固定，以免矫正失败。对伴有

L5/S1 椎间盘退变者是否需要同期在 L5/S1 实施同时的逐渐融合尚有争议；近来 Lavantes 等对 L2～5 多节段 LLIF 术患者的 3.5 年随访后，未发现患有 L5/S1 椎间盘退变患者的临床结果存在统计学差异。因此认为在多节段 LLIF 术治疗退行性腰椎疾病时，对原已存在的 L5/S1 椎间盘病变，延伸到 S1 水平似乎没有必要[13]。

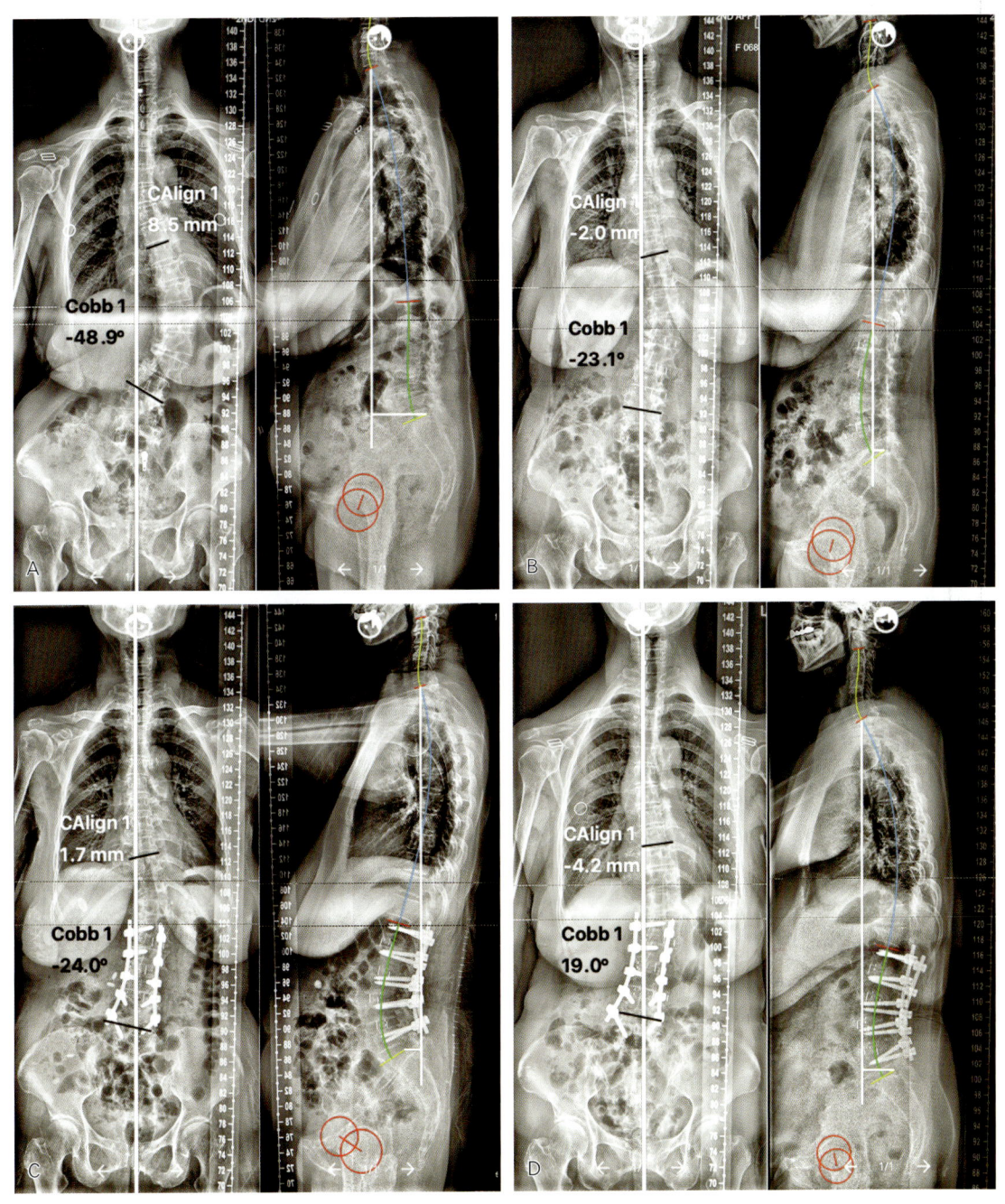

图 6-42　1 期 LLIF 术后，无残留脊柱失平衡的 2 期后路固定策略

患者，女性，68 岁，ASD，Cobb 角 48°，矢状面失平衡，SVA=7 cm，TPA=32°，PT=34°，PI-LL=38°（A）；1 期 L2/3、L3/4、L4/5 节段 CLIF，冠状面力线可，矢状面力线改善（B）；2 期后路原位固定，固定节段 L1-L5，脊柱力线同 1 期手术（C）；3 年后复查脊柱力线无明显改变（D）

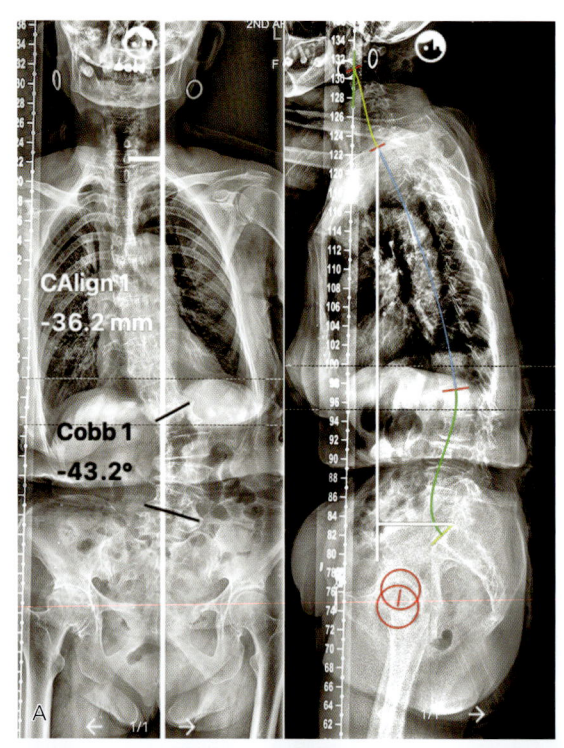

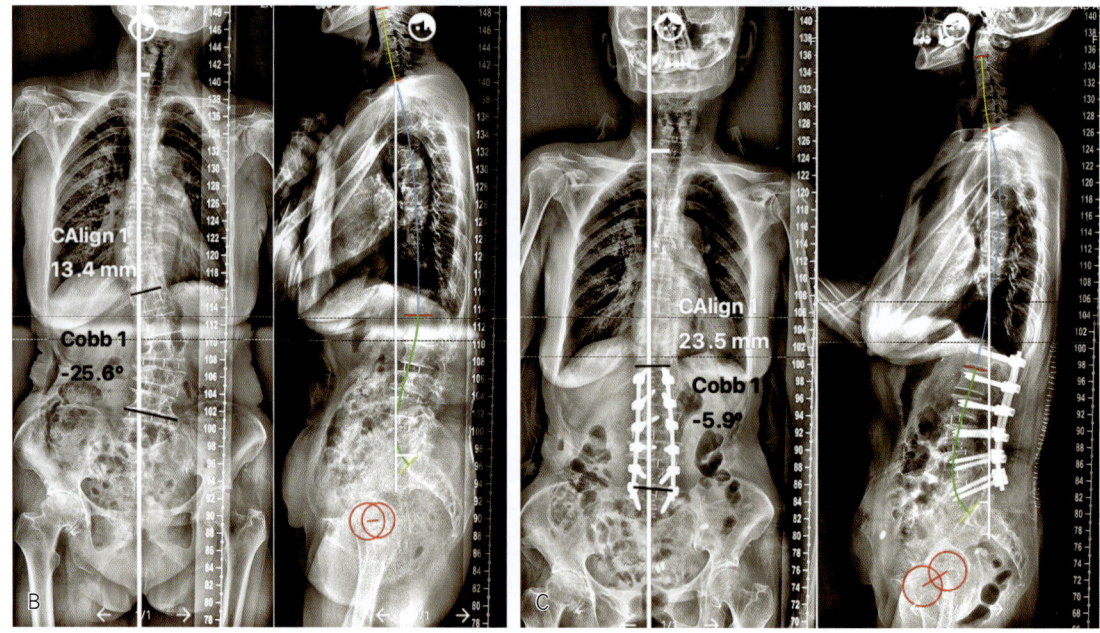

图 6-43　LLIF 术矫正节段残留畸形的后路策略

患者，女性，79 岁，ASD，冠状面和矢状面失平衡 (A)；L2/3、L3/4、L4/5 节段 CLIF 术，腰椎残留部分后凸 (TPA=30°，PT=33°，PI-LL 不匹配度=33°) (B)；2 期行 L2-L5 SPO 联合后路固定，腰椎前凸角恢复 (TPA=20°，PT=27°，PI-LL=14°) (C)

　　(4) 对 2 期评估中仍残留胸腰段后凸＞15～30°的患者，则上端固定椎需跨越后凸顶椎区，一般可将 UIV 放置在 T10 或更高水平，但应注意避免将固定椎放置胸 8 水平（图 6-45）；若 TL 和 TK 的后凸角明显增大且僵硬，则需采用 1～3 级脊柱截骨。

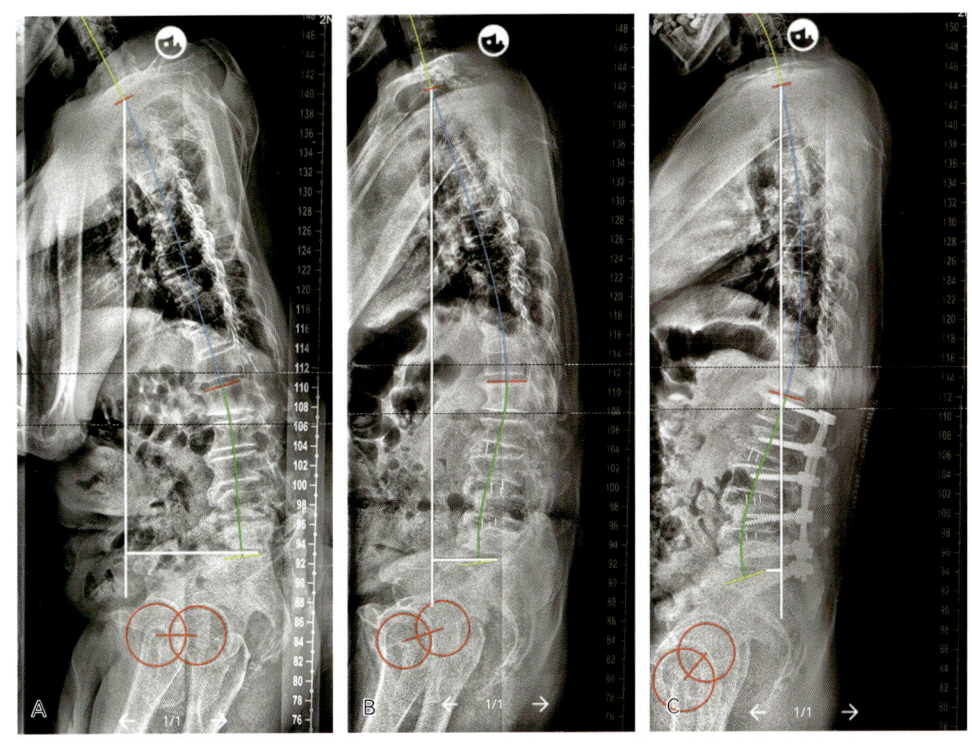

图 6-44 CLIF 术后残留腰椎后凸角度较大伴 PT 增大时的后路固定策略

患者，男性，76 岁，退行性脊柱后侧凸畸形。矢状面失平衡，腰椎僵硬性后凸，椎间连接性骨赘（A）；L2/3、L3/4、L4/5 节段 CLIF 术，其中 L2/3、L3/4 节段骨赘松解+ACR，术后腰椎后凸仍残留（LL=7.9°），伴骨盆后倾（PT=39°），矢状面失平衡（SVA=7 cm，TPA=38°）(B)；2 期施行 L1-S1 SPO 及后路固定，并行 L5/S1 TLIF 术，术后脊柱矢状面力线改善（C）

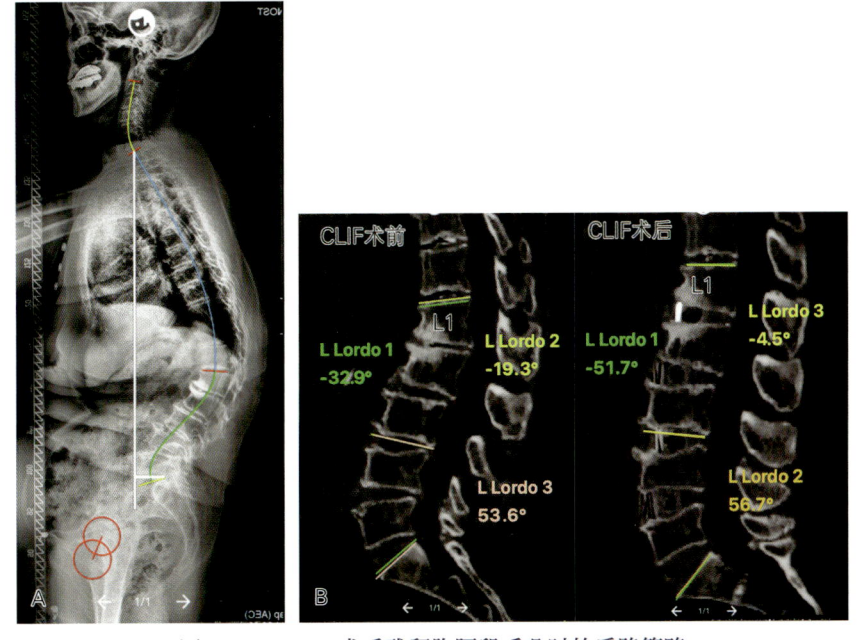

图 6-45 LLIF 术后残留胸腰段后凸时的后路策略

患者，女性，71 岁，腰椎后凸畸形，矢状面失平衡，胸腰段后凸明显（A）；L1/2、L2/3 僵硬，伴骨赘形成，L1-L5 节段 CLIF 术，其中 L2/3、L3/4 行 ACR，腰段 LL 由术前 −32° 恢复至 −51°（B）

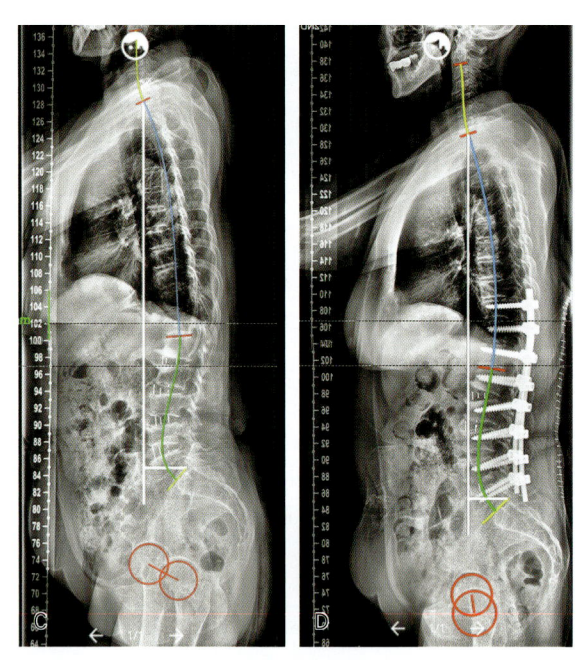

图 6-45　LLIF 术后残留胸腰段后凸时的后路策略（续）

全脊柱 X 线片 2 期评估发现术后仍残留胸腰段后凸，TL=17°（C）；2 期后路固定向上延展至 T10 联合胸腰段后柱 SPO，术后矢状面力线改善（D）

三、LLIF 术矫正脊柱后凸疗效

研究显示采用常规侧路腰椎椎间融合器能通过均衡抬高和支撑椎间隙，对脊柱的矢状面一定的矫正作用，每个间隙矫正角度约为 5°；而采用 ACR 技术联合使用大角度椎间融合器，手术节段可获得 10°～27° 的节段前凸角度[14]。笔者团队已有的数据也显示每个节段平均可获得 15° 的前凸矫正角度[15]。笔者团队对 54 例 Lenke-Silva 分级为 V 级和 VI 级矢状面失平衡 ASD 患者进行回顾性分析，发现 1 期 CLIF 术后 22 例 VI 级和 10 例 V 级患者降低为 II 级或 III 级；剩余 4 例 V 级、18 例 VI 级患者分级无变化。两者相比，分级降低患者术前侧凸顶椎位置均在 L1 以下、椎间隙前方无连续性骨赘，术中 ACR 和大角度椎间融合器使用更多，而术后严重椎间融合器下沉较少；1 期术后分级降低患者 LL 更大，而 PI 与 LL 之差明显更小[16]。

Swamy 等比较 10 例常规开放矫正和 12 例微创 LLIF 术行 T11 至骨盆融合治疗 ASD 患者术后 1 年的术后功能评分和治疗费用，结果提示 MIS-LLIF 术患者 HRQOL 评分更佳，而且治疗费用更低[17]。Leveque 等发现 LLIF 术 +ACR 治疗成人退行性脊柱侧凸的矫正效果与 PSO 相同，且术中出血量和手术并发症明显减少[18]。

【结论】

根据经椎间盘矫正的基本原理，针对患者临床症状、躯干失平衡的驱动因素，以及手术的可及性等，选择理想的个性化手术方案。分期手术策略为弥补侧路手术的残留问题提供了保障，也为新的固定节段选择等提供了可能。

（李浩）

本节参考文献

1. SMITH J S, SHAFFREY C I, KLINEBERG E, et al. Complication rates associated with 3-column osteotomy in 82 adult spinal deformity patients: retrospective review of a prospectively collected multicenter consecutive series with 2-year follow-up. J Neurosurg Spine, 2017, 27(4): 444-457.
2. AKBARNIA B A, MUNDIS G M, MOAZZAZ P, et al. Anterior column realignment (ACR) for focal kyphotic spinal deformity using a lateral transpsoas approach and ALL release. J Spinal Disord Tech, 2014, 27(1): 29-39.
3. TANEICHI H. Update on pathology and surgical treatment for adult spinal deformity. J Orthop Sci, 2016, 21(2): 116-123.
4. MUMMANENI P V, PARK P, SHAFFREY C I, et al. The MISDEF2 algorithm: an updated algorithm for patient selection in minimally invasive deformity surgery. J Neurosurg Spine, 2019, 32(2): 221-228.
5. MUMMANENI P V, SHAFFREY C I, LENKE L G, et al. The minimally invasive spinal deformity surgery algorithm: a reproducible rational framework for decision making in minimally invasive spinal deformity surgery. Neurosurg focus, 2014, 36(5): E6.
6. KARIKARI I O, LENKE L G, BRIDWELL K H, et al. Key role of preoperative recumbent films in the treatment of severe sagittal malalignment. Spine deformity, 2018, 6(5): 568-575.
7. SHARMA A, POURTAHERI S, SAVAGE J, et al. The utility of preoperative magnetic resonance imaging for determining the flexibility of sagittal imbalance. Neurosurgery, 2018, 83(3): 465-470.
8. SILVA F E, LENKE L G. Adult degenerative scoliosis: evaluation and management. Neurosurg Focus, 2010, 28(3): E1.
9. ZHANG Y, HAI Y, TAO L, et al. Posterior multiple-level asymmetrical ponte osteotomies for rigid adult idiopathic scoliosis. World Neurosurg 2019, 127: E467-473.
10. URIBE J S, SCHWAB F, MUNDIS G M, et al. The comprehensive anatomical spinal osteotomy and anterior column realignment classification. J Neurosurg Spine, 2018, 29: 565-575.
11. PARK C, AGARWAL N, MUMMANENI P V, et al. Spinopelvic alignment importance in spinal pathologies and realignment strategies. Neurosurg Clin N Am, 2023, 34: 519-526.
12. LI W, ZHOU S Y, ZOU D, et al. Which global sagittal parameter could most effectively predict the surgical outcome for patients with adult degenerative scoliosis? Global Spine Journal, 2023, 13(6): 1612-1621.
13. LAVANTES P, POIGNARD A, DELAMBRE J, et al. Influence of the preoperative L5S1 disc state on lateral L2 to L5 fusion's outcomes at an average follow up of 3, 5 years (minimum 2 years). Eur Spine J, 2023, 32: 2344-2349.
14. SAIGAL R, MUNDIS G M J R, EASTLACK R, et al. Anterior column realignment (ACR) in adult sagittal deformity correction: technique and review of the literature. Spine, 2016, 41 (Suppl 8): S66-S73.
15. 徐正宽，陈刚，李方财，等. 微创技术治疗重度退变性腰椎侧凸的分期手术策略. 中华医学杂志, 2018, 98(25): 1996-2001.
16. LI H, XU Z K, LI F C, et al. Does lateral lumbar interbody fusion decrease the grading of lenke-silva classification and determine the optimal fusion level in severe adult degenerative scoliosis? World Neurosurg, 2020, 139: E335-344.
17. SWAMY G, LOPATINA E, THOMAS K C, et al. The cost effectiveness of minimally invasive spine surgery in the treatment of adult degenerative scoliosis: a comparison of transpsoas and open techniques. Spine J, 2019, 19(2): 339-348.
18. LEVEQUE J C, YANAMADALA V, BUCHLAK Q D, et al. Correction of severe spinopelvic mismatch: decreased blood loss with lateral hyperlordotic interbody grafts as compared with pedicle subtraction osteotomy. Neurosurg Focus, 2017, 43(2): E15.

第七节
成人脊柱侧凸冠状面失平衡的侧路腰椎椎间融合术策略

脊柱冠状面平衡不仅与患者的外观密切关联，基于发病机制与脊柱侧凸本身的进展、神经根性疼痛以及跛行步态的发生、发展也密切相关[1]。脊柱冠状面失平衡对生活质量相关评分的影响仅次于脊柱矢状面失平衡[2]。脊柱冠状面平衡的评估主要依赖于 C7PL 与 CSVL 之间的距离——CBD。Glassman 等的研究显示当 CBD 大于 4 cm 后，患者的 HRQOL 会明显下降；且冠状面平衡的不可代偿性或代偿机制匮乏性，是 ASD 治疗中不可忽视的问题[3]。

一、术前评估和手术规划

LLIF 术能充分切除椎间盘、松解同侧和对侧的纤维环和桥架骨赘，逐级撑开椎间隙，并使用了横跨整个椎间盘骺环的超大尺寸椎间融合器，通过显著改善患者腰椎节段、区域的 Cobb 角，从而改变脊柱冠状面序列（图 6-46）[4]。Acosta 等发现，应用 MIS-LLIF 术治疗成人退行性脊柱侧凸，固定节段的冠状面平衡和局部前凸明显改善[5]。

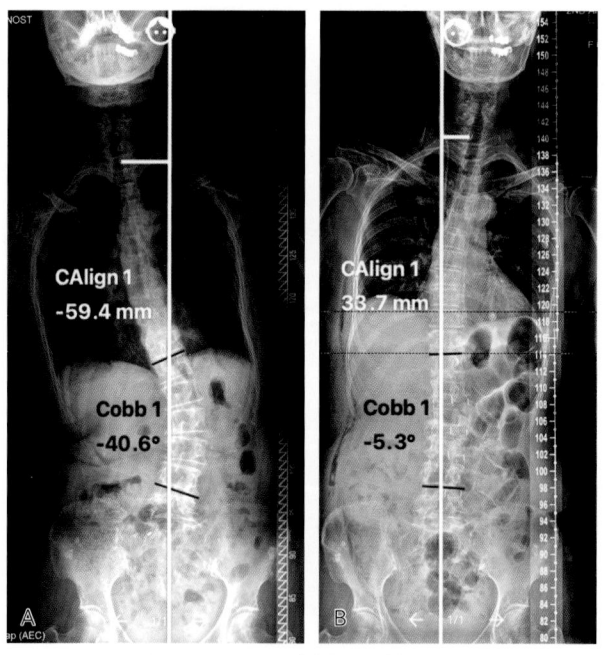

图 6-46　LLIF 术矫正腰椎 Cobb 角

患者，女性，73 岁，ADS。术前 CBD=59 mm，侧凸 Cobb 角：40°，冠状面分型 B 型（A）；L1/2、L2/3、L3/4、L4/5 共 4 个节段的 CLIF 术后 CBD=33 mm，侧凸 Cobb 角矫正至 5°，冠状面分型矫正至 A 型（B）

ASD 治疗的冠状面力线目标为：脊柱整体冠状面力线（global coronal malalignment，GCM）即 CBD ≤ 3 cm[1]。

根据治疗目标将术前规划分为以下步骤。

1) 排除双侧下肢不等长导致的整体冠状面失平衡，通过拍摄下肢全长片，排除髋、膝和踝关节的代偿效应。

2) 确定躯干冠状面平衡类型。

3) 测量胸椎区、胸腰段脊柱区、腰椎区和腰骶区弯曲的 Cobb 角，评估各区段对冠状面失平衡的贡献，确定躯干倾斜的主要驱动弯。

4) 评估各弯曲的僵硬度、僵硬性质（骨性或软组织性），骨性僵硬部位（前柱、后柱或前后柱）。

5) 手术可及性评估，根据肋骨、髂嵴对手术入路阻挡、大血管的位置、血管神经手术安全区的大小，手术入路的选择等确定侧路手术是否可行，并选择手术入路的侧别（凹侧还是凸侧）；另一在手术可及性评估中值得注意因素是腰弯涉及的范围和顶椎区的部位；一般认为 LLIF 术主要使用于 L1/2～L4/5 节段，在特殊情况下，也可应用于 T12/L1 和 L5/S1 节段。因此在髂嵴增高的病例或 L4 倾斜的病例，L4/5 节段会难以实施；当脊柱畸形涉及范围向上超过 T12 或向下在 L5/S1 椎间隙时，LLIF 术往往不可及；同时，当顶椎位于 L1 或 L2 水平时，施行顶椎区域的 LLIF 术的可及性也很差，由此均会影响 LLIF 术对脊柱畸形整体平衡的矫正效果。应该记住：在手术的可及性问题解决前，LLIF 术主要用于腰椎侧凸的冠状面和矢状面矫正，对胸椎和腰骶椎的矫正能力较差。

6) 根据上述评估结果，规划 LLIF 术的施术区域、节段、和方式（图 6-47）。Surgimap® 提供了一个十分方便的术前模拟设计平台。但由于其手术规划主要关注的是矢状面参数，对冠状面畸形矫正术前设计仍有待进一步摸索，另外，该软件只是基于静态全脊柱正侧位片，无法预测动态和代偿后的脊柱力线变化，应用中应予以注意。

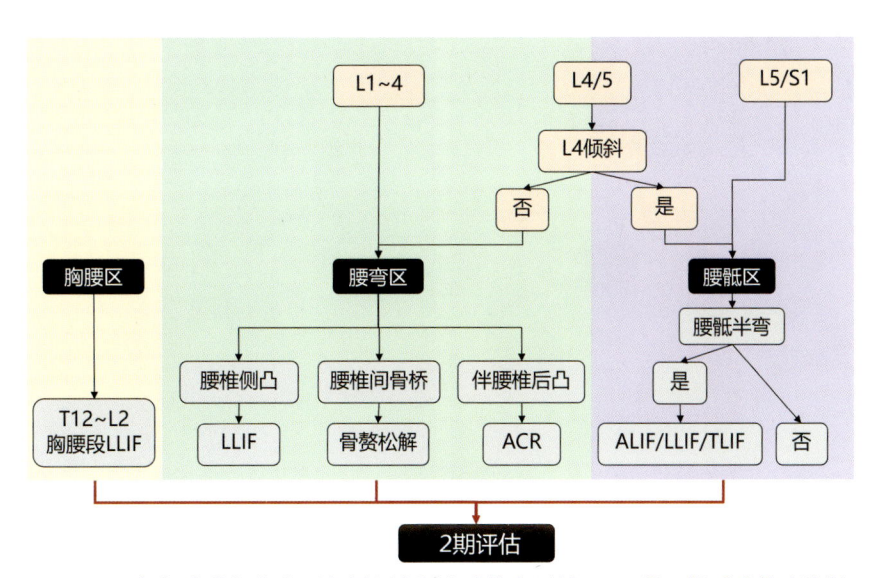

图 6-47　根据弯曲部位分区和僵硬度制定脊柱各区域 LLIF 的 1 期手术策略路径

二、冠状面失平衡类型与 1 期手术策略

LLIF 术的治疗目标是松解僵硬椎间隙、矫正 Cobb 角、改善脊柱力线。冠状面失平衡治疗需要考虑到失平衡的方向与侧凸方向之间的关系，退行性腰椎侧凸的冠状面平衡分成三型：A 型为冠状面未失平衡（CBD ≤ ±3 cm）；B 型为冠状面存在失平衡，且失平衡方向位

于腰椎侧凸的凹侧；C 型为冠状面存在失平衡，且失平衡方向位于腰椎侧凸的凸侧[6]。应根据不同的冠状面平衡类型，制定相应的侧路手术策略。

1. 冠状面平衡 A 型　对此型病例，患者的冠状面是整体平衡的，但在腰弯的同时，可能同时存在胸弯、胸腰弯及腰骶半弯，只是各区域的弯曲度的 Cobb 角总和为零，并由此保持了躯干整体冠状面的平衡。当 LLIF 术矫正腰弯 Cobb 角后，可能会出现新的躯干平衡状态，治疗目标须在矫正腰弯 Cobb 角的同时，保持躯干的整体冠状面平衡。

因此需要根据腰弯的大小、涉及的节段、顶椎的位置、是否存在胸腰弯、是否存在腰骶半弯、各区域的弯曲的匹配性等参数采用不同的策略，并预估 LLIF 术的矫正效果。尤其值得关注的是腰骶半弯的大小、弯曲的僵硬度、腰骶半弯的退变程度、腰弯与腰骶半弯匹配度。

（1）对无腰骶半弯或腰骶角小于 15° 的患者　一般为柔韧性腰骶半弯，或代偿性腰骶半弯，该半弯可在 LLIF 术后被代偿。对这些病例可选择凹侧入路、松解腰弯顶椎和僵硬区的邻近椎间隙，矫正这些椎间隙的 Cobb 角。对腰弯较为柔软，能通过 LLIF 手术明显矫正脊柱畸形并保持脊柱的整体平衡，对这些患者 2 期后路手术只要做原位固定，就能获得良好的脊柱矫正和脊柱冠状面维持平衡的效果（图 6-48）；对腰弯僵硬的患者，LLIF 术一般只能部分矫正腰弯，2 期后路手术矫正时，可适度保留腰弯，使侧残留 Cobb 角与腰骶半弯 Cobb 角达成协调，以获取人体整体平衡，避免 2 期手术的过度矫正，导致术后的冠状面失平衡（图 6-49）。对这些患者若无明显的禁忌，远端固定椎可选择在 L5，这样保留 L5/S1 椎间盘，能提供较好的术后代偿能力。

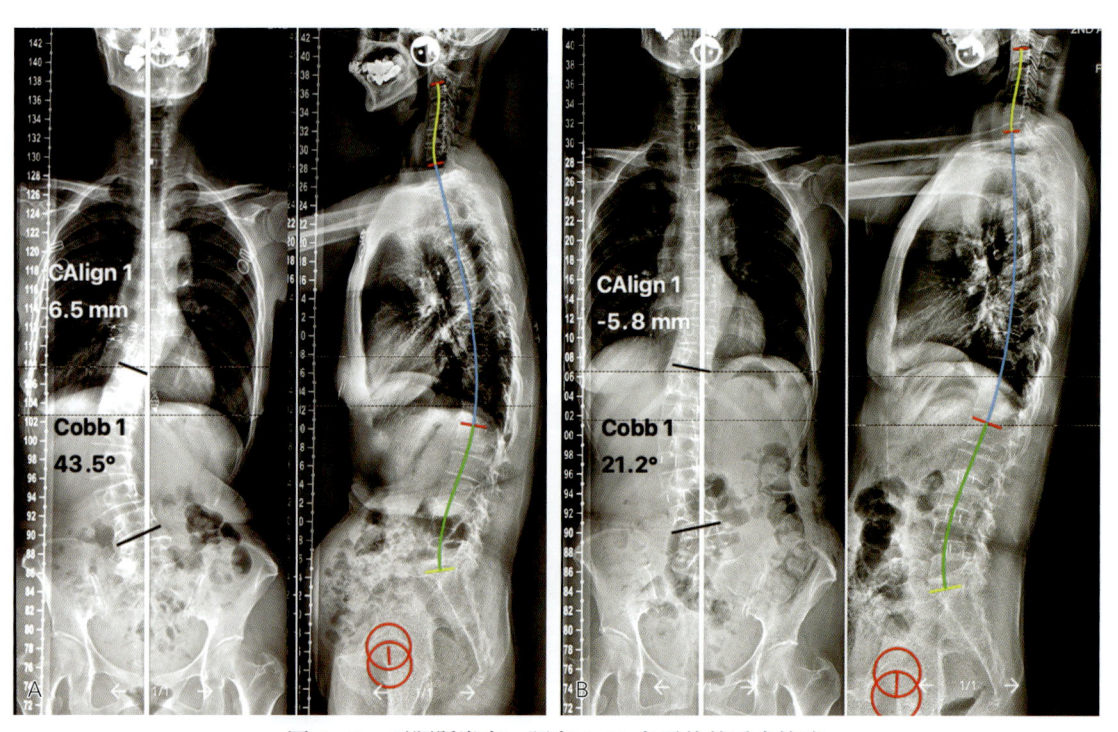

图 6-48　无腰骶半弯、腰弯 Cobb 角柔软的手术策略

患者，女性，68 岁，ADS，腰弯 Cobb 角 43°，冠状面平衡 A 型，矢状面失平衡（A）；L2/3、L3/4、L4/5 节段 CLIF 术，Cobb 角改善，冠状面平衡维持，矢状面平衡改善（B）

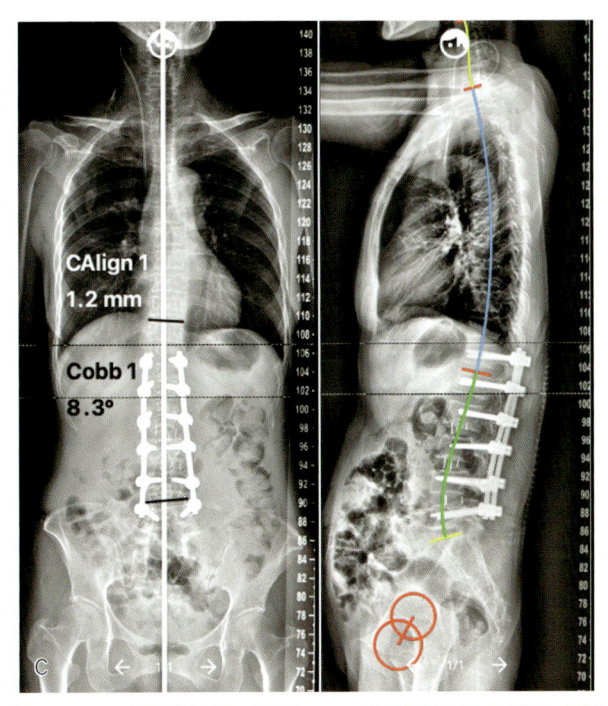

图 6-48 无腰骶半弯、腰弯 Cobb 角柔软的手术策略（续）

2 期手术单纯后路原位固定，冠状面和矢状面平衡恢复良好（C）

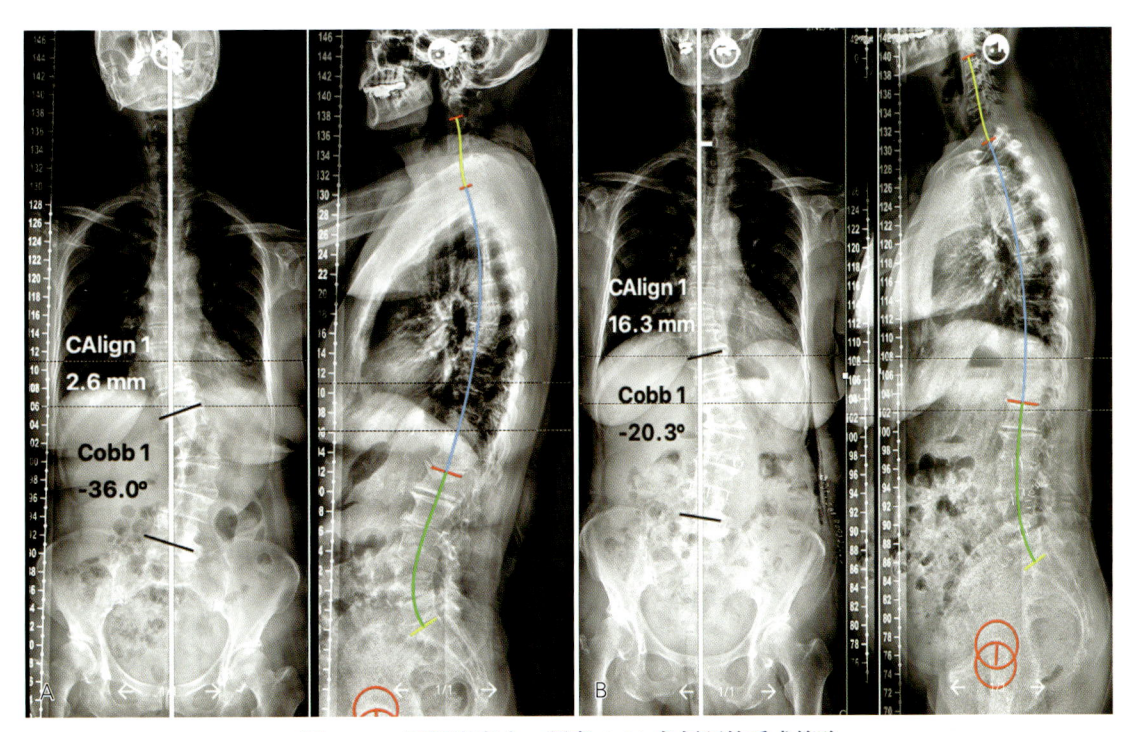

图 6-49 腰骶半弯小，腰弯 Cobb 角僵硬的手术策略

患者，男性，63 岁，ADS，冠状面平衡 A 型，Cobb 角 36°，僵硬，矢状面平衡可（A）；L2～L5 节段 CLIF 术，术后 Cobb 角矫正至 20°，矢状面平衡恢复（B）

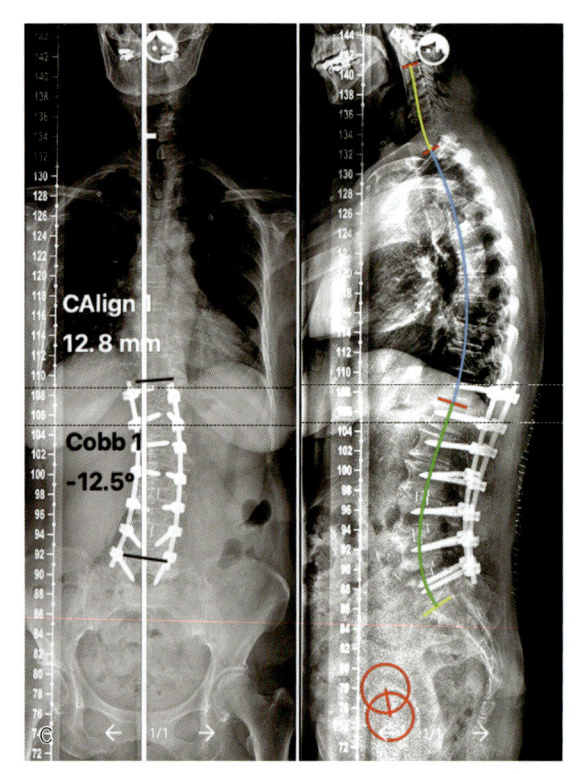

图 6-49　腰骶半弯小，腰弯 Cobb 角僵硬的手术策略（续）

2 期后路固定，适度保留腰弯角度，使之与保持腰骶弯协调，冠状面和矢状面力线维持良好 (C)

(2) 对大于 15° 的腰骶半弯　一般常常为结构性或僵硬性腰骶半弯。对此类病例单纯矫正腰弯，残留的僵硬性或结构性腰骶半弯会导致躯干倾斜，变为 C 型即起飞征（图 6-50）。1 期 LLIF 术应集中关注腰骶半弯区，可采用腰骶弯凸侧入路；术后需注意脊柱冠状面平衡和腰骶半弯的变化，并据此确定 2 期冠状面矫正策略。对于 1 期术后，若 L5 矫正后基本水平化且腰弯 Cobb 角矫正较好的患者，远端固定椎可放置在 L5 水平，并根据是否残留胸腰段畸形，确定上端固定椎，采用弧形棒固定技术就能达到较好的冠状面平衡效果（图 6-51）。

2. 冠状面平衡 B 型　LLIF 术的基本策略和注意事项同冠状面平衡 A 型。一般说来对 B 型患者建议从凹侧入路，选择主要的僵硬性不对称塌陷的椎间隙，在关键腰弯区的 LLIF 术加后路中节段固定，就能达到脊柱矫正、躯干平衡的恢复（图 6-52）。

3. 冠状面平衡 C 型　治疗策略与躯干倾斜驱动因素密切相关。LLIF 术的主要目标是矫正下腰弯和腰骶弯等主要 C 型失平衡驱动因素。若将 LLIF 术施术节段设定在腰弯就会导致躯干失平衡的加重（图 6-50），需在腰骶半弯区实施 LLIF 术。在腰骶半弯的凹侧进行 LLIF 术，一般能获得较好的矫正，且 2 期手术的远端固定椎可以放置在 L5 水平（图 6-53）。但当腰骶弯入路受髂骨阻挡时，也可选择腰骶半弯的凸侧入路，此时应注意椎间融合器高度应选择与凹侧椎间隙相匹配，而非凸侧。由于受到解剖结构限制，对腰骶弯实施 LLIF 术，应予以充分术前评估，以免发生严重手术并发症。对无法实施腰骶弯 LLIF 术的患者，需在 2 期手术时，对腰骶弯实施 TLIF 术。对重度侧凸病例，应在腰骶弯和下腰弯矫正的同时，还需关注其他弯的矫正，以纠正躯干的塌陷，恢复躯干高度和平衡，改善临床症状。

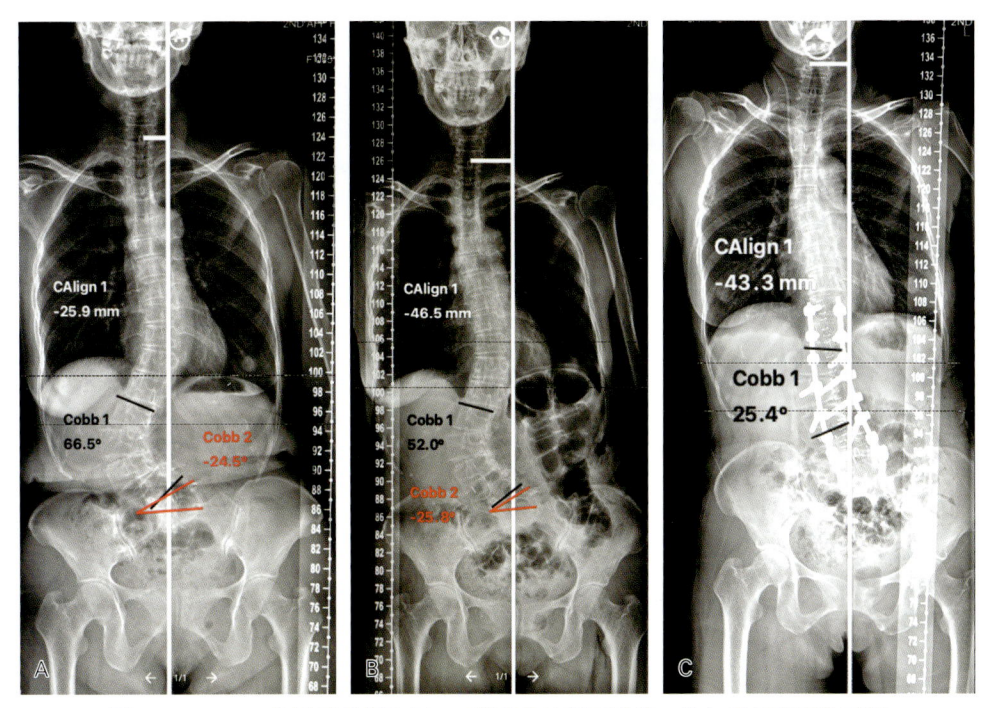

图 6-50　LLIF 术矫正后起飞征，2 期手术处理不当进一步加重冠状面失平衡

患者，女性，55 岁，冠状面平衡 A 型，Cobb 角 66°，腰骶弯 24°（A）；鉴于腰骶弯较大，且躯干向凸侧倾斜，有潜在性术后转变为冠状面平衡 C 型风险，予以腰骶弯凹侧 L3/4、L4/5 两个节段 LLIF 术，术后仍出现冠状面失平衡（B）；2 期手术虽行 L5/S1 TLIF 术、SPO、T11～S1 固定，术后冠状面失平衡矫正不理想（C）

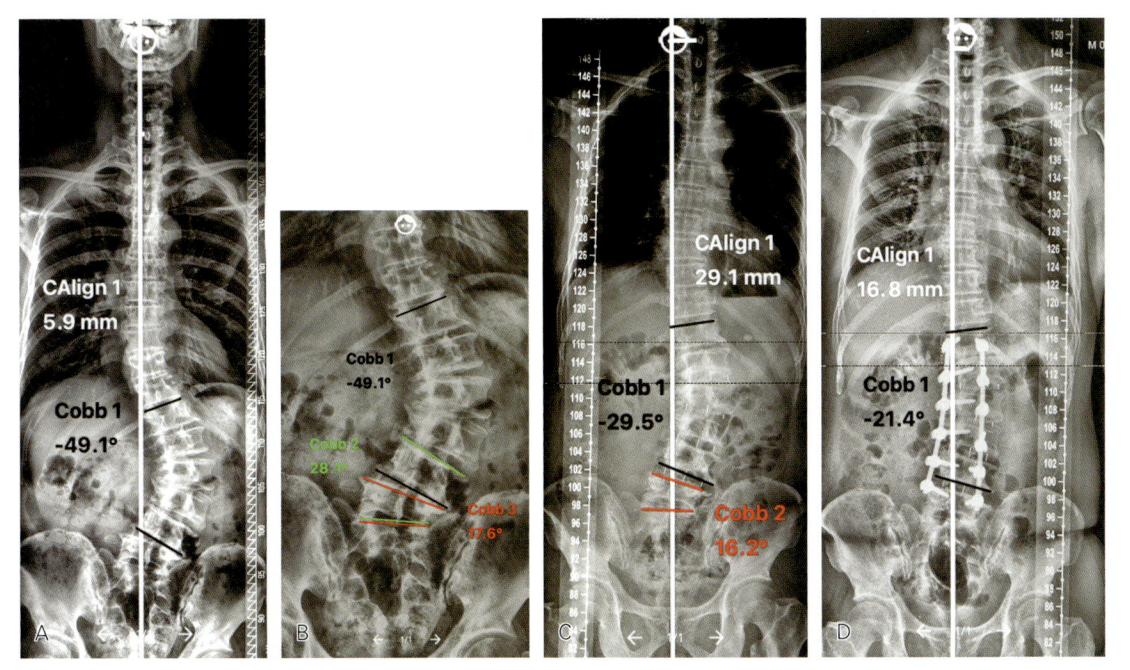

图 6-51　腰骶半弯大于 15°，CLIF 术后冠状面平衡

患者，男性，58 岁，冠状面平衡 A 型，Cobb 角 49°（A）；腰骶半弯明显，其中 L4 倾斜角 28°，L5 倾斜角 17°（B）；L1～L5 节段 CLIF 术，术后 Cobb 角改善至 29°，腰骶半弯仍维持不变，冠状面平衡基本维持（C）；2 期后路固定采用弯棒技术，使腰弯与腰骶半弯协调。保持冠状面的平衡（D）

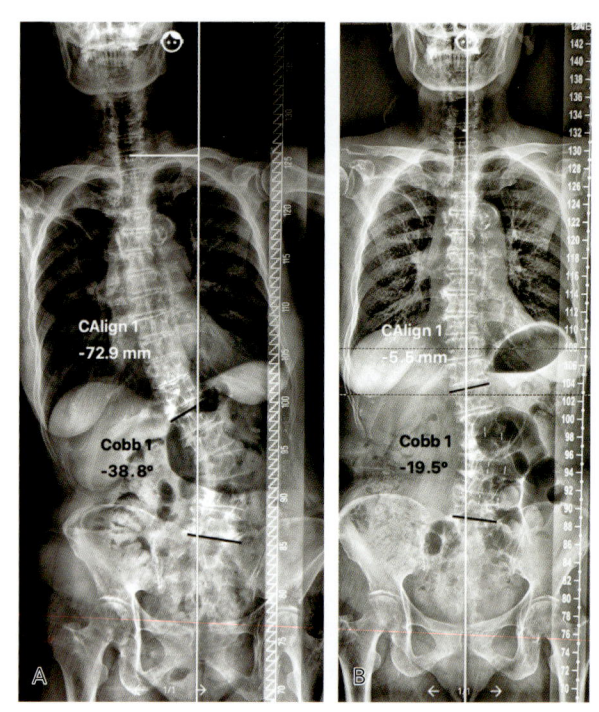

图 6-52　冠状面失平衡的 LLIF 术策略

患者，女性，75 岁，ADS，Cobb 角 40°，冠状面失平衡 B 型（A）；L2/3、L3/4、L4/5 节段 CLIF 术，术后脊柱冠状面恢复平衡，冠状面平衡转变为 A 型，Cobb 角改善至 24°（B）

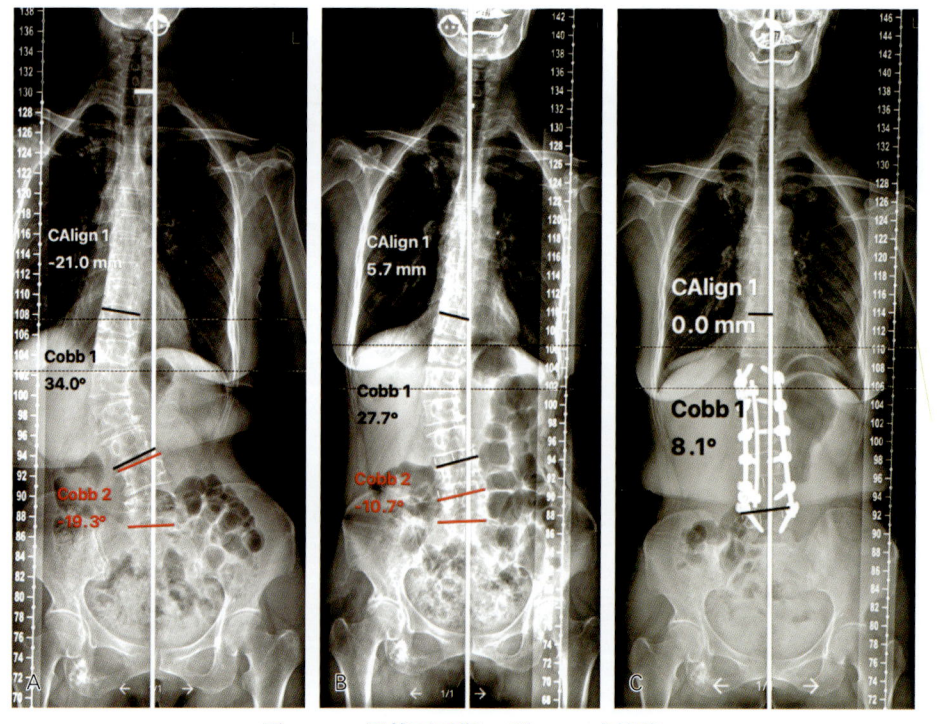

图 6-53　冠状面平衡 C 型 LLIF 术策略

女性，55 岁，退行性腰椎侧凸，Cobb 角 34°，冠状面平衡 C 型（A），L4 倾斜角 19°；腰骶弯凹侧入路，L3/4、L4/5 节段 CLIF 术；术后冠状面平衡改善（B）；2 期后路手术 L1-L5 固定，冠状面平衡恢复（C）

三、2 期评估及 2 期手术策略

LLIF 术松解椎间隙，会使退行性腰椎侧凸的类型发生改变，依赖 1 期术前评估治疗术后的冠状面失平衡并不可靠[7]。2 期手术除了后路固定增加脊柱稳定性外，还须进一步矫正残留的脊柱失平衡和神经压迫。应对脊柱冠状面平衡做二次评估，以便规划 2 期后路补充矫正策略和方式（图 6-54）。

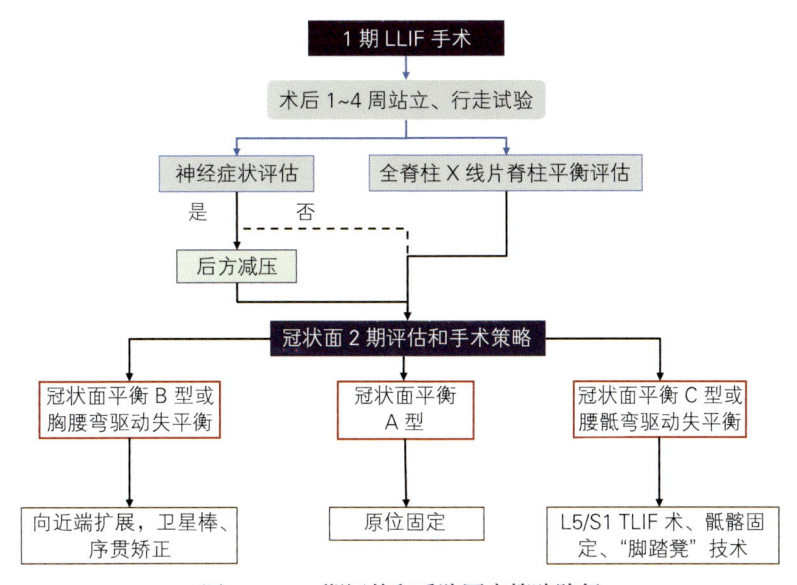

图 6-54 2 期评估和后路固定策略路径

1 期 LLIF 术后冠状面平衡 A 型的患者，一般可行原位固定。但当 2 期手术试图做残留畸形矫正时，应关注腰骶区或胸腰区或二者是否也存在残留畸形，并预估在腰椎畸形矫正后这些畸形对矫正效果可能的影响。

在 1 期 LLIF 冠状面畸形获得矫正后，常常会忽略腰骶半弯，此时的腰骶半弯可称为隐匿性腰骶半弯，当存在这种隐匿性腰骶半弯时，若 2 期手术单纯矫正腰弯，则会导致脊柱的"起飞征"（图 6-55）[8]。

因此对腰骶半弯应予以重视，对存在腰骶半弯，但 LLIF 术后脊柱冠状面平衡保留的病例，可在 2 期矫正中保留部分腰弯，并保持腰骶半弯与残留腰弯 Cobb 角的相互协调和匹配（图 6-56）。此策略一般只用于腰弯和腰骶半弯均较小的病例。

对 1 期 LLIF 术后残留冠状面失平衡或潜在失平衡的患者（C7PL 在腰弯凸侧但 CBD ＜30 mm），若残留失平衡因腰骶弯驱动，需采用 2 期后路 L5/S1 节段 TLIF 术，以起到 L5 水平化的效果；同时，需选择后路长节段固定，下端固定椎宜选择骶椎固定或骶髂固定；且在 2 期手术后路矫正必须兼顾腰主弯和腰骶弯的协调，防止腰弯过度矫正，避免术后的冠状面失平衡。

对较大的腰骶半弯残留患者，则应采用腰骶固定技术包括骶髂螺钉技术、髂骨螺钉等的腰骶螺钉技术；将固定点下移至骨盆，并通过对腰骶弯的矫正技术，增加对冠状面矫正效果。其中脚踏凳技术（kickstand technique），可通过倾斜侧的髂嵴螺钉，连接于同侧矫正棒上，完成强有力的冠状面矫正（图 6-57）。该手术方法因增加了固定棒，可以在一定程度上降低远端固定椎选择在骶椎所致的失败率较高的问题。

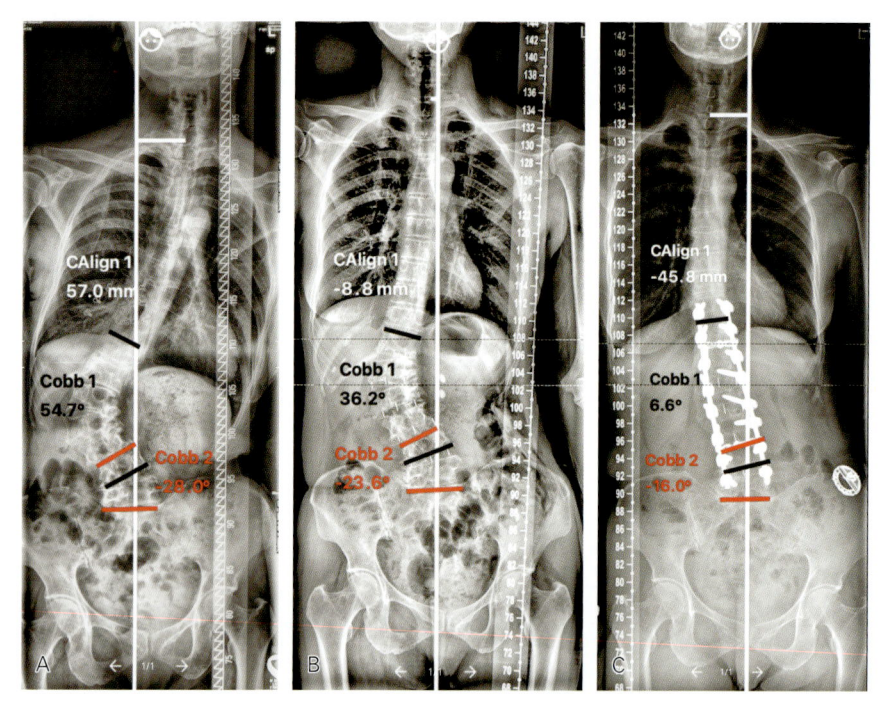

图 6-55 腰骶半弯存在导致 2 期术后的起飞征

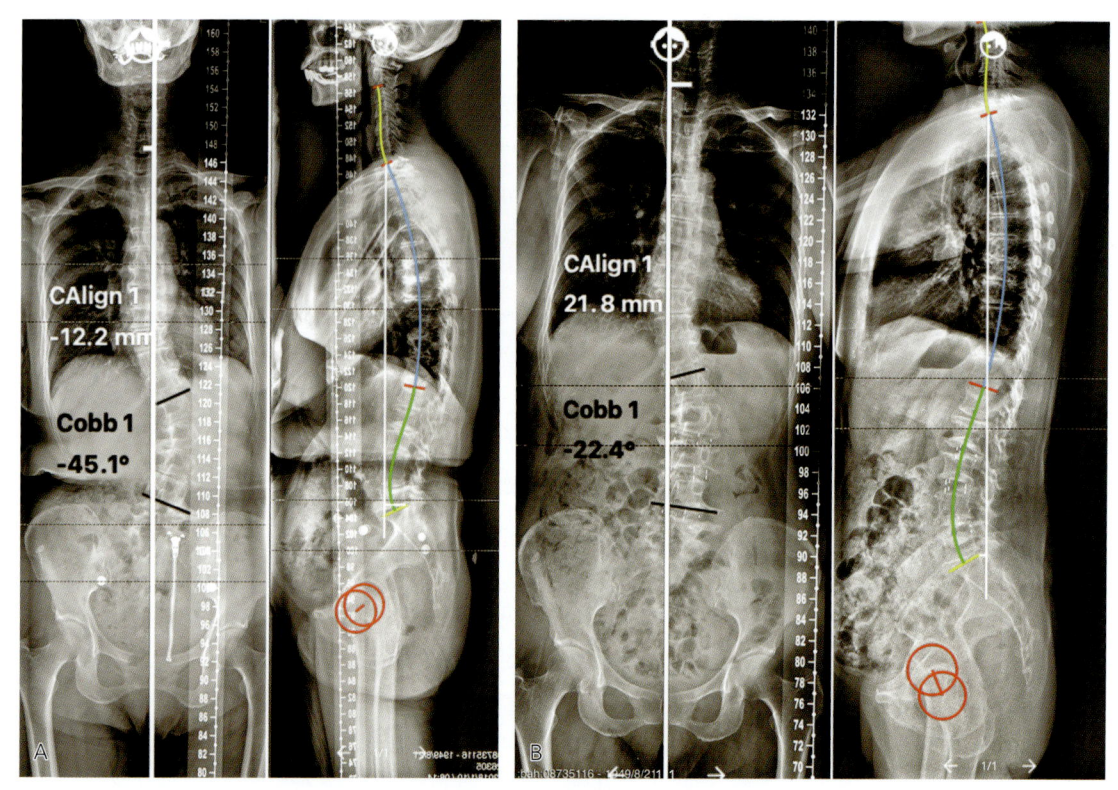

图 6-56 CLIF 术后平衡恢复，2 期原位固定

患者，女性，65 岁，ADS，术前躯干无倾斜，冠状面平衡 A 型，腰骶弯＝腰弯，腰弯僵硬，伴骨赘形成，腰骶弯主要因 L5 上终板倾斜所致，矢状面可（A）；1 期 L2/3、L3/4、L4/5 节段 CLIF 术，术后腰弯 Cobb 角部分矫正，L5 上终板趋于水平化，维持冠状面平衡 A 型（B）

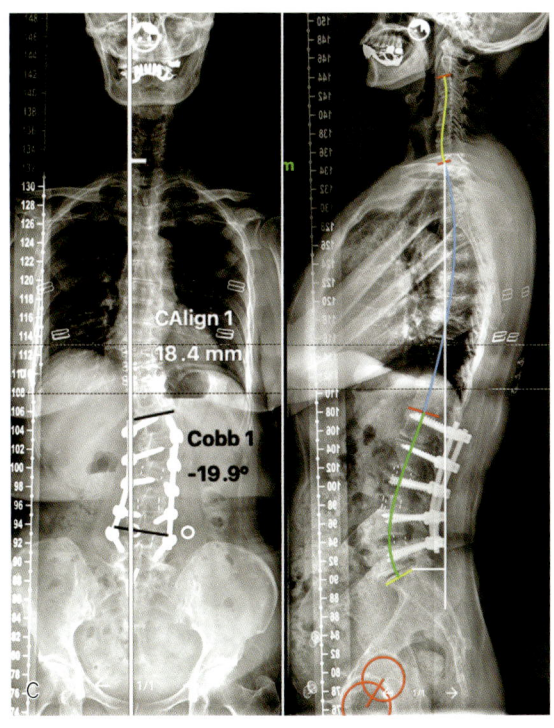

图 6-56　CLIF 术后平衡恢复，2 期原位固定（续）

2 期手术 L1～5 经椎弓根原位固定，保留部分弯曲，使与腰骶弯匹配。脊柱冠状面保持平衡（C）

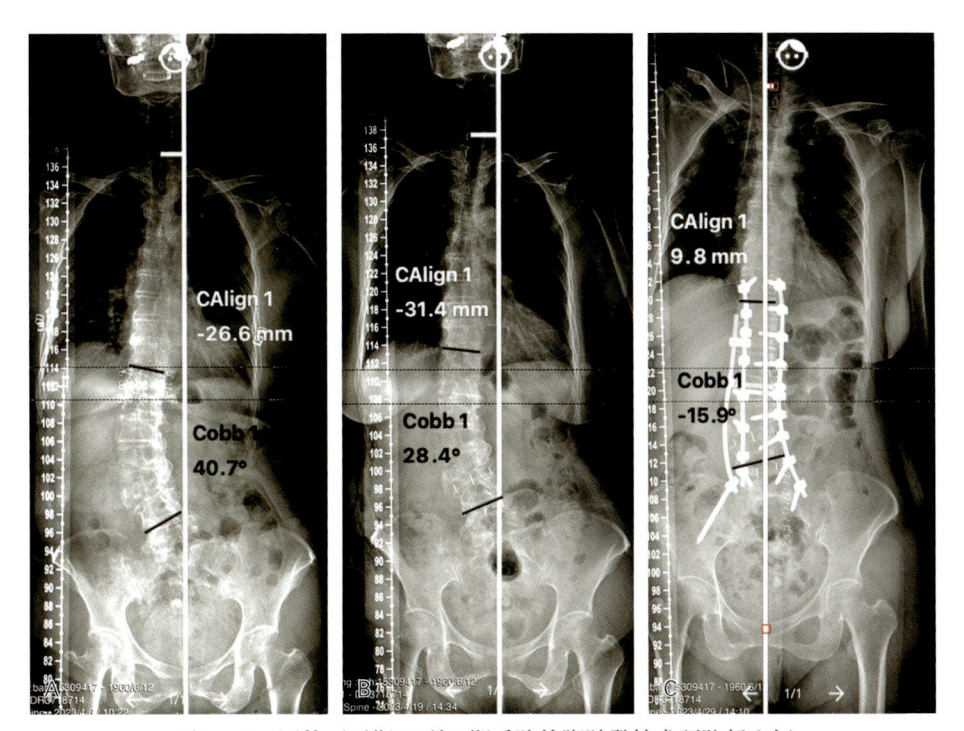

图 6-57　冠状面平衡 C 型 2 期后路的脚踏凳技术预防起飞征

患者，女性，62 岁，ADS，冠状面平衡 C 型，Cobb 角 40°（A）；L3/4、L4/5 节段 CLIF 术，术后 Cobb 角矫正至 28°，躯干向凸侧倾斜加剧，失平衡加重（B）；2 期后路 T10～S1 固定，联合躯干倾斜侧脚踏凳技术，为 1 期 CLIF 术"打补丁"，术后冠状面失平衡矫正满意，Cobb 角进一步改善（C）

1期术后冠状面失平衡另一因素为残留胸腰段畸形,若该残留畸形为僵硬性,且未予以关注的情景下,仅施行 2 期简单的后路中、短节段固定,常常会导致术后的冠状面躯干失平衡(图 6-58);在此情景,除应采用腰弯和腰骶弯双弯协调矫正策略外,还可将上端固定椎向近端延长,以便矫正胸腰段的残留畸形,有效防止 2 期术后的冠状面失平衡。

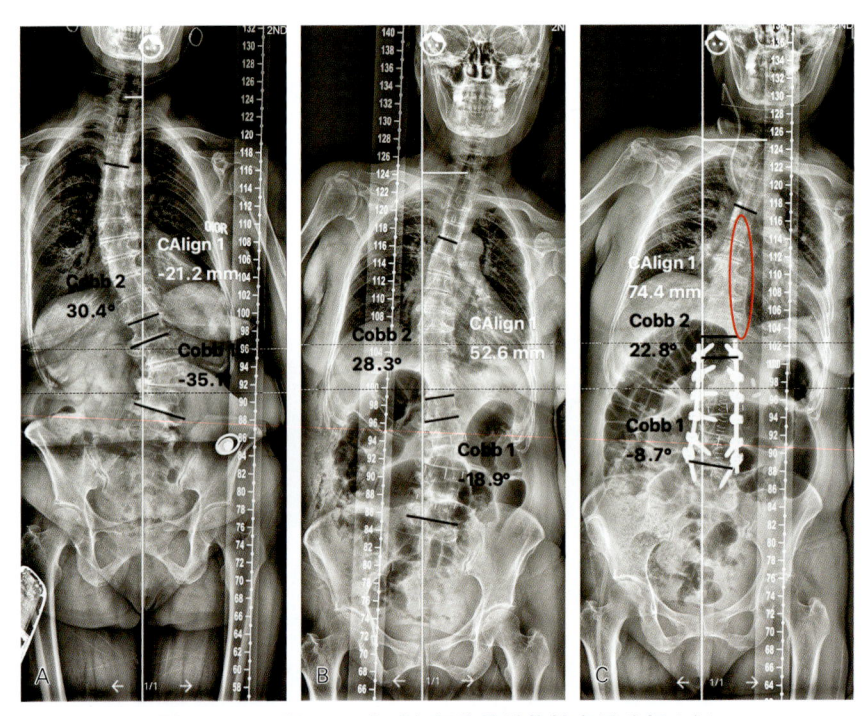

图 6-58 1 期 LLIF 术后忽视胸椎结构性弯导致起飞征

患者,女性,68 岁,术前冠状面平衡 B 型,腰弯 Cobb 角 35°,胸弯 Cobb 角 30°,CBD=−21 mm(A):L2/3、L3/4、L4/5 施行 LLIF 术,矫正腰弯,受手术可及性影响,未行胸弯矫正,残留胸弯 28°,CBD=52 mm,由术前冠状面 A 型转变为 C 型(B);2 期后路固定范围的 UIV 设定在 T12,术后未发生胸弯的恢复,以致出现脊柱冠状面失平衡,CBD=74 mm,可能与胸弯为骨赘僵硬性侧凸有关(红色圈)(C)

四、术后冠状面失平衡原因和预防策略

许多学者认为在脊柱长节段固定术后由于受到脊柱僵硬和代偿能力改变的影响,CBD 的阈值较未手术人群组会更小,为 2~2.5 cm[9]。鉴于部分患者术后冠状面失平衡可以通过多种代偿机制恢复,一般临床上将术后半年仍持续存在的脊柱 C7 铅垂线与骶骨中分线差值仍大于 2.5 cm 者界定为术后脊柱冠状面失平衡。ASD 矫正术后脊柱冠状位失平衡发生率为 25.6%~33.4%[10, 11]。

尽管 LLIF 术对冠状面的 Cobb 角的矫正能够获得较好的疗效,对侧凸顶椎的矫正平均达 28°,优于单纯后路平均矫正的 12°,但对冠状面失平衡的矫正效果似乎并不令人满意[12]。笔者团队的病例回顾性研究发现,腰椎微创侧路 LLIF 术后,尽管患者腰椎冠状位 Cobb 角有所改善,但部分患者冠状面失平衡可能加重(图 6-59)。Walker 等的研究发现侧、后路联合手术治疗 ADS 失平衡时能获得良好的效果,其中冠状面平衡 A 型患者不会出现新的失平衡情况,冠状面平衡 B 型患者能获得最为良好的矫正效果,但冠状面平衡 C 型患者矫正较为困难,术后仍有多数患者维持冠状面平衡 C 型(6/11 例),且这些失平衡的患者手术后的 ODI 恢复不理想[13]。

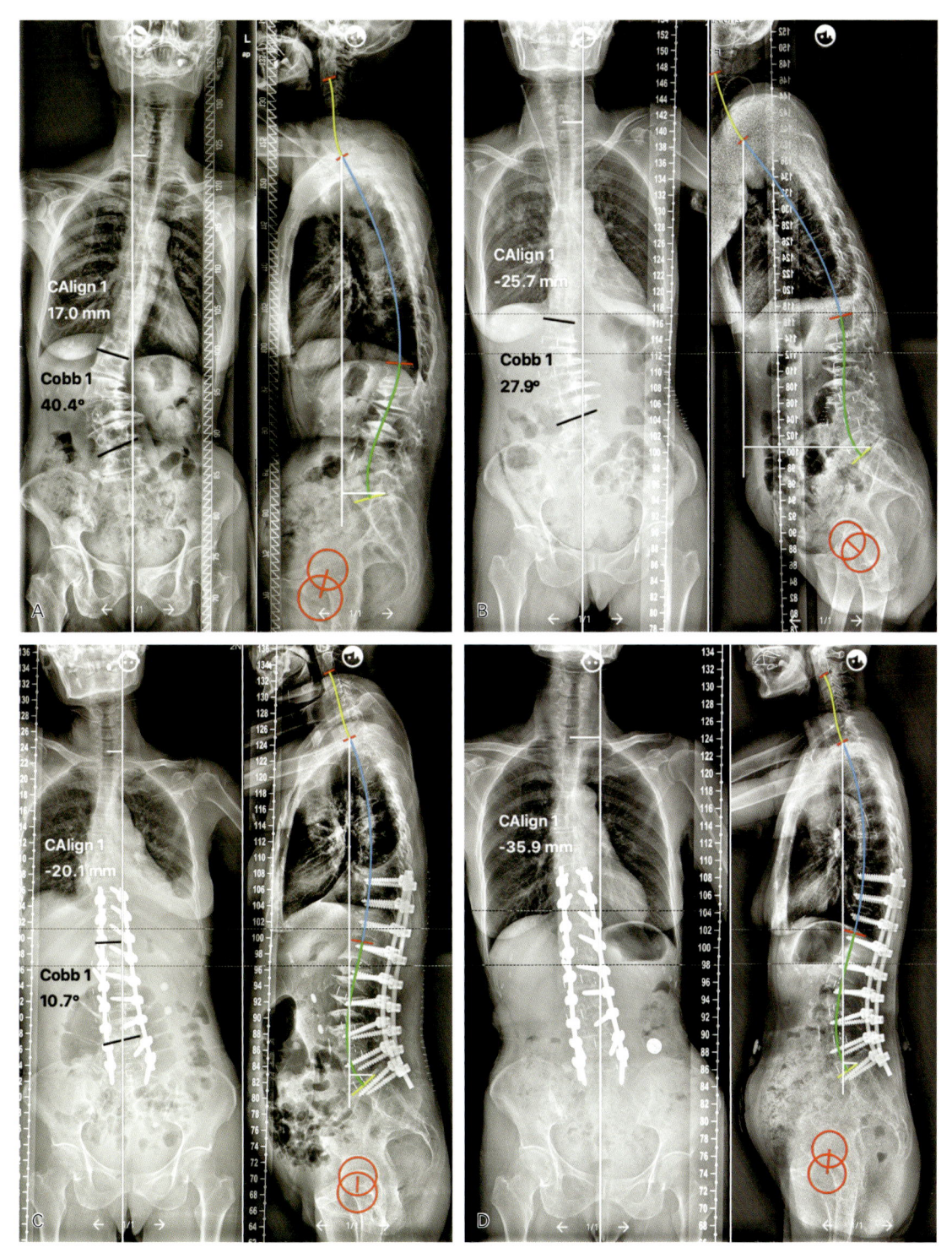

图 6-59　LLIF 术后冠状面失平衡逐步加重

患者，女性，68 岁，腰弯 Cobb 角 40°，冠状面失平衡 B 型 (A)；L1～L5 CLIF 术，L2/3、L3/4 骨赘松解，ACR 技术，术后冠状面平衡改善，胸腰段后凸残留，矢状面仍失平衡 (B)；2 期后路固定，LLIF 节段后柱 1 级截骨，L5/S1 TLIF 术，UIVT10，LIVS1，术后脊柱冠状面和矢状面平衡恢复 (C)；术后半年复查矢状面平衡良好，出现冠状面部分失平衡，CBD=36 mm (D)

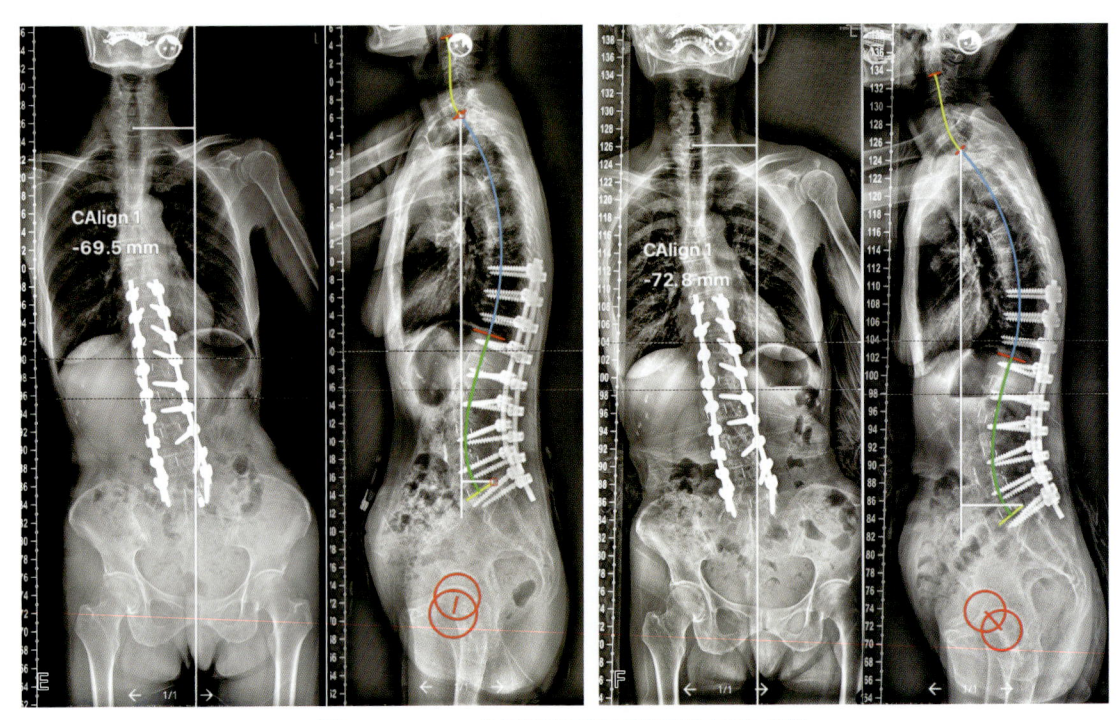

图 6-59　LLIF 术后冠状面失平衡逐步加重（续）

术后 2 年复查，矢状面平衡维持良好，冠状面失平衡加重，CBD=69 mm（E）；术后 4 年复查，脊柱冠状面平衡基本维持，CBD=72 mm（F）

　　术后冠状面失平衡可能的原因为：① LLIF 术一般只纠正单弯或主弯的 Cobb 角，且多数只在 L1～L5 节段能发挥矫正作用，在复杂性脊柱畸形中，当存在其他区域的显性或隐匿性僵硬性弯曲，常常残留，尤其是腰骶半弯和（或）骶骨倾斜、L4 冠状面倾斜度、胸椎结构性隐匿性弯，在老年患者这些残留畸形无法代偿；若在 2 期手术未能关注，就会导致术后的冠状面失平衡[13-15]；②骨盆骶骨畸形、髋、膝关节疾患，下肢不等长[16]；③手术策略因素：错误的固定端椎选择（UIV、LIV 的错误选择）；④腰椎主弯区或僵硬区的过度矫正或不足矫正，施术节段选择不当[17]；⑤ 2 期手术矫正时须进行全脊柱透视，评估整体脊柱的平衡状态是手术成功的重要影响因素，若 2 期矫正手术中缺乏必要的关注，未拍摄术中全脊柱 X 线片常常会导致术后的冠状面失平衡[18]；⑥术前的脊柱冠状面分型对术后冠状面失平衡有较大影响，冠状面平衡 C 型发生术后冠状面失平衡的病例远多于其他类型[19]；我们认为对重度冠状面平衡 C 型患者，采用正确的固定棒的安放顺序，有利于冠状面和矢状面残留畸形的矫正（图 6-60）。

　　一般认为一旦确认存在术后脊柱冠状面失平衡，该状态将会持续存在，若导致明显的临床症状，就需要处理。Nakai 等的提出更为激进的观点，他们认为即使患者的冠状面失平衡被代偿，但仍会导致患者日常活动中的体力和能耗增加，因此仍需对这种代偿性失平衡做出必要的处理[20]。对 LLIF 术后的冠状面失平衡重点在于预防，尤其对冠状面平衡 C 型的患者。

【结论】

　　躯干冠状面失平衡并不少见，主要有两种冠状面失平衡类型：术前脊柱本身存在的冠状面失平衡，和术后新发的冠状面失平衡。由于患者维持躯干平衡所需的能耗增加，且伴有腰部的轴性症状，对生活质量和疗效有影响，部分会明显影响患者的外观，对患者的心理造成

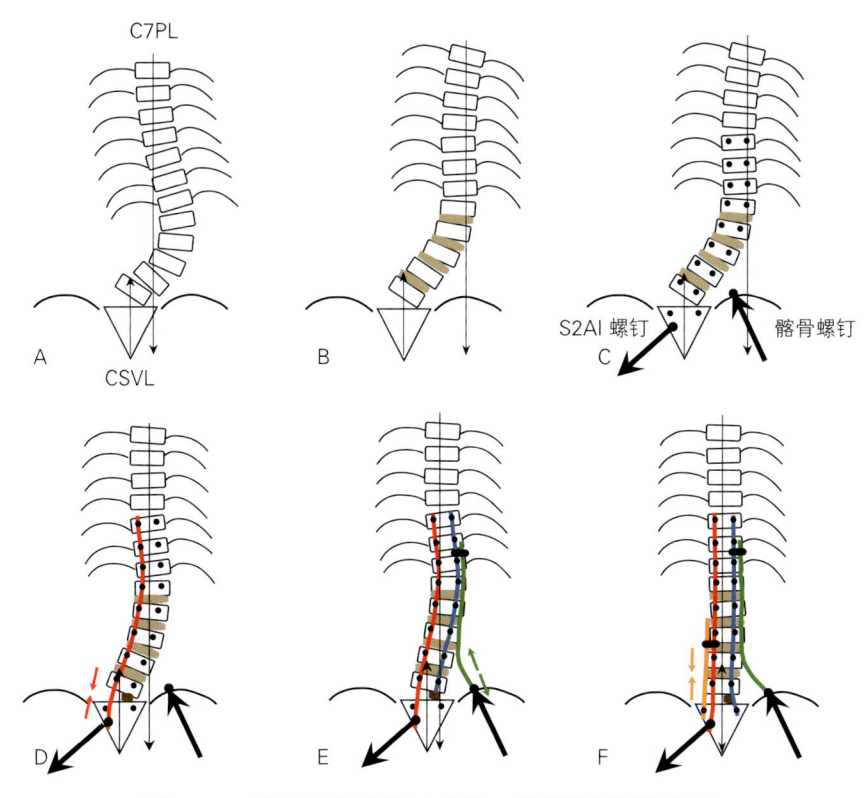

图 6-60　重度冠状面平衡 C 型的 2 期后路固定操作顺序

冠状面平衡 C 型（A）；L1/2、2/3、3/4、4/5 行 LLIF 术（B）；2 期在 T10 至 S1 置入椎弓根螺钉（黑色圆点），并在左侧置入 S2AI 螺钉，右侧置入髂骨螺钉（C）；先在 L5/S1 右侧置入椎间融合器，在腰主弯凹侧 S1-S10 螺钉间置入矫正棒后（红色线条），行 L5/S2 间的压缩操作（红色箭头），做 L5/S1 的初步矫正（D）；再在腰弯凸侧置入连接棒（蓝色线条），予以固定后，放松凹侧头端 4 个螺帽，然后置入髂骨支撑棒（绿色线条），用双头连接器（黑色条形）连接至凸侧连接棒，做撑开操作（绿色箭头），进一步矫正腰骶弯，完成该操作后，拧紧腰弯凹侧棒头端的螺帽（E）；若腰骶弯仍残留，可再在腰弯凹侧置入第四棒（橙色线条），并做压缩操作，以获得最终的腰骶弯矫正（F）

比较大的影响。LLIF 术对矫正脊柱冠状面失平衡具有一定的优势，但也存在陷阱，正确掌握手术技术、理解手术的基本规律、针对不同失平衡类型，应采用不同的手术策略，2 期术前评估和正确的后路固定策略对残留的畸形成功治疗具有重要的价值。

（张宁）

本节参考文献

1. BUELL T J, SMITH J S, SHAFFREY C I, et al. Multicenter assessment of surgical outcomes in adult spinal deformity patients with severe global coronal malalignment: determination of target coronal realignment threshold. J Neurosurg Spine, 2021, 34: 399−412.
2. PLAIS N, BAO H, LAFAGE R, et al. The clinical impact of global coronal malalignment is underestimated in adult patients with thoracolumbar scoliosis. Spine Deformity, 2020, 8: 105−113.
3. GLASSMAN S D, BERVEN S, BRIDWELL K, et al. Correlation of radiographic parameters and clinical symptoms in adult scoliosis. Spine (Phila Pa 1976), 2005, 30(6): 682−688.

4. THEOLOGIS A A, MUNDIS G M, NGUYEN S, et al. Utility of multilevel lateral interbody fusion of the thoracolumbar coronal curve apex in adult deformity surgery in combination with open posterior instrumentation and L5-S1 interbody fusion: a case-matched evaluation of 32 patients. J Neurosurg Spine, 2017, 26: 208-219.
5. ACOSTA F L, LIU J, SLIMACK N, et al. Changes in coronal and sagittal plane alignment following minimally invasive direct lateral interbody fusion for the treatment of degenerative lumbar disease in adults: a radiographic study. J Neurosurg Spine, 2011, 15(1): 92-96.
6. BAO H, YAN P, QIU Y, et al. Coronal imbalance in degenerative lumbar scoliosis. Bone Joint J, 2016, 98-B: 1227-1233.
7. LI H, XU Z K, LI F C, et al. Does lateral lumbar interbody fusion decrease the grading of Lenke-Silva classification and determine the optimal fusion level in severe adult degenerative scoliosis? World Neurosurg, 2020, 139: E335-344.
8. THEOLOGIS A A, LERTUDOMPHONWANIT T, LENKE L G, et al. The role of the fractional lumbosacral curve in persistent coronal malalignment following adult thoracolumbar deformity surgery: a radiographic analysis. Spine Deform, 2021, 9: 721-731.
9. OBEID I, BERJANO P, LAMARTINA C, et al. Classification of coronal imbalance in adult scoliosis and spine deformity: a treatment-oriented guideline. Eur Spine J, 2019, 28: 94-113.
10. THEOLOGIS A A, LERTUDOMPHONWANIT T, LENKE L G, et al. The role of the fractional lumbosacral curve in persistent coronal malalignment following adult thoracolumbar deformity surgery: a radiographic analysis. Spine Deform, 2021, 9: 721-731.
11. NAKAI K, YAMATO Y, HASEGAWA T, et al. Risk factors for coronal oblique take-off following adult spinal deformity surgery using lateral lumbar interbody fusion and open posterior corrective fusion. Spine Deform, 2022, 10: 647-656.
12. NAKAI K, YAMATO Y, HASEGAWA T, et al. Risk factors for coronal oblique take-off following adult spinal deformity surgery using lateral lumbar interbody fusion and open posterior corrective fusion. Spine Deform, 2022, 10: 647-656.
13. WALKER C T, GODZIK J, ANGEL S, et al. Coronal balance with circumferential minimally invasive spinal deformity surgery for the treatment of degenerative scoliosis: are we leaning in the right direction?. J Neurosurg Spine, 2021, 34: 879-887.
14. ZHANG J, WANG Z, CHI P, et al. Directionality of lumbosacral fractional curve relative to C7 plumb line, a novel index associated with postoperative coronal imbalance in patients with degenerative lumbar scoliosis. Spine, 2020, 46(6): 366-373.
15. ZUCKERMAN S L, LAI C S, SHEN Y, et al. Postoperative coronal malalignment after adult spinal deformity surgery: incidence, risk factors, and impact on 2-year outcomes. Spine Deform, 2023, 11(1): 187-196.
16. RADCLIFF K E, OROZCO F, MOLBY N. Is pelvic obliquity related to degenerative scoliosis? Orthop Surg, 2013, 5: 171-176.
17. MATSUMURA A, NAMIKAWA T, KATO M, et al. Factors related to postoperative coronal imbalance in adult lumbar scoliosis. J Neurosurg Spine, 2021, 34: 66-72.
18. ZHANG J D, CHI P F, CHENG J Y, et al. A novel integrated global coronal aligner helps prevent post-operative standing coronal imbalance in adult spinal deformity patients fused to pelvis: technical notes and preliminary results. BMC Musculoskelet Disord, 2021, 22: 307-314.
19. BARILE F, RUFFILLI A, PAOLUCCI A, et al. Risk factors for postoperative coronal imbalance after surgical correction of adult spinal deformities: a systematic review with pooled analysis. J Neurosurg Spine, 2023, 38: 558-572.
20. TANAKA N, EBATA S, ODA K, et al. Predictors and clinical importance of postoperative coronal malalignment after surgery to correct adult spinal deformity. Clin Spine Surg, 2020, 33: E337-341.

第八节
重度成人脊柱畸形的侧路腰椎椎间融合术策略

目前，对重度 ASD 的仍无明确界定，一般将 Cobb 角的大小作为严重程度的标准，胸椎 Cobb 角大于 75°、胸腰段脊柱或腰椎 Cobb 角大于 50° 称为重度 ASD[1]。有学者对 SVA ＞于 9.5 cm 的脊柱失平衡，PT ＞30°或 PI-LL 不匹配度＞20°[2]，CBD ＞40 mm 的冠状面失平衡也称之为重度 ASD[3]。Mummaneini 等认为若僵硬性脊柱畸形需行 10 个节段以上的脊柱融合或包括 L5/S1 在内的 5 节段以上的脊柱矫正融合的就可称之为重度 ASD[4]。重度 ASD 对患者生活质量影响巨大，保守治疗常常无效，一般需要手术治疗。重度僵硬性 ASD 手术治疗较为困难，常规后路手术需采用脊柱 PSO 甚至是 VCR，但此类手术创伤大，并发症多，尤其对高龄患者难以耐受[5]。笔者团队采用 LLIF 术治疗重度 ASD，获得较好的疗效。

一、重度 ASD 的治疗目标

重度 ASD 主要的症状源自脊柱失平衡及其躯干塌陷和倾斜，并产生的相关症状，对患者的生活质量造成重要的影响。治疗原则除单纯减压、稳定外，应强调恢复脊柱的平衡，以缓解临床症状，改善生活质量，并预防畸形进展；同时减小或控制手术创伤，减少并发症。

重度 ASD 的脊柱力线恢复目标为：CBD ≤30 mm，双肩平；SVA ＜60 mm，或 TPA ＜19.3°；腰椎后凸的矫正目标为 PI-LL ＜1.33，PT ＜20°或 PT 率 (PT/PI×100%) ＜25.95%。并根据患者的年龄调整脊柱力线恢复目标值[6]。

重度 ASD 是涉及腰骶区、腰椎区和胸腰椎等不同区域的冠状面、矢状面和水平面的三维脊柱畸形，躯干平衡是各区域弯曲的总和。对 ASD 来说，获取每个区域的 Cobb 角最大恢复的同时，还应获取各区域的 Cobb 角的总和为零，才能达到脊柱平衡的恢复[7]。

二、1 期手术策略

LLIF 术的策略之一：是实施单节段或多节段的椎间隙不对称楔形变等畸形的矫正。可根据计划的施术节段，计算 LLIF 术的合适并和谐矫正角度；在具有操作可行性的脊柱区域，实施侧路腰椎椎间松解、椎间融合器置入，达到脊柱各区域的 Cobb 角的总和为零的目标。对单弯的病例，针对该弯曲的挛缩或僵硬节段实施 LLIF 术一般就能达到上述目标；而对多个弯曲的患者，则需采用驱动节段矫正策略。此时，需对腰骶交界区、胸腰交界区、双弯交界区、畸形顶椎区等各区域进行分析，根据弯曲大小，和失平衡方向，对躯干倾斜主要驱动区域和节段，进行相应的 LLIF 术。

Surgmap 软件可以模拟手术，指导手术目标间隙和椎间融合器的选择，并预估 LLIF 术的矫正效果（图 6-61）。但应注意的是软件模拟手术是一种理想的状态，与实际手术结果存在一定的差距，在应用该软件时应予以扣除。

LLIF 术在重度 ASD 治疗中的另一种策略是：通过顶椎区的脊柱前中柱结构的松解，椎间撑开，使僵硬性脊柱畸形转变为柔韧性脊柱畸形，从而使后路矫正手术能较为容易实施，并避免了 VCR 手术。在此策略中，一般选择腰弯顶椎及相邻区域作为 LLIF 术的靶点。可以根据脊柱柔韧性及致僵硬因素将重度 ASD 分为柔韧型、骨赘僵硬型和骨性融合僵硬型，对柔韧型和骨赘僵硬型可以选择 LLIF 术，而对骨性融合僵硬型由于椎间隙已完全融合一般不适宜做 LLIF 术（图 6-62）。

部分重度 ASD 患者可伴有腰椎管极度狭窄，其中包括侧隐窝狭窄、椎间孔内骨赘形成、中央管狭窄，是 LLIF 治疗的另一重要目标，在选择目标节段中，应将这些节段囊括其中。

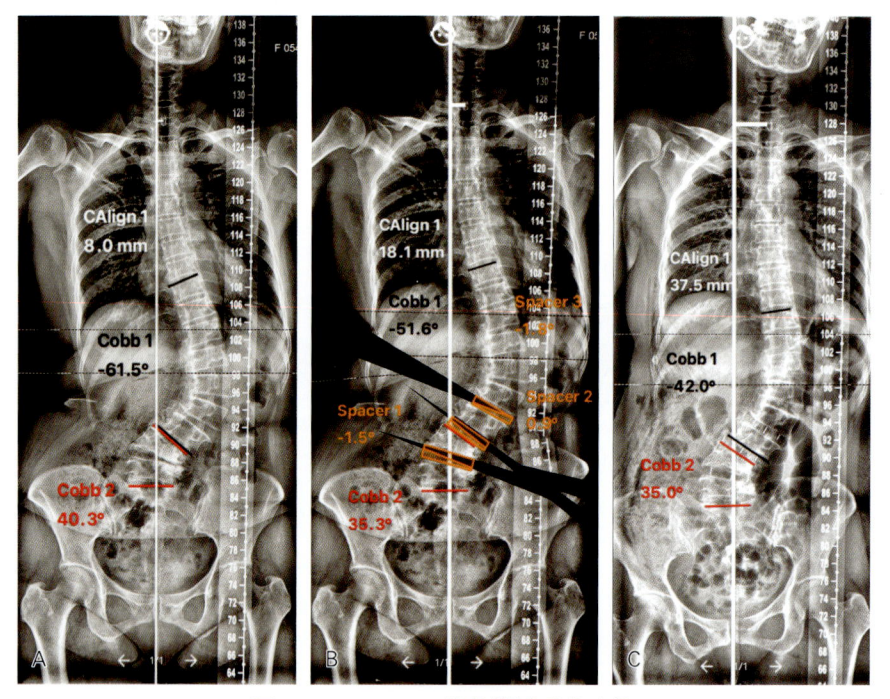

图 6-61　Surgmap 软件模拟手术示意

术前全脊柱 X 线片正位（A）；Surgmap 软件模拟手术效果图（B）；实际手术结果（C）

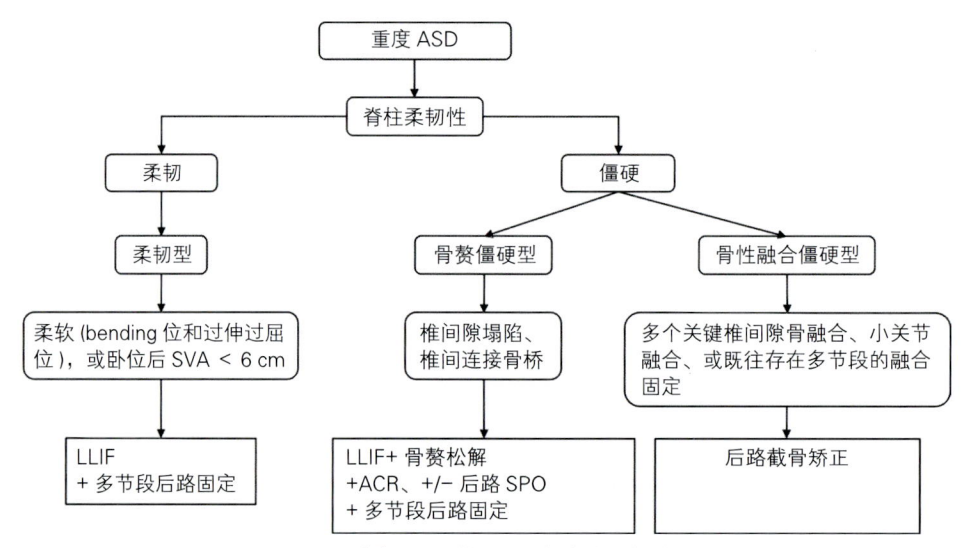

图 6-62　重度 ASD 的 LLIF 术方式选择路径图

三、LLIF 术入路可及性评估

入路的可及性涉及入路的安全性和会否受到胸廓和骨盆的阻挡，是 LLIF 术在重度 ASD 中需要考虑的主要问题之一。

除了既往的腹部手术史等，髂骨和胸廓是影响侧方腰椎入路可及性的重要因素，其中髂骨阻挡主要发生在凸侧入路的下腰段；在凹侧入路中，肋骨、胸廓下缘与骨盆髂嵴间的距离较短，在重度 ASD 患者常常出现"肋盆撞击征"（图 6-63），胸廓、肋骨和髂骨均会成为主要阻挡因素。由上下端的施术节段向顶椎的逐个椎间隙操作可能为减少凹侧入路时的髂骨或肋骨的阻挡提供便利。但若对腰骶半弯的侧凸施术，该技术策略似乎并不可行。另外，在目标间隙存在大血管与骨赘的粘连或血管椎体间隙消失也是该节段侧路手术无法进行的重要原因。

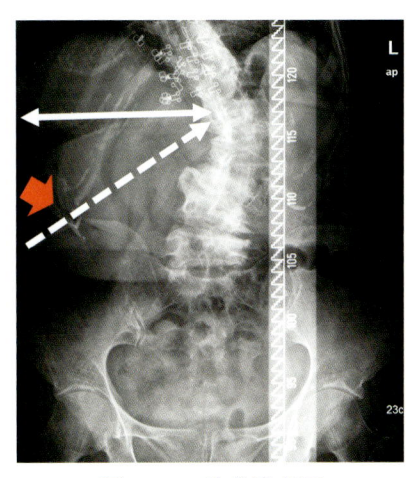

图 6-63 肋盆撞击征

脊柱弯曲的凹侧胸廓和肋骨下缘与骨盆髂嵴的距离明显缩短（红色箭头），同时皮肤与目标间隙的距离也增加（白色箭头），为增加入路的可及性，会在髂嵴上缘做皮肤切口，会进一步增加皮肤切缘与目标间隙的距离（白色虚线），增加凹侧入路难度。在重度 ASD 这样的现象会更显突出

近来，Takami 等报道 LLIF 术的经椎间隙的骨化松解技术[8]。在完全钙化椎间隙做这样的操作难度极大，但对部分钙化的椎间隙，可通过切除该部分的骨化结构，显露残留的椎间隙，并沿该间隙的方向进行分离和撑开，能获得椎间隙松解的效果。但对后柱结构已骨性融合的节段应谨慎采用 LLIF 术。

入路的安全性是另一评估中需要重点关注的问题。切口与目标椎间隙的距离增加（图 6-62），椎体相互间的距离缩短，使术野变深、变小；骨赘包裹节段血管及其分支增加了操作的难度和风险；另外，随着脊柱的变形和椎体的旋转，大血管与神经间距变窄也阻碍了该入路的应用。应在术前对这些结构充分评估。

重度 ASD 的患者常常合并骨质疏松，这些患者椎间盘骨性终板及其周围骨小梁结构极为松软，生物力学研究显示在严重骨质疏松的患者，椎间盘髓核和纤维环的力学强度明显高于椎体骨性终板及其周围骨小梁结构，这就导致手术终板处理中，容易引起终板损伤，并使终板塌陷；且术后容易发生椎间融合器的沉降；同时，远端固定椎和近端固定椎螺钉松动和拔出；上述情况直接影响手术矫正成功与否。此外，在骨质疏松症的患者，常常合并有椎体的骨质疏松性骨折所导致的椎体不对称性楔形改变，或 Kummell 病改变，而这些改变显然增加了脊柱畸形，并使畸形更为僵硬，畸形的形态更趋于复杂，制定手术策略和操作的难度也大幅度增加。可采用 LLIF 术的 5 级脊柱前柱序列重建技术。

四、LLIF 术操作注意事项

操作通道建立和椎间隙处理时应顺应椎体的旋转，术中的 C 型 X 线机臂的旋转透视法对预估术中的椎体旋转具有很好的帮助。

操作中应注意全程直视下操作；牵开器操作中可利用骨赘稳固牵开拉钩，尽可能避免使用椎体锚定螺钉固定，以免损伤血管；对需要做侧凸矫正和矢状面重建的病例，建议术者在患者的背侧进行操作，有助于术者视线能够直视椎体血管关系，并有助于顺应椎体的旋转，并有利于在椎间隙前 1/3 的操作和放置椎间融合器，减少大血管损伤的可能（图 6-64）。对需要减压的节段建议在患者的腹侧操作，便于将椎间融合器放置在椎间隙的中 1/3，以起到更好的间接减压的效果。

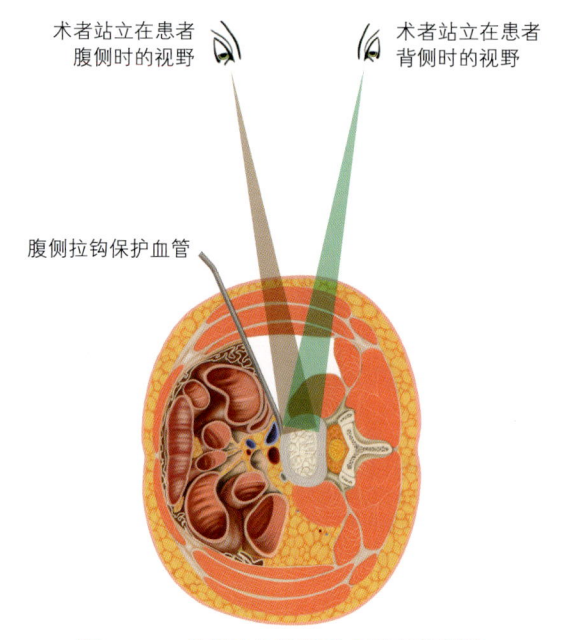

图 6-64　术者站立侧对手术视野的影响

背侧站立有利于施行 ACR 手术，腹侧站立有利于间接减压

ACR 技术是重度 ASD 治疗中重要技术。为避免大血管、节段血管及其分支和交感神经丛的损伤，建议"由椎间盘内向外"的操作模式，这种方法避免在前纵韧带与重要结构与椎间盘间的操作，而是用磨钻"由内向外"削薄前纵韧带，最终用钝性椎间撑开器将前纵韧带撕开，达到前纵韧带松解的效果，避免血管损伤的并发症[9]。

五、LLIF 术后的再评估和 2 期手术策略

LLIF 术通过可及椎间的松解和椎间支撑获得了部分矫正和使僵硬区节段柔软化的效果。1 期 LLIF 术常常不能达到完全恢复脊柱力线的目标，会有残留畸形和椎间松解后的不稳定，需要 2 期手术做进一步地矫正和必要时的减压。

LLIF 术后脊柱侧凸的形态会发生一定的变化，2 期手术的方法需根据改变后的脊柱畸形分型类型制定。一般在 1 期手术后，让患者下地行走 1～4 周，拍摄全脊柱正侧位片，根据手术后的再评估，指导 2 期后路手术策略制定。重度 ASD 的 2 期后路固定椎的选择应遵循 ASD 矫正的基本原则[10]。

对 1 期 LLIF 术后已完成矫正的患者，常规可做后路原位固定（图 6-65）。

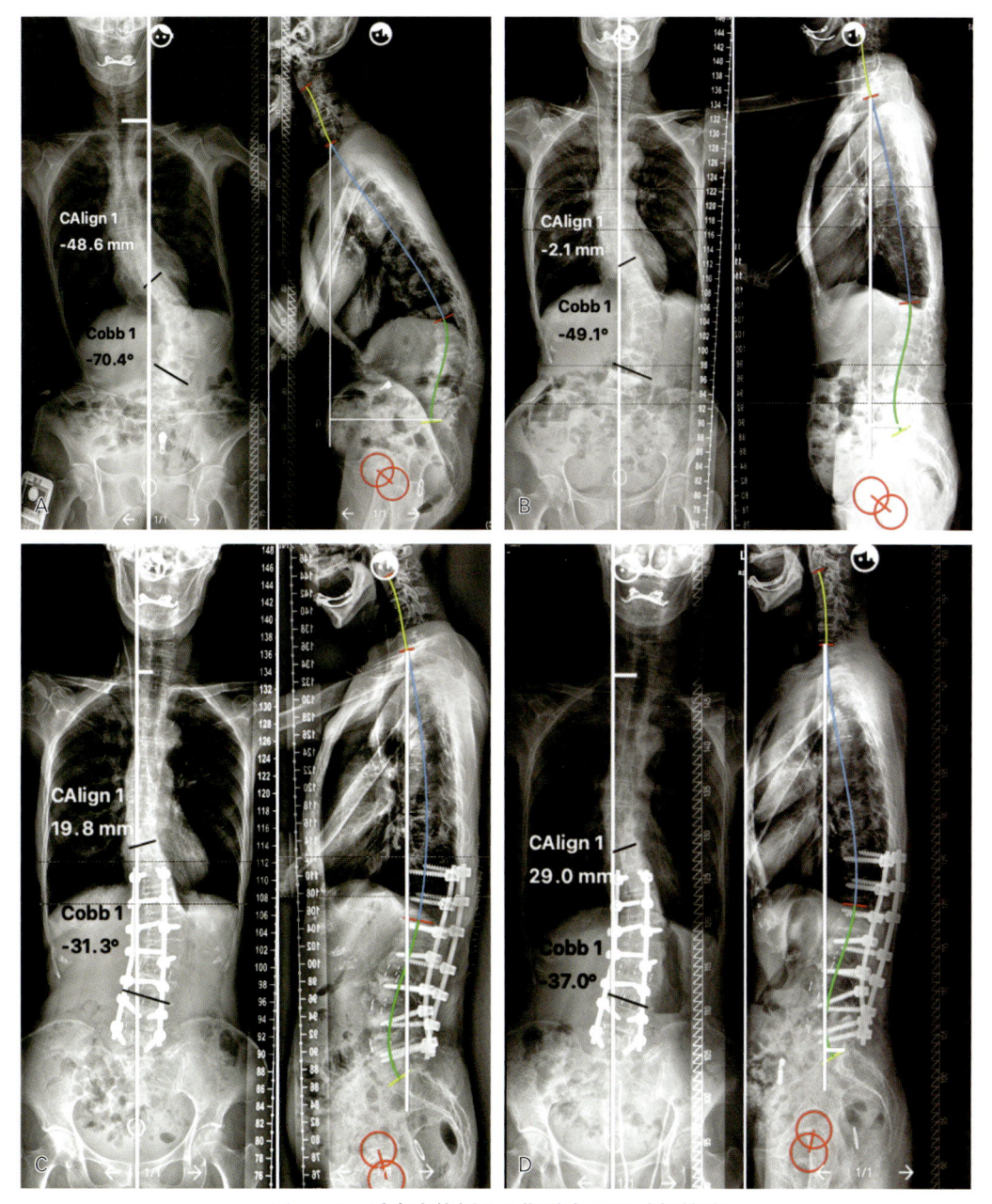

图 6-65 重度脊柱侧凸 2 期手术 UIV 选择策略

重度 ASD，Cobb 角 70°，冠状面平衡 B 型，CBD=48 mm，矢状面失平衡，腰椎后凸，PI-LL=63°，PT=40°，TPA=50°（A）；1 期 CLIF 术，施行节段 L2/3、L3/4、L4/5，术后 Cobb 角矫正至 49°，CBD＜25 mm，矢状面力线部分恢复，残留胸腰段后凸角 23°，PI-LL=21°（B）；2 期后路矫正术：上端固定椎设置在 T10，以便矫正胸腰段后凸，2 期术后冠状面和矢状面恢复良好（C）；1 年随访脊柱平衡维持（D）

对残留胸腰段后凸的患者，上端固定椎需向近端扩展。并行后路的 1、2 级截骨（图 6-66），矫正胸腰段后凸。由于椎间隙已行松解，只有极少数患者需加用 3 级截骨。

腰骶半弯或潜在性腰骶半弯对重度成人脊柱侧凸术后的冠状面失平衡的发生具有很大的影响。

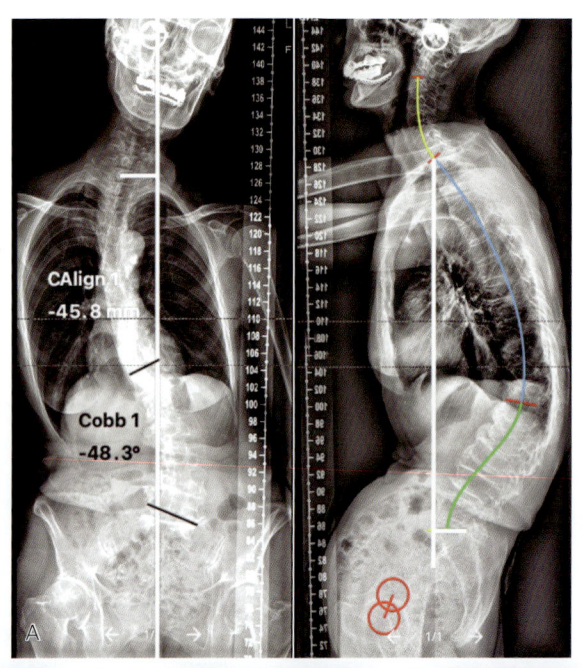

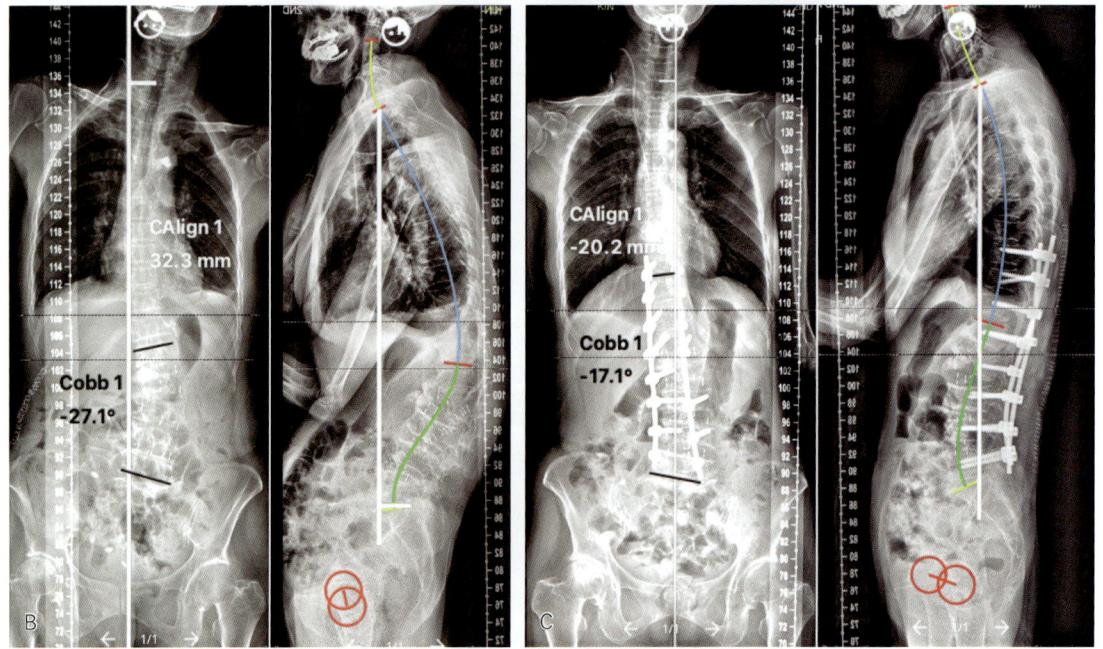

图 6-66 重度 ASD 的近端固定椎选择

患者，女性，69 岁，重度 ASD，Cobb 角 48°，CBD=45 mm，矢状面失平衡，TPA=32°，PT=38°，PI-LL=28°，胸腰段后凸（TLK=53°）（A）；L1/2、L2/3、L3/4、L4/5 节段 CLIF，椎间盘松解，术后冠状面力线获得矫正，矢状面不平衡仍残留，胸腰段后凸明显，TPA=25°，PT=29°，PI-LL=23°，TL=48°（B）；2 期后路手术需矫正胸腰段后凸，T10～L5 固定，胸腰段后柱 1 级截骨，术后冠状面和矢状面力线恢复（C）

除了常规需固定至骶髂的适应证外[11, 12]，对 LLIF 术后腰骶弯大于 15°、冠状面平衡 C 型或潜在失平衡的患者应将腰骶区纳入椎间融合范围，应予以腰骶融合并采用骶髂固定或髂骨固定，甚至可采用并联多棒技术，增加脊柱基座的稳固性（图 6-67）。

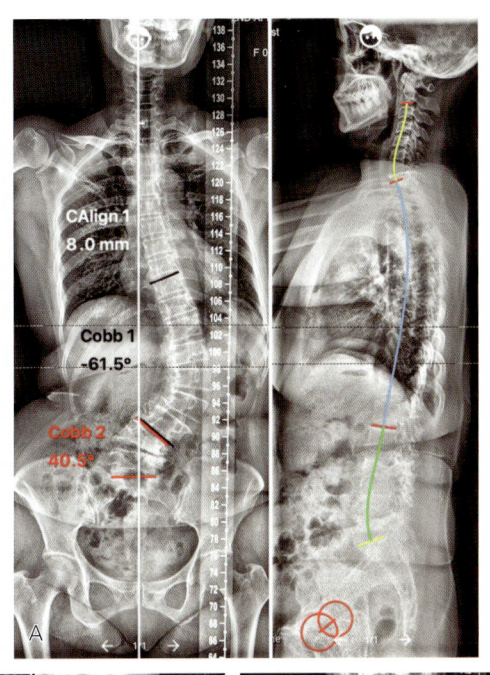

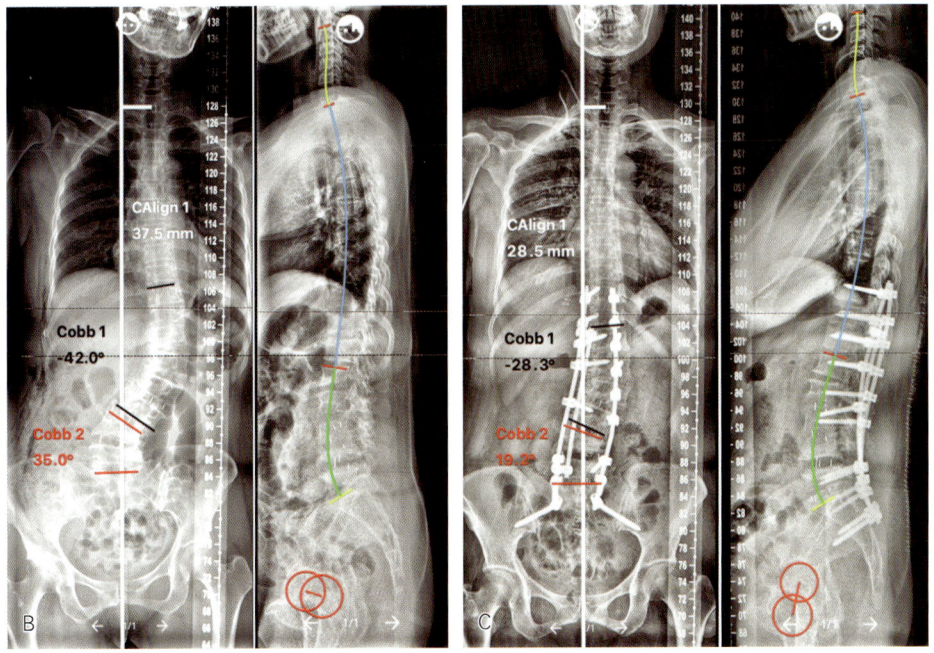

图 6-67　重度 ASD 2 期手术 LIV 选择策略

患者，女性，54 岁，重度 ASD，冠状面腰弯 Cobb 角 61°，腰骶弯 Cobb 角 40°，冠状面失平衡 A 型，矢状面失平衡代偿期，TPA=19°，PT=28°，PI-LL=23°（A）；L2/3、L3/4、L4/5 节段 CLIF 术，左侧入路，试图纠正腰骶弯，和部分主腰弯，使二者匹配。术后矢状面平衡情况改善，腰弯 Cobb 角改善，但腰骶弯改善不大，冠状面失平衡加重（B）；2 期手术需改善腰骶弯，行 L5/S1 TLIF 术，为增加远端椎的固定和矫正能力，加用骶髂螺钉固定，冠状面和矢状面平衡恢复尚满意（C）

【典型病例】

1. 简单僵硬型重度 ASD 脊柱畸形的特点为一个主弯可合并多个弯曲，其中主弯中有骨连接性骨赘，僵硬；其余为代偿弯，腰椎 bending 位片可活动性存在。可采用 LLIF 术 +ACR，施术节段一般选择腰弯的顶椎或伴有骨赘形成的椎间隙；部分患者 1 期手术后可降低 Silver-Lenke 的力线分级；2 期采用端椎 – 端椎中节段固定或短节段固定（图 6-68）。

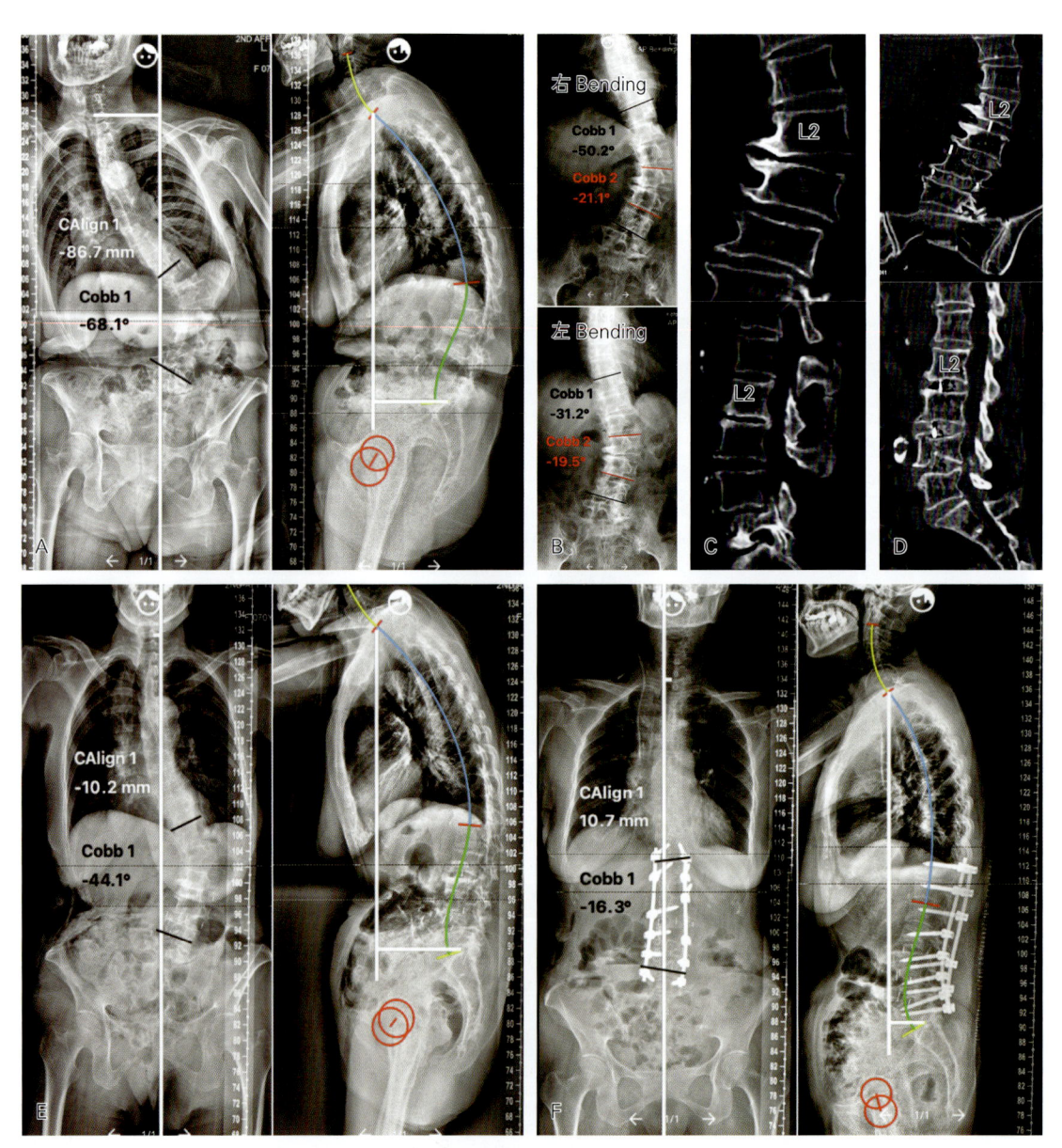

图 6-68　简单僵硬型重度脊柱侧凸 LLIF 术的松解策略

患者，女性，70 岁，腰弯 Cobb 角 68°，冠状面平衡 B 型，CBD=86 mm，矢状面失平衡，TPA=47°，PT=48°，PI-LL=53°（A）；腰椎侧方弯曲片显示活动度存在，但 L2/3 活动度差（B）；CT 显示 L2/3 椎间隙骨赘形成（C）；行 L2/3、L3/4、L4/5 节段 CLIF 术，主要实施 L2/3 节段骨赘松解和撑开（D）；术后全脊柱 X 线片二次评估，冠状面力线恢复，矢状面仍失平衡（E）；因已有侧方松解基础，2 期 T11～L5 固定，联合 L1～L5 节段 1 级截骨。术后冠状面和矢状面力线恢复良好（F）

2. **复杂僵硬型重度 ASD**　　多个结构性弯曲，各弯曲有多个椎间隙存在骨连接性骨赘，多个弯曲均为僵硬性，bending 位片上不可活动或活动度极小；可同时伴有后部小关节僵硬、棘突撞击；其中矢状面和冠状面失平衡的驱动弯并不在同一平面。LLIF 术的主要作用松解畸形区或躯干倾斜驱动区的连接骨赘，并部分矫正该节段的畸形；单纯 LLIF 术难以获得矫正效果，需通过联合后路的矫正固定技术达到畸形矫正效果。

LLIF 施术节段一般选择在躯干倾斜驱动区或节段，并需根据脊柱各区域的 Cobb 角的总和为零的基本原则，设计该区段的冠状面和矢状面畸形的矫正角度。1 期术后脊柱力线会部分恢复，残留畸形则可通过 2 期后路手术做进一步地矫正（图 6-69），根据 2 期评估选择后路固定范围。

3. **骨性融合型重度 ASD**　　此型的 LLIF 术矫正效果不理想，但可通过 LLIF 术对已融合的椎间隙、前纵韧带和畸形椎体等前柱结构的松解效应，起到减少后路矫正的难度，提高矫正效果的目的；并通过超大椎间融合器的置入，达到良好的前柱支撑，减少后路钉棒失效的可能性；同时达到了微创的效果（图 6-70）。

六、MIS-LLIF 术在重度 ASD 矫正中的优势和限制

1. **优势**　　①效果好：对各种类型的重度 ASD 有效，对腰弯导致的脊柱冠状面和矢状面失平衡通过椎间松解和支撑，联合 ACR 能够取得良好的矫正、间接减压的效果；②能改变部分患者畸形类型，减少融合节段；③微创：失血量少、手术时间较短、手术创伤较小、住院时间短等特点；④增加了患者对手术耐受性；⑤患者术后康复快；⑥在严格掌握适应证和手术技巧基础上能有效降低手术并发症。

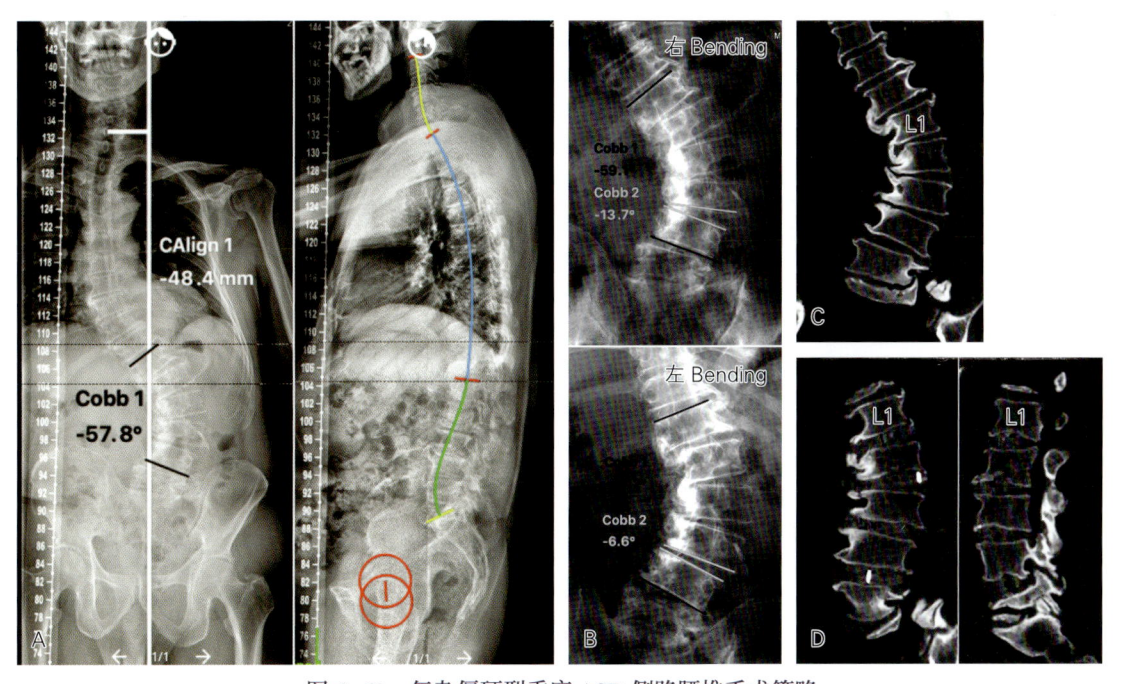

图 6-69　复杂僵硬型重度 ASD 侧路腰椎手术策略

患者，男性，71 岁，腰椎 Cobb 角 57°，冠状面失平衡，CBD=48 mm；矢状面失平衡，TPA=30°，PT=36°，PI-LL=30°（A）；腰椎侧方动力位片提示腰弯僵硬（B）；CT 显示 T12～L3 多节段连接性骨赘形成，是导致腰弯僵硬的主要原因（C）；行 L1-L5 节段骨赘松解，因受肋骨和胸廓阻挡，T12/L1 间隙置入融合器困难，仅做骨赘松解（D）

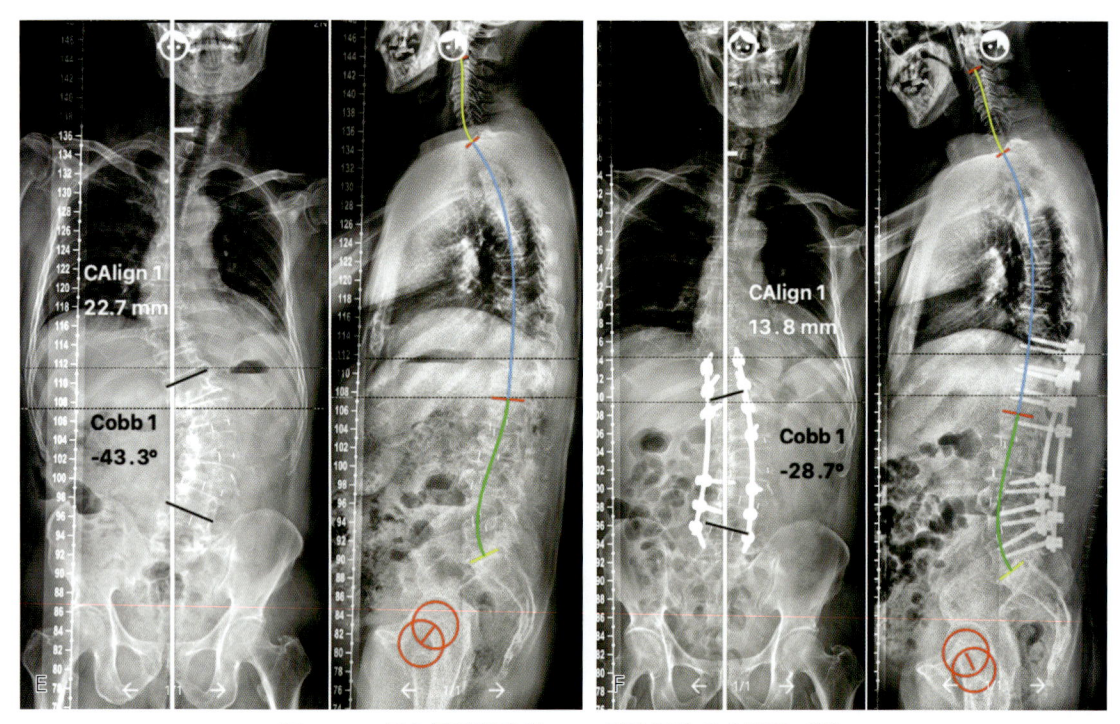

图 6-69　复杂僵硬型重度 ASD 侧路腰椎手术策略（续）

术后脊柱冠状面改善，仍残留矢状面失平衡（E），1 期手术为 2 期后路矫正奠定了椎间松解基础；2 期后路固定范围 T10-L5，同时 1 级 PCO，冠状面和矢状面力线进一步改善（F）

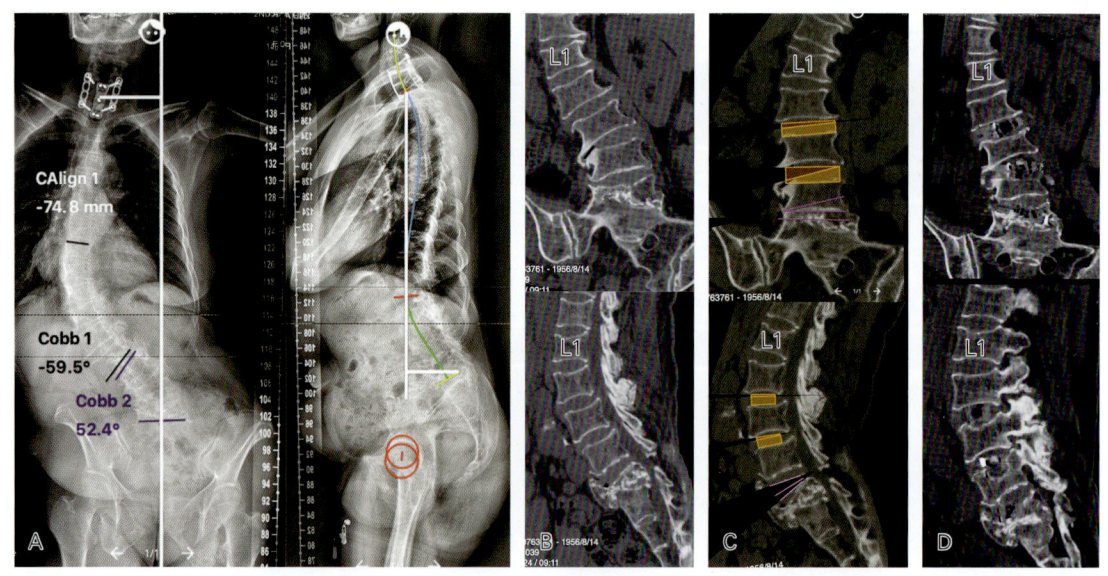

图 6-70　重度成人脊柱侧凸，腰骶弯明显，躯干冠状面失平衡

患者，女性，61 岁，L5 陈旧性骨折后 5 年，腰痛伴躯干倾斜，逐渐加剧。无明显下肢症状。全脊柱片显示冠状面力线＞7 cm，胸腰弯 Cobb 角 59°，腰骶弯 Cobb 角 52°，脊柱矢状轴 SVA＞7 cm，LL=24°，PI-LL=36°，PT=31°（A）；CT 显示 L5 陈旧性骨折，L5/S1 椎间部分融合（B）；Surgmap 软件模拟手术，L5 骨性松解，L2/3、L3/4 LLIF 术，显示腰椎冠状面和矢状面力线能够部分恢复（C）；根据模拟结果，实施 1 期 LLIF 术，术后 CT 显示腰椎冠状面和矢状面力线接近模拟状态，术后 CT 与全脊柱 X 线片的脊柱力线差异提示，在该病例的 LLIF 术起到了椎间和前柱结构松解的效果（D）

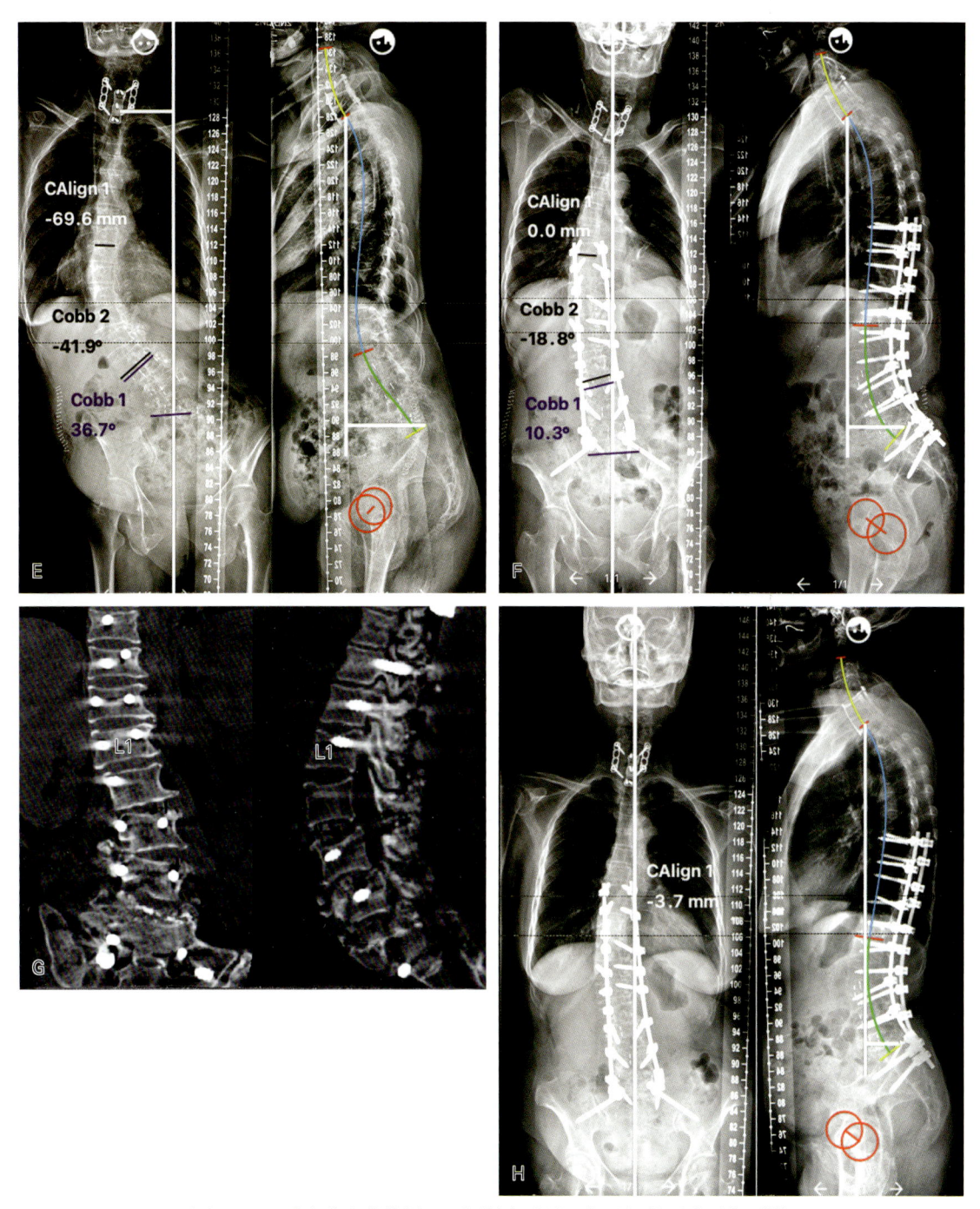

图 6-70 重度成人脊柱侧凸，腰骶弯明显，躯干冠状面失平衡（续）

全脊柱 X 线片未见明显脊柱力线改善（E）；2 期腰髂螺钉固定 + 长节段腰椎固定术，术后全脊柱 X 线片显示脊柱的冠状面和矢状面平衡获得较好的恢复（F）；CT 重建与术前 Surgmap 软件模拟结果相似（G）；术后 1 年复查全脊柱 X 线片显示脊柱力线维持良好，患者临床症状改善（H）

2. 限制　①腰骶弯和胸腰段矫正；②对合并骨性融合尤其伴有椎间盘融合和小关节融合；③合并严重骨质疏松症，T 值 < -2.5；④合并心血管疾患、神经系统退变、患者耐受性下降、合并其他脏器和系统疾患。

【结论】

LLIF 术通过骨赘切除、纤维环和前纵韧带等椎间松解，改变脊柱畸形的僵硬度；并使脊柱畸形部分矫正，改变了脊柱畸形的分型；在治疗重度僵硬性 ASD 中发挥良好的作用。但由于存在着多种限制，并非所向披靡。掌握技术、规划良好的手术策略，能取长补短，发挥最大的矫正治疗效应。

(陈其昕)

本节参考文献

1. BUELL T J, SMITH J S, SHAFFREY C I, et al. Operative treatment of severe scoliosis in symptomatic adults: multicenter assessment of outcomes and complications with minimum 2-year follow-up. Neurosurgery, 2021, 89(6): 1012−1026.
2. PASSIAS P G, KROL O, PASSFALL L, et al. Three-column osteotomy in adult spinal deformity an analysis of temporal trends in usage and outcomes. J Bone Joint Surg Am, 2022, 104: 1895−1904.
3. GLASSMAN S D, BERVEN S, BRIDWELL K, et al. Correlation of radiographic parameters and clinical symptoms in adult scoliosis. Spine (Phila Pa 1976), 2005, 30(6): 682−688.
4. MUMMANENI P V, PARK P, SHAFFREY C I, et al. The MISDEF2 algorithm: an updated algorithm for patient selection in minimally invasive deformity surgery. J Neurosurg Spine, 2019, 32(2): 221−228.
5. SMITH J S, KLINEBERG E, LAFAGE V, et al. Prospective multicenter assessment of perioperative and minimum 2-year postoperative complication rates associated with adult spinal deformity surgery. J Neurosurg Spine, 2016, 25(1): 1−14.
6. LAFAGE R, SCHWAB F, CHALLIER V, et al. Defining spino-pelvic alignment thresholds: should operative goals in adult spinal deformity surgery account for age? Spine (Phila Pa 1976), 2016, 41: 62−68.
7. LIU H, LI Z, HE L B, et al. Matching correction of main and compensatory curves is critical for immediate postoperative coronal balance in correction of severe adult idiopathic scoliosis. Europ Spine J, 2021, 30: 3233−3242.
8. TAKAMI M, TSUTSUI S, YUKAWA Y, et al. Lateral interbody release for fused Open Access vertebrae via transpsoas approach in adult spinal deformity surgery: a preliminary report of radiographic and clinical outcomes. BMC Musculoskeletal Disorders, 2022, 23: 245.
9. JEON J M, CHUNG H W, LEE H D, et al. A modified anterior column realignment with partial anterior longitudinal ligament release in oblique lateral interbody fusion. Spine, 2022, 47(22): 1583−1589.
10. DALTON J, MOHAMED A, AKIOYAMEN N, et al. Pre-operative planning for adult spinal deformity goals level selection and alignment goals. Neurosurg Clin N Am, 2023, 34: 527−536.
11. CAMPBELL P G, NUNLEY P D. The lumbosacral fractional curve in adult degenerative scoliosis. Neurosurg Clin N Am, 2023, 34(4): 537−544.
12. CHUNGNS, LEE H D, PARK K H, et al. Oblique lateral interbody fusion for lumbosacral fractional curve correction in degenerative lumbar scoliosis. Eur Spine J, 2024, 33(2): 582−589.

第九节
侧路腰椎椎间融合术治疗创伤性胸腰椎后凸畸形

脊柱创伤是最常见的创伤类型之一，美国20世纪90年代脊柱创伤患者每年即超过100万例，其中发生脊柱骨折约50 000例[1]，并且数量逐年上升，其中胸腰段骨折占40%～60%[2]。多数脊柱创伤患者症状轻微，但是也有相当多的患者发生骨骼和软组织的损伤，导致脊柱正常生理曲度的丢失、脊柱稳定性丧失、脊柱畸形，并出现相关的一系列症状，其中包括继发的神经功能损伤。在一系列后果中，创伤后的脊柱畸形对患者造成相当大的危害。

一、创伤性脊柱后凸畸形的一般情况

在脊柱损伤未得到适当治疗时，即可能出现脊柱后凸，并在后期进行性加重；早期手术失败也同样可出现后凸逐渐加重。杨操等认为骨折继发后凸畸形相关因素包括了内固定失败，骨折椎体高度恢复不良，椎间隙高度丢失，矢状位失平衡等[3]。早期残留的后凸可导致应力增加，椎体楔形变加重，并合并椎间盘的退变，进一步导致后凸加重，这一过程可发生恶性循环[4]。Leferink对183例椎弓根螺钉固定的骨折病例分析发现，患者在骨折愈合拆除内固定后，椎间盘的退变导致局部后凸角度恢复到术前[5]。可见，椎间盘退变在晚期后凸的进展中，起着相当重要的作用，这也为通过椎间隙的处理来纠正后凸，提供了理论依据。

脊柱后凸畸形进行性加重可以产生严重的疼痛和神经压迫症状。疼痛可发生在顶椎，患者可发生近段代偿性前凸；如果近段没有前凸，患者躯干前倾，失平衡所致肌肉痉挛也可发生疼痛。进行性加重的畸形可以导致神经的进一步受压，由于脊髓终止于L1或L2，胸腰段脊柱不同节段的损伤可表现为上运动元损伤、下运动元损伤不同表现。

二、创伤性胸腰椎后凸畸形的治疗目标

胸腰段创伤后脊柱后凸畸形的治疗目标包括改善神经功能、纠正脊柱畸形、重建脊柱的稳定性[4]。Munting认为对于局部后凸大于20°，并伴有疼痛及神经功能损伤变化，手术是最佳选择，发生严重后凸时，可能发生类似强直性脊柱炎，无法平视的情况，这也是手术指征之一。假关节，严重的椎间盘退变，顶椎脊髓受压导致神经功能损伤都被认为手术适应证即应考虑手术治疗[6]。Vaccaro等对各个部位的脊柱畸形也提出了相应的手术适应证。其中，胸椎局部后凸大于30°并逐渐加重，伴有疼痛、神经功能的改变、椎体高度丢失超过50%，应考虑手术治疗；腰椎在疼痛、弓背姿态，畸形持续加重时应手术治疗[1]。

三、创伤性胸腰椎后凸畸形的手术策略：前路、后路、前后路联合

脊柱后凸的手术矫正对于脊柱外科医生来讲具有相当的挑战性，需要根据患者的具体情况选择不同的手术入路和技术。目前常用的手术入路包括前路、后路和前后路联合[4, 7, 8]。Kostuik提出了经前路治疗创伤后的脊柱后凸的手术方法[4]。前路可以有效地对受压神经进

行直接减压，但是纠正后凸的能力有限，目前多结合后路手术。Suk 比较了前后路联合手术和后路截骨手术，认为后路截骨手术对后凸的纠正能力更强、手术时间更短、手术创伤和相关并发症也有所减少；而前后路联合手术需要固定融合的节段则更短，但是前后路联合手术创伤更大，相关并发症也更多 [4, 7]。

随着 LLIF 术的发展，前路各种可撑开内置物和内固定器械的应用，使得前路手术劣势得以一定程度解决，前路手术的价值需要得到重新评估，前后路两阶段手术策略，甚至单纯前路手术也值得尝试。MIS-LLIF 术或 MIS-TLIF 术能够在尽可能减小创伤的前提下，通过周围椎间盘的撑开部分或者完全达到矫正后凸的目的。选择较大高度及更大倾角的椎间融合器、椎间融合器位置前移、术中进行 ACR 技术操作，能够增加经椎间盘矫正脊柱后凸的效率。

经椎间盘撑开不足以达到预期矫正目的时，前路还可以经骨性结构进行矫正。Berjano 等做了较早的尝试，他们报道了一例陈旧性后凸患者，采用微创侧路入路下 L2 椎体次全切除，撑开式人工椎体置入，并结合后路 L1-L3 椎弓根螺钉固定，患者局部后凸 31°改善至 3°，手术时间 200 分钟，出血 200 mL[9]。有学者认为两阶段的 1 期 LLIF 术结合 2 期后路融合内固定手术在矫正脊柱畸形方面甚至优于一阶段的后路矫正手术，在并发症发生率方面两者相当 [10]。

四、LLIF 术的优势

传统的 LLIF 术如 XLIF 术、DLIF 术等均使用可扩张通道，并在部分操作过程中采用非直视技术，具有较高的入路相关并发症的发生率 [11]。同时其设计主要用于切除椎间盘，通道下切除椎体技术上难度较大，适应证也较为狭窄。CLIF 术为侧前路手术提供了微创的技术手段，其微创通道及工具，可以有效完成椎体的次全切除，植入人工椎体等内植物，纠正胸腰段后凸，并完成椎管减压，相对于 XLIF 术和 DLIF 术，减少了入路相关并发症的发生。同时，由于 LLIF 术具有强大的支撑和矫正技术，通过椎间隙的松解和撑开，即可以较好地纠正后凸，并能够减少椎体次全切除导致的损伤，进一步减少了手术创伤。对于没有完全僵硬的脊柱后凸，可以通过打开相邻的椎间盘以补偿矢状面不平衡，这正为标准的 CLIF 术提供了应用空间。

在胸腰段，标准的前路开放手术入路显露需要较大的切口，并切除手术入路所对应肋骨的大部分。CLIF 术将手术切口缩短至 4～6 cm，仅需切除阻挡手术通道的小段肋骨（根据体表定位选择第 10、11 或者 12 肋骨）。对于通过切口远端逐层分离，进入腹膜后间隙，显露 L1 椎体及 T12/L1 椎间盘时，对肋膈角椎体止点做适当剥离切开部分膈肌即可。CLIF 术也可以通过肋骨间隙进入胸腔，完成胸腔内手术的操作。在实际操作中，笔者尝试使用腔镜，在腔镜辅助下进行手术操作，可以避免胸腰段直视视野不佳的缺陷，也不需要扩大手术切口，进一步达到了微创的目的。

CLIF 术对于发生在腰椎的创伤性后凸同样具有良好的矫正能力，在临床应用中结合 ACR 技术，可以有效地改善腰椎的矢状位力线（参考 ACR 章节）。

1. 适应证

由于 CLIF 术的特点，并考虑 LLIF 术的局限性，目前笔者选择以下条件作为 CLIF 术在创伤导致的胸腰段后凸应用场景的适应证。

1) 胸腰段创伤性脊柱后凸，后凸角度大于 10°～20°；患者存在持续或者进行性加重的胸腰段疼痛；和（或）进行性加重的压迫所致的神经损伤。

2) 脊柱后柱结构未发生骨性融合。如果出现骨性融合，可以尝试先进行后方骨性结构的部分切除如 SPO，再进行 LLIF 术。

3) 角状后凸或者后凸角度过大，难以通过人工椎体，或者椎间融合器纠正后凸角度时，不宜选择单纯的侧方入路进行矫正。

4) 严重骨质疏松患者应在纠正骨质疏松后进行治疗。

2. 手术解剖入路

在胸腰段，手术入路解剖和腰椎比较存在一定差别。膈肌横行隔断了上腰椎和胸椎，是重要的解剖结构，膈肌脚附着于 L2-L3 前面和第 1 腰椎横突，个体之间存在一定解剖变异。在术前需认真阅片，明确膈肌的位置。在处理 L1 及以下节段时，手术入路位于膈肌以下的腹膜后间隙，可以在远端分离进入腹膜后间隙后，再向近端分离，显露 L1/2 椎体的侧方。腰大肌起于 T12、L1-L5 椎体和椎间盘的侧面，在上腰椎较细小薄弱，适当剥离即可显露椎体侧方及椎间盘纤维环。在需处理 T12/L1 椎间盘或者 L1 椎体近端时，可将膈肌向近端进行适当剥离。同样，在处理 T11/T12 椎间盘或者处理 T11、12 椎体时，笔者选择切除部分肋骨后直接进入胸腔进行相应操作。在操作过程中，应尽量避免损伤膈肌。

3. 手术技术和内植物

CLIF 术在创伤性脊柱后凸的应用包括了椎体切除、椎间盘切除等实际操作。在患者存在神经压迫情况下，需向后切除致压物。在操作中必须严格保护神经根及脊髓。在切除椎体、相邻椎间盘后，选择合适长度的人工椎体，置入后进行相应的撑开操作，纠正脊柱后凸。在脊柱后凸角度较小、椎间隙退变明显、椎体楔形变较小时，选择单纯的椎间盘切除，置入带角度椎间融合器纠正后凸，是更加简便、微创的方法。在一定情况下，结合 ACR 技术可以更加有效地进行后凸的矫正。

【典型病例 1】

患者，男性，49 岁。L1 陈旧性骨折 5 年。5 年来腰部反复酸痛，不能持重物。自觉行走后背部局部隆起；无明显下肢麻木和下肢力量减少。会阴区无明显感觉异常，大小便排便功能好。查体：胸腰段脊柱局限性后凸，椎旁肌轻压痛；脊柱活动无明显异常；下肢感觉肌力可，反射对称，病理反射未引出。

手术适应证：患者因症状明显，无法从事相关工作，经长期保守治疗无效。影像学检查显示 L1 陈旧性骨折，L1 椎体楔形变，腰椎屈曲位 Cobb 角 22°，伸展位 Cobb 角 17°，存在节段性腰椎后凸，伴不稳定。L1 骨折涉及下位终板，不稳定节段为 L1/2。

治疗方法：在侧卧位下实施 L1/2 节段 CLIF 术，L1/2 椎间隙松解+ACR，并置入大角度椎间融合器。同期同体位下施行后路 T12～L2 短节段经皮椎弓根螺钉固定。

术后腰椎局限性后凸消失，临床症状缓解。术后 6 月恢复正常工作。术后 2 年随访，脊柱力线佳，患者原有症状消失。患者影像学检查影像见图 6-71。

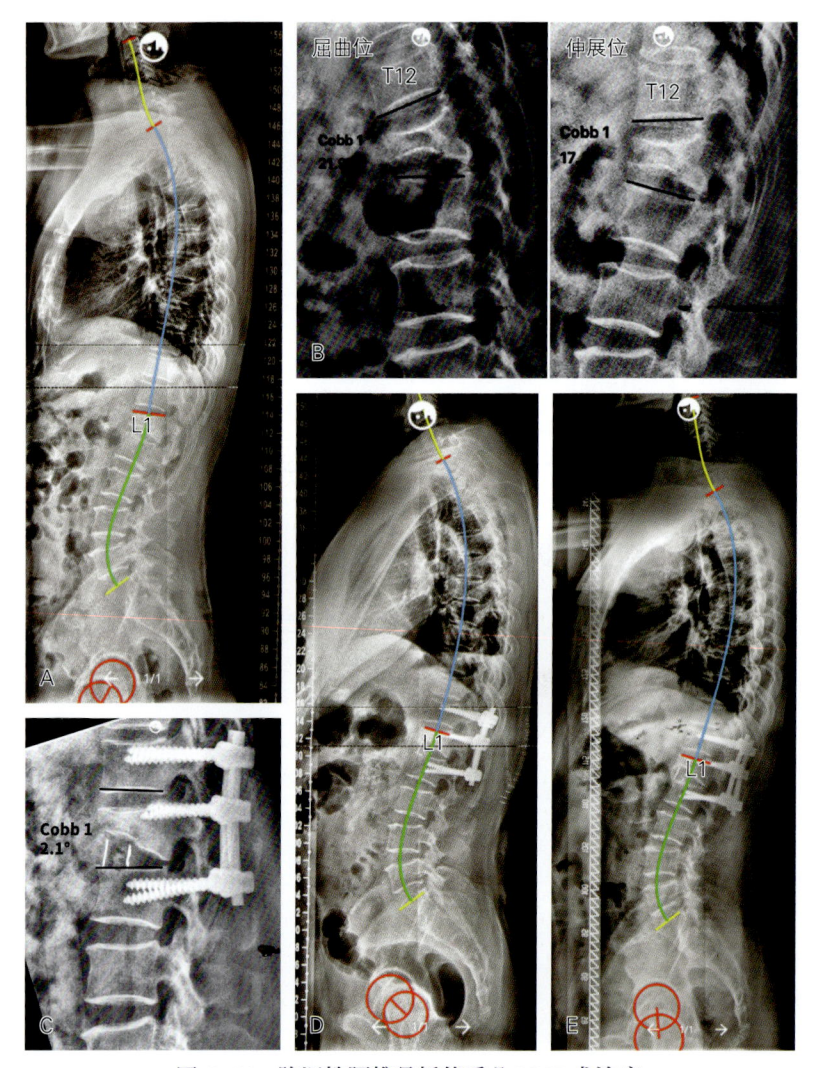

图 6-71　陈旧性腰椎骨折伴后凸 LLIF 术治疗

患者，男性，49 岁。L1 陈旧性骨折，节段性腰椎后凸，术前全脊柱侧位 X 线片（A）；术前腰椎伸展位和屈曲位片显示腰椎屈曲时局部后凸增加至 21°（B）；L1/2 椎间隙 CLIF 术，同期 T12-L2 经皮经椎弓根螺钉固定（C）；术后显示胸腰段后凸角恢复至 −2.1°（D）；术后 1 年随访脊柱力线维持良好（E）

【典型病例 2】

患者，男性，33 岁。高处坠落伤，L2 骨折后 10 年。当时未行治疗。伤后腰背痛，反复发作。近 5 年来发现胸腰背部局限性凸起，伴下腰部的凹陷增大，且腰痛症状加重。长时间行走症状加重，无法提重物。下肢症状不明显。大小便无明显异常。查体，胸腰段局限性后凸，腰椎生理曲度增加，骨盆后倾，胸椎生理后凸减小。脊柱活动尚可，腰椎后凸在伸屈活动后无法消除。下肢感觉肌力可，反射对称，病理反射未引出。影像学检查影像见图 6-72。

手术适应证：患者腰背部疼痛等临床症状明显，经保守治疗无效。腰椎后凸进行性加重。影响工作及日常生活质量。影像学显示 L2 陈旧性骨折，腰椎生理前凸上弧消失，并有 41°后凸，较为僵硬；腰椎前凸下弧增加至 61°；患者 PI=30.7°；PT=7.3°，提示骨盆后倾即有骨盆代偿；躯干矢状面胸椎生理后凸减小，TK=3.5°，腰骶椎参数尚可，提示为胸椎代偿期。

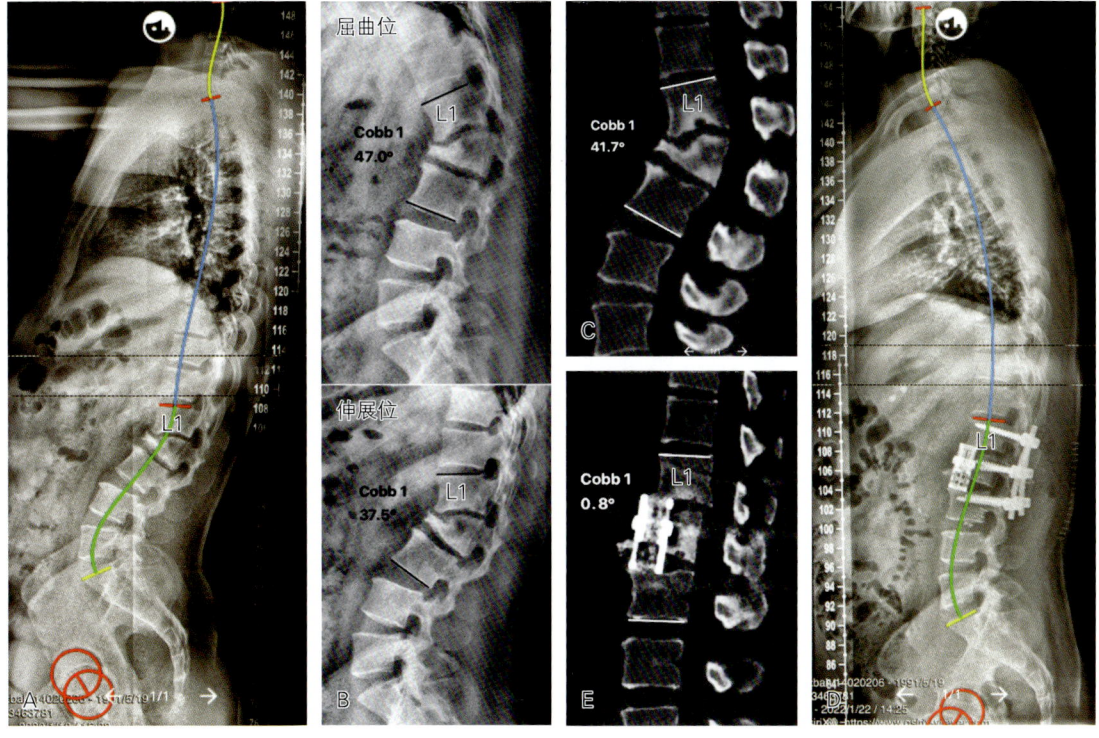

图 6-72　陈旧性腰椎骨折伴后凸 LLIF 术治疗

患者，男性，33 岁。陈旧性腰椎骨折，腰椎后凸。胸椎生理后凸减少、腰骶段生理前凸增加，以代偿陈旧性骨折所致的腰椎后凸（A）；腰椎屈曲位片和腰椎伸展位片显示腰椎后凸较为僵硬（B）；腰椎后凸 Cobb 角为 42°（C）；采用 CLIF 术行 L2 椎体次全切除+ACR，同期 1 级后柱截骨和经椎弓根螺钉固定（D），术后腰椎后凸 Cobb 角恢复至 0.8°（E）

治疗方法：采用 CLIF 术，施行 L2 椎体次全切除，该节段前纵韧带松解+ACR，并置入可撑开人工椎体，即侧路椎体次全切除加重建术（lateral approach corpectomy and reconstruction，LACR）[12]。同期在同一体位下实施经肌间隙入路的经椎弓根螺钉固定，并行 L1-L3 的 1 级后柱截骨术（PCO），并行关节突间融合。

疗效：术后腰椎后凸改善，后凸 Cobb 角恢复至 0.8°，腰椎前凸下弧恢复至 41.8°，整体脊柱力线改善。TK 从术前的 3.5°恢复至术后的 26.7°。

【典型病例 3】

患者，女性，78 岁。弯腰提物后出现腰痛 3 个月，逐渐加重。活动后症状会加剧，尤以起床和翻身活动时明显。近来出现会阴部酸痛，伴大小便费力。经抗骨质疏松等保守治疗无效。查体上腰椎轻度后凸，局限性压痛、叩击痛，腰椎活动略受限。双下肢感觉肌力可，病理反射未引出；会阴部感觉略减，肛门括约肌无明显松弛。影像学检查提示骨质疏松，伴 L1 椎体楔形变，密度增高。诊断症状性陈旧性骨质疏松性椎体骨折合并椎体塌陷。

手术适应证：高龄患者，症状性陈旧性骨质疏松性骨折合并椎体塌陷[13]，病情进展，经保守治疗无效。影像学显示 L1 椎体塌陷，相应节段后凸角为 18°，活动度大于 15°，L1 椎体后壁突入椎管，动力性椎管狭窄（图 6-73A～C）。

手术方法：采用 CLIF 术，施行 L1 椎体次全切除，力线重建，采用可撑开人工椎体行 L1 椎体前柱结构重建。侧路手术后 1 周，行 2 期后路经皮椎弓根螺钉固定（图 6-73D）。

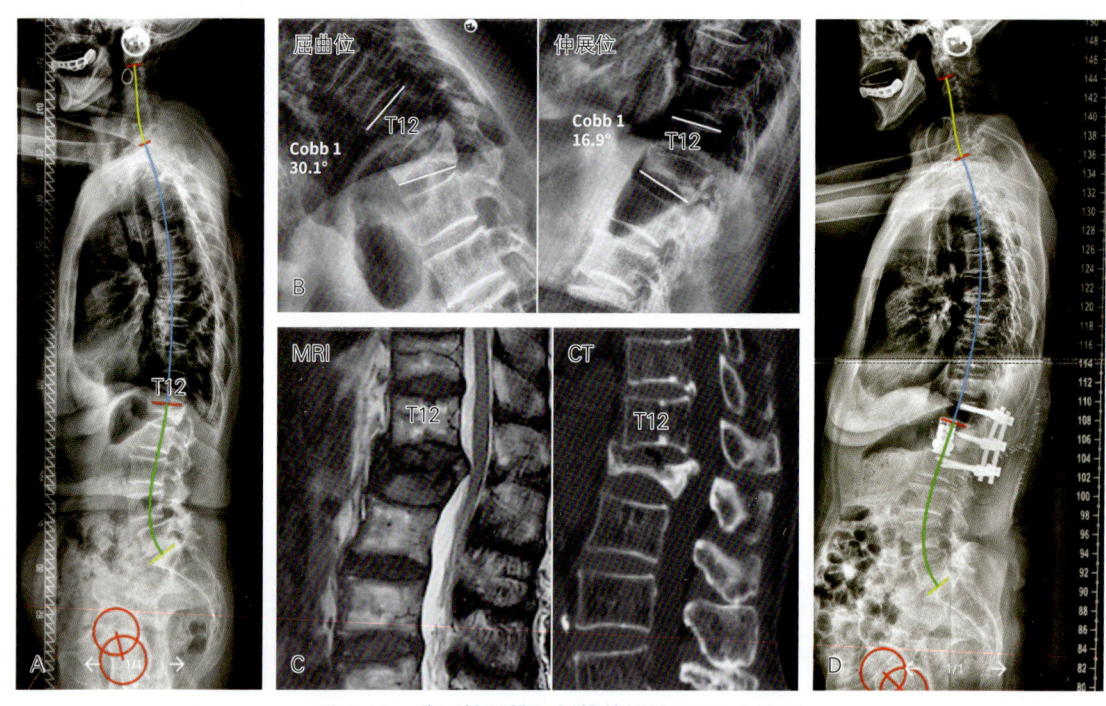

图 6-73　陈旧性腰椎骨折椎体塌陷 LLIF 术治疗

L1 症状性陈旧性骨质疏松性椎体骨折，脊柱矢状面力线尚可（A）；腰椎过伸过屈位片显示腰椎不稳定（B）；MRI 和 CT 显示 L1 椎体明显塌陷，椎体内有空气征，且像椎管内突出（C）；CLIF 术 L1 椎体次全切除，人工椎体置入，腰椎前柱结构重建，恢复节段高度和稳定性，1 周后 2 期后路经椎弓根螺钉短节段固定（D）

手术疗效：手术后腰椎相应节段 Cobb 角改善至 3.1°。腰椎稳定性恢复。2 期术后第 2 天患者在胸腰骶支具保护下行走。半年后随访，临床症状缓解。术后持续抗骨质疏松治疗。

【结论】

CLIF 术在创伤性脊柱后凸中的应用是 MIS-LLIF 术在脊柱创伤和矫正畸形方面的有意义的开拓应用。具有能减少手术创伤、减少手术节段、患者恢复快等优势。目前仍处于初步应用和探索阶段。在适应证、手术解剖入路、手术技术、内植物等多个方面需要进一步地探索和研究。

（陈刚）

本节参考文献

1. VACCARO A R, SILBER J S. Post-traumatic spinal deformity. Spine (Phila Pa 1976), 2001, 26 (24 Suppl): S111-118.
2. JANSSON K A, BLOMQVIST P, SVEDMARK P, et al. Thoracolumbar vertebral fractures in Sweden: an analysis of 13, 496 patients admitted to hospital. Eur J Epidemiol, 2010, 25: 431-437.
3. LI S Y, LI Z, HUA W B, et al. Clinical outcome and surgical strategies for late post-traumatic kyphosis after failed thoracolumbar fracture operation: Case report and literature review. Medicine (Baltimore), 2017, 96(49): E8770.

4. KOSTUIK J P, MATSUSAKI H. Anterior stabilization, instrumentation, and decompression for post-traumatic kyphosis. Spine (Phila Pa 1976), 1989, 14(4): 379-386.
5. LEFERINK V J, ZIMMERMAN K W, VELDHUIS E F, et al. Thoracolumbar spinal fractures: radiological results of transpedicular fixation combined with transpedicular cancellous bone graft and posterior fusion in 183 patients. Eur Spine J, 2001, 10: 517-523.
6. MUNTING E. Surgical treatment of post-traumatic kyphosis in the thoracolumbar spine: indications and technical aspects. Eur Spine J, 2010, 19 (Suppl 1): S69-73.
7. SUK S I, KIM J H, LEE S M, et al. Anterior-posterior surgery versus posterior closing wedge osteotomy in posttraumatic kyphosis with neurologic compromised osteoporotic fracture. Spine (Phila Pa 1976), 2003, 28(18): 2170-2175.
8. EI-SHARKAWI M M, KOPTAN W M T, EI-MILIGUI Y H, et al. Comparison between pedicle subtraction osteotomy and anterior corpectomy and plating for correcting post-traumatic kyphosis: a multicenter study. Eur Spine J, 2011, 20(9): 1434-1440.
9. BERJANO P, DAMILANO M, LAMARTINA C. Sagittal alignment correction and reconstruction of lumbar post-traumatic kyphosis via MIS lateral approach. Eur Spine J, 2012, 21(12): 2718-2720.
10. YAMATO Y, HASEGAWA T, YOSHIDA G, et al. Planned two-stage surgery using lateral lumbar interbody fusion and posterior corrective fusion: a retrospective study of perioperative complications. Eur Spine J, 2021, 30(8): 2368-2376.
11. EPSTEIN N E. High neurological complication rates for extreme lateral lumbar interbody fusion and related techniques: a review of safety concerns. Surg Neurol Int, 2016, 7 (Suppl 25): S652-655.
12. NAKASHIMA H, KANEMURA T, SATAKE K, et al. Lateral approach corpectomy and reconstruction after anterior longitudinal ligament release in cases with fixed kyphosis: A technical note and a preliminary case series. Journal of Clin Neurosci, 2020, 78: 164-169.
13. 陈伯华, 陈其昕, 程黎明, 等. 症状性陈旧性胸腰椎骨质疏松性骨折手术治疗指南. 中华创伤杂志, 2020, 36(7): 577-586.

第十节
侧路腰椎椎间融合术在高龄脊柱畸形患者中的应用价值

我国将≥60岁人群界定为老龄人。据统计60岁以上老龄人群ASD的发病率高达32%～68%[1]。尽管老年脊柱畸形的治疗效果与青壮年一致，但75岁以上患者的手术并发症发生率有增加趋势，因此，有学者将75岁以上人群划归为高龄患者，以与老龄患者区别[2]。高龄患者不能简单地与青壮年患者划等号。首先，高龄患者全身情况与青壮年患者的差别，使高龄患者对手术的耐受性下降，手术的并发症发生率和死亡率明显增高；其次，高龄患者脊柱的生理功能、生理需求与青壮年高龄患者并非一致；再者，高龄患者常常有脊柱的多重问题。患者身体情况和手术策略优化，是高龄患者获得良好手术效果的关键[3]。

一、高龄患者的术前风险评估和优化

1. **术前虚弱性评估和共病评估** 高龄患者系统的生理储备和对压力源的耐受性或韧性 (resilience) 下降,可导致不良的健康状态,即出现所谓的虚弱 (frailty) 综合征。对于虚弱患者来说,治疗 1 种疾病可能会加剧另一些问题,最终导致治疗失败,甚至陷入困境,导致身体崩溃。虚弱指数 (frail index) 可反映患者生理年龄 (physiological age),替代患者实际年龄 (chronological age),预测高龄脊柱畸形手术后主要并发症、再次手术和死亡的发生率[4]。《改良虚弱指数 5》(Modified Frailty Index-5,mFI-5) 通过既往心衰史、慢性阻塞性肺疾病史、糖尿病史、高血压史,及患者日常生活功能依赖性等 5 项指标计算 mFI-5 值,0 分为无虚弱,1 分为前虚弱状态,2 分为虚弱,大于 3 分为重度虚弱。对指导高龄患者能否进行手术具有重要的指导价值。对于 mFI-5 大于 2 分以上的患者,应视为手术风险极大,需要谨慎手术[5]。

多发病或共病 (multimorbidity) 是指在同一个体中同时发生两种或两种以上慢性病[6]。《成人脊柱畸形共病评分》(Adult Spinal Deformity Comorbidity Score),是国际通用的针对 ASD 患者的常用共病评估方法[7]。该分数将患者的 Charlson 共病指数 (Charlson comorbidity index,CCI) 与患者年龄、病史 (是否存在骨质疏松、高血压)、ODI 等指标相结合 (表 6-3),计算共病分数,0 分无共病、1~3 分轻度共病、4~6 分中度共病、7~8 分严重共病。该评分既能反映患者的共病情况,也能反映其虚弱性。能较好预测术后并发症发生。75 岁是分水岭,对于大于 75 岁的患者,尤其当其有共病时,应根据 ASD 共病评分,综合评估患者状态[8]。

表 6-3 ASD 共病评分

评估项目		量化分值
年龄		0 分:<51 岁,1 分:<75 岁,2 分:≥75 岁
病史	骨质疏松	0 分:无,1 分:有
	高血压	0 分:无,1 分:有
CCI		0 分:无,1 分;2 分:≥Charlson 共病指数 2 分
ODI		0 分:<29,1 分:<58,2 分:≥58

2. **骨质疏松症评估与术前处理** 骨质疏松症在高龄患者中极为常见,是导致老年结构性脊柱后凸的重要原因,同时严重骨质疏松还会因椎间盘切除和处理造成难度增加,椎间撑开不容易且终板易于损伤、后期椎间融合器下沉率显著增加[9]、螺钉松动,使脊柱畸形的矫治难度增加 (图 6-74)[10];骨质疏松患者 LLIF 术的相关并发症还包括医源性椎体骨折、骨不连接、交界区后凸[11];与手术疗效差关系密切[12]。对于骨质疏松症患者应采用 DEXA 检查,若 T 值低于负 3.5,应视为相对手术禁忌证;先行抗骨质疏松治疗,骨密度增加后再予以手术。

3. **营养问题** 高龄人群营养不良涉及低体重 (约 6.1%)、肥胖 (约 11.0%)、贫血 (约 12.6%),明显高于其他人群[13]。营养不良的常见后果为感染、切口延迟愈合、住院时间延长、再入院。术前低白蛋白水平 (人血白蛋白低于<3.5 g/dL) 是影响择期 ASD 手术术后并发症的独立危险因素[14]。对高龄患者应做的术前营养不良筛选检查包括:人血白蛋白、血红蛋

白、淋巴细胞总数。可以根据淋巴细胞计数及人血白蛋白水平计算营养预后指数（prognostic nutritional index，PNI），PNI=10×人血白蛋白 (g/dL)+0.005×淋巴细胞总数 (/μL)。当 PNI < 50 时，可界定为营养不良，应在术前实施营养干预[15]。可以通过围手术期增加摄入量、补充营养物质对营养不良状态进行纠正，对不可纠正性营养不良则应列为相对手术禁忌。

4. **手术风险因素的调整和优化** 高龄患者的手术风险因素根据调整性分为可调整、不可调整、难调整和部分可调整（表 6-4）[16]。

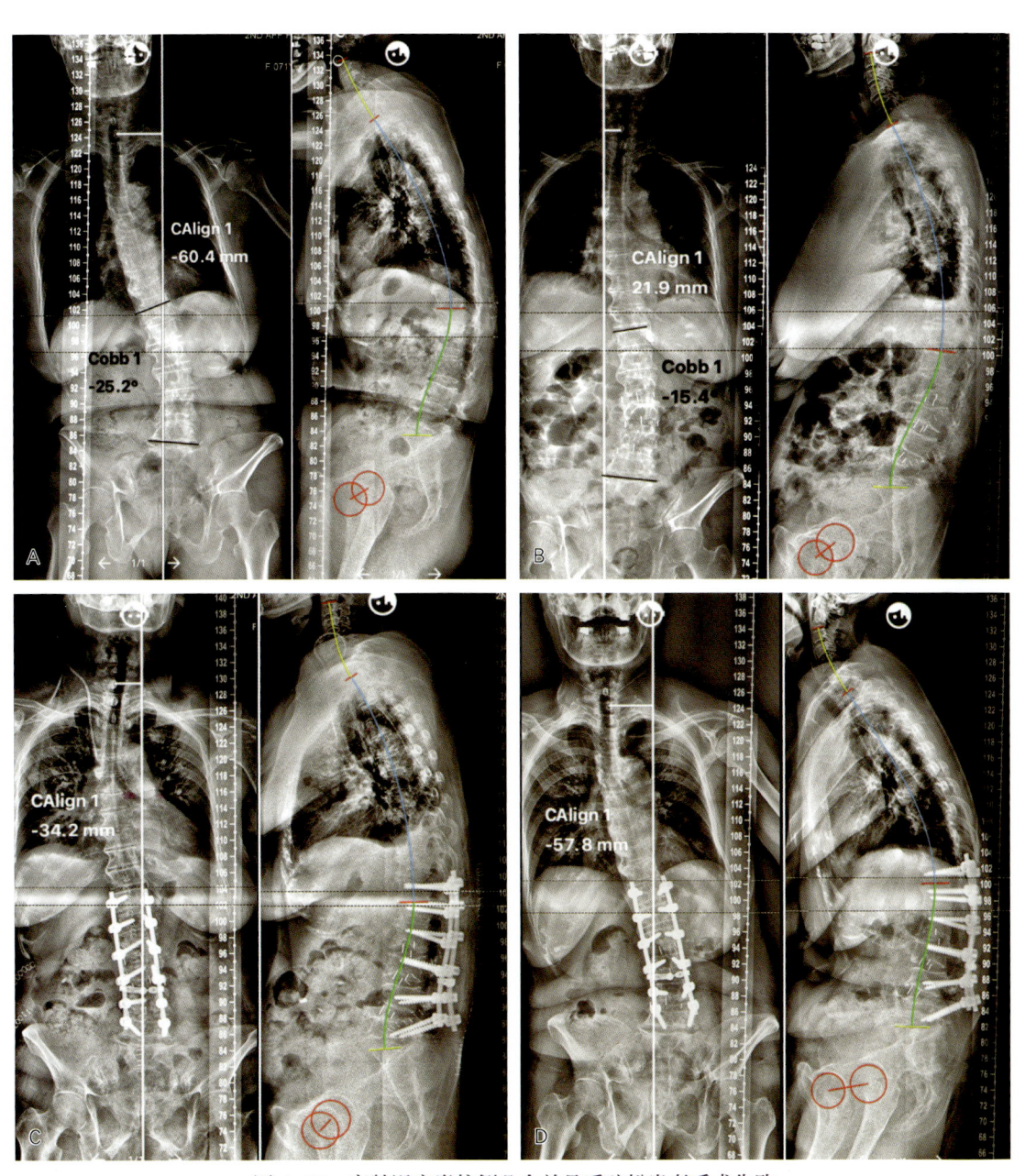

图 6-74 高龄退变脊柱侧凸合并骨质疏松患者手术失败

患者，女性，76 岁，ADS，冠状面和矢状面失平衡 (A)；1 期 L2/3、L3/4、L4/5 节段 CLIF 术，术后冠状面平衡改善，矢状面略改善 (B)；2 期后路 T12～L5 固定，因置钉发现椎体骨质疏松，在 L5 椎弓根置入 7 mm 直径螺钉；术后冠状面和矢状面平衡略改善 (C)；术后 3 个月复查，重现冠状面和矢状面失平衡，L5 螺钉松动 (D)

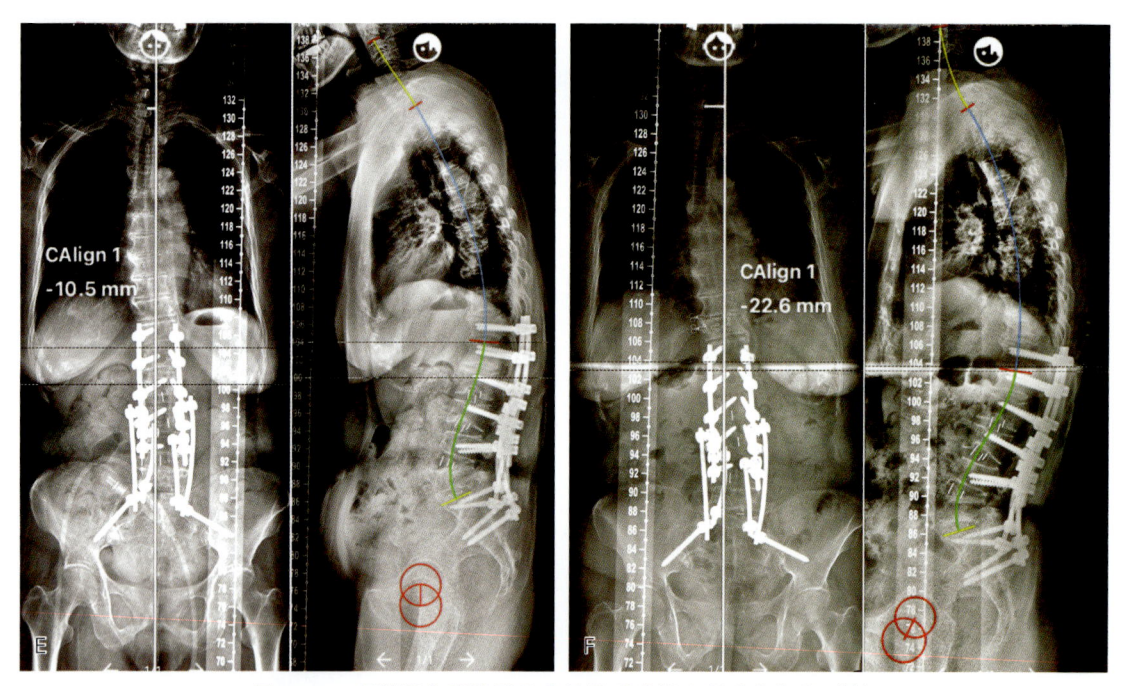

图 6-74　高龄退变脊柱侧凸合并骨质疏松患者手术失败（续）

行返修手术，固定向远端扩展，行 L5/S1 经椎间孔椎间融合，联合骶 2 髂骨螺钉固定，术后冠状面和矢状面平衡恢复（E）；术后 1 年随访，冠状面和矢状面平衡维持良好（F）。本例结果提示对合并骨质疏松的高龄患者，LIV 需扩展至骶髂，应该行腰髂固定，以提供坚强的脊柱基座固定

表 6-4　高龄患者手术风险因素的调整和优化

项目		可调整性	优化方法
患者实际年龄		不可调整	—
虚弱（frailty）		难调整	血压控制、血糖控制和慢性阻塞性肺病控制（肺部功能训练、戒烟、肺部自我管理）
共病或多发病	血压	可调整	术前血压控制在 140/90 mmHg 以下
	心血管	部分可调整	对于合并有急性冠脉综合征、急性心力衰竭、症状性主动脉瓣重度狭窄和二尖瓣重度狭窄合并肺动脉高压的患者，应先处理心脏问题；对于有经皮冠状动脉支架植入和球囊扩张及植入裸金属支架的患者，应延迟手术
	血糖水平	可调整	控制血糖，HbA1c 目标值应<8%
	脑部问题	部分可调整	控制术前危险因素，降低围手术期脑卒中风险；有脑卒中病史者，延期手术 6 个月
骨质疏松		部分可调整	对 DEXA 检测 T 值≤-2.5 和（或）QCT 骨密度绝对值<80 mg/cm³ 患者，术前 3 月行抗骨质疏松药物治疗
营养不良和贫血		部分可调整	补充蛋白质、铁剂，贫血患者术前促红细胞生成素

尽管患者的实际年龄不可调整，但可以调整患者的健康状态、优化生理年龄和患者虚弱状态、增加患者的生理储备、改善其韧性或对手术的耐受性。优化措施均需采用多学科团队（MDT）干预模式，即由麻醉科、重症医学科和其他相应专科对患者进行多学科评估、讨论、

和协同管理下，实施"高龄患者的围手术期健康优化（perioperative optimization of senior health，POSH）"，可明显降低围手术期并发症的发生率和住院时间[17]。另外，脊柱外科医生与老年专科医生协同进行术前评估，在整个住院期间协同管理并处理合并疾患、并协调多学科康复措施，可使高龄患者平均住院时间减少30%（由既往的平均8.72天减少至6.13天），患者术后起床活动时间由既往的2.27天减少至1.57天，行走步数较既往增加2倍，按期出院率与对照组的24%相比上升至54%[18]。

5. 神经肌肉疾患　　帕金森病、肌少症等老年性神经肌肉疾患是导致脊柱后凸或侧后凸常见原因，手术治疗虽然有一定的效果，但预后仍与原发病的进展相关[19]。椎旁肌肉疲劳、腰椎僵硬、神经损害、疼痛和功能限制等是导致老年脊柱畸形患者失能的共同因素。临床上应鉴别这些原因所导致的失能。并确定其在脊柱畸形发生和失能中所占的权重，排除上述因素对HRQOL等评分的干扰和影响，以提高手术治疗效果。

6. 骨与关节疾患　　高龄患者同时合并脊柱以外的骨与关节疾患发生率很高。这些合并疾患可能进一步影响患者的HRQOL及其结果的评估[20]。高龄患者的下肢骨与关节疾患也可影响脊柱平衡，导致骨关节源性的脊柱畸形，在诊断和治疗中应注意予以鉴别，以免误治。

二、高龄患者的手术优化

高龄患者临床症状来源极具复杂性、多因性。应根据患者临床症状和就诊需求，确定治疗目标。①对于无脊柱冠状面和矢状面失平衡的患者，以改善患者的神经受压、腰痛及腰椎不稳定相关的临床症状为主要治疗目标；②对脊柱失平衡的患者，应以恢复患者脊柱冠状面和矢状面力线，改善躯干的外观，缓解脊柱失平衡相关症状为目标。

与年轻患者手术并发症为55.4%相比较，65～85岁老年患者手术并发症发生率可高达78.9%[21]。在充分进行效益风险评估[22]，与患者及家属充分交流手术的"利弊得失"，明确手术适应证和禁忌证后，需对手术进行优化，包括手术方式优化和手术策略的优化。

1. 手术方式优化　　手术方式优化包括手术方式的选择、手术技术的优化、手术技巧的改进，以及整个手术医生团队合作。通过手术方式的优化能减少手术的创伤、提高手术效率、缩短手术时间、减少术中出血、并减少手术并发症的发生。

LLIF术对高龄患者对虚弱产生的负面影响较小[23]。CLIF术在传统LLIF术上作了进一步优化：①简化手术操作流程，避免对脏器和非手术目标组织的扰动，缩短手术时间，减少术中出血；②针对LSS目标节段、躯干倾斜驱动节段、畸形僵硬节段等关键节段实施单一术式，达成间接椎管减压、椎间稳定和相应节段的椎间畸形矫正等"三重目标"，在虚弱ASD患者的增量效益显著，对高龄患者有明显的优势[24]；③强调纤维环松解，通过前方粘连、韧带挛缩和连接骨赘的松解及ACR，减小椎间隙扩张所需力量，避免终板损伤，并提供每个施术节段约10°左右的矫正，恢复脊柱的冠状面和矢状面力线，并减少脊柱固定节段；④避免终板损伤的椎间隙处理和椎间融合器放置，以及对发生终板损伤者的终板强化技术，增加CLIF术在ASD合并骨质疏松患者中的治疗适用性。

2. 手术策略优化　　根据高龄患者的临床症状和就诊诉求，可将患者分为如下类型：Ⅰ型，LSS型，主要临床症状为神经受压或刺激导致的下肢症状，尽管有脊柱侧凸，但无相关的躯干症状。Ⅱ型，腰椎不稳定型（脊柱功能性失平衡），患者有或没有下肢症状，主要以腰部轴性症状，包括腰痛、支撑力下降、活动和腰部受力后症状加重。Ⅲ型，躯干失平衡型

(脊柱结构性失平衡)，临床表现为躯干向前或向侧方倾斜，平卧后该现象仍存在，伴有患者因躯干倾斜导致的日常活动受限，生活质量下降。可通过选择不同的手术策略分别处理不同类型的高龄脊柱畸形[25]。

(1) 腰椎管狭窄型治疗策略　　此类患者主要指以椎管狭窄、椎间盘突出、腰椎不稳定等导致下肢症状的患者，在高龄患者很常见。常规的微创后路减压手术对脊柱畸形再稳定机制可能会有破坏作用，导致手术远期的椎间隙塌陷、不稳，甚至畸形进展[26]。对目标节段的 LLIF 术能通过椎管和椎间孔的间接减压、节段稳定性重建达到缓解患者下肢症状、纠正脊柱倾斜的目标 (图 6-75)，并避免了单纯减压导致的不利后果。此术式对高龄脊柱畸形腰弯 Cobb 角小于 30°～40°，且仍保留躯干平衡的患者有效。应注意在高龄患者的椎管狭窄和不稳定并非仅仅局限在脊柱畸形的主弯区[27]，除应关注脊柱畸形区内的不同节段的椎管狭窄，应重视脊柱畸形尤其是脊柱后凸畸形患者，在后凸近端邻椎发生的椎管

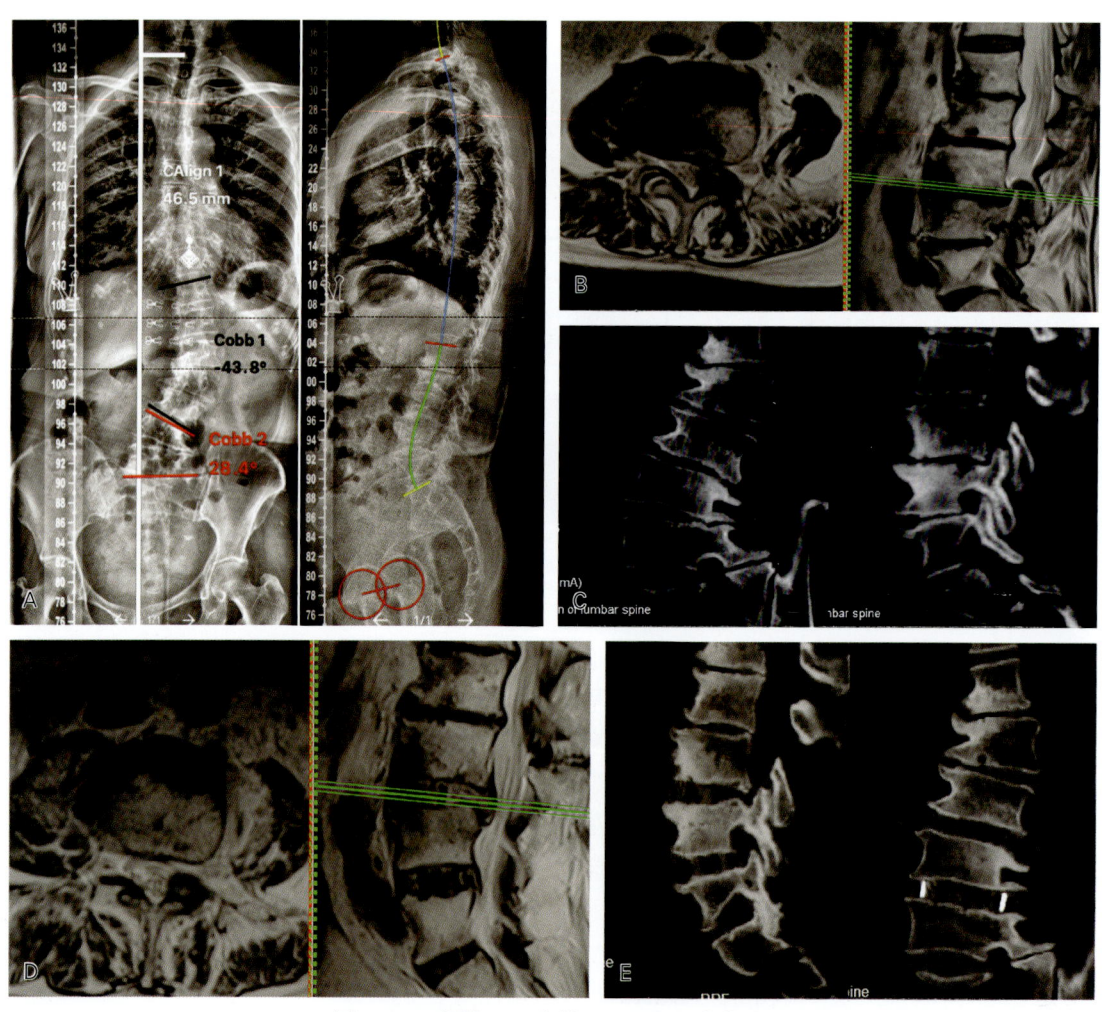

图 6-75　高龄 LSS 合并 ADS CLIF 术策略

患者，女性，83 岁，LSS 合并 ADS。影像学显示腰椎 Cobb 角 44°，腰骶弯 28°，冠状面 CBD=4 cm，矢状面 SVA <6 cm，平衡可 (A)；MRI 显示 L3/4 节段左侧椎间孔和侧隐窝狭窄 (B)；腰椎 CT 显示 L3/4、4/5 节段椎间隙明显塌陷，上关节突突入椎间孔，导致椎间孔和侧隐窝狭窄 (C)；行 L3/4、4/5 节段 CLIF 术的 stand alone 侧路腰椎椎间融合术，术后可见椎间孔狭窄明显改善 (D)，椎间隙高度恢复，不对称塌陷改善 (E)

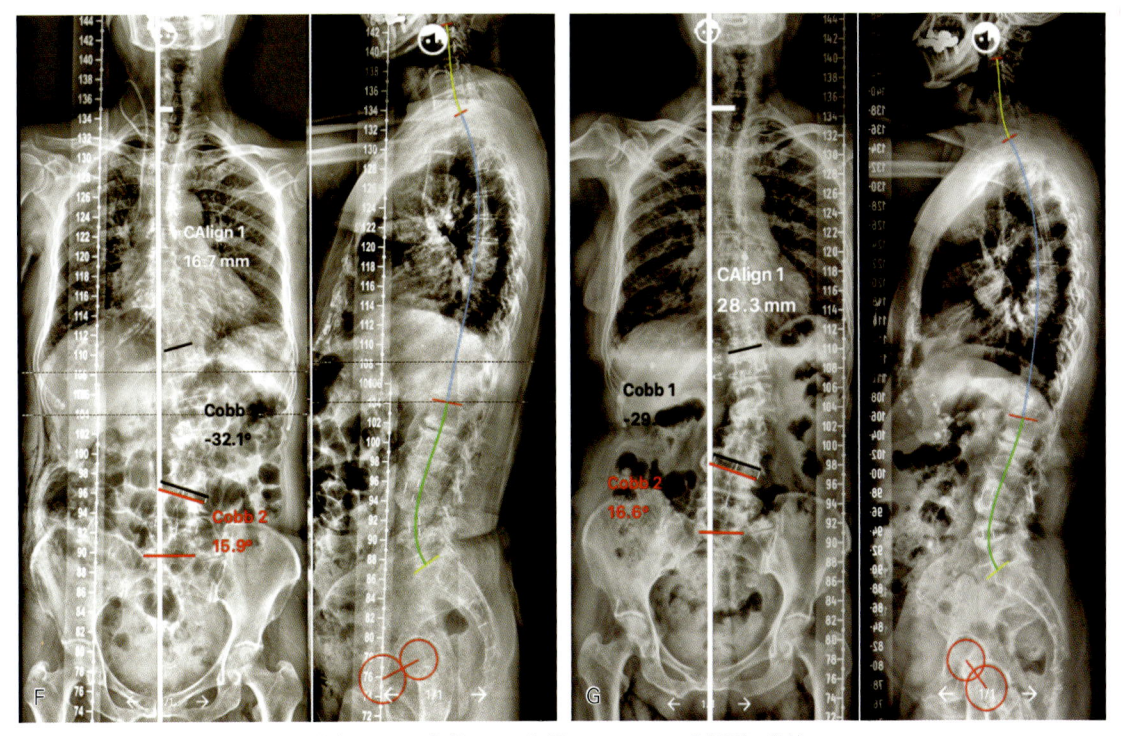

图 6-75 高龄 LSS 合并 ADS CLIF 术策略（续）

术后患者下肢神经症状改善，术后全脊柱 X 线片显示腰椎 Cobb 角改善至 32°，冠状面平衡改善，矢状面力线维持良好（F）；术后 1 年随访，患者临床症状改善，椎间已融合，脊柱冠状面和矢状面力线维持良好（G）

狭窄。采用本策略可选择 stand alone LLIF 术，以进一步减少手术创伤对高龄患者的负面影响。

但应注意避免把远、近段固定椎放置在顶椎区，以减少术后畸形进展的风险[28]。部分高龄患者尽管就诊时未发现脊柱失平衡，但仍应关注脊柱畸形进展的危险因素，对重度骨质疏松症，椎体向侧方滑移，Cobb 角超过 30°，缺乏稳定的侧骨赘，不对称椎间盘退变，深坐型 L5 等高进展风险征象者，因有术后畸形进展的风险，应谨慎选择本策略。

(2) 脊柱功能性失平衡治疗策略　高龄患者的功能性脊柱侧后凸畸形并不少见。临床主要表现为腰腿痛与躯干倾斜并存，影像学上可见脊柱冠状面或矢状面失平衡。可通过腰椎过屈过伸动力位片与结构性脊柱畸形鉴别；另外，平卧位摄片或 CT 重建腰椎生理曲度恢复者可认为是功能性脊柱侧后凸。功能性脊柱失平衡是因腰椎管狭窄、腰椎不稳定所致，与青壮年腰椎间盘突出症所致的脊柱姿势性侧凸不同，此类患者同时合并腰椎椎间隙的不对称性塌陷、椎间支撑功能下降、腰椎不稳定、和结构性侧后凸畸形，且因高龄脊柱的代偿机制明显减退；单纯的靶点减压只能获得近期缓解下肢症状的效果，对腰痛和躯干倾斜并不理想。对这些患者可行短节段固定融合治疗策略（图 6-76），1 期 LLIF 术后，需行再次评估，对有残留脊柱失平衡的患者则可通过 2 期手术，针对失平衡的原因进行再次矫正。

(3) 脊柱结构性失平衡治疗策略　此类患者主要指以脊柱失平衡为主要症状的高龄患者，患者的求诊需求以纠正脊柱失平衡为主；部分患者同时有下肢神经症状，此时患者的就诊需求会兼顾二者。

1) 局部节段僵硬性脊柱失平衡 LLIF 术短节段策略：对结构性脊柱失平衡，应分析其失平衡的原因，部分患者的脊柱失平衡因局部节段的僵硬所致，在腰椎 2 个以上节段呈现骨赘形成，导致节段性腰椎僵硬性后凸或侧凸，高龄患者脊柱和骨盆的代偿能力下降，最终会导致躯干的失平衡。对此类患者实施局部僵硬区的 LLIF 术，通过椎间松解、ACR 技术及椎间支撑，就能达到脊柱矫正，恢复脊柱整体平衡的目标（图 6-77）。

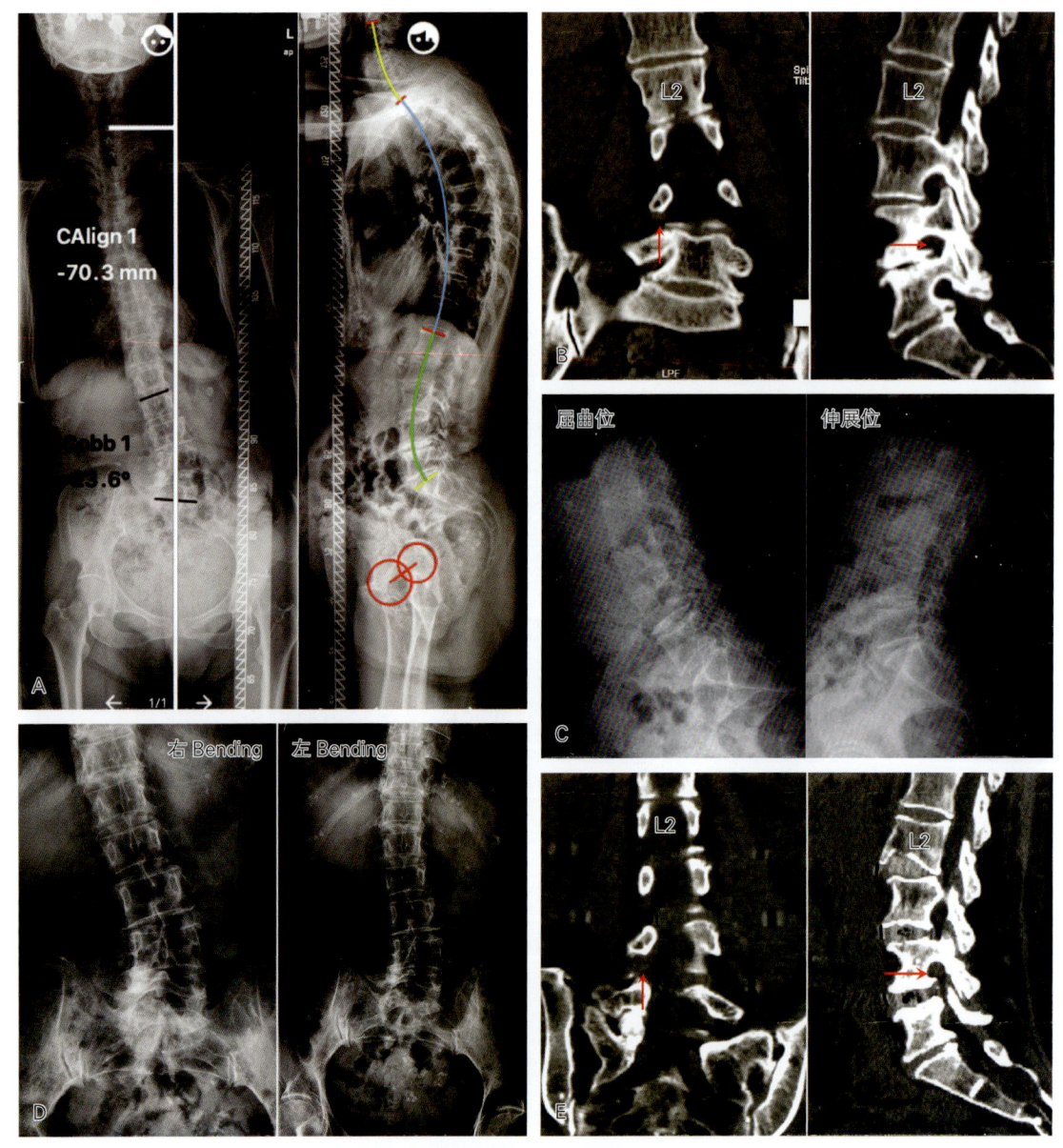

图 6-76　脊柱功能性失平衡的 CLIF 术策略

患者，女性，78 岁，因腰痛伴右下肢疼痛半年，站立和行走时加剧，伴躯干倾斜，经保守治疗无效入院。影像学检查显示 ADS，腰弯 Cobb 角 =23°，躯干向凹侧倾斜，冠状面力线 CBD=73 mm，脊柱矢状面参数尚可（A）；CT 重建显示右侧 L4 神经根抬高，呈水平状行走，L4/5 节段右侧椎间孔狭窄，L4 神经受压（B）；腰椎过伸过屈片显示腰椎整体活动度存在，腰椎前凸存在（C）；腰椎侧屈位片显示腰椎侧屈活动度可，L2/3、L3/4、L4/5 间隙楔形变，以 L4/5 最明显，且僵硬（D）；考虑脊柱冠状面失平衡因椎管狭窄和腰椎不稳定所致，符合功能性脊柱失平衡。行 L2/3、L3/4、L4/5 节段 CLIF 术，术后 CT 显示原有右侧 L4 神经行走状态改善，椎间孔狭窄减轻（E）

图 6-76　脊柱功能性失平衡的 CLIF 术策略（续）

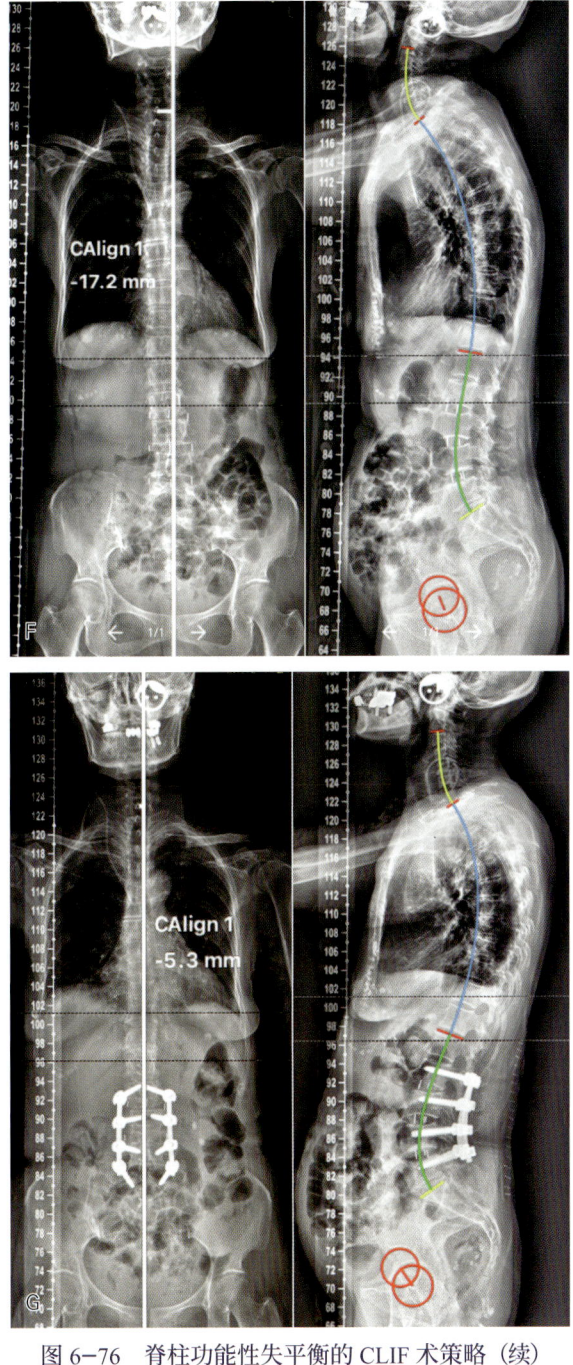

术后临床症状缓解，脊柱平衡也随之恢复（F）；考虑患者伴骨质疏松，为避免术后椎间融合器下沉，遂行后路经皮固定（G）

2）整体脊柱失平衡分期长节段固定策略：整体脊柱失平衡一般因大于 4 个节段并跨越 2 个区段所致，矫正也需要跨越 2 个或以上的区段。对于此类脊柱失平衡的高龄患者需行术前的风险评估和优化，围手术期的多学科团队照护，及手术方案的优化。可采用分期手术策略，1 期矫正主要的畸形，2 期作为残留畸形的补充矫正。2 期手术间再次评估手术风险，并优化患者状态，据此调整 2 期手术策略，最大限度达到患者需求的手术目标（图 6-78）。

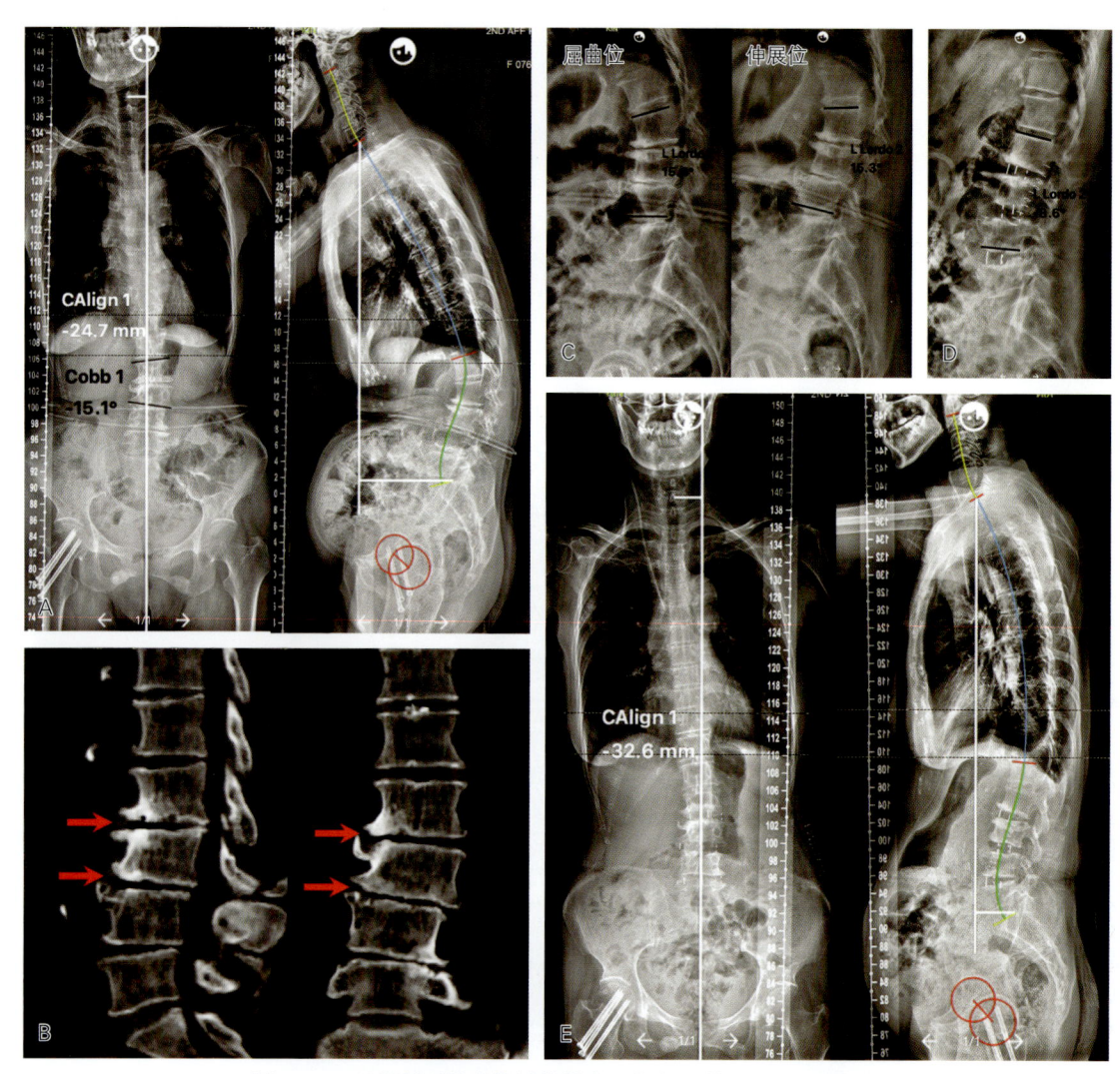

图 6-77　局部僵硬性脊柱结构性失平衡的短节段 LLIF 术策略

患者，女性，78 岁，腰痛伴躯干前倾，逐步加重 5 年，近来加剧明显，影响日常生活。无明显下肢症状。全脊柱 X 线片显示 ADS，Cobb 角 15°，冠状面力线尚可，矢状面失平衡，SVA=120 mm，LL=2.5°，PT=28°，PI-LL=45°，TPA=34°（A）；CT 显示 L2/3、L3/4 椎间高度丢失，伴明显骨赘形成（红色空心箭头）（B），腰椎节段性后凸，活动度消失，提示该 2 节段僵硬性后凸（C）；L2/3、L3/4 节段 CLIF 术 +ACR，恢复节段性腰椎后凸（D），术后脊柱力线恢复（E）

三、高龄患者的脊柱平衡特点

高龄患者脊柱平衡的代偿储备冗余减小、对长节段固定的容忍度较差；同时，患者对脊柱平衡的需求也发生相应的改变。肌少症和深筋膜结构非主动固定效应增加；患者的手术耐受性减少。基于青壮年脊柱参数所制定的平衡标准不能成为高龄患者的主要治疗目标。须根据不同年龄的参数变化，确定失平衡阈值，制定与年龄相适应的矫正目标（表 6-5）[29]。Lafage 等的研究显示随着年龄的增长而增加，脊柱力线的治疗目标从 35 岁以下患者的 SVA 为 -29.1 mm、PT 为 11.1°和 PI-LL 为 -11.3°，到 74 岁或 74 岁以上的患者，需调整矫正参数的目标值为：SVA 为 79 mm、PT 为 28.8°和 PI-LL 为 13.7°[30]。

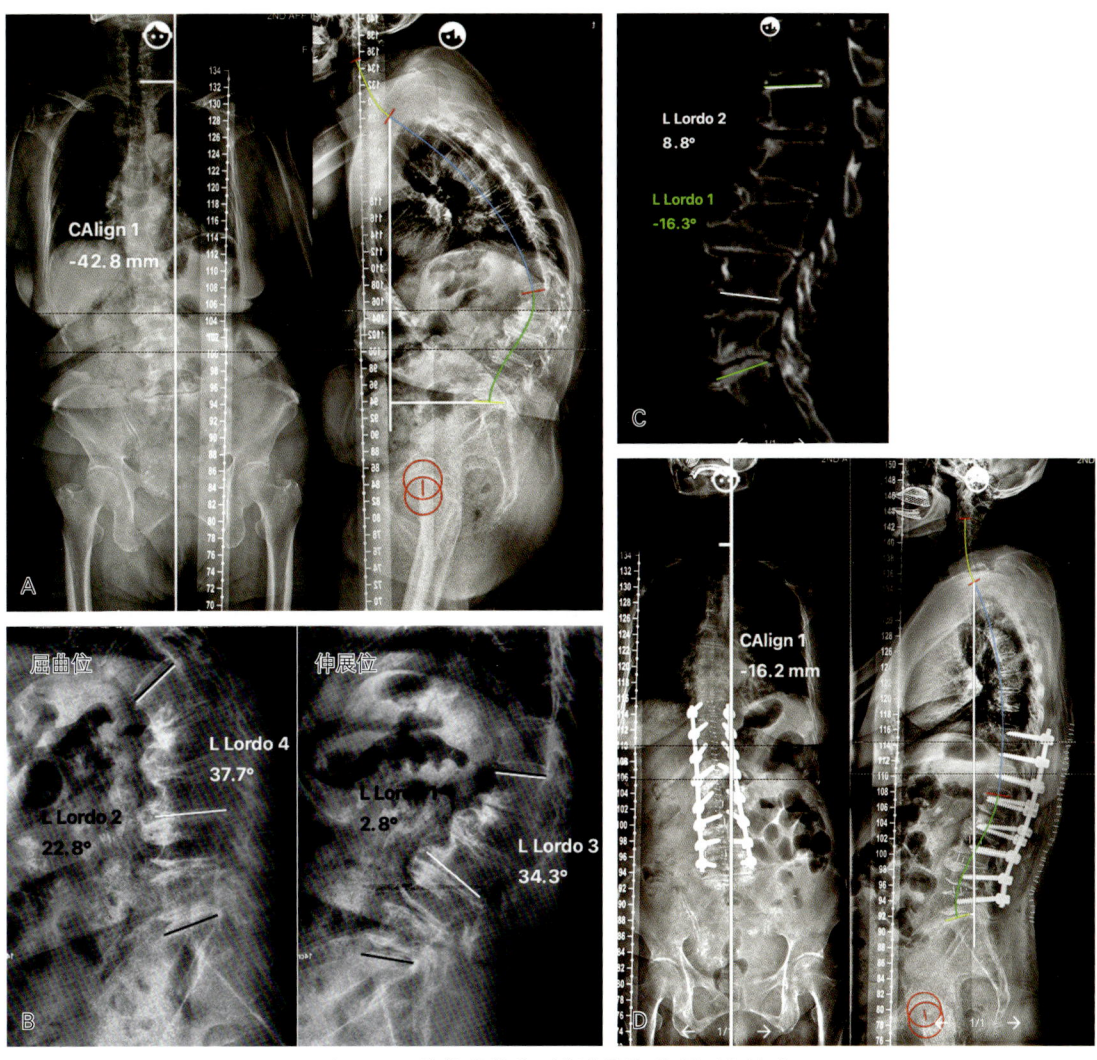

图 6-78 整体脊柱失平衡分期长节段固定策略

患者,女性,81岁,退行性脊柱后凸,冠状面平衡可,矢状面失平衡,TPA=42°,PT=38.2°,PI-LL=49.2°,LL=14.6°;胸腰段后凸明显 TL=62°(A);L1/2、L2/3、L3/4 桥接骨赘形成,形成僵硬性胸腰椎后凸(B);L2/3、L3/4、L4/5 节段 CLIF 术,并在 L2/3、L3/4 节段行 ACR,松解相应节段和矫正后凸(C);经再次评估和患者一般情况优化处理后 1 个月,行 2 期后路 T10-L5 椎固定,冠状面和矢状面平衡恢复(D)

表 6-5 年龄调整后的脊柱力线矫正目标

年龄组	PT (°)	PI-LL (°)	SVA (mm)	TPA (°)
<35 岁	11.1	-11.3	-29.4	4.4
35～44 岁	15.5	-6.2	-4.0	10.0
45～54 岁	18.9	-1.7	16.5	14.5
55～64 岁	22.1	3.3	37.0	18.8
65～74 岁	25.2	7.5	55.6	22.8
>74 岁	28.8	13.7	79.9	27.8

【结论】

高龄患者具有本身的特点，必须根据其本身的特点去进行诊治，不宜采用与青壮年患者相同的治疗策略和手段。关于高龄患者术前风险评估和患者优化等一系列照护新概念的引入，以及微创技术为高龄患者提供了安全保障。本节介绍了高龄患者的术前评估优化和手术优化策略，能减少创伤、减少固定节段、降低并发症风险，为成功治疗提供了新的思路。

（陈其昕）

本节参考文献

1. SCHWAB F, DUBEY A, GAMEZ L, et al. Adult scoliosis: prevalence, SF-36, and nutritional parameters in an elderly volunteer population. Spine (Phila Pa 1976), 2005, 30(9): 1082−1085.
2. LOVATO Z R, DECKEY D G, CHUNG A S, et al. Adult spine deformity surgery in elderly patients: are outcomes worse in patients 75 years and older? Spine Deform, 2020, 8: 1353−1359.
3. SHAMJI M F, MROZ T, HSU W, et al. Management of degenerative lumbar spinal stenosis in the elderly. Neurosurgery, 2015, 77(4): S68−74.
4. PASSIAS P G, PIERCE K E, PASSFALL L, et al. Not frail and elderly: how invasive can we go in this different type of adult spinal deformity patient? Spine. 2021, 46(22): 1559−1563.
5. PHAN K, KIM J S, LEE N J, et al. Frailty is associated with morbidity in adults undergoing elective anterior lumbar interbody fusion (ALIF) surgery. Spine J, 2017, 17(4): 538−544.
6. HARRISON C, FORTIN M, AKKER M V D, et al. Comorbidity versus multimorbidity: Why it matters. J Multimorb Comorb, 2021, 11: 1−3.
7. KITAMURA K, HOOFF M V, JACOBS W, et al. Which frailty scales for patients with adult spinal deformity are feasible and adequate? A systematic review. Spine J, 2022, 22(7): 1191−1204.
8. MURATA S, TSUTSUI S, HASHIZUME H, et al. Importance of physiological age in determining indications for adult spinal deformity surgery in patients over 75 years of age: a propensity score matching analysis. Euro Spine J, 2022, 31: 3060−3068.
9. TEMPEL Z J, GANDHOKE G S, OKONKWO D O, et al. Impaired bone mineral density as a predictor of graft subsidence following minimally invasive transpsoas lateral lumbar interbody fusion. Eur Spine J, 2015, 24: 414−419.
10. GOLDSTEIN C L, BRODKE D S, CHOMA T J. Surgical management of spinal conditions in the elderly osteoporotic spine. Neurosurgery, 2015, 77(4): S98−107.
11. BJERKE B T, ZARRABIAN M, ALEEM I S, et al. Incidence of osteoporosis-related complications following posterior lumbar fusion. Glob Spine J, 2018, 8(6): 563−569.
12. CARLSON B C, ROBINSON W A, WANDERMAN N R, et al. A review and clinical perspective of the impact of osteoporosis on the spine. Geriatr Orthop Surg Rehabil, 2019, 10: 2151459319861591.
13. PUVANESARAJAH V, JAIN A, KEBAISH K, et al. Poor nutrition status and lumbar spine fusion surgery in the elderly. Spine, 2017, 42(13): 979−983.
14. ADOGWA O, ELSAMADICY A, MEHTA A, et al. Preoperative nutritional status is an independent predictor of 30-day hospital readmission after elective spine surgery. Spine. 2016, 41(17): 1400−1404.
15. OE S, YAMATO Y, HASEGAWA T, et al. Association between a prognostic nutritional index less than 50 and the risk of medical complications after adult spinal deformity surgery. J Neurosurg Spine, 2020, 33: 219−224.

16. NAGATA K, DIMAR JR 2ND, CARREON L Y, et al. Preoperative optimization: risk factors for perioperative complications and preoperative modification. Neurosurg Clin N Am, 2023, 34(4): 505-517.
17. SETHI R, BOHL M, VITALE M, et al. State-of-the-art reviews: safety in complex spine surgery. Spine Deform, 2019, 7: 657-668.
18. ADOGWA O, ELSAMADICY A A, VUONG V D, et al. Geriatric comanagement reduces perioperative complications and shortens duration of hospital stay after lumbar spine surgery: a prospective single-institution experience. J Neurosurg Spine, 2017, 27(6): 670-675.
19. HA Y, OH J K, SMITH J S, et al. Impact of movement disorders on management of spinal deformity in the elderly. Neurogurgery, 2015, 77(4): S173-185.
20. UCURUM S G, KIRMIZI M, ALTAS E U, et al. Sagittal spinal alignment and mobility and their relation to physical function in women with and without mild-to-moderate knee osteoarthritis. Journal of Biomechanics, 2023, 146: 111412.
21. SMITH J S, KLINEBERG E, LAFAGE V, et al. Prospective multicenter assessment of peri-operative and minimum 2-year postoperative complication rates associated with adult spinal deformity surgery. J Neurosurg Spine, 2016, 25: 1-14.
22. MCCARTHY I M, HOSTIN R A, AMES C P, et al. Total hospital costs of surgical treatment for adult spinal deformity: an extended follow-up study. Spine J, 2014, 14: 2326-2333.
23. WANG T Y, SHAMMAS R, GOTTFRIED O N, et al. A comparison of geriatric and nongeriatric patient outcomes following extreme lateral interbody fusion (XLIF). Spine J, 2016, 16(10): S362-270.
24. PASSIAS P G, TRETIAKOV P S, NUNLEY P D, et al. Incremental benefits of circumferential minimally invasive surgery for increasingly frail patients with adult spinal deformity. J Neurosurg Spine, 2023, 39: 168-174.
25. MUMMANENI P V, SHAFFREY C I, EASTLACK R, et al. The minimally invasive interbody selection algorithm (MIISA) for spinal deformity. Neurosurgery, 2019, 66: S310-338.
26. WANG Y, GAO A, HUDABARDIY E, et al. Curve progression in de novo degenerative lumbar scoliosis combined with degenerative segment disease after short-segment fusion. Eur Spine J, 2020, 29(1): 85-92.
27. FERRERO E, KHALIFE M, MARIE-HARDY L, et al. Do curve characteristics influence stenosis location and occurrence of radicular pain in adult degenerative scoliosis? Spine Deform, 2019, 7: 472-480.
28. TSUJIMOTO T, ITOGA R, KANAYAMA M, et al. Clinical outcomes of short-segment lumbar fusion in patients older than 85 years with a minimum 2-year follow-up. J Neurosurg Spine, 2023, 39: 40-46.
29. SCHWAB F, LAFAGE V, BOYCE R, et al. Gravity line analysis in adult volunteers: age-related correlation with spinal parameters, pelvic parameters, and foot position. Spine (Phila Pa 1976), 2006, 31(25): E959-967.
30. LAFAGE R, SCHWAB F, CHALLIER V, et al. Defining spine-pelvic alignment thresholds: should operative goals in adult spinal deformity surgery account for age? Spine (Phila Pa 1976), 2016, 41(1): 62-68.

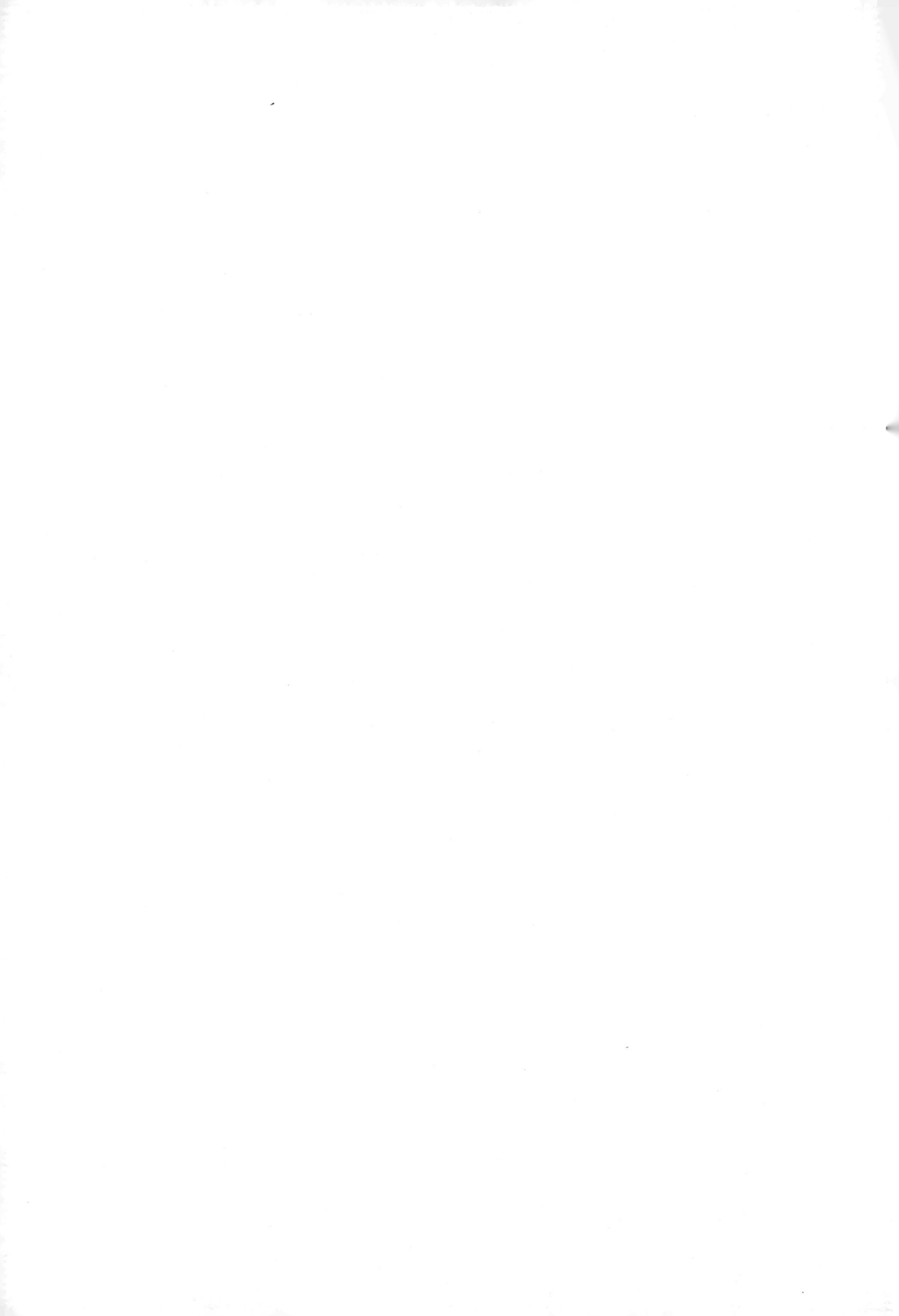